· 中文翻译版 ·

Lateral Ankle Instability：
An International Approach by the Ankle Instability Group

踝关节外侧不稳定

——踝关节不稳定协作组制订的国际诊疗方案

主　编　〔葡萄牙〕赫尔德·佩雷拉（Hélder Pereira）　〔法国〕史蒂芬·吉洛（Stéphane Guillo）
〔加拿大〕马克·格拉斯布鲁克（Mark Glazebrook）　〔日本〕高尾昌人（Masato Takao）
〔英国〕詹姆斯·卡尔德（James Calder）　〔荷兰〕尼克·范戴克（Niek Van Dijk）
〔瑞典〕约翰·卡尔森（Jón Karlsson）

主　译　赵嘉国

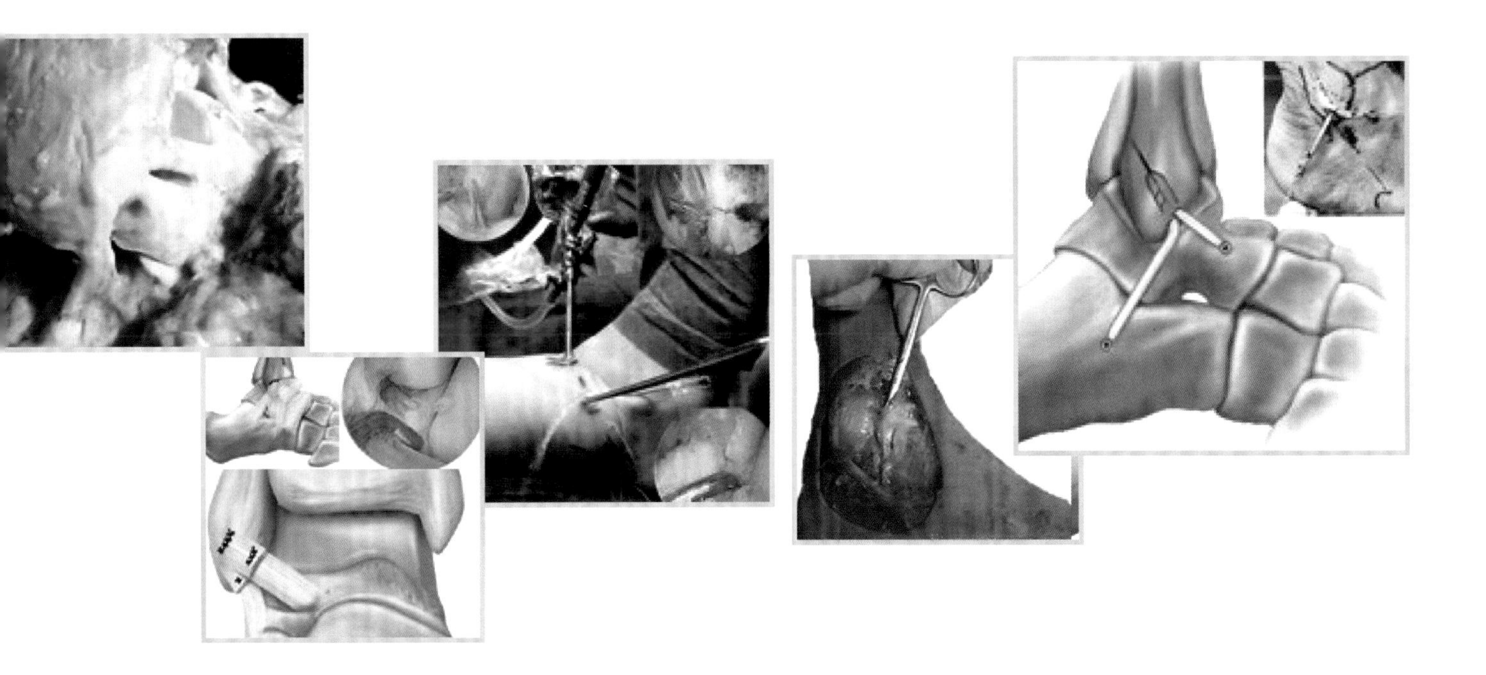

科 学 出 版 社

北　京

图字：01-2022-0211

内 容 简 介

本书由踝关节不稳定协作组的国际顶级专家编写，介绍了踝关节外侧不稳定这一领域内经典和最新成果，并从循证医学的视角提供了全面且深入的专业知识。本书共包含四部分。第一部分（第 1 ～ 8 章）涉及踝关节周围韧带解剖结构、踝关节生物力学、体格检查、影像学检查、微不稳定、距下关节不稳定和旋转不稳定等内容；第二部分（第 9 ～ 11 章）介绍了踝关节外侧不稳定的分类、当前治疗观点、预防和康复及非手术治疗慢性踝关节不稳定的方法；第三部分（第 12 ～ 35 章）介绍了国际上主流的外侧韧带解剖修复（重建）方法和系统的康复治疗方案，重点描述了最近 10 年来最新的微创和关节镜手术技术；第四部分（第 36 ～ 42 章）阐述与踝关节不稳定相关的其他方面的内容，包括可能影响踝关节不稳定的下肢力线异常、腓肠肌紧张、合并损伤的诊断与治疗、精英运动员的治疗理念及踝关节不稳定的评价量表，最后详细介绍了踝关节不稳定协作组在慢性踝关节外侧不稳定的治疗方面制定的国际共识与治疗流程。

本书适合骨科、足踝外科、运动医学和康复医学领域的医师及相关从业人员、医学生、运动员等参考阅读。

图书在版编目（CIP）数据

踝关节外侧不稳定：踝关节不稳定协作组制订的国际诊疗方案 /（葡）赫尔德·佩雷拉（Helder Pereira）等主编；赵嘉国主译．—北京：科学出版社，2023.3

书名原文：Lateral Ankle Instability: An International Approach by the Ankle Instability Group

ISBN 978-7-03-074934-5

Ⅰ.①踝… Ⅱ.①赫… ②赵… Ⅲ.①踝关节－关节疾病－诊疗 Ⅳ.①R684

中国国家版本馆CIP数据核字（2023）第031670号

责任编辑：王海燕 / 责任校对：张 娟
责任印制：赵 博 / 封面设计：吴朝洪

科 学 出 版 社 出版
北京东黄城根北街 16 号
邮政编码：100717
http://www.sciencep.com

北京汇瑞嘉合文化发展有限公司印刷
科学出版社发行 各地新华书店经销
*
2023 年 3 月第 一 版 开本：889 × 1194 1/16
2023 年 3 月第一次印刷 印张：16 3/4
字数：444 000

定价：238.00 元

（如有印装质量问题，我社负责调换）

译者名单

主　译　赵嘉国

副主译　朱　渊　江　东　李　莹　李　棋　张明珠
赵宏谋　陶　旭

译　者（按姓氏笔画排序）

王　杰　天津市天津医院
王　佳　天津市天津医院
王俊涛　山东大学齐鲁医院
王晓猛　河北医科大学第三医院
左京京　四川大学华西医院
申　琳　天津市天津医院
付维力　四川大学华西医院
朱　渊　上海交通大学医学院附属瑞金医院
刘　阳　吉林大学第一医院
江　东　北京大学第三医院
李　莹　北京积水潭医院
李　棋　四川大学华西医院
李文菁　北京积水潭医院
李浩民　天津市天津医院
李瑞君　吉林大学第一医院
张　蕾　四川大学华西医院
张明珠　首都医科大学附属北京同仁医院
孟祥虹　天津市天津医院
赵宏谋　西安交通大学医学院附属红会医院
赵嘉国　天津市天津医院
徐桂军　天津市天津医院
陶　旭　陆军军医大学第一附属医院
谢梦琦　天津市天津医院
蔡武峰　四川大学华西医院

秘　书　徐桂军　天津市天津医院

主编简介

Hélder Pereira　MD，PhD

葡萄牙瓦尔齐姆 - 维拉多孔德医学中心骨科及创伤科专家，担任米尼奥大学的博士研究员和客座讲师。此外还是西班牙穆尔西亚 - 马德里国际足联卓越医学中心 Ripolly De Prado 体育诊所的足踝部成员，同时也是临床研究协调员。曾担任欧洲运动创伤、膝关节外科及关节镜学会足踝学会主席（ESSKA-AFAS），2014—2016 年担任 ESSKA 基础科学研究委员会主席。任 *KSSTA* 杂志的编辑委员会成员，并撰写约 100 篇论文。

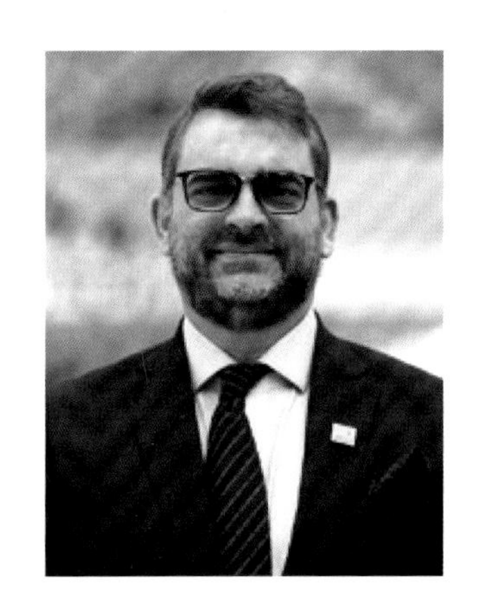

Stéphane Guillo

法国波尔多足踝急救学会主任，该机构主要从事足踝外科的临床和科研。他是踝关节不稳定协作组的创始人，并在多个学会中担任领导角色。目前的研究主要集中在踝关节韧带损伤的治疗。

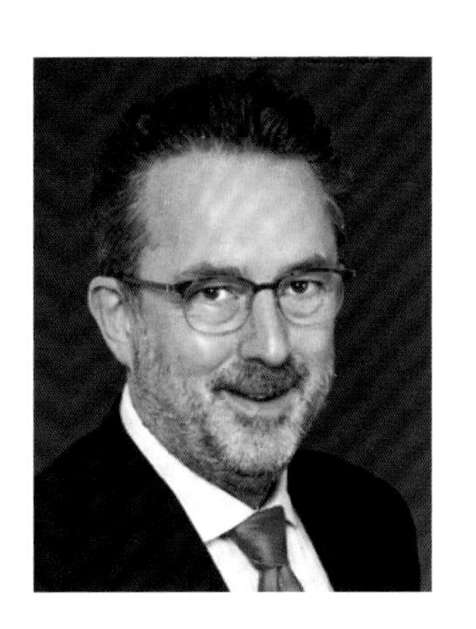

Mark Glazebrook BSc（H），MSc，PhD，MD，FRCS（C）

达尔豪斯大学骨科全职教授，于 1994 年完成医学培训，并于 1999 年在达尔豪斯完成骨科专科培训，在西安大略大学继续完成足踝外科和运动医学专科培训，并在达尔豪斯大学获得跟腱病方面的博士学位。Glazebrook 将其 80% 的工作时间投身于临床实践，专注于足踝重建和运动医学。在科研方面，Glazebrook 博士致力于循证医学、踝关节炎、跖趾关节炎、骨移植替代物和跟腱断裂治疗的相关研究。此外，曾任加拿大骨科学会主席。

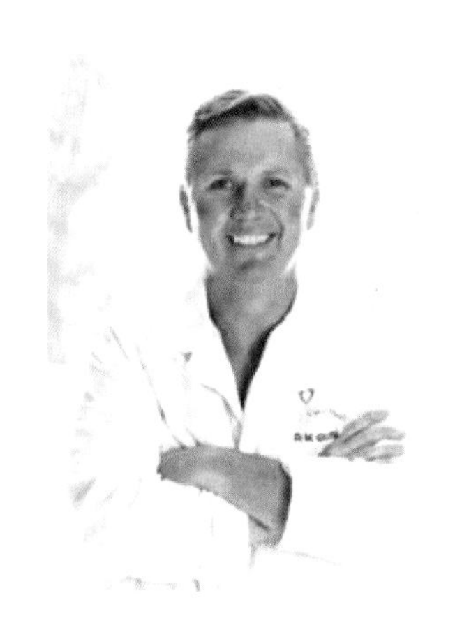

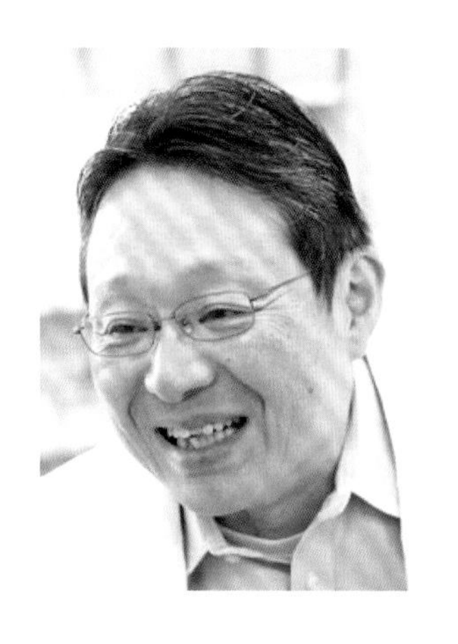

Masato Takao MD，PhD

日本千叶县木更津市 Jujo 医院足踝外科临床研究所（CARIFAS）教授兼主任，自 2017 年起在 CARIFAS 工作，临床工作重点是足踝外科。Masato Takao 教授 1999 年发表博士论文“踝关节镜的解剖学”，随后共撰写 250 余篇同行评议论文，参编有关足踝外科手术书籍章节、教材 50 余部，包括英、日文论文等。他是踝关节不稳定协作组的创始成员之一，并于 2018 年主持第五届踝关节不稳定协作组会议。

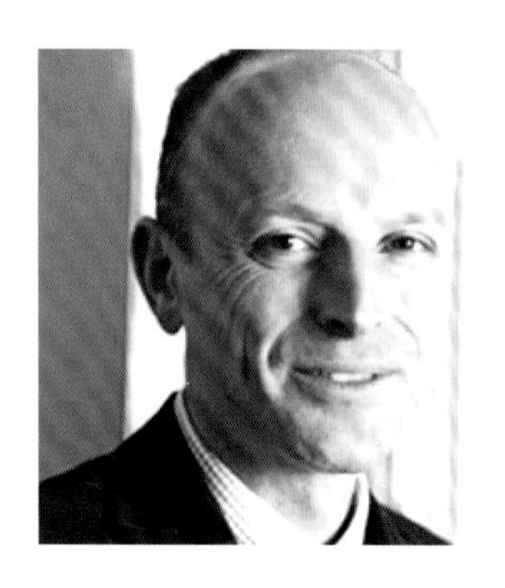

James Calder TD，MD，PhD，FRCS

在伦敦完成高级外科培训，随后跟随 Terry Saxby 博士在澳大利亚布里斯班完成专科培训。他曾担任汉普郡医院和伦敦切尔西 - 威斯敏斯特医院的顾问。James Calder 博士是伦敦帝国理工大学生物工程系教授，专门从事运动损伤的研究。他因对高水平运动员足踝损伤的临床治疗而闻名，为欧洲和国家奥林匹克职业足球队、英式橄榄球和板球队，以及皇家芭蕾舞团、考文特花园芭蕾舞团和伯明翰皇家芭蕾舞团提供专业的医疗咨询和治疗。James Calder 博士曾任 ESSKA-AFAS 和跟腱病研究组主席、Journal of Bone and Joint 的编辑及 KSSTA 前任副主编。他还是伦敦 Fortius 诊所的联合创始人。

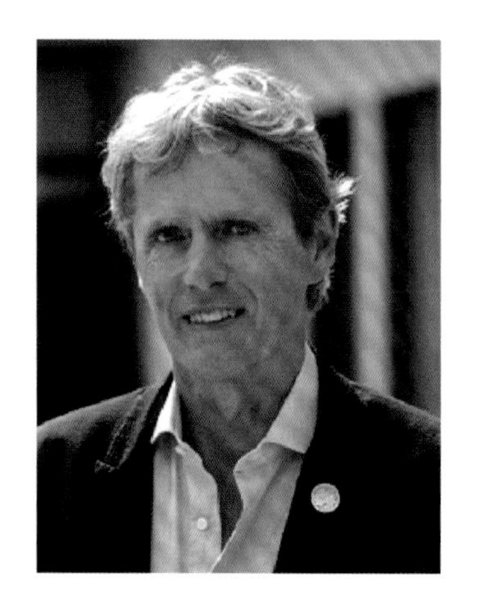

Niek Van Dijk　MD，PhD

足踝外科领域权威专家，目前就职于马德里国际足联卓越医疗中心、Ripol & DePrado & VanDijk 医院和波尔图 de Dragão 医院。2002—2016 年，他担任 AMC 医院（阿姆斯特丹大学医疗中心）骨科主任，目前担任阿姆斯特丹大学骨科名誉教授。

2000 年，Niek Van Dijk 开设了第一门国际阿姆斯特丹大学足踝课程。他对教学有着极大兴趣并对阿姆斯特丹足踝学院的技术充满信心，这些激励他开发了免费访问网站阿姆斯特丹足踝平台（www.ankleplatform.com）。现在，该平台拥有来自超过 115 个国家的 4000 多名成员。Niek Van Dijk 曾任荷兰骨科学会、北欧骨科学会、ESSKA 和 ESSKA-AFAS 主席，同时也是多个社团和学会的名誉会员。Niek Van Dijk 培养了 50 名博士研究生，并指导他们成功通过博士论文答辩。Niek Van Dijk 发表了 350 多篇 SCI 论文，撰写了百余部专业书籍的章节，担任多部书的编辑。他还是 JISAKOS 杂志的创始编辑。

Jón Karlsson MD，PhD

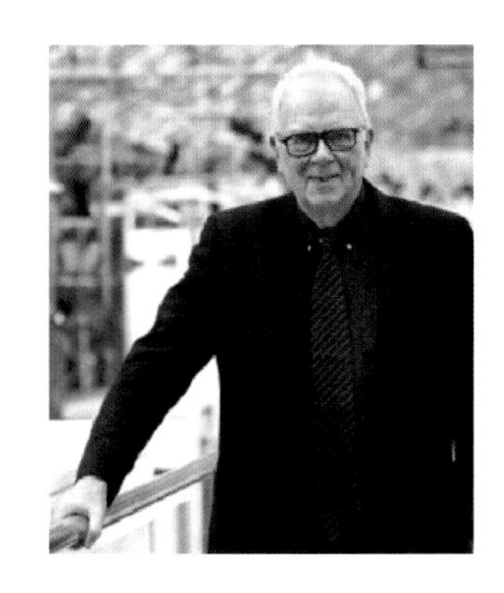

瑞典哥德堡大学萨尔格伦斯卡学院骨科和运动创伤科教授。Jón Karlsson 来自冰岛，自 1981 年起就职于萨尔格伦斯卡大学医院，临床研究重点是膝关节手术，特别是复杂的膝关节损伤、膝关节脱位和翻修手术。Jón Karlsson 也是一位足踝外科医生，于 1989 年发表博士论文“慢性踝关节外侧不稳定”。随后共撰写 500 多篇同行评议的论文、100 余部专业书籍的章节，参编 40 多部骨科、运动创伤学的教科书。Jón Karlsson 培养了 60 名博士生，目前（自 2012 年以来）担任 KSSTA 的主编。自 1984 年起，任职业足球俱乐部（IFK 哥德堡）队医。

译者前言

每一位努力的人都值得被尊敬。

当您翻开这本书时，我相信您一定是一位努力汲取知识、竭尽所能为患者解除病痛的优秀医生。毕竟，在踝关节外侧不稳定领域存在太多新知识、新技术和诸多争议。

近 10 年来，微创和关节镜技术在踝关节外侧副韧带手术方面突飞猛进，其应用也日益广泛。Corte-Real 和 Nery 分别于 2009 年和 2011 年报道了两种关节镜辅助小切口距腓前韧带修复新技术；Vega 在 2013 年首次报道了全镜下无结缝合技术；2014 年 Guillo 首次报道了全镜下韧带重建术，在后续的研究中他又对该手术进行了改良；Takao 和 Glazebrook 等在 2015 年和 2016 年又开发了镜下和经皮 AntiRoLL（踝关节外侧韧带解剖重建）方法。这些原创手术技术的开创者同时也是本书相应章节的作者，因此可以说该书真正做到了“原创”。

该书每个章节的原著作者都是相应领域内国际上的领军人物。尽管如此，他们并没有以学术权威自居，而是相对客观地阐述证据。一些章节按照循证医学的方法去检索、筛选文献并按照证据等级标准客观地提出推荐意见，在一些有争议的问题上采用了问卷调查形式，提出了专家共识。这种科学、严谨的态度令人叹服。

详尽阅读该书后您会发现，有些章节对一些有争议的问题观点并不一致，比如伸肌支持带加强在 Broström 手术中是否有价值？外侧副韧带的修复和重建二者如何选择？外侧韧带重建时，是单纯距腓前韧带重建还是距腓前韧带和跟腓韧带同时重建？每种方法作者都提供了相应的证据支持。这些貌似自相矛盾的地方在医学领域中是很常见的现象。很多科学问题未必就是非此即彼的对立关系，这就是所谓有争议的话题，也是我们亟待进一步研究的方向。

本书详尽描述了多种国际上主流的、新颖的手术方法，尤其是微创关节镜手术技术。手术过程的描述几乎是“step by step”。尽管如此，作为读者我们必须辩证地看待这些令人眼花缭乱的手术，一方面我们不能排除其背后可能隐含的利益冲突；另一方面，外科医师掌握每种手术技术都需要一定例数的操作积累，也就是所谓的学习曲线，每位医师的手术技能和经验也参差不齐。因此，我们大可不必把每种手术技术都学会，医师应该永远把患者的利益放在第一位，严格把握手术适应证，运用自己最擅长的手术方法，结合患者的病情和所在医院的实际情况，为患者提供一种“现有条件下”的最佳治疗，而不是一味地追求所谓的“创新”。

正如本书原著作者所说，相信在未来 10 年甚至更久的时间，这本书将会成为足踝外科医师的工具书。我们也十分荣幸有机会翻译这本书。本书的译者大部分从事足踝外科临床工作，主要译者是国内该领域的优秀青年学者。在翻译过程中，很多不容易理解或者叙述不清的内容，译者们阅读了原书所引用的大量参考文献，使其表达更易懂、流畅和清晰。所有章节都经历了多次校对，甚至在几位译者的讨论下纠正了英文原书的瑕疵。尽管译者们尽最大努力实现原意的真实传递，但语言表达能力的不足仍然存在，时间也相对紧迫，难免会有欠缺之处，恳请读者不吝指出，以便后期再版时完善。

最后，感谢各位译者为本书翻译和校对做出的重要贡献。感谢天津医科大学公共卫生学院朱红教授帮助我们校对统计量表等方面的内容，感谢天津外国语大学外事学院孙悦教授在本书中涉及的专业词汇、法语等翻译方面给予我们的帮助。

赵嘉国
中华医学会临床流行病与循证医学分会循证医学学组委员
中国研究型医院学会足踝医学专业委员会委员
《足踝外科电子杂志》编委
《中国循证医学杂志》编委

原著前言 1

踝关节不稳定是导致运动员和普通人群踝关节功能障碍的主要原因之一。近年来，踝关节不稳定相关的病理生理学、治疗和术式选择等方面的研究出现了革命性的变化，这种变化可能是任何骨科或运动创伤学科其他领域所无法比拟的。

目前，对于踝关节不稳定的治疗，我们正在进行一场全球范围内前景广阔的关节镜方面的革新。

欧洲运动创伤、膝关节外科和关节镜学会（ESSKA）、由 Niek Van Dijk 发起且隶属于 ESSKA 的足踝学会（AFAS），以及踝关节不稳定协作组非常荣幸能推出这样一本专注于踝关节不稳定的专业书籍。

踝关节不稳定协作组由 Stéphane Guillo 创立，目前由 Masato Takao 领导，就踝关节不稳定这一议题在短期内产出了大量高质量的科研成果。

踝关节不稳定协作组聚集了这一领域临床和科研的大部分领军人物。

这是一次需要持续合作的冒险之旅，但我们必须要这么做，只要坚持到底，我们都会为最终的成果感到自豪。

这本书就是踝关节不稳定协作组的成果之一，但在科研和教育提升方面，ESSKA-AFAS 和声望日重且成果颇丰的踝关节不稳定协作组持之以恒的不懈努力，将会让我们走得更远。

我谨代表本书的作者 Hélder Pereira、Stéphane Guillo、Mark Glazebrook、Masato Takao、James Calder、Niek Van Dijk 和 Jón Karlsson，向所有为本书的面世做出贡献的人们表示衷心感谢。

希望读者们喜欢、享受这本书!

Hélder Pereira

原著前言 2

骨科和运动医学在过去的几十年中取得了惊人的进步。踝关节外侧不稳定因此也有了巨大进展。

所有致力于治疗踝关节疾病的医师都曾学习过 Lennart Broström 在 50 多年前发表的经典论文 [Broström L. Sprained ankles. VI. Surgical treatment of “chronic” ligament ruptures. Acta Chir Scand，1966，132 （5）：551-565.]。这篇论文在治疗踝关节不稳定方面具有里程碑式的意义。自从这篇经典文献发表以来，人们在基础研究、解剖学、临床治疗及术式选择等方面都取得了很大的进步。虽然认知和方法发生了变化，但追求真理、探寻事物本质的初心并未改变。特别是在过去 5 ～ 10 年，得益于微创技术和全踝关节镜的应用，以及对软骨损伤和其他合并损伤的深入理解，踝关节不稳定领域得到了极大发展。如今，关节镜技术常被用于踝关节不稳定的治疗，踝关节专用器械和植入物也得到了广泛应用。

本书凝聚了该领域世界顶尖专家的努力，内容涵盖骨科的基本知识、当今骨科领域内最热点问题、最新的技术及未来发展前景。

对于踝关节不稳定，本书提供了一个系统而全面的学习途径，包括经典和最新的文献，以及关节镜和微创手术方法的最新信息。

我们相信，本书将在未来几年内，成为所有从事慢性踝关节不稳定治疗领域医师的工具书。我们也相信，在未来 10 年甚至更久，它将会作为重要的参考著作而备受瞩目。

本书是所有足踝外科医师的必读书目，尤其适用于从事慢性踝关节不稳定治疗的医师。

衷心希望读者和我们一样喜爱此书！

Jón Karlsson

Niek Van Dijk

原著前言 3

“我不赞成你说的话，但我誓死捍卫你说话的权利。”——伏尔泰

我相信，我们的内心深处都被同样的动机所驱使，那就是：更好地治疗我们的患者。为了实现这一夙愿，我们应具备哪些必要条件，我们应该做些什么？

第一个必要条件是“个人思考力”，即我们要对临床工作有所思考。目前，大部分重要的医学进展都是基于 Niek Van Dijk 所说的那种“打破陈规”的专业人士的个人思考。但如果这些个人思考没有与其他人的观点进行碰撞，那么这些思考在科学上就没有任何意义。这就是为什么倾听他人的意见是第二个不可缺少的部分和实现我们价值的必要条件。无论我们处于哪个阶段、年龄大小、所处工作平台如何，我们都要努力积累知识，进而使自己成为受人尊敬的人。知识的交流使我们不断进步。我相信，任何观点都应该被分享，并敢于面对他人的检验。因此，在对踝关节韧带成形术有了一些新想法后，我便很自然地同那些最近发表过相同主题文章的作者进行讨论。于是，踝关节不稳定协作组诞生了。毫无疑问，从个人的角度来看，这是我职业生涯和科研生活中最美好的记忆之一。

第三个重要部分就是我们必须依靠出版物来构建思维模式。学术期刊有责任让所有科研成果在探讨科学品质之外，不加评判地进行自我表达，这是由于学术期刊是需要为提升日常临床工作而做出贡献的。例如，关于我们所关注的踝关节不稳定，众所周知，有必要发表文章以提高韧带成形术的可信度，无论是关节镜下还是切开手术。

最后，第四个个人反思的关键是学术团体。它的作用是联合、组织并向整个社会传播科学进展。当一个学术团体吸纳各种想法、思想潮流，整合新技术，并不受任何干扰不断独立前进时，它将会促进思辨、直面反思、传播创意，促进整个团体实现共同目标。作为一个学术团体，ESSKA 在这项工作上给予了我们充分的信任。非常感谢 James Calder 和 Hélder Pereira 为本书的问世所做出的不懈努力。

本书是一项集体科研工作的结晶，旨在呈现所有治疗慢性踝关节不稳定的方法，以解决该疾病带来的巨大社会和经济负担。本书记录的所有观点，即使有些不是我们提出的，但都将永远留在踝关节不稳定协作组的“伏尔泰式基因”中。

我和踝关节不稳定协作组的所有成员一起，希望读者能从本书中有所收获，希望它在您的行医生涯中对患者有所裨益，也希望这本书可以为我们未来的合作埋下种子。

Stéphane Guillo

原著前言 4

本书包含了全球多位踝关节不稳定领域里领军人物的工作，旨在总结和提高当前我们对踝关节不稳定的理解。它将带领读者领略权威性的解剖学体系及最新解剖发现，并将其与临床实践中的各种病理情况联系起来。踝关节不稳定的病理生理学机制在治疗方案的制订中扮演重要角色，更重要的是，它能使临床医师从患者群体中识别出哪些个体会从特殊治疗路径中受益。职业运动员的治疗方案可能与普通患者或只在周末参加体育活动的人不同。因此，这本书讨论了这个有争议的话题，并为临床医师提供指南。

踝关节损伤是发生在普通和职业运动员身上最常见的损伤之一，由此造成的不稳定不仅会在短期内直接影响运动员的最佳成绩，还可能造成长期的后遗症。近年来，各种旨在提高康复速度和重返运动的外科手术有了迅速发展，同时避免了术后并发症和最终功能的丧失。这本书遵循这些发展路径，分别解释了这些方案在相应群体中应用的理由、总结疗效，同时尽量避免个人偏好和单个作者的病例系列。踝关节不稳定的外科治疗（特别是镜下治疗），在很大程度上是一个不断发展的亚专业。踝关节不稳定协作组鼓励科学研究，从而推动具体某些术式以结构化的方式进行发展，最终可能会获得很多益处。踝关节不稳定协作组的宗旨是通过科学展示并与 AFAS-ESSKA 的合作，促进科学进步，扩展对踝关节不稳定理解的边界，并最终改善患者的预后。这本书包含该领域的最新成果，踝关节不稳定协作组将继续发展，与来自世界各地的专家一起努力“做出改变”。

James Calder

Daniel Haverkamp

原著前言 5

踝关节不稳定协作组的活动报告

近年来，踝关节外侧不稳定的手术从非解剖修复重建发展到解剖修复重建，最近又发展到关节镜下解剖修复重建。与膝关节和肩关节手术相比，踝关节韧带的镜下手术治疗开展缓慢。踝关节不稳定协作组成立于 2013 年，旨在开发包括微创手术在内的有效诊断和治疗方法。2013 年以来，踝关节不稳定协作组已经发表了 11 篇英文论文。第一届踝关节不稳定协作组会议于 2013 年在法国波尔多举行；第二届会议于 2014 年在美国芝加哥举行；第三届会议于 2015 年在韩国首尔举行；第四届会议于 2017 年再次在波尔多举行。第五届会议于 2018 年在日本木更津市举行，也是第 43 届日本足踝外科年会的联合会议，由欧洲 ESSKA-AFAS、北美关节镜学学会（AANA）、亚洲足踝外科医师联合会（AFFAS）、踝关节软骨修复学会（ISCRA）和法国关节镜学会（SFA）等协办，共有来自 20 个国家的 890 名与会者。会议期间，10 位来自世界各地的专家进行了踝关节外侧不稳定微创手术的现场演示。

1966 年，Broström 首次报道了踝关节外侧不稳定的修复技术，该技术至今仍作为金标准使用。1987 年，Hawkins 首次描述了关节镜下用门形钉将距腓前韧带（ATFL）的残端固定在距骨上的修复技术。随着缝合锚技术的发展，以及其他关节的关节镜技术取得进一步发展的同时，应用缝合锚镜下缝合韧带残端的术式于 2009 年由 Corte-Real 提出，并应用于踝关节外侧韧带修复。从那时起，出现了多种使用缝合锚在关节镜下修复韧带的术式。镜下踝关节外侧韧带修复包括以下三步：将缝合锚放置在外踝上的 ATFL 附着处、将缝合线穿过残留韧带、打结。根据使用缝合锚缝合残端的过程不同，镜下修复术可分为 3 种：关节镜辅助小切口术、关节镜经皮术及全镜下手术。其中，关节镜辅助小切口手术于 2011 由 Nery 首次报道。该术式通过关节镜入路植入缝合锚，将该入路切口延长到 15mm，在直视下缝合残端并打结。它易于操作，但与后续经皮及全镜下手术相比创伤略大。目前，Nery 已将该手术改进为经皮关节镜手术。经皮关节镜手术于 2009 年由 Corte-Real 报道，此后又经其他几位医师进一步改进。该术式在镜下植入缝合锚钉，在关节镜观察下通过经皮穿针将缝线穿过残余韧带。它比关节镜辅助小切口手术的创伤更小，该方法可同时修复 ATFL 和跟腓韧带（CFL）。另一方面，仅用单根缝线缝合韧带还是比较困难。由于 ATFL 和伸肌下支持带使用同一缝合锚缝合在一起，因此，该修复并不是一个单纯的解剖修复过程。此外，通过小切口打结或经皮穿刺引导缝线这些操作都伴随一定的创伤。在第五届踝关节不稳定协作组会议手术现场演示中，术后解剖发现有一例在打结时误将第三腓骨肌及腓浅神经与韧带残端缝合到一起。以上并发症的风险值得注意。对于全镜下手术，Vega 在 2013 年首次报道了无结锚钉技术。由于植入锚钉、穿线、打结这三个步骤通过同一入路完成，因此创伤最小。我们还提出了套索环缝合技术，并进行了改良。全镜下手术可以直接在关节镜观察下解剖缝合韧带。由于镜下只能看到 ATFL，因此无法直接修复 CFL。CFL 是关节外韧带，需要广泛剥离才能显露其腓骨止点，广泛的剥离在微创手术中是不被接受的。ATFL 和 CFL 与距跟外侧韧带相连，在多数慢性外侧韧带断裂的病例中，这三者作为一个整体在腓骨止点处被剥离。虽然理论上 CFL 的功能可以随着 ATFL 的缝合而自动恢复，但 CFL 缝合的必要性和方法目前仍是未解决的问题。

在镜下踝关节外侧韧带重建方面，Lui 在 2007 年报道了关节镜辅助下小切口韧带重建术。全镜下韧带重建术则由 Guillo 在 2014 年首次报道。该术式共包含 7 个步骤：在踝关节镜、距下关节镜和腓骨肌腱镜观察下，通过 4 个关节镜通道在 ATFL 和 CFL 的腓骨、距骨和跟骨止点区建立骨道；自体股薄肌腱穿入上述骨道并固定。在 2013 年举办的第一届踝关节不稳定协作组会议上，分 8 个组进行新鲜尸体标本重复该术式，但由于手术过程复杂、难以理解，所以只有 1 个组完成了手术。此外，会议还讨论了在镜下松解腓骨肌腱腱鞘的缺点。因此，Guillo 通过踝关节镜和距下关节镜下的 3 个通道，将其简化为五步技术。我们还与 Glazebrook 博士合作开发了 AntiRoLL（踝关节外侧韧带解剖重建）方法，并于 2015 年发表。在踝关节和距下关节镜手术中，移植的肌腱通过 inside-out 技术穿过骨道，并使用界面钉固定，手术过程比较简单、容易理解且可重复性高。另外，距下关节镜观察下 CFL 重建术有一定的技术要求，因此，Glazebrook 推荐更容易操作的经皮 AntiRoLL 法。由于不可能在直视下确定移植肌腱的走行，因此，在腓骨肌腱下方准确地将移植的肌腱顺利穿过这一过程仍然存在风险。此外，针对每个骨道的合适位置的研究还很少。总之，类似于膝关节交叉韧带重建的研究历程，踝关节外侧韧带重建有赖于生物力学研究的进展。

Masato Takao

致谢

编者向为本书制作插图的Pontus艺术制作公司的Pontus Andersson致以诚挚谢意，感谢他的杰出贡献、大力帮助和支持。

目　录

第三部分　手术治疗

第四部分　与踝关节不稳定相关的其他方面

1

第一部分　概　　述

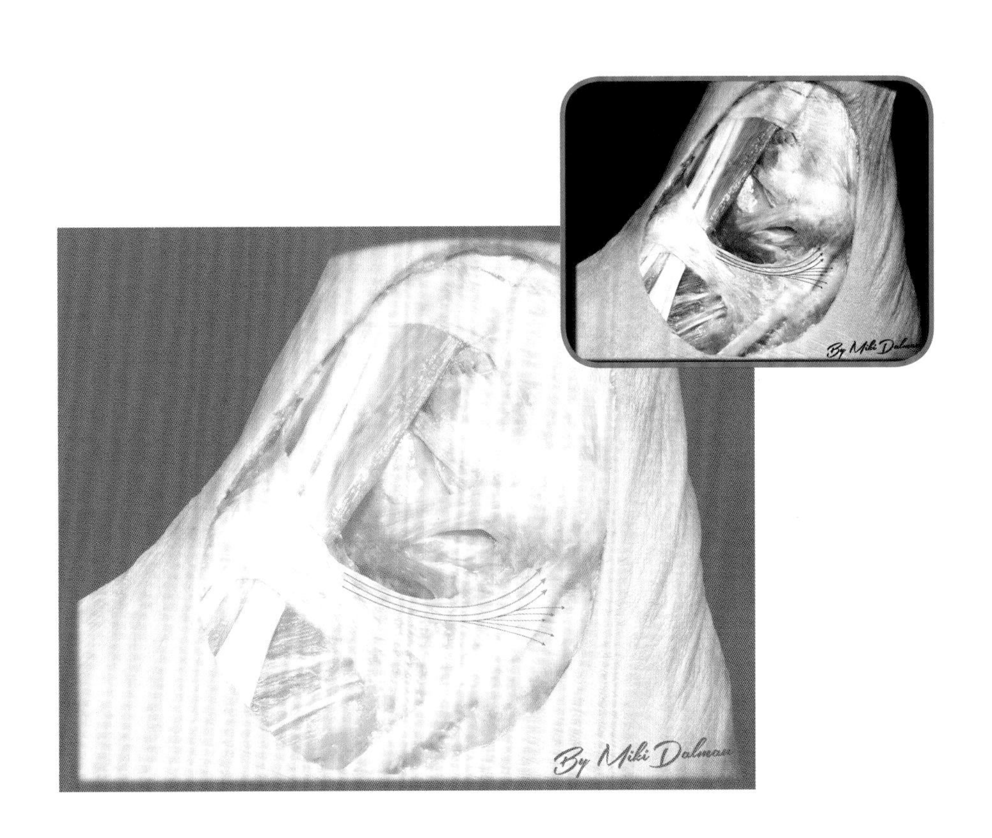

第 1 章
踝关节韧带解剖

Frederick Michels，Miki Dalmau-Pastor，Jorge Pablo Batista，Xavier Martin Oliva，Pietro Spennacchio，Filip Stockmans

一、外侧韧带复合体

踝关节囊被距腓前韧带（anterior talofibular ligament，ATFL）、距腓后韧带（posterior talofibular ligament，PTFL）和跟腓韧带（calcaneofibular ligament，CFL）所加强。微创技术治疗踝关节外侧不稳定的普及增加了对局部解剖知识的需求。

（一）距腓前韧带（ATFL）

ATFL 是踝关节内翻性损伤中最先受伤的结构。它是一条扁平、四边形、相对较薄的韧带，起始于外踝前缘，止于距骨外侧缘。它是踝关节旋后和距骨向前平移时的主要稳定装置。在站立位时，该韧带走行方向与地面平行。在踝跖屈位时，该韧带变得紧张，而且最易损伤。

踝关节外侧韧带三维形态

ATFL 上束	
长度	26 ～ 31.5mm
腓骨附着处	6 ～ 12mm
距骨附着处	7 ～ 15mm
ATFL 下束	
长度	22 ～ 29mm
腓骨附着处	4 ～ 9mm
距骨附着处	5 ～ 10mm
CFL	
长度	27 ～ 52mm
外踝附着处	3 ～ 6mm
跟骨附着处	6 ～ 8mm
踝中立位时韧带角度	80°

据文献报道，ATFL 可能分为 1、2 或 3 束。然而，最近的研究表明该韧带有两束，其中那些只存在一束的报道病例应该是病理性的（图 1-1）。一条小的腓骨穿支动脉将上束与下束分开，并与外踝动脉连接。这条小动脉分支的破裂是踝关节扭伤后出血和后期血肿，以及关节镜下 ATFL 修复术后出血的主要原因。

ATFL 上束的起点位于下胫腓前韧带（anterior tibiofibular ligament，ATiFL）腓骨起点的下方。ATFL 下束与 CFL 在其外踝起始处通过弓状纤维束相连接（图 1-2）。

在关节镜检查中，必须识别并感触到外侧沟，以寻找损伤的 ATFL。由于 ATFL 上束位于关节内，使得对该韧带进行关节镜检查和治疗成为可能（图 1-3）。然而，这种关节内解剖结构可能会影响踝关节内翻性扭伤后韧带的愈合，这一事实可以解释踝关节扭伤后会出现很高的慢性疼痛的概率。

关节镜医师应该不难识别出健康、完整的韧带或完全撕裂的 ATFL。然而，在前外侧软组织撞击综合征患者中出现该韧带部分损伤的情况，这使得诊断更加困难（图 1-4）。

（二）跟腓韧带（CFL）

CFL 在胫距关节和距下关节的稳定性中起到重要作用。它是一条粗大的条索状韧带，位于外踝前缘，靠近 ATFL 的止点下方，通常与 ATFL 通过弓状纤维相连。重要的是要认识到外踝尖端没有任何韧带附着；这可以在踝关节镜检查中清楚地看到。在韧带修复或重建过程中，这个解剖细节在腓骨内建立骨道时至关重要。

CFL 斜向后下方，几乎与距下关节垂直，止于跟骨外侧面，在跟骨外侧结节背后侧 13 ～ 20mm，距跟外侧韧带（talocalcaneal lateral

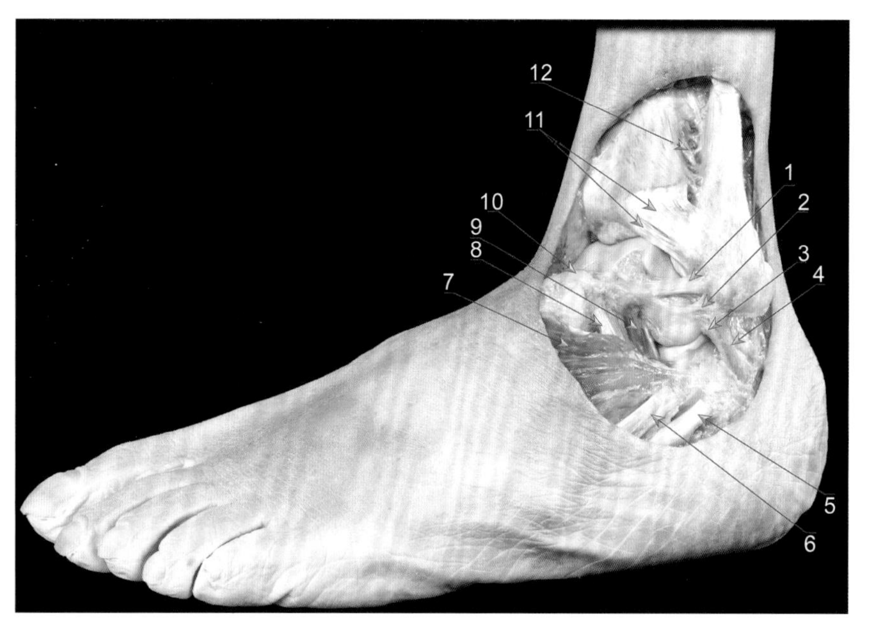

图 1-1 经典解剖入路的侧视图

1. ATFL 上束；2. ATFL 下束；3. 外侧腓骨 - 距骨 - 跟骨韧带复合体的弓状纤维；4. CFL；5. 腓骨长肌腱；6. 腓骨短肌腱；7. 趾短伸肌；8. 项韧带；9. 前关节囊韧带；10. 距舟背侧韧带；11. 下胫腓前韧带和远端束；12. 下胫腓骨间韧带（图片获得许可并引自 Vega J，Malagelada F，Manzanares Céspedes MC，Dalmau-Pastor M. The lateral fibulotalocalcaneal ligament complex：an ankle stabilizing isometric structure. Knee Surg Sports Traumatol Arthrosc. 2018 Oct 29. doi：https：//doi.org/10.1007/s00167-018-5188-8）

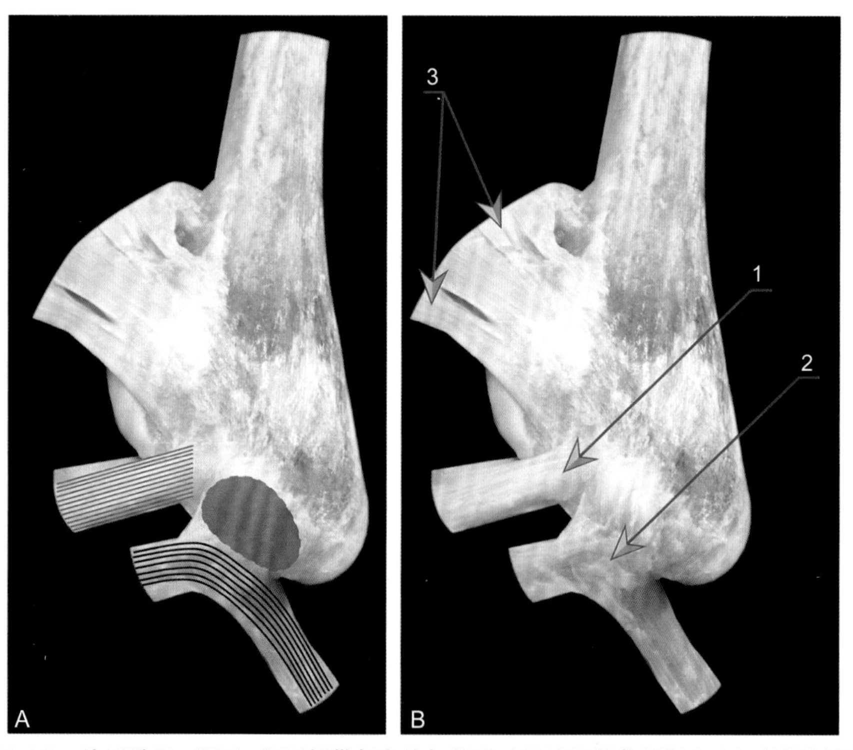

图 1-2 外侧腓骨 - 距骨 - 跟骨韧带复合体与外踝（已从踝关节解剖出来）的解剖图

A. 踝关节外侧韧带标示图。ATFL 上束（蓝色线条），外侧腓骨 - 距骨 - 跟骨韧带复合体（黑色线条），外侧腓骨 - 距骨 - 跟骨韧带复合体的起始部位（红色区域）。B. 外侧腓骨 - 距骨 - 跟骨韧带复合体的解剖图。1. ATFL 上束；2. 外侧腓骨 - 距骨 - 跟骨韧带复合体；3. 下胫腓前韧带和远端束（图片获得许可并引自 Vega J，Malagelada F，Manzanares Céspedes MC，Dalmau-Pastor M. The lateral fibulotalocalcaneal ligament complex：an ankle stabilizing isometric structure. Knee Surg Sports Traumatol Arthrosc. 2018 Oct 29. doi：https：//doi. org/10.1007/s00167-018-5188-8）

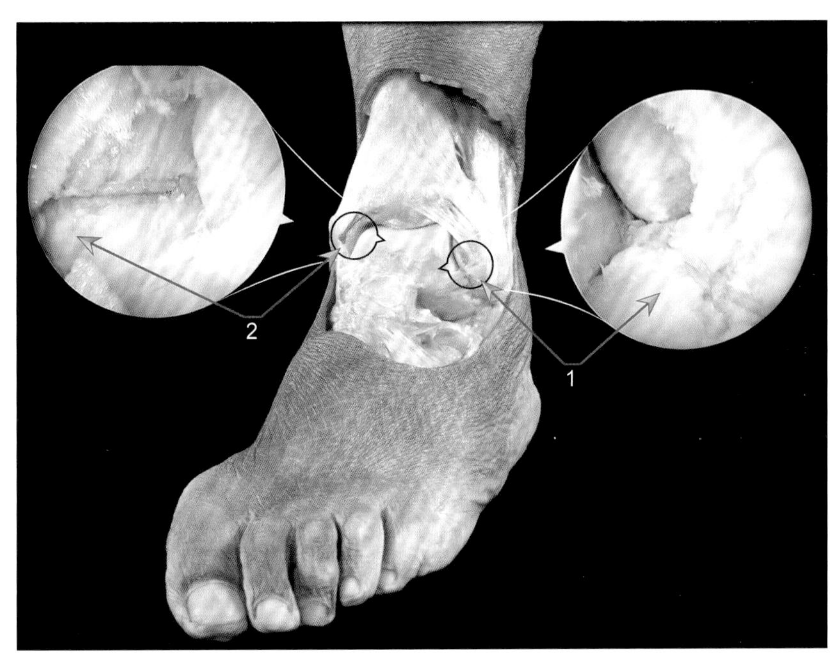

图 1-3　关节镜术后踝关节解剖前视图

关节镜下缝合后的解剖图。1. ATFL 上束；2. 三角韧带（胫距前和胫舟韧带）（图片获得许可并引自 Dalmau-Pastor M，Malagelada F，Kerkhoffs GM，Karlsson J，Guelf M，Vega J. Redefining anterior ankle arthroscopic anatomy：medial and lateral ankle collateral ligaments are visible through dorsiflexion and non-distraction anterior ankle arthroscopy. Knee Surg Sports Traumatol Arthrosc. 2019 Jul 10. doi：https：//doi.org/10.1007/s00167-019-05603-2）

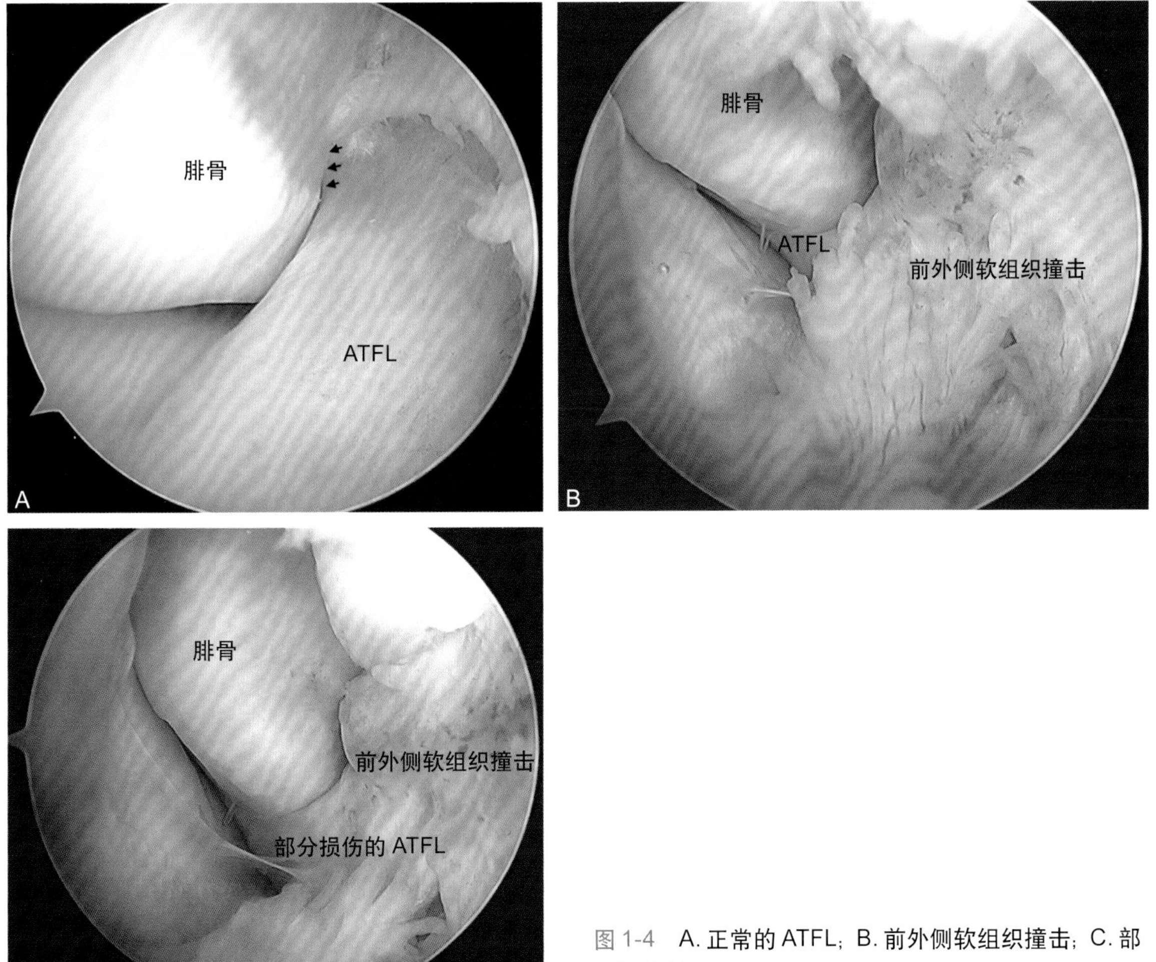

图 1-4　A. 正常的 ATFL；B. 前外侧软组织撞击；C. 部分损伤的 ATFL

ligament，TCLL）在其内侧（图 1-5）。Laidlaw 研究了 750 具尸体，发现 CFL 的跟骨止点有一定变化：64.5% 为典型位置，25.5% 位置靠前，5.5% 位置靠后，4.5% 位置靠远端。其止点位置的变化是由于韧带相对于腓骨纵轴的倾斜角度不同所致。

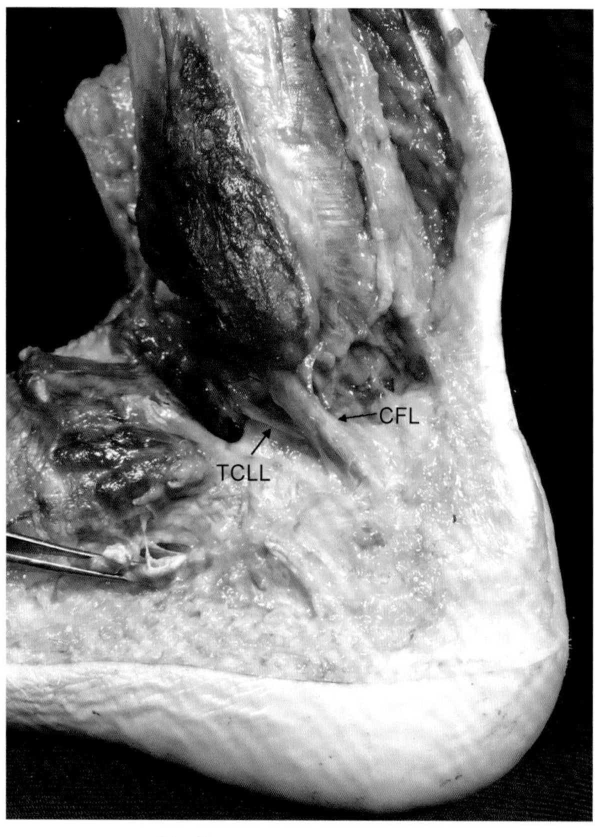

图 1-5 **跟腓韧带（CFL）和距跟外侧韧带（TCLL）**

在 CFL 的前缘可见到 TCLL，它们之间被一薄层经常被忽视的脂肪组织隔开。TCLL 经常被学者们低估，它在踝关节外侧稳定性中起到重要作用。

CFL 为关节外韧带，一些学者认为其对踝关节的稳定性起到独立的作用。在踝关节跖屈时，CFL 变得水平；当踝关节背屈时，变得垂直。而且在背屈跖屈运动过程中，CFL 始终保持张力。唯一使 CFL 松弛的位置是踝关节外翻。在跖屈时，CFL 与 ATFL 协同起到限制踝关节旋后的作用。在背屈时，CFL 与 PTFL 协同限制踝关节旋后。踝关节活动过程中的损伤机制是多年来一直争论的话题。

CFL 是踝关节扭伤中第二个损伤的结构，损伤概率为 20%；当 CFL 损伤时，ATFL 通常已经损伤。

（三）距跟外侧韧带（TCLL）

很少有文献讨论 TCLL。它位于 CFL 的前方，有时与 CFL 平行，有时略微转向跟骨；在 35% 的病例中，其在距骨和跟骨的附着点均有所不同。此韧带在 40% 的尸体解剖中并未出现。通常此韧带的断裂伴随 CFL 的断裂，而且它的损伤机制与后者相似。

（四）距腓后韧带（PTFL）

PTFL 呈半圆柱形，它是踝关节外侧结构中最强和最有弹性的韧带（图 1-6）。Rasmussen 指出，当其余的外侧结构未受影响时，PTFL 对踝关节的稳定性起次要作用。除了踝关节骨折或脱位的病例，PTFL 很少受损。

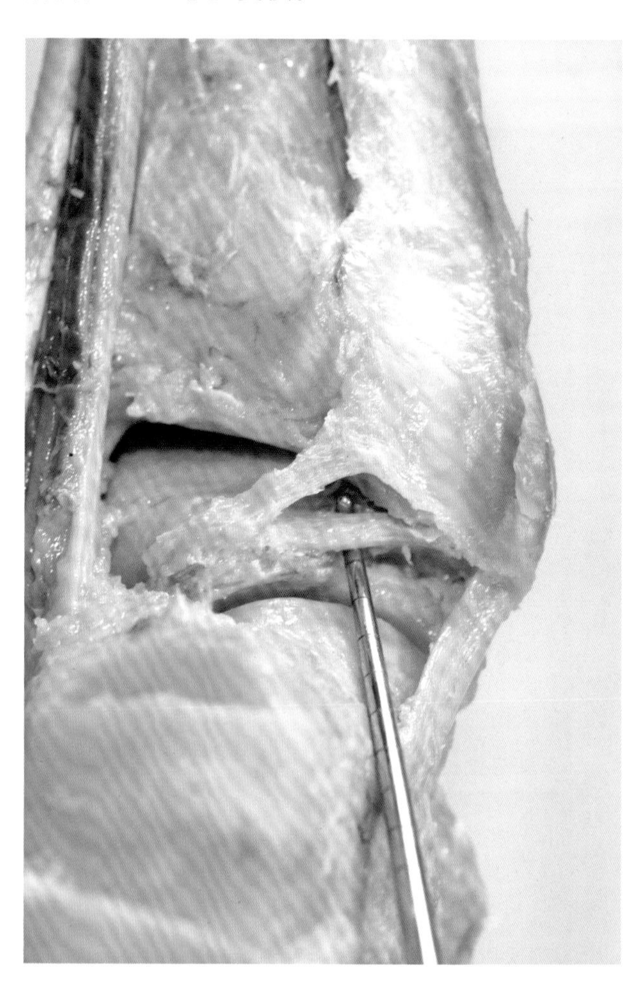

图 1-6 **距腓后韧带（PTFL）**

Golano 描述了 PTFL 是关节囊内韧带但在滑膜外走行，这解释了为什么在后路关节镜下很容易看到 PTFL。此韧带呈圆锥状，长 30mm，平均宽 12mm；厚度随足的位置变化而不同。在足跖屈和中立位，韧带松弛；在背屈位，韧带紧张。在运动员和舞蹈演员中该韧带较突出。

PIFL 附着于外踝后内侧的外踝窝内。向内近乎水平走行，止于距骨后侧。距骨侧的足印区较大，在切除距三角骨时需要将其分离。PTFL 上部的一些纤维更靠近端和内侧，止于胫骨后缘，并与下胫腓后韧带的深层纤维束融合。在 90% 的尸体解剖中，这些纤维束延伸至内踝后表面，在胫骨后缘形成唇状结构。这簇纤维束称为后踝间韧带（或称 PTFL 的关节囊强化束或胫束）。PTFL 远端纤维束的游离不会造成残留的不稳定。

（五）弓状纤维

这些纤维束是规则的弹性胶原性致密结缔组织的扩张，呈三角形或半圆形，基底的前下部连接 ATFL 远端束、TCLL 和 CFL（图 1-7）。该结构经 Sarrafian 等描述，并得到了 Pau Golano 的确认。由于其在踝关节镜手术中起到关键作用，所以近些年来弓状纤维再次受到关注。在所有尸体解剖中都能明确识别弓状纤维，其在踝关节外侧韧带复合体中起着关键作用。最近的一项研究通过不同的着色剂评估了这些弓状纤维的宏观和微观形态。他们发现这些纤维的组织结构与韧带结构相似，具有丰富的胶原纤维、较低的脂肪细胞含量和较高的血管含量（图 1-8）。

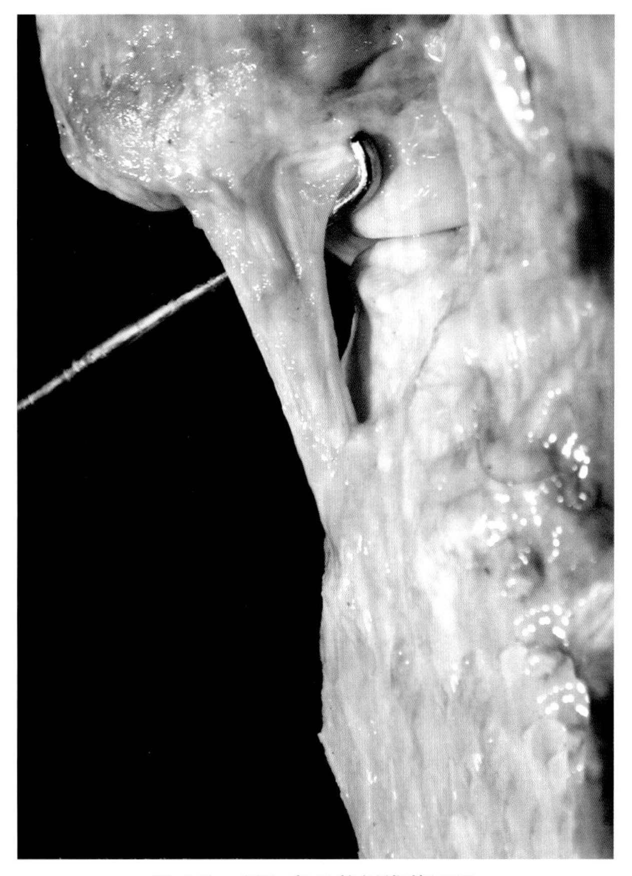

图 1-7　CFL 和弓状纤维前面观

二、内侧韧带复合体

（一）解剖

三角韧带或内侧副韧带，是一个强大且宽阔的多带状复合体，由一组从内踝向距骨、跟骨和舟骨延伸的韧带组成。由于各组成部分紧密连续并与周围结构，如胫后肌腱鞘和屈趾肌腱鞘存在密切关系，三角韧带复合体的各部分在解剖学上难以区分。Golano 发现三角韧带复合体内在解剖结构的特点使得细分各束更加主观化和不恒定。这些观察结果解释了文献中对三角韧带多样化和有时令人困惑的解剖描述。

三角韧带被一层脂肪分为浅层和深层纤维，各层包括多个组成部分（图 1-9 和图 1-10）。浅层跨越踝和距下关节，而深层仅跨越胫距关节。Yammine 等在一篇 Meta 分析中总结了文献中关于各束的出现率和尺寸的报道。为了提供三角韧带修复或重建的手术标志，Campbell 等通过 14 侧非配对的尸体踝关节的解剖，对三角韧带复合体的各束解剖附着位置进行了详细的描述。

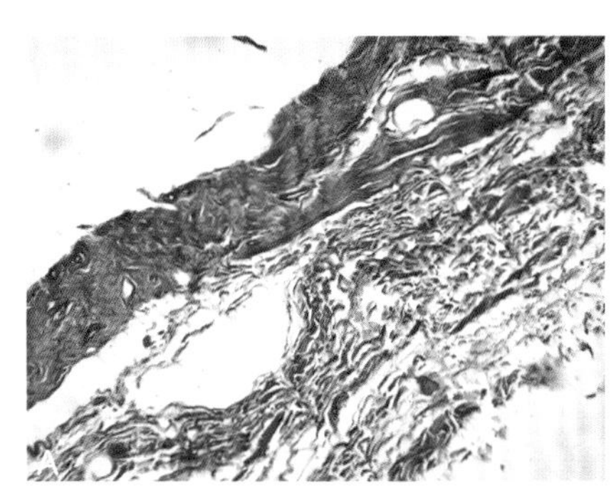
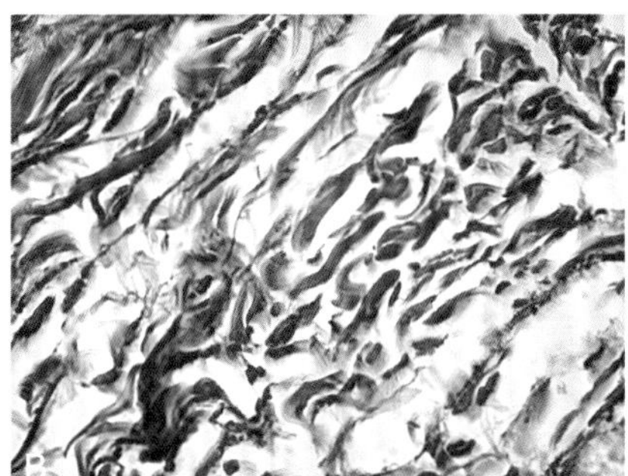
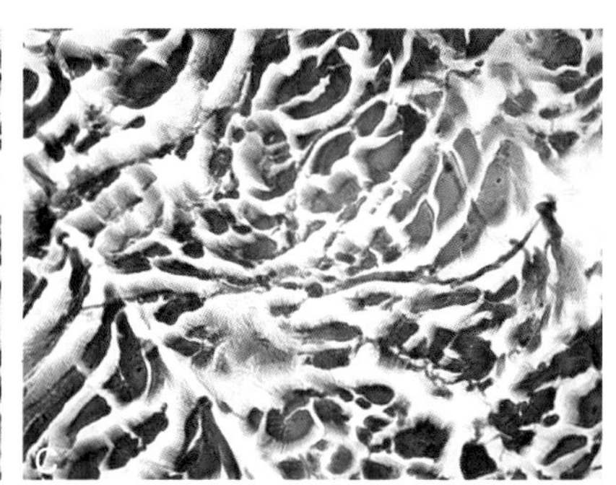

图 1-8　使用不同着色剂处理后的弓状纤维的组织学图像

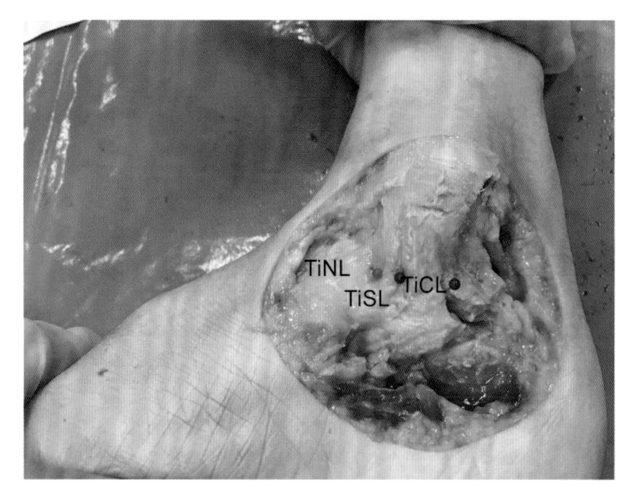

图 1-9 浅层中的胫舟韧带（TiNL）、胫弹簧韧带（TiSL）和胫跟韧带（TiCL）

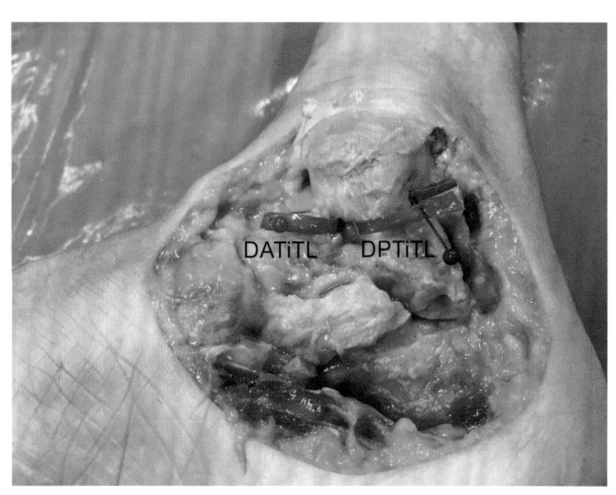

图 1-10 深层中的胫距前深韧带（DATiTL）和胫距后深韧带（DPTiTL）

Yammine 和 Campbell 描述的三角韧带的特征

浅层

胫弹簧韧带

- 出现率：94%
- 起点：胫骨起点在胫舟韧带起点的稍近后侧
- 止点：通常汇入弹簧韧带的后半部分。弹簧韧带上的止点宽度平均为 5.9mm

胫舟韧带

- 出现率：90%
- 起点：内踝前丘
- 止点：以分散的方式止于舟骨背内侧

胫距后浅韧带

- 出现率：80%
- 起点：丘间沟远端中央
- 止点：距骨体内侧后下方

胫跟韧带

- 出现率：85%
- 起点：内踝丘间沟附近
- 止点：跟骨载距突的最后部

深层

胫距后深韧带

- 出现率：几乎 100%，是整个三角韧带复合体中最大和最厚的一束
- 起点：内踝丘间沟中央附近
- 止点：距骨体内侧的后上方，在距骨外侧滑车关节软骨的下方

胫距前深韧带

- 出现率：63%
- 起点：内踝的最前下方区域，紧邻浅层胫舟韧带和胫弹簧韧带的深部
- 止点：距骨体内侧的前上部

（二）功能解剖和生物力学

三角韧带是踝关节的主要内侧稳定装置，它将内踝与足跗骨连接起来发挥多种功能。三角韧带通过胫距和胫跟韧带限制距骨的旋前和外侧平移，并与外侧韧带结构一起限制距骨向前平移。

三角韧带复合体的生物力学研究显示，解剖上的各束相对独立使得各束发挥不同的功能。尸体解剖研究和有限元分析表明三角韧带复合体浅层主要限制距骨相对于胫骨外旋，而深层则限制距骨外翻和侧方平移。另外，胫弹簧韧带在“弹簧韧带复合体”上的宽阔止点使得三角韧带复合体在内侧柱的稳定中起到一定作用。

三角韧带的急性损伤比外侧韧带损伤少得多，仅占踝韧带损伤的 5%。普遍接受的损伤机制是旋前 / 外翻损伤或胫骨过度内旋的同时足外旋。除了直接创伤导致三角韧带损伤外，三角韧带损伤也可能是踝关节外侧损伤后距骨在踝穴中不稳定继发的后果，这种不稳定导致三角韧带浅层前束逐渐磨损。

研究人员通过对急性外侧韧带损伤后续出现慢性功能性踝关节不稳定患者的临床观察发现内、外侧韧带均有损伤，该临床结果支持了后者损伤机制的存在。三角韧带复合体损伤的临床意义尚不清楚。然而，一些学者认为，一些踝关节不稳定患者在经过单独的踝关节外侧稳定手术后仍有症状，可以通过继发的内侧韧带损伤未经治疗来解释。

三、下胫腓联合韧带

（一）下胫腓联合和胫腓关节的重要性

下胫腓联合是一个韧带复合体，为此关节提供稳定性。下胫腓前韧带（ATiFL）和下胫腓后韧带（posterior tibiofibular ligament，PTiTL）及下胫腓骨间韧带（interosseous tibiofibular ligament，ITiFL）共同构成下胫腓联合。下胫腓后横韧带有时被认为是第四条韧带，但应视为 PTiTL 的延续。

据报道，1% ～ 11% 的踝关节软组织损伤会累及下胫腓联合。联合韧带复合体的破裂或撕脱骨折会导致下胫腓联合损伤。这些损伤绝大多数发生于外旋创伤。导致胫腓联合损伤的其他创伤机制有外展、背屈和内翻。在足外旋时，腓骨向后移位并外旋，导致下胫腓前联合紧张，可能是单纯下胫腓前联合撕裂的主要原因。

下胫腓关节为韧带联合关节。该关节存在微动，因此能够使距骨在踝背屈时进入踝穴。背屈时下胫腓联合关节间隙轻度增宽，腓骨内旋并上升。另一方面，在踝跖屈时，下胫腓联合关节间隙变窄，腓骨外旋并下降。

（二）接触面

在下胫腓联合的底部，有一小块区域是胫骨和腓骨直接接触的部位。此区域称为胫腓接触区。在这个区域，有一小条透明软骨，它是胫骨远端穹窿和外踝关节面软骨的延续。在远端腓骨和胫骨之间有一个滑膜隐窝，隐窝的上部受骨间韧带的限制，隐窝的后部常被淡红色滑膜皱襞所占据（图 1-11）。该组织在踝关节背屈时上升，跖屈时下降。据报道，它是踝关节创伤后撞击和慢性疼痛的原因。

（三）韧带层

1. 下胫腓前韧带（ATiFL） ATiFL 起于胫骨前结节（Chaput-Tillaux 结节），平均高于关节面 5mm，其纤维束向远端和外侧方向延伸，止于外踝前缘（Wagstaffe 结节）。腓动脉的分支穿过这条韧带的纤维束（图 1-12）。

ATiFL 的最远端束似乎独立于此韧带的其他部分。位置稍深的纤维脂肪组织将它与下胫腓前韧带的主体部分隔开。

Nicolopoulus 将此韧带命名为副下胫腓前韧带。经过解剖学研究，Basset 将其更名为下胫腓前韧带远端束。此纤维束可接触距骨的外侧嵴。在踝关节背屈时，可能导致外侧距骨嵴（尤其是距骨嵴较宽时）的撞击和软骨侵蚀（图 1-12）。临床上，这种产生症状的撞击经常发生在踝关节外侧韧带损伤后。

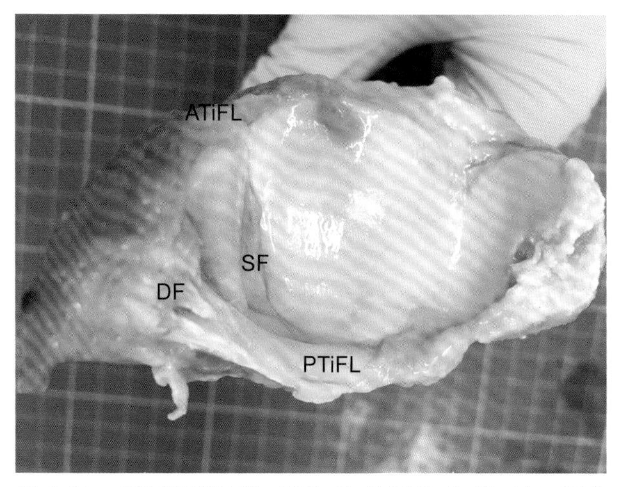

图 1-11 呈现滑膜皱襞（SF）和外踝窝（DF）的下胫腓联合跖面观。PTiFL. 下胫腓后韧带；ATiFL. 下胫腓前韧带

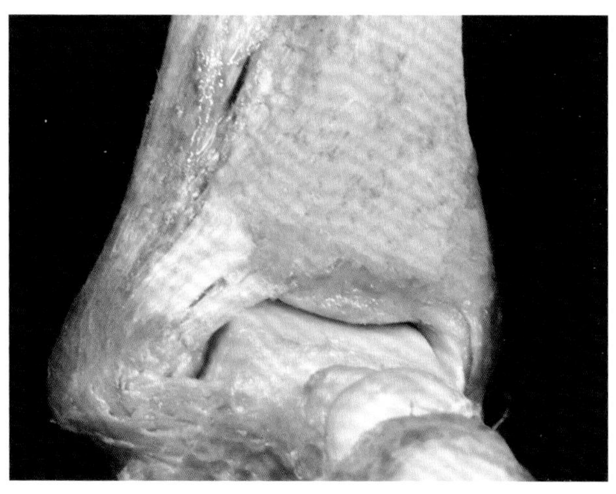
图 1-12 下胫腓前韧带的远端束

2. 下胫腓后韧带（PTiFL） PTiFL 包括两条不同的韧带（图 1-13）。浅层起于外踝后缘，向近端和内侧延伸止于胫骨后侧结节（Volkmann 结节）。该层韧带与下胫腓前韧带同源。深层部分为下横韧带，它是 PTiFL 的最远端部分（图 1-13）。下横韧带增加了胫骨后部关节面的面积，起到了与肩胛盂类似的作用。在生物力学上，它通过限制距骨后移来增加胫距关节的稳定性。PTiFL 起源于外踝窝近端，止于胫骨后嵴。

3. 下胫腓骨间韧带（ITiFL） ITiFL 是由一

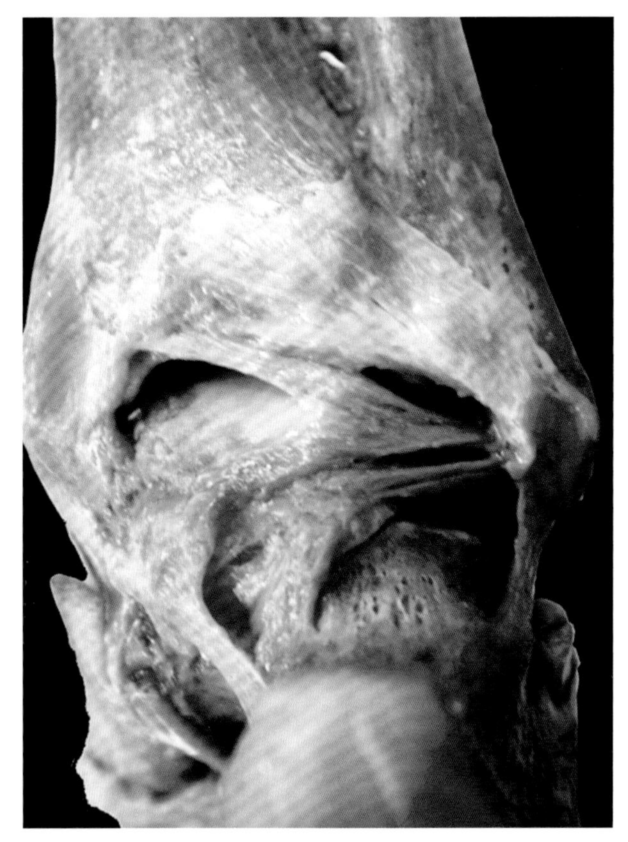

图 1-13 **下胫腓后韧带**

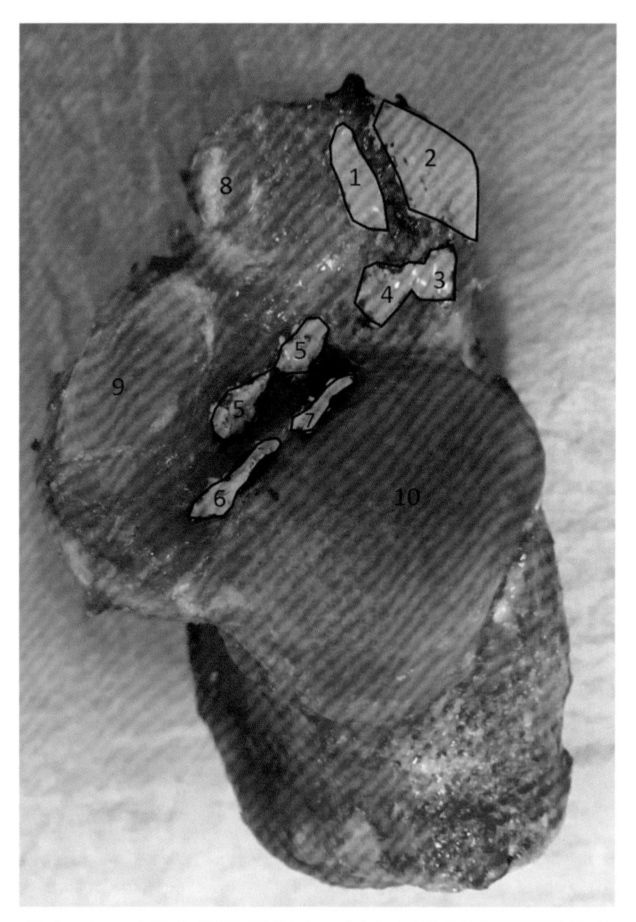

图 1-14 **尸体右侧跟骨标本，粉色标注了韧带附着的足印区**

上面观：1. 项韧带；2. 趾短伸肌；3. IER 外侧根；4. IER 中间根与 IER 内侧根的跟骨外侧部分的融合止点；5. IER 内侧根的跟骨内侧部分；6. 骨间韧带；7. 前关节囊韧带；8. 跟骨前关节面；9. 跟骨中关节面；10. 跟骨后关节面

簇致密短纤维，与脂肪组织和腓动脉的小分支血管一起跨越胫骨至腓骨，是骨间膜在下胫腓联合水平的远端延续。一些研究者认为骨间韧带在机械上并不重要，但其他学者认为它是胫骨和腓骨之间重要的连接结构。然而，并非所有学者都认为 ITiFL 是下胫腓联合的一部分，这表明它可能在踝关节的稳定性中发挥重要作用。

四、距下韧带

（一）不同层次

多条韧带结构起于跗骨窦和跗骨管。这些结构的解剖相当复杂（图 1-14）。

Harper 把这些结构从浅到深分为三层：浅层、中间层和深层。我们把前关节囊韧带归为深层。

最近，Yamaguchi 等研究了跗骨管和跗骨窦的纤维组织与距下关节囊之间的解剖关系。他们区分了从后到前的三层结构：距下后关节的前关节囊，包括前关节囊韧带（anterior capsular ligament，ACaL）；距跟骨间韧带（interosseous talocalcaneal ligament，ITCL）和伸肌下支持带（inferior extensor retinaculum，IER）；距跟舟关节的后侧关节囊，包括项韧带（cervical ligament，CL）。

距下关节的外侧韧带结构

浅层
- 伸肌下支持带的外侧根
- 距跟外侧韧带
- 跟腓韧带

中间层
- 伸肌下支持带的中间根
- 项韧带

深层
- 前关节囊韧带
- 伸肌下支持带的内侧根
- 距跟骨间韧带

（二）距跟骨间韧带（ITCL）

ITCL 或跗骨管韧带位于跗骨管内侧。ITCL 与 IER 内侧根的纤维在跟骨起始处汇合，形成一个“V”形。距跟骨间韧带长 10mm，宽 8.5mm。

根据其形状我们可以区分为 3 种类型：条带型、扇型和混合型。

1. 条带型　是最常见的类型，是一条扁平的、厚的、条带状的韧带。

2. 扇型　其骨间韧带起源于跗骨管的广阔区域，并斜向跟骨延伸。它的宽度逐渐减小并止于跗骨管的跟骨侧。

3. 混合型　由 3 条不同的条带组成，相对罕见。

既往 ITCL 被描述为距下关节的稳定结构。然而，最近的一些研究对该韧带的重要性提出了质疑。

（三）前关节囊韧带（ACaL）

ACaL 是一条扁平的薄韧带，是距下后关节关节囊的前方增厚部。Jotoku 等发现 95% 的人（38/40）存在该韧带。ACaL 起于距骨距下关节面的前缘，垂直跨过距下关节后止于跟骨。ITCL 和 ACaL 是两个不同的结构（图 1-15）。ACaL 长

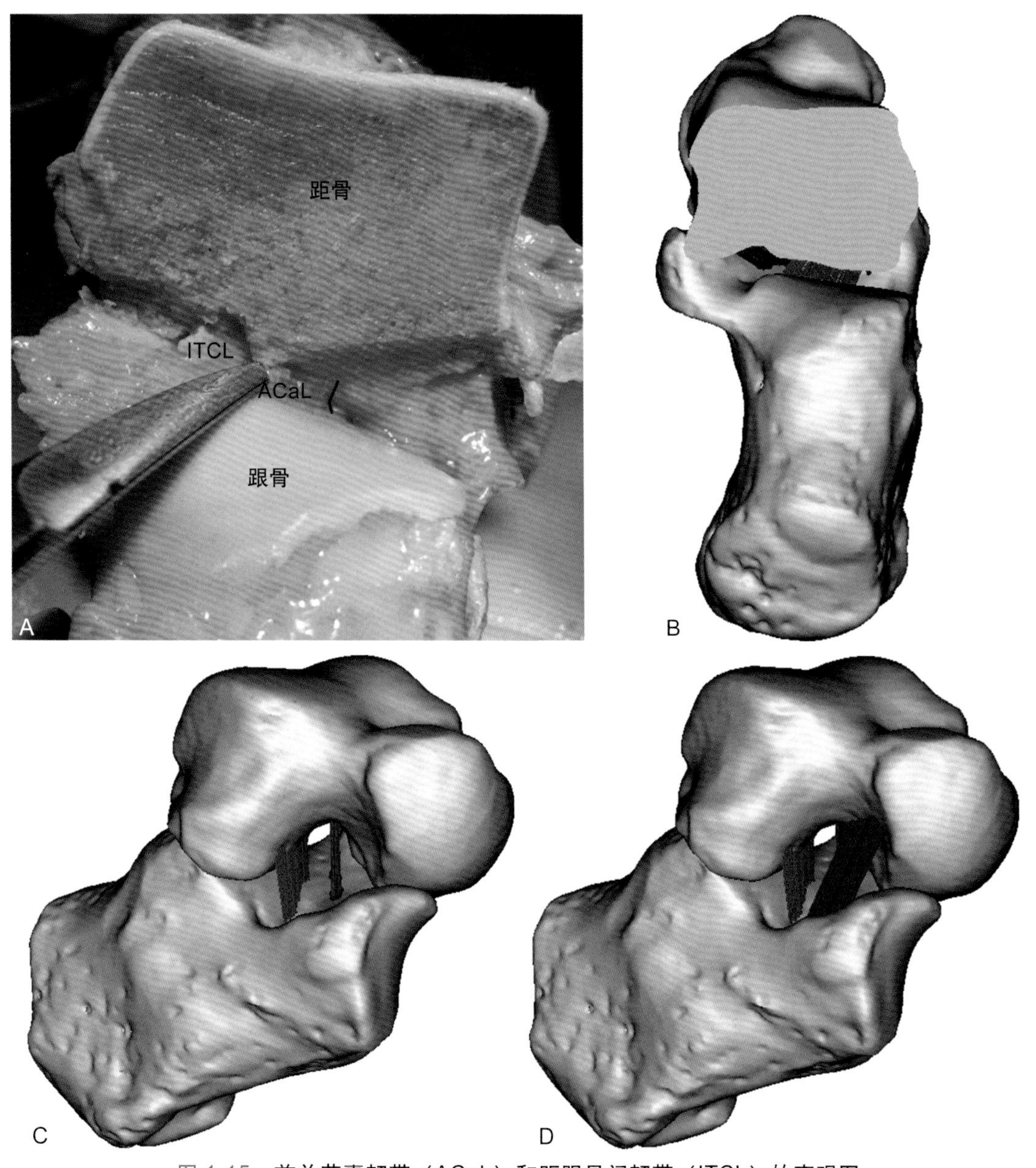

图 1-15　**前关节囊韧带（ACaL）和距跟骨间韧带（ITCL）的直观图**

A. 尸体距骨标本显示截骨后的距骨，剪刀位于 ACaL 和 ITCL 之间；B. 此视角的三维图像；C. 跗骨窦面观的三维图像；D. 跗骨窦面观的三维图像和项韧带（CL）。ACaL（红色），ITCL（蓝色），CL（紫色）

8.3mm，宽 8.3mm，厚 1.4mm。该韧带在距下关节任何位置下的稳定性中都起着重要作用，而且 ACaL 的损伤与距下关节不稳定有关。

（四）项韧带（CL）

CL（或外部距跟韧带，前外侧距跟韧带）是连接距骨和跟骨最强壮的韧带。该韧带位于跗骨窦内，起于跟骨前结节，向前方和内侧延伸，止于距骨颈下方（图 1-15，图 1-16）。

CL 是一条宽阔的纤维束，长 8.3 ～ 20mm，宽 11.6mm，厚 2.8mm。最近，Li 的研究发现项韧带通常由同一平面的多条纤维束组成，或由主干联合主干下方的多条纤维束组成。

Clanton 描述了 CL 的足印区位置。其附着位置在后关节面前方 23.4mm，跟骰关节线后方 9.0mm，离跗骨窦的跟骨外侧嵴的垂直距离 7.2mm，沿跗骨窦跟骨外侧嵴分布。其在距骨的附着位置平均离距骨颈近端距骨滑车前缘 8.0mm，离距骨颈远端距舟关节线后方 7.0mm，与距骨颈近远端连线的垂直距离 12.8mm。该韧带的长轴与跟骨矢状面长轴形成 45°～ 50° 的夹角，几乎与 CFL 平行。在足外翻时，CL 更水平；在足内翻时，CL 更垂直。CL 可能在距下关节稳定中起到重要作用。

致谢！我们感谢来自阿根廷罗萨里奥国立大学应用解剖学系的 Diego A. Quintero 博士。他提供了一些外侧韧带的图片。

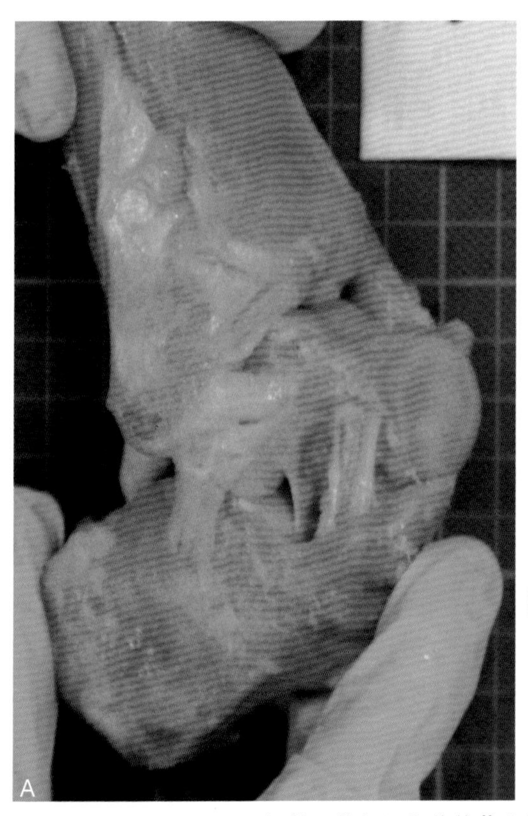

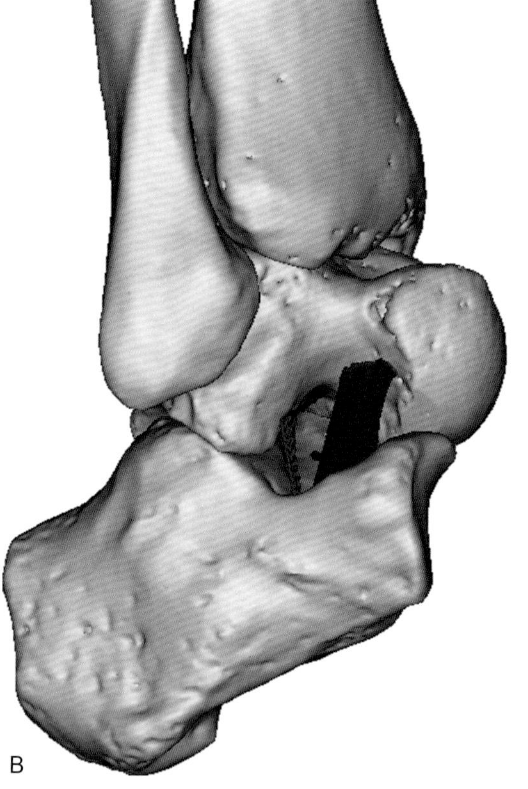

图 1-16 项韧带（紫色）和前关节囊韧带（红色）的尸体标本和三维图像

（王 杰 译 赵嘉国 徐桂军 校）

第 2 章
伸肌下支持带在踝关节外侧韧带修复中的作用

M. Dalmau-Pastor，G. M. M. J. Kerkhoffs，J. G. Kennedy，Jón Karlsson，F. Michels，J. Vega

一、引言

伸肌支持带是加强小腿远端、踝和跗骨水平筋膜的腱膜结构。它通常分为伸肌上支持带和伸肌下支持带（inferior extensor retinaculum，IER），这两种结构都与腿部的前方筋膜相连。作为支持带，它的主要功能是保持肌腱在正确位置，防止它们发生弓弦或半脱位。在这种情况下，它作用于小腿前间膜室内的肌腱（从内侧到外侧：胫骨前肌、踇长伸肌、趾长伸肌和第三腓骨肌）。伸肌上支持带位于小腿的远端，是横行的腱膜带，临床意义不大。

IER 位于踝和跗骨的前方，由于 IER 邻近 ATFL，因此催生了一种使用 IER 来加强 ATFL 修复的技术（图 2-1）。1980 年该技术被首次提出以后，Broström-Gould 技术广泛用于治疗慢性踝关节不稳定（chronic ankle instability，CAI）。然而，文献中通常没有刻意描述在这个过程中使用 IER 的

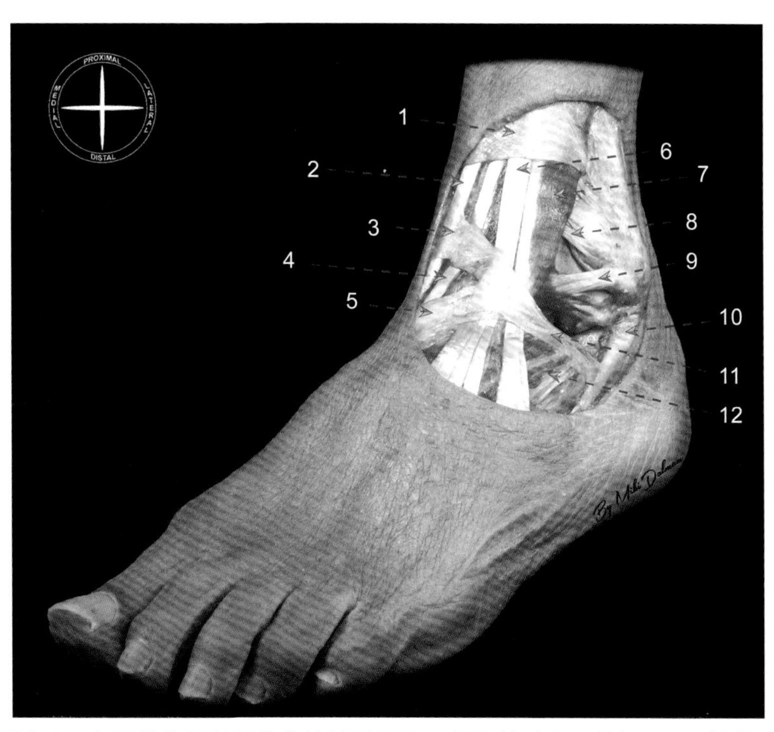

图 2-1　左踝关节解剖后的前外侧视图显示 IER 的形态及其与 ATFL 的关系

1. 伸肌上支持带；2. 胫骨前肌；3. IER 的斜内上束；4. 踇长伸肌腱；5. IER 的斜内下束；6. 趾长伸肌腱；7. 第三腓骨肌；8. 下胫腓前韧带远端束（部分被第三腓骨肌覆盖）；9. ATFL；10. 腓骨短肌腱；11. 干韧带（IER 外侧部）；12. 趾短伸肌（图片获得许可并引自 Dalmau-Pastor，M.，Yasui，Y.，Calder，J.D.，Karlsson，J. Anatomy of the inferior extensor retinaculum and its role in lateral ankle ligament reconstruction: a pictorial essay. Knee Surgery, Sport Traumatol Arthrosc. 1–6，https：//doi.org/10.1007/s00167-016-4082-5）（2016）

哪一束，而且一些文献仅提及使用它的外侧部分来加强已修复或重建的 ATFL。

二、解剖细节

文献中描述的 IER 的形态有“Y”形和“X”形。据报道，当 IER 为“Y”形时，它由干韧带、斜内上束和斜内下束组成。当它呈“X”形结构时，据报道 IER 的结构变异较多，因为存在额外非恒定的斜外上束。

IER 恒定的解剖结构通常分为 3 个部分。

1. 干韧带 是 IER 的外侧部分，维持第三腓骨肌腱和趾长伸肌腱贴近距骨和跟骨。它起源于跗骨窦，有内、中、外三个根，约在距骨颈的水平。三个根形成干韧带，并延续为 IER 的两个内侧束。

2. 斜内上束 继续沿着干韧带的走行方向，斜向内上并止于内踝。此支持带跨越踇长伸肌腱表面，但在胫前肌腱的深层。由于胫前肌腱没有被斜内上束固定，因此它是踝关节前部肌肉收缩时最突出的肌腱。

3. 斜内下束 此束起源于干韧带并指向足的内侧。在其延伸过程中，纤维束跨越踇长伸肌腱和神经血管束（腓深神经、足背动脉和伴随血管）。当延伸至胫前肌腱时，其纤维被分为浅表部分（跨越肌腱）和深层部分（在肌腱下方通过）。这就起到了部分固定胫前肌腱的作用。浅表纤维束继续向内侧延伸，参与踇展肌筋膜的形成，而深层纤维束止于舟状骨和内侧楔骨。

这三个部分（干韧带、斜内上束和斜内下束）参与形成 IER 的“Y”形形态（图 2-1）。然而，人群中 25% ～ 81% 存在另外一条纤维束——斜外上束。这条纤维束起源于干韧带，向近侧和外侧延伸，与腓骨肌支持带相连。在此纤维带存在的情况下，IER 呈“X”形（图 2-2 和图 2-3）。

关于伸肌下支持带（IER）的重要信息

- 解剖变异很常见。
- 文献中描述的形态有“Y”形或“X”形。
- 手术过程中术野显露有限使得识别 IER 较困难，术者并不能总是很可靠地确定哪个结构正在被用于踝关节前外侧韧带修复的加强。
- 当使用 IER 时，术者需要考虑到神经损伤的可能性。
- IER 可能在踝关节前外侧不稳定的修复中起到一定作用，但是目前缺少生物力学证据的支持。
- IER 可能在治疗距下关节不稳定中起到一定作用。

三、临床意义

如前所述，在描述采用 IER 来加强 ATFL 修复的研究中，并没有明确说明使用哪一部分。可能是由于有限的术野显露，以及在局部解剖中筋

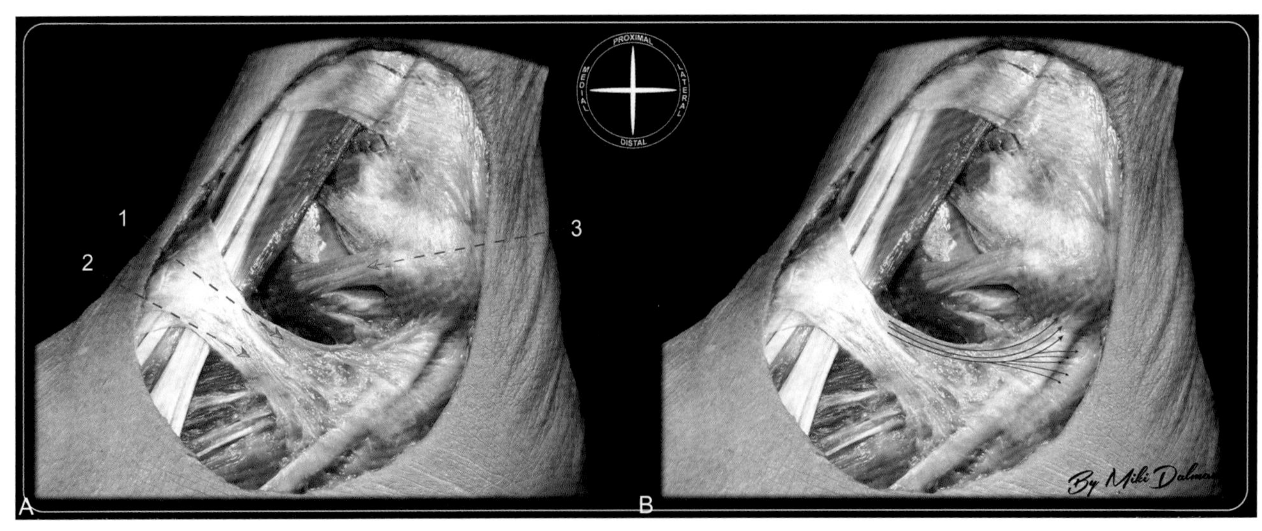

图 2-2 踝关节解剖后的前外侧视图显示存在斜外上束的 IER

A. 1. 斜外上束；2. 外侧束的干部；3. 距腓前韧带。B. 斜外上束被标记显示，它的纤维向外踝前部延伸（蓝色箭头），而且它的一些纤维与腓骨肌上支持带相连（黑色箭头）（图片获得许可并引自 Dalmau-Pastor，M.，Malagelada，F.，Kerkhoffs，G.M.M.J.，Manzanares，M.C.，Vega，J. X-shaped inferior extensor retinaculum and its doubtful use in the Broström–Gould procedure. Knee Surgery，Sport Traumatol Arthrosc. 1–6，https：//doi.org/10.1007/s00167-017-4647-y.）（2017）

膜和腱膜的结构很容易混淆，真正使用 IER 加强 ATFL 修复值得怀疑：术者可能使用筋膜来加强，而不是真正的 IER 组织。事实上，Jeong 等进行了一项研究，以确定用尸体踝关节标本进行 Broström-Gould 手术的可行性。他们发现，24% 的踝关节存在解剖结构的变异，不可能使用 IER 进行加强。另外，通过对比使用 IER 和不使用 IER 加强的患者临床和影像结果发现，二者没有差异。这些结果表明没有 IER 加强的单纯 ATFL 修复就足够稳定踝关节了。

另一项研究比较了单纯 Broström 和 Broström-Gould 重建尸体踝关节标本的生物力学稳定性。他们的结论是联合 IER 加强 Broström 术对踝关节稳定性的恢复并没有额外积极的作用。

Karlsson 等的研究比较了真实患者中使用和不使用 IER 加强的两种韧带修复手术的临床效果。两组患者的踝关节稳定性差异无统计学意义，两种方法对稳定踝关节效果相当。然而，在这篇文章中发现了一个值得注意的结果，即 IER 加强组术中神经损伤更常见。以往的解剖学文献评估了 IER 与腓浅神经和腓肠神经的关系。在所有病例中，均发现腓浅神经的分支——足背中间皮神经跨过干韧带和斜外上束（当其存在时）（图 2-3）。因此，当需要采用 IER 来加强 ATFL 修复时，足背中间皮神经必须从 IER 上解剖游离出来。这种手术方式具有潜在的神经损伤风险。虽然有些使用 Broström-Gould 术式的病例系列没有报道任何神经相关并发症，但其他病例系列报道发现神经损伤为常见并发症，发生率为 4.54% ～ 13.3%。

最近，关节镜辅助技术已经被开发用于治疗慢性踝关节不稳定。一些技术描述了一种经皮的方法来抓持 IER，以加强韧带修复。在一项相关的解剖学研究中，作者得出结论，在踝关节背屈中立位时，离腓骨 15mm 的距离足以抓持 IER。然而，在 10% 的病例中没有 IER 可供加强，当经皮加强时，仅有 7mm ± 3mm 的 IER 可被用于加强。研究人员指出这种不确定性的原因在于 IER 的解剖变异和技术上的细微差异。

此外，关于 IER 的解剖学研究，特别是关于斜外上束的研究表明，该束非常薄弱，使用该束进行加强是否能够提供额外的踝关节稳定性有待商榷。

我们可以认为，如果文献报道 ATFL 修复的失败率较高，那么加强是必要的。在这种情况下，与人工材料加强相比，使用 IER 加强可以获得生物加强的优势。然而，目前生物力学研究并没有证实使用 IER 加强是有益的。

另一个可能支持使用 IER 加强的原因是距下关节不稳定。由于其附着于跟骨，我们可以猜想使用 IER 加强 ATFL 修复可能会同时增加踝关节和距下关节的稳定性。在这种情况下，神经相关并发症的风险略高并不重要，因为需要治疗另一个关节。然而，在推荐使用 IER 加强 ATFL 之前，需要进一步研究来证实 IER 加强可增加踝关节或距下关节的稳定性。

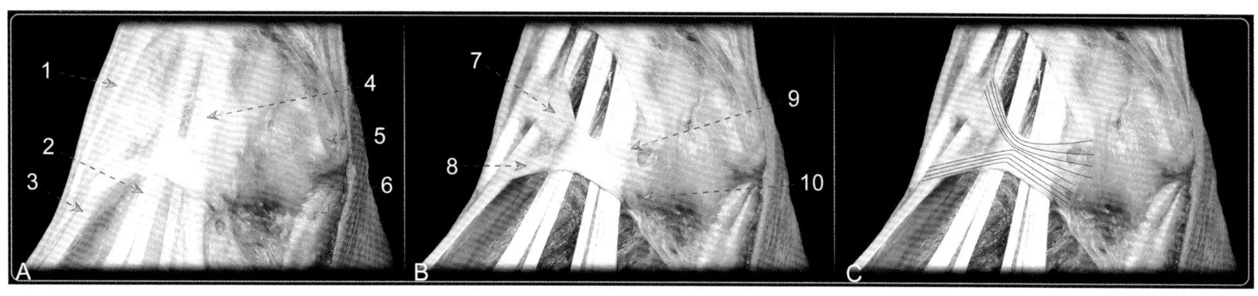

图 2-3　踝关节前方解剖视图

A. 深筋膜与伸肌下支持带（IER）相延续；B. 去除深筋膜，显露 X 形状的 IER；C. 标记显示的 X 形状的 IER。1. 胫前肌腱；2. 趾长伸肌腱；3. 踇长伸肌腱；4. 第三腓骨肌腱；5. 外踝；6. 腓骨肌腱；7. IER 斜内上束；8. IER 斜内下束；9. IER 斜外上束；10. IER 干部（图片获得许可并引自 Dalmau-Pastor，M.，Malagelada，F.，Kerkhoffs，G.M.M.J.，Manzanares，M.C.，Vega，J. X-shaped inferior extensor retinaculum and its doubtful use in the Broström–Gould procedure. Knee Surgery，Sport Traumatol Arthrosc. 1–6，https：//doi. org/10.1007/s00167-017-4647-y）（2017）

四、要点

1. IER 有一定的解剖变异，它至少由 3 个恒定部分组成。

2. 由于手术过程中术野显露有限，当试行采用 IER 加强踝关节前外侧不稳定的修复时，术者很难确定被用于加强缝合的组织究竟是哪个结构。

3. 术者需要始终认识到使用 IER 加强的术式存在神经损伤的风险。

4. 斜外上束的生物力学性能较差。

5. 尽管此术式被广泛应用，并且几个病例系列研究也报道了良好结果，但是到目前为止，没有生物力学证据证实使用 IER 加强存在优势。

（王 杰 译 赵嘉国 徐桂军 校）

第3章
踝关节的生物力学

Kenneth J. Hunt，Todd Baldin，Pieter D’Hooghe，Hélder Pereira

一、引言

踝关节的生物力学不是在一定范围内简单的背屈和跖屈活动。踝关节的机械作用是将步态中发生的所有力（包括体重和方向力）转移到整个足部，并将垂直应力分配给能够快速改变方向的水平移动系统。踝关节和距下关节之间有明显的相互独立性，距下关节具有优先旋转灵活性，使足能够适应地面。本章探讨与踝关节不稳定相关的踝关节基础生物力学，包括步态和关节力学、韧带功能、内在和外在危险因素的影响，以及当前治疗策略的生物力学基础。

二、踝关节骨骼和韧带解剖

踝关节是一个铰链式滑膜关节，主要允许跖屈和背屈。此处仅将踝关节描述为由3块骨构成，胫骨、腓骨和距骨共同组成一个榫卯结构。一些文献也将跟骨作为踝关节的一部分。由距骨和跟骨组成的距下关节将在后续章节中讨论。胫骨位于内侧，腓骨位于外侧。腓骨远端内侧在下胫腓联合（微动纤维关节）水平与胫骨相连接。胫骨远端与距骨上表面相关节的部分称为胫骨穹窿。在前后位像中，穹窿呈水平状，中部略凸出。在踝关节侧位像，穹窿略凹陷。胫骨远端内侧与距骨内侧构成关节且突出于穹窿之下的部分称为内踝。在外侧，腓骨与距骨构成关节。腓骨远端外侧亦有一突出于穹窿之下的骨性凸起，与距骨外侧构成关节，这是外踝。距骨与胫骨穹窿、外踝和内踝之间的距离约2mm。内外踝可限制距骨的内外侧平移和内外翻活动（图3-1）。

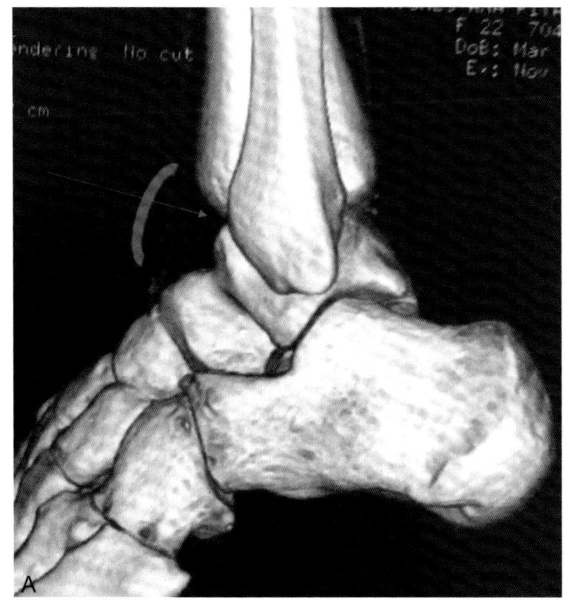

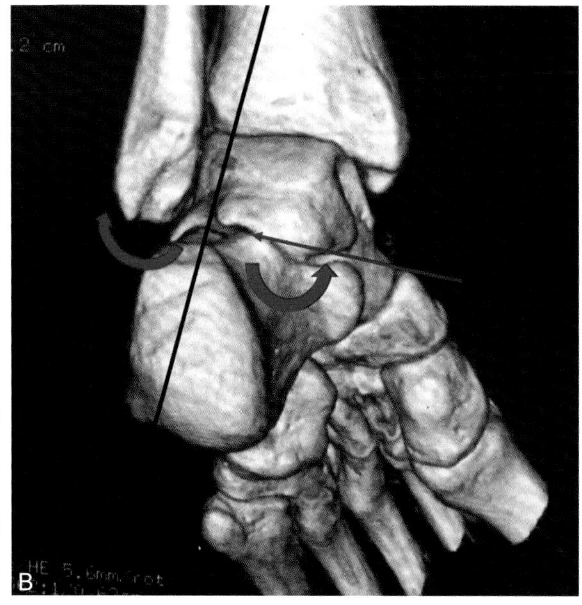

图3-1 踝关节（A）和距下关节（B）的骨性部分。背屈-跖屈活动主要发生在胫距关节（“真正的踝关节”）（蓝色箭头）；旋前-旋后运动主要发生在距下关节（红色箭头）

距骨（图3-2）是一个复杂的骨结构，由3个主要部分组成：距骨体、距骨颈和距骨头。仅距骨体与胫骨和腓骨相关节构成踝关节。距骨上表面覆有关节软骨，称为滑车，与胫骨穹窿构成关节。在前后位像上，距骨上部呈水平状，并有轻度的凹陷。在侧位像上，距骨上部呈凸起状。距骨体内外侧覆有关节软骨，与内、外踝构成关节。距骨体前方变窄形成距骨颈，再延伸形成距骨头。距骨头前表面与舟骨构成关节。距骨下方与跟骨构成关节。

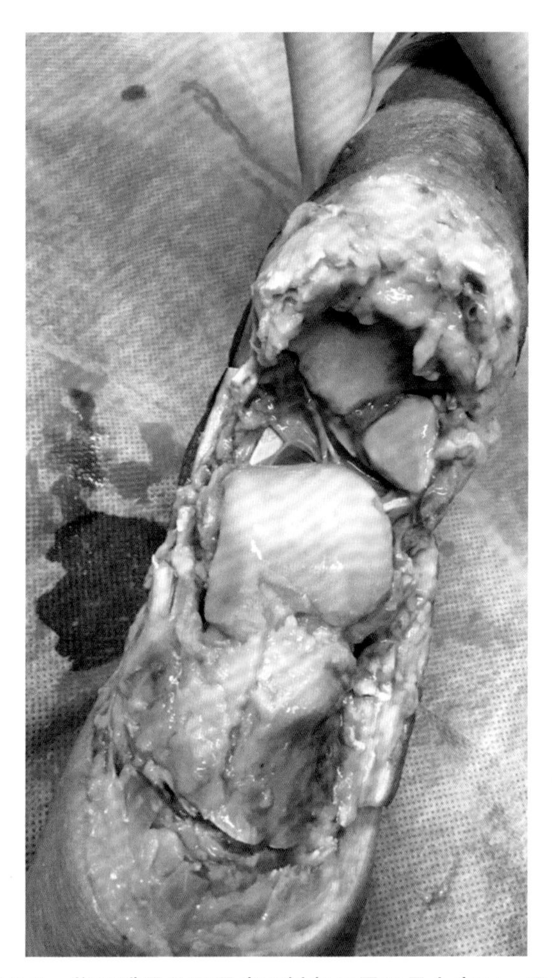

图3-2 **将胫腓骨从距骨表面掀起显露距骨上表面。显示距骨滑车和它的邻近结构**

踝关节周围有多条韧带起到稳定踝关节的作用。外侧有ATFL、CFL和PTFL（图3-3）。ATFL从外踝远端前部开始向前向内走行，止于距骨上外侧关节面的前方。CFL起于外踝前缘ATFL的下方，向下且轻度向后走行，止于跟骨外侧壁的结节。CFL的极限强度（345N）是ATFL（138N）的2.5倍。PTFL起于外踝后方，向后走行，近似水平，止于距骨后侧面上的一个突起。

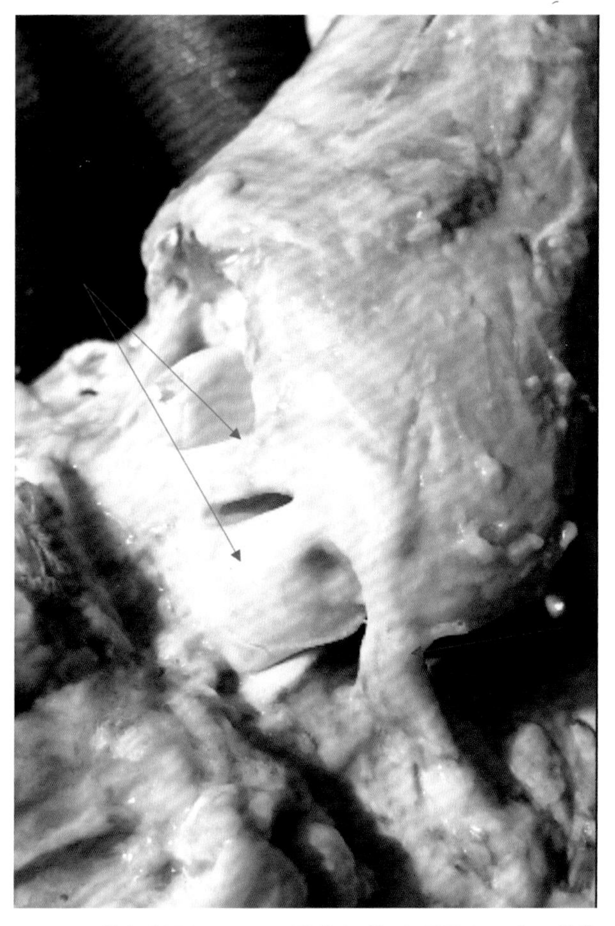

图3-3 **此解剖图显示了距腓前韧带（ATFL），以及其常见的上下两束（蓝色箭头）和跟腓韧带（CFL-红色箭头）**

踝关节内侧有三角韧带支持，又称为踝关节内侧副韧带。三角韧带是一条复杂的三角束状韧带，起于内踝远端顶点，并像扇叶一样分散开来，连接距骨、跟骨和舟骨。三角韧带包括浅、深两层。浅层包括胫距后浅韧带、胫舟韧带和胫跟韧带。胫距后韧带向后和向外侧走行，连接至距骨后面突出的结节。胫舟韧带向前走行，止于舟骨结节。胫跟韧带向下走行止于跟骨。深层包括胫距后深韧带和胫距前深韧带。胫距后韧带止于距骨后面。胫距前韧带向前走行，止于距骨颈。

下胫腓联合由3个独立的软组织结构组成：下胫腓前韧带、下胫腓后韧带和骨间膜。下胫腓前韧带起于胫骨前方，水平且向下走行，止于腓骨前方。下胫腓后韧带起于胫骨后侧，水平向下走行，止于腓骨后侧。骨间膜是一薄层纤维组织，从胫骨向外下方走行，止于腓骨，附着于两骨全长。

虽然没有肌腱直接止于距骨，但是有几个重要的肌肉 / 肌腱复合体控制运动并帮助稳定踝关节。腓肠肌和比目鱼肌移行为跟腱，止于跟骨后部，主要负责踝关节的跖屈活动。腓骨长短肌位于踝关节外侧，负责外翻和跖屈足部。第三腓骨肌腱也位于踝关节外侧，并能使足外翻和背屈。胫骨前肌、趾长伸肌和姆长伸肌位于小腿前间膜室，负责背屈踝关节。胫骨前肌和姆长伸肌负责足内翻，而趾长伸肌负责足外翻。

踝关节的生物力学

- 踝关节是一个复杂的关节，在一些体育项目中对运动成绩至关重要，而且经常容易受伤。
- 后足内翻是踝关节不稳定的危险因素。
- 踝关节在步态中的机械作用是在一个能快速改变方向的动态运动系统中传递步态中发生的所有力，包括体重和多方向力。
- 距下关节具有优先旋转的灵活性，使足适应地面。
- 有数条韧带稳定踝关节，必须了解它们的解剖学知识(第 1 章)。
- 不稳定一般有两种类型：机械性不稳定，与踝关节的解剖异常有关，可在查体时检测到；功能性不稳定，通常与本体感觉障碍有关，导致患者主观感觉的踝关节不稳定。

三、踝关节运动学

测量踝关节在体内的运动具有挑战性，因为大多数运动分析研究使用固定在皮肤或鞋上的反光标记，无法独立跟踪距骨的运动。因此只能将踝关节和距下关节的运动看作一个关节来测量。目前用于测量踝关节运动学的方法是双透视技术。Wang 等认为此技术的精确度在 0.30mm ± 0.35mm 和 0.25° ± 0.81° 之间。这种技术有局限性：双透视系统固定在特定位置，只能测量在跑步机上或进行固定活动的受试者。本节的第一部分将报告在跑步机上赤足行走时踝关节的运动学，第二部分将报告赤足或穿鞋在跑步机上跑步时踝关节的运动学。

在足与地面接触的过程中，步态分为 4 个阶段：足跟着地期、前支撑中期、后支撑中期和足趾离地期。三项研究均使用双透视技术测量在跑步机上赤足行走时踝关节的力学特征，结果显示在站立期时有相似的趋势，但数值相差很大。在足跟着地期，Wang 等的研究表明踝关节背屈超过20° ，Nichols 等的研究结果显示踝关节位于0° ，Koo 等的研究则表明踝关节跖屈接近 10° 。在这三项研究中，在足跟着地到前站立中期时踝关节屈曲接近 5° 。这三项研究都没能追踪踝关节从前站立中期到后站立中期的变化。从后站立中期到足趾离地期踝关节伸展，在足趾离地时踝关节跖屈。在足趾离地期，踝关节跖屈的角度从 5° 到 20° 不等。仅两篇文献报道了踝关节比较恒定的内翻和轴向旋转角度，这在整个站立阶段变化最小。没有研究报道距骨的平移。

Peltz 等研究了跑步机上的跑步者。所有受试者分别在 3 种不同条件下进行测试：赤足、穿极简跑鞋和运动控制跑鞋。穿鞋的跑步者表现出了与前面描述的赤足跑步者相似的趋势，但幅度不同。穿鞋跑步者在足跟着地时踝关节背屈约为 17° ，直到前站立中期，踝关节背屈约为 5° ，然后开始伸展，足趾离地时背屈约为 25° 。赤足跑步者的踝关节屈伸模式与穿鞋跑步者和赤足步行者不同。赤足跑步者在足跟着地时踝关节背屈约 2° ，然后在整个步态周期中逐渐伸展，在足趾离地时比穿鞋跑步者约多 2° 。赤足跑步者在足跟着地后没有表现出与穿鞋跑步者或赤足步行者相同的踝关节屈伸模式。

赤足跑步者在足跟着地时踝关节外翻明显少于穿鞋跑步者，但在整个步态周期的其余阶段没有显著性差异。跑步者表现出与步行者相似的趋势，在站立阶段踝关节外翻角度保持相对恒定。在站立阶段的前 40%，赤足跑步者的内旋明显多于穿鞋跑步者，但在站立阶段的其余部分没有显著差异。跑步者表现出更多的内旋，约 10° ～ 15° ，而步行者不超过 5° 。

四、距下关节力学

CFL 也有稳定距下关节的作用，但是距下关节有其自身的韧带系统。距骨和跟骨通过两个完全不同的关节相连，一个是距下后关节，另一个是由前、中关节面组成的前关节。这两个关节被跗骨窦隔开。距跟骨间韧带以垂直束和斜束占据此空间。这个韧带复合体是旋转稳定性的中心支点，类似于膝关节的交叉韧带。副韧带为距下关节提供稳定性，包括内侧、后侧、外侧和前外侧距跟韧带。前外侧距跟韧带对应连接距骨颈和跟骨外侧缘的项韧带，是距下关节主要的前外侧稳定结构。它在外侧与伸肌支持带相连。

距下关节是一个单轴关节，作为一个斜行铰链连接距骨和跟骨。当距下关节轴相对于水平面倾斜 45° 时，垂直分量的旋转与水平分量的旋转相等。角度＞ 45° 的更垂直的距下关节轴，类似于高弓足中的表现，在给定的垂直旋转轴中，垂直分量上旋转力的增加导致了水平分量上的旋转力的减小。类似于平足中更水平的旋转轴，在给定的水平旋转轴中，水平分量上的旋转力较大。因此，平足畸形患者在垂直段的特定外 / 内旋转时表现出更明显的旋后 / 旋前（图 3-4）。Isman 和 Inman 指出了距下关节轴线的变异特征。他们对 46 具尸体腿的研究发现，在横断面上，距下关节轴相对于足长轴向内侧偏离 23°，范围为 4° ～ 47°，而在矢状面上，距下关节轴偏移接近 41°，范围为 21° ～ 69°。

五、踝关节韧带损伤的病理力学

到目前为止，踝关节扭伤最普遍的发生机制为踝关节跖屈位时的内翻损伤。这通常首先引起项韧带和 ATFL 损伤，有时在有明显扭转时也会引起分歧韧带的损伤。相关的损伤，如感觉神经（通常是参与关节囊神经支配的腓肠和腓浅神经的分支）或腓骨肌腱会出现过度拉伸。传统上，在踝关节位于中立或背屈位时，后足内翻损伤会导致 CFL 损伤。抓住前足强力跖屈踝关节，通常会损伤外侧和内侧副韧带的前部纤维及前方关节囊。因此，详细的病史、临床和影像学检查被用于分析踝关节所有韧带结构，对于制订正确的治疗决策至关重要。

六、踝关节不稳定

踝关节韧带损伤，特别是重度损伤和反复损伤可导致踝关节不稳定。事实上，很大比例的重度韧带损伤患者会发展为反复性损伤或慢性踝关节不稳定。不稳定一般有两类：机械性不稳定，与踝关节的解剖异常有关，可在查体时检测到不稳定；功能性不稳定，通常与本体感觉障碍有关，导致患者主观感觉踝关节不稳定。

（一）机械性不稳定

踝关节的机械性不稳定可能与骨结构或力线异常、潜在的韧带松弛或与撞击相关的踝关节背屈活动范围减小有关。踝关节不稳定并不总是由外伤造成。无论是否诊断出相关的综合征（如 Marfan 综合征或 Ehlers-Danlos 综合征），原发性韧带松弛也可导致机械性不稳定。另外，在踝穴内距骨的结构（前面更宽）为踝关节背屈时创造

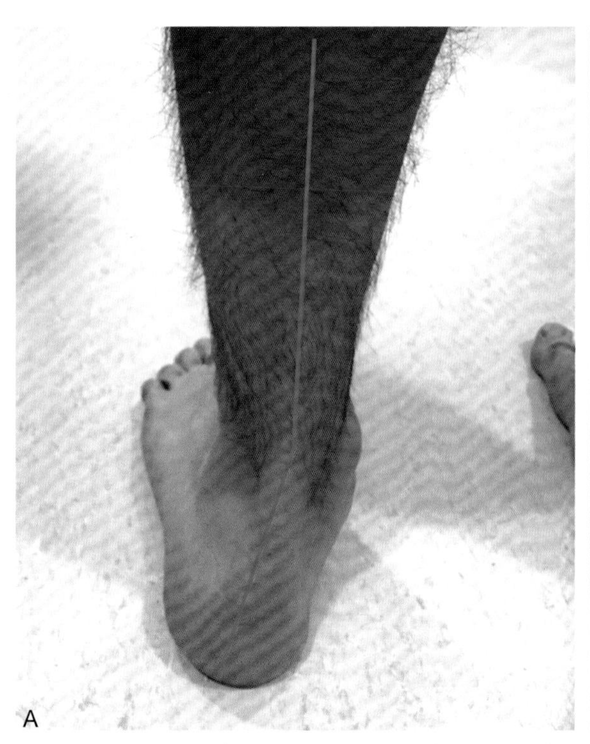

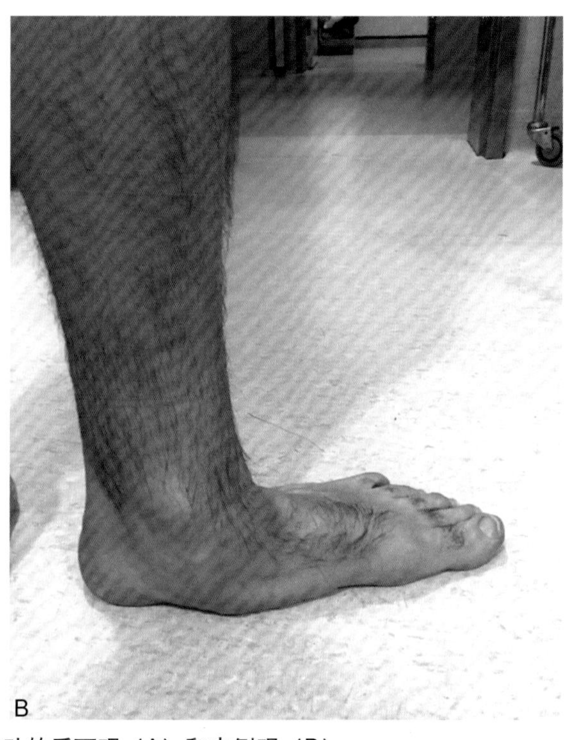

图 3-4 平足畸形中旋后 / 旋前活动的后面观（A）和内侧观（B）

了一个更稳定的环境。由骨赘、滑膜过度肥厚或纤维瘢痕所引起的撞击损伤限制了踝关节的背屈，因此踝关节在受伤时处于相对不稳定的生物力学位置，从而增加受伤风险（图 3-5）。最后，腓肠肌挛缩可导致踝关节不稳定。应评估所有可能导致不稳定的因素，这可能影响最终的治疗策略，使结果最优化。

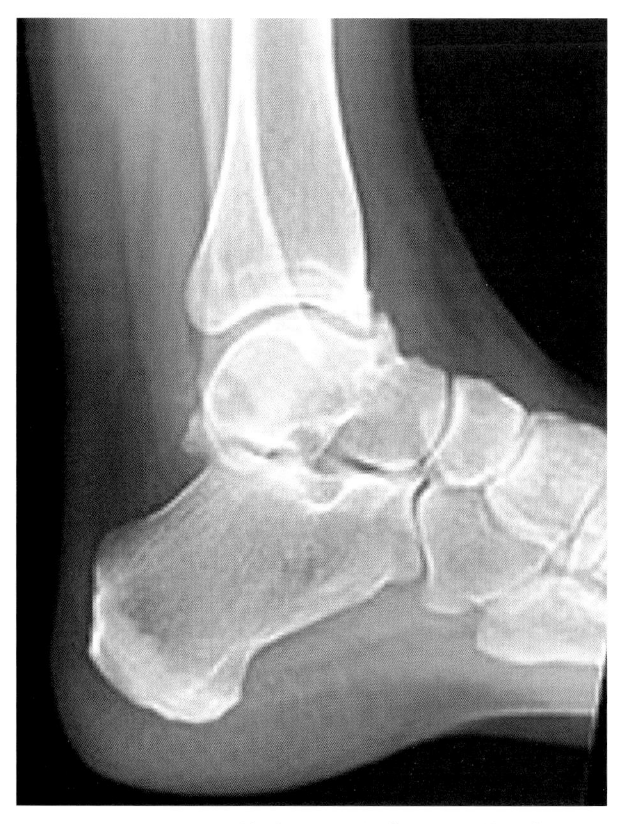

图 3-5 侧位 X 线片显示踝关节前方骨性撞击

（二）功能性不稳定

踝关节功能性的稳定是由肌肉和肌腱结构产生的，它们是更复杂的本体感觉的姿势控制系统中不可缺少的一部分。本体感觉是大脑对身体各部分相对位置的有意识或无意识的感知，涉及感受器、通路和神经中枢。踝关节周围存在 4 种感受器：神经肌梭、高尔基腱器官、Ruffni 关节机械感受器和足底皮肤机械感受器。这些感受器在肌肉系统中诱导反射，通过超节段的无意识通路和有意识的皮质通路控制踝关节运动。同时，该反射会刺激或放松拮抗肌。例如，在强制内翻机制中，腓骨肌肉和趾伸肌被拉伸，刺激这些肌肉的感受器，从而导致胫骨后肌和趾屈肌的放松。位于肌肉 - 肌腱交界处的高尔基腱器官保护肌腱免受过度拉伸。关节的机械感受器对速度、方向和活动范围非常敏感，在极端运动时受到刺激，这对保护关节至关重要。在落地前的动态活动中肌肉会预激活，这可以减少腓骨肌肉激活的滞后，减少受伤的风险。本体感觉反应的中断会使踝关节有更高的损伤风险，甚至可能造成更严重的损伤。单足反复跳跃试验是一项可靠的检查，因为它依赖于踝关节稳定肌（腓骨肌、胫后肌、腓肠肌 / 比目鱼肌））的预激活。

神经功能障碍或机械性肌肉病变（如腓骨肌腱鞘炎或半脱位）可能会导致保护踝关节不受内翻损伤的肌肉反应延迟。Morrison 和 Kaminski 确认了影响踝关节稳定性的步态因素，其中包括触地时间的增加、中足和前足外侧边缘压力的偏侧化、第一跖趾关节的背屈增加和足旋后增加。众所周知，后足内翻（图 3-6）可增加内翻损伤的

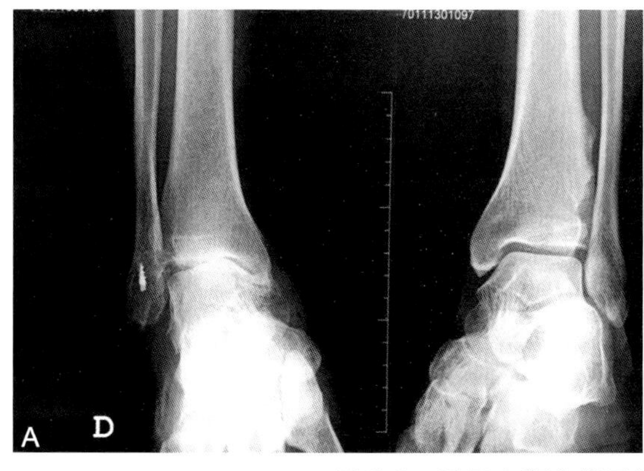

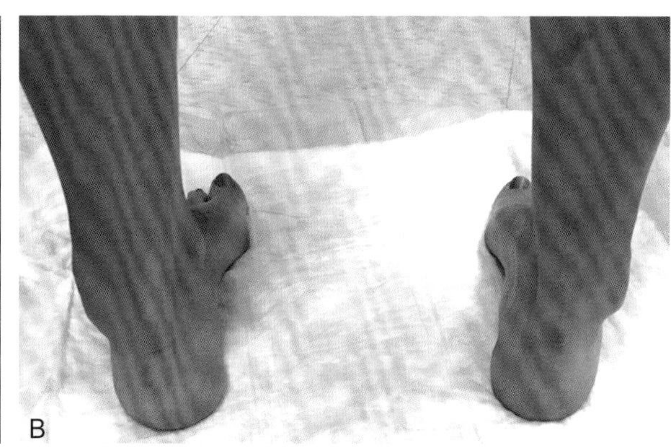

图 3-6 后足内翻力线异常时存在较高的内翻性损伤风险

X 线片（A）中可见与先前外侧不稳定手术修复相关的锚钉；后足内翻是踝关节不稳定的危险因素（B）

风险，是踝关节不稳定的一个危险因素。内翻可导致足外侧边缘的压力过大和步态进程中的姿势不平衡，还可导致腓骨肌肉过度紧张和保护性反射的丧失。其他可能导致足外侧压力过大的姿势问题包括下肢不等长，短侧下肢倾向于内翻，导致负重时出现不稳定的动态旋后。

七、结论

踝关节是与影响踝关节稳定性的机械、姿势、解剖、神经和功能因素相关的动态关节复合体。这些因素中有许多因素不能用现代诊断技术来评估。踝关节反复扭伤和韧带修复失败通常与其中一项未处理的因素有关。对这些问题的清楚理解及对这些患者病史的了解和详细的查体，对于优化治疗选择和策略及最终预后都至关重要。当治疗慢性不稳定患者时，我们必须要考虑，将韧带恢复到适当的张力只是完全恢复功能、降低反复损伤或治疗失败风险的一部分，这一点非常关键。恢复踝关节力学、本体感觉、力量、姿势平衡和肌肉调节也至关重要。持续的技术进步提供了一个可以更容易评估这些患者和识别风险因素的机会，以便为这种常见且花费较多的疾病建立更完整的治疗流程。

（王 杰 译 赵嘉国 徐桂军 校）

第 4 章 踝关节外侧不稳定的病史和临床查体

David Miller，James Stone，James Calder

一、引言

踝关节韧带损伤十分常见，其中约 75% 的踝部损伤由内翻性损伤导致。这种损伤类型通常累及踝关节外侧韧带性限制结构，尤其是 ATFL 和 CFL。通过适当的制动、康复及有针对性的物理治疗，绝大部分损伤可以治愈。20% ～ 40% 的患者接受非手术治疗后仍然会存在踝关节反复不稳定，导致慢性踝关节外侧不稳定。病史和体格检查对于评估和诊断踝关节外侧不稳定极为重要。恰当实施的体格检查能够诊断出超过 90% 的外侧韧带损伤，从而给予及时的治疗，降低远期关节病变的风险。

二、病史

详细且有针对性的病史对于评估患者是否存在踝关节外侧不稳定十分重要。踝关节韧带损伤的基本原则是：受伤当时踝关节的位置和所受到的外力的情况决定了哪些踝关节韧带会受到损伤。详细而准确的病史采集在急性扭伤导致的急性韧带损伤和慢性踝关节不稳定（chronic ankle instability，CAI）的鉴别方面起到十分重要的作用。

（一）急性韧带损伤

急性踝部损伤时，病史采集应集中在明确初始创伤的准确损伤机制。患者通常表述为“踝翻过去了”，同时合并踝关节内翻和跖屈。患者即刻出现踝部疼痛、迅速肿胀且无法负重。如果损伤发生在运动赛事，患者通常无法继续比赛。肿胀将持续数天后消退，随后逐渐表现出血肿和瘀斑（图 4-1），并持续很长时间。有些患者会叙述有爆裂或撕裂的感觉，听见撕裂声或即刻肿胀的感觉，这些症状对于预测损伤解剖部位的价值并不可靠。

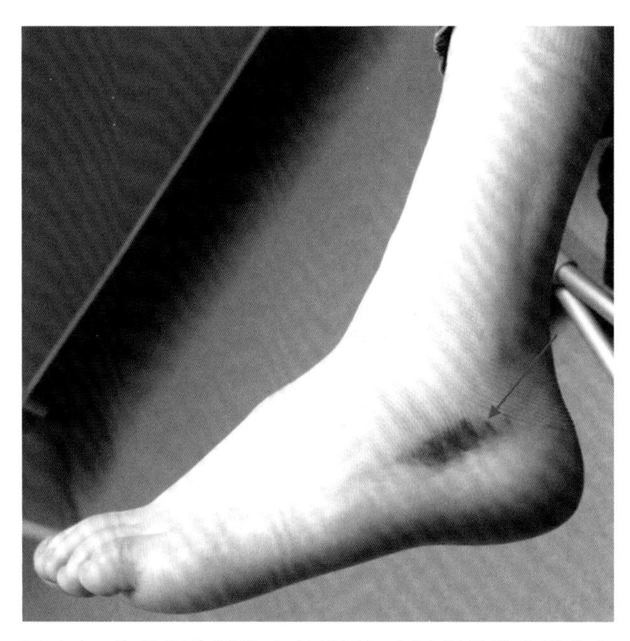

图 4-1　急性扭伤后数天出现了与血肿相关的典型瘀斑（红色箭头）

如果损伤发生在运动赛事过程中，记录运动类型和运动员的水平十分重要。职业精英运动员的预后和预期恢复程度不同于业余运动选手。此外，运动类型也很重要，研究发现篮球和网球等运动会发生更高比例的踝关节外侧韧带损伤。对于足球运动员，人工草皮似乎增加了外侧韧带损伤的风险。

（二）慢性不稳定

CAI 患者通常主诉反复扭伤、打软腿的感觉及持续疼痛。表述为在一次既往创伤之后，很小甚至无明显外力后多次出现踝关节不稳定。他们在不平整的路面（如沙地或鹅卵石路）行走，常会感到恐惧和困难。通常情况下，每次发生不稳定事件导致的功能障碍时间要比初次损伤相对更短。

明确患者曾经是否接受过物理治疗也十分重要。既往文献支持在踝关节不稳定的治疗中采用有针对性的功能康复。功能康复的类型、频率、强度及患者的依从性对成功减轻不稳定的症状具有重要意义。此外，还应询问患者既往是否使用过踝关节支具或贴扎，以及其改善踝关节不稳定症状的效果。

对于CAI，应明确患者是否存在潜在的危险因素和合并损伤。最主要的危险因素是既往扭伤史。其他危险因素还包括15～25岁的男性和30～39岁的女性。对于踝关节外侧不稳定的患者，距骨骨软骨损伤的发生率较高（3%～19%）。这些患者通常叙述存在踝关节前方慢性深部疼痛。如果骨软骨损伤位于内侧，疼痛通常位于踝关节后内侧。此外，3%～24%的踝关节不稳定患者存在踝关节内游离体，这些患者经常主诉真正的踝关节绞锁，而非单纯踝关节不稳定所致的打软腿或疼痛伴有打软腿。约14%的踝关节不稳定患者会发生前踝撞击，这可能与胫骨远端内侧骨赘导致内侧骨性撞击或外侧软组织过度增生导致前外侧撞击相关。患者经常主诉踝关节背屈受限，下蹲或做弓箭步等强力背屈动作时出现疼痛。

正如其他踝关节损伤一样，踝关节韧带损伤应排除影响治疗和预后的相关情况，如糖尿病、免疫抑制性疾病、既往深静脉血栓或肺栓塞和吸烟史等。最后，需要注意的是，肥胖或服用避孕药物的女性患者发生血栓栓塞事件的危险更高。

三、体格检查

体格检查已被证明在诊断踝关节外侧韧带损伤和踝关节松弛方面可能非常准确。研究显示，恰当实施的体格检查可以准确诊断91%～95%的外侧韧带损伤。理解查体结果的时间点和特殊检查的解剖学基础十分重要。

细致地评估步态和鞋的磨损情况对评估CAI具有重要作用。鞋的类型、磨损情况及矫形器可提供足踝部力线和力学的重要信息。例如，后足内翻能够经常导致鞋跟外侧磨损。使用足跟内侧楔形矫形器可以增加后足内翻，加剧踝关节外侧症状。此外，CAI患者多使用系带的鞋或运动鞋，这比高跟鞋或软鞋提供更多的稳定性。在运动或日常活动中使用踝关节支具提示已经存在很严重的CAI。步态评估应聚焦那些可能导致踝关节不稳定的因素，例如后足内翻、小腿或足部肌肉萎缩。如果临床检查怀疑后足内翻，应行影像学检查评估后足力线的情况（图4-2）。

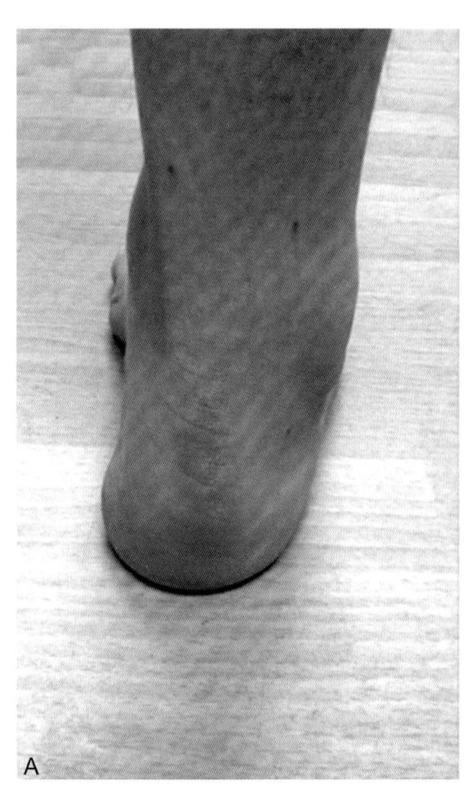

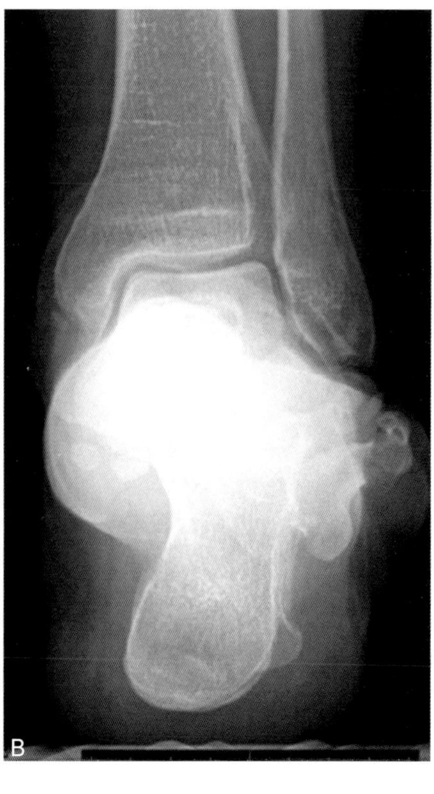

图4-2 A. 后足内翻负重位外观照；B. 相应的后足力线影像

三、MRI

MRI 是一种非侵入性成像手段，可准确评估与踝关节外侧不稳定相关的软组织和骨性病变。MRI 图像提供了踝关节的总体情况，增强了图像的可解释性，并更能为临床医师所理解。如上所述，急性和慢性情况下的 MRI 检查旨在确定踝关节外侧 / 腓侧副韧带的损伤，并检测相关的软骨、骨软骨和肌腱损伤。在急性情况下，很少有 MRI 检查指征。然而，在优秀运动员中，应尽早进行 MRI 检查，以确定损伤的严重程度，以便于指导预后和预估返回比赛的时间。

尽管不同成像中心的检查方案各不相同，但所有的研究都应该能够回答韧带状态和相关损伤等主要问题。因此，至少要获得一个液体敏感序列是非常重要的，如短 Tau 时间反转恢复（STIR）、脂肪饱和 T_2（FST_2）或脂肪饱和质子密度（FSPD）加权序列。大多数影像中心现在获取 3 个正交平面方向（轴向、矢状面和冠状面）的液体敏感序列，并建议至少获取一个 T_1 加权序列，因为该序列是发现骨折的最佳序列。最后，还应包括至少一个软骨敏感序列。软骨敏感序列包括质子密度（PD）和 FSPD 序列，而软骨特异性序列，通常采用梯度回波采集的某些变体，但这些序列通常已不受青睐，因为 PD 和 FSPD 图像不仅能够评估软骨，还可以同时评估韧带和肌腱情况。表 5-1 给出推荐的踝关节 MRI 成像方案。

四、初次韧带损伤的 MRI 表现

MRI 是鉴定急性内翻损伤后踝关节外侧韧带损伤程度和分级的可靠工具。

MRI 对韧带损伤的诊断标准包括：

1. 液体敏感序列（FSPD、FST_2 或 STIR）韧带信号增高。

2. 完全或部分韧带不连续。

3. 韧带不规则或波浪状。

外侧韧带损伤的分级有些随意，但通常遵循如下 3 点。

1 级：液体敏感序列中韧带内或韧带周围信号增高。

2 级：与 1 级相同，但韧带部分不连续（图 5-1）。

3 级：与 1 级相同，但韧带完全不连续（图 5-2）。

对于慢性损伤，外侧韧带复合体遵循与上述相同的诊断标准，但愈合后韧带的形态可能会发生改变。韧带可能在瘢痕形成过程中萎缩，或者更常见的是，韧带通过纤维增生愈合，使韧带出现增厚条索状的表现（图 5-3）。MRI 对 ATFL 损

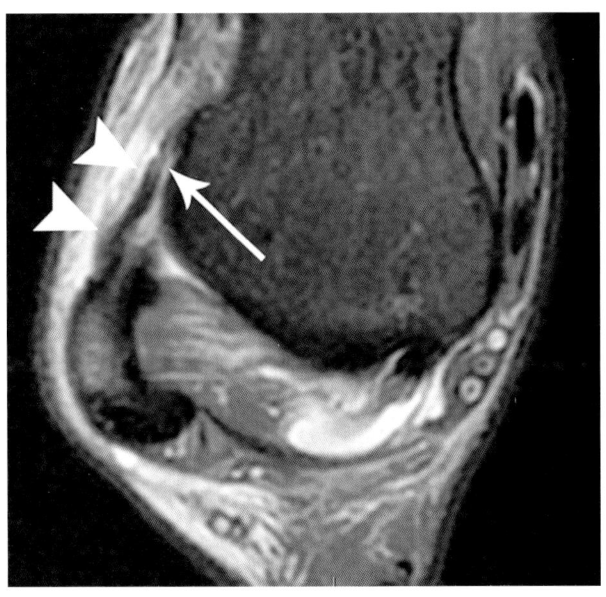

图 5-1　踝关节 MRI 轴位脂肪抑制质子密度加权像

ATFL 距骨附着端部分撕裂（小箭头）。白色大箭头提示韧带浅层的典型水肿表现

表 5-1　1.5T MRI 踝关节扫描方案

序列	视野	矩阵	层厚（mm）/ 层间隙（mm）	重复时间（ms）	回波时间（ms）	翻转时间（ms）
矢状位 T_1 SE	16 ～ 18	384×384	3/1	400 ～ 800	16	
矢状位 STIR	16 ～ 18	256×192	3/1	＞ 1500	40	120
轴位 PD TSE	14 ～ 16	384×384	3/1	3000	32	
轴位 FSPD TSE	14 ～ 16	256×256	3/1	4000	33	
冠状位 FSPD TSE	14	256×256	3/1	3400	37	

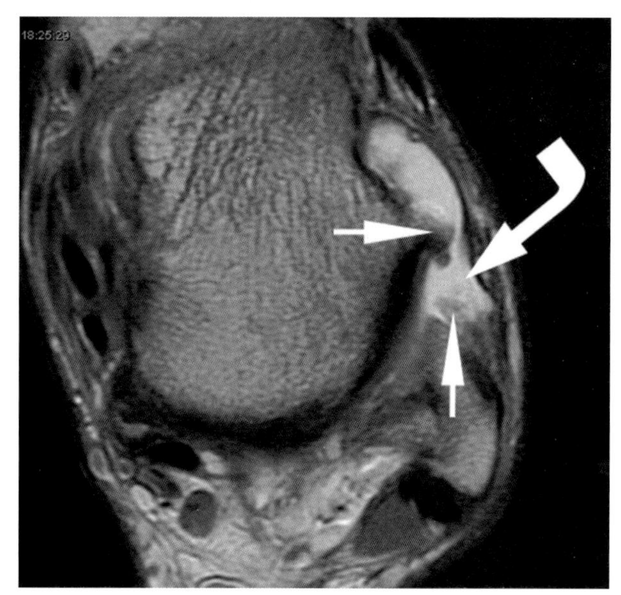

图 5-2 **踝关节 MRI 轴位质子密度加权像**
ATFL 完全撕裂（弯曲箭头）。小箭头显示回缩的韧带断端

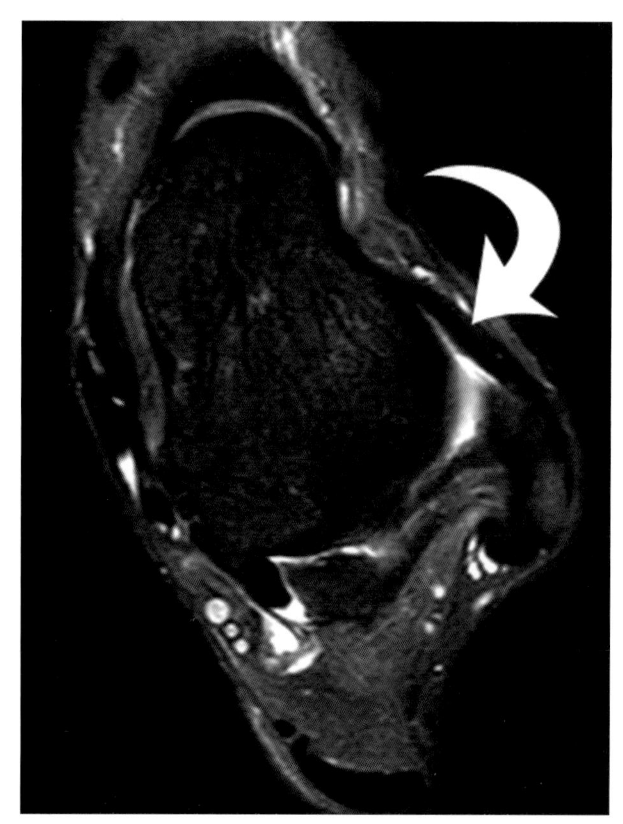

图 5-3 **踝关节 MRI 轴位脂肪抑制质子密度加权像**
ATFL 肥厚性瘢痕形成（弯曲箭头）。这是踝关节损伤后的常见表现

伤的评估比对 CFL 损伤的评估更准确。尽管研究显示，MRI 诊断 ATFL 和 CFL 撕裂的特异度为 100%，但与关节镜相比，MRI 诊断敏感度较低，尤其是对于 CFL 损伤。MRI 对 ATFL 撕裂诊断的总体准确率为 91.7%，对 CFL 撕裂的总体准确率为 87.5%。

五、MRI 显示的继发性病变

MRI 是 CAI 术前评估有价值的工具。由于关节内生物力学的改变，慢性外侧不稳定与踝关节内的其他几种病理改变有关，包括软骨和骨软骨损伤、游离体、前外侧撞击、伴随的韧带损伤和腓骨肌腱病变。已发表的数据表明，MRI 对检测大多数此类病变的特异度很高，但敏感度较低。对于 CAI 病例，临床医师应慎重评价 MRI 阴性的患者。O'Neill 等表明 MRI 发现病变的总体敏感度为 45%，而术前仅发现 39% 的软骨病变（图 5-4）。Staats 等使用了高场强 3T 磁共振成像，尽管还是发现 MRI 在检测继发性病变方面特异度很高，但对额外的韧带病变、游离体和软骨损伤检测的敏感度较低。

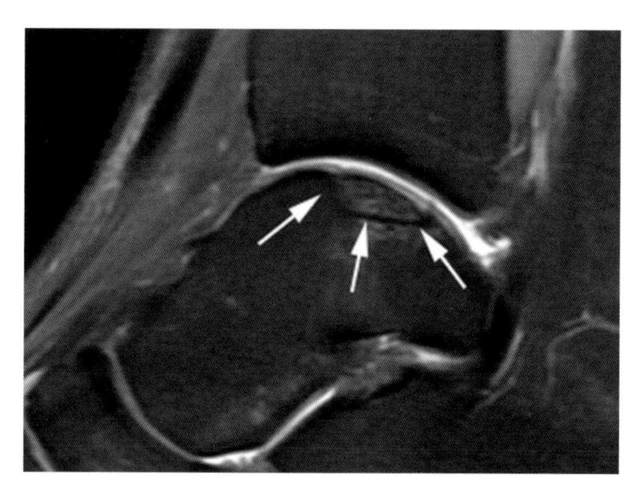

图 5-4 **踝关节矢状位脂肪抑制质子密度加权像**
距骨穹窿骨软骨损伤（箭头）。病灶深部缺少液体信号提示损伤稳定

MRI 的诊断价值

- MRI 提供了准确的踝关节总体评估。
- 序列选择是回答临床问题的关键，应始终包含至少一个液体敏感序列。
- 无论是急性期还是慢性期，MRI 均能准确显示外侧韧带复合体的损伤情况。
- MRI 是评价踝关节外侧不稳定继发损伤的最佳影像学检查工具。
- 在精英运动员的早期处理中，MRI 被用于评估损伤严重程度、指导预后，并有助于评估返回比赛的时间。

六、CT

急性创伤后踝关节 CT 检查的适应证如下：

1. X 线片发现骨折可能比较复杂时，可显示骨折形态。

2. 对下胫腓联合损伤患者胫腓骨下段的匹配程度在横断位上进行评价。

在 CAI 情况下，CT 检查的适应证如下：

1. 关节边缘骨赘的诊断。

2. 关节内游离体的诊断。

3. 评估后足力线情况。

4. 术前评估 OLT 的大小。

5. 结合关节造影，评价软骨损伤和骨软骨损伤的分级（图 5-5）。

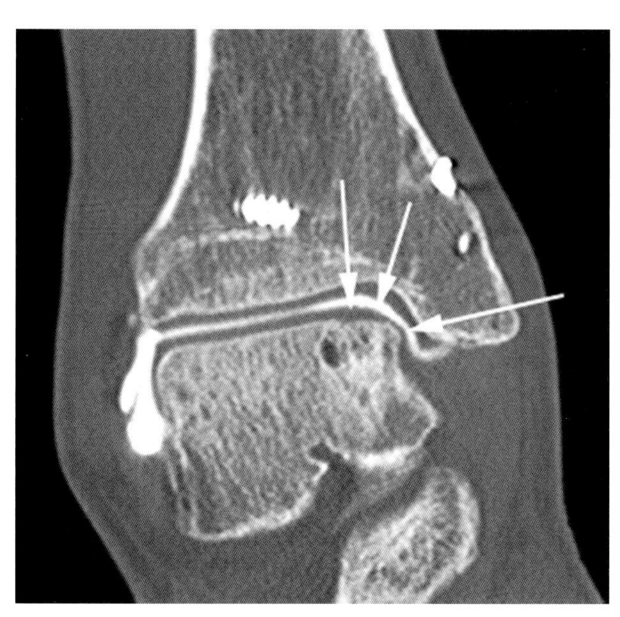

图 5-5　**CT 关节造影的冠状位重建图像**

关节内造影剂位于关节腔内，未渗漏入关节软骨，提示骨软骨病变稳定

踝关节动态应力 CT 对 CAI 也有一定的应用价值，与应力 X 线检查相比，动态应力 CT 可以发现关节间隙变窄、中距下关节不规则增生的新骨形成。此外，应力 X 线片可能人为地高估了由于平移和旋转活动导致的距骨倾斜程度，而不是真正的踝关节开口。

CT 关节造影能够通过非直视的方式直接诊断 ATFL 损伤，并可以评估腓骨腱鞘扩张和关节内造影剂外渗情况，进而间接评价 CFL 损伤。CT 关节造影还可以诊断关节囊粘连、游离体和隐匿性骨损伤。

七、超声

超声是一种非侵入性、廉价，可广泛使用的成像方式，可在急性创伤和体格检查后方便地进行。超声拥有卓越的时间和空间分辨率，可以精确地评估浅表结构。超声是唯一一种可以提供动态影像评估的方法来辨别部分还是完全性韧带撕裂，以及肌腱断裂。

超声用于评估踝关节韧带，特别是 ATFL 和 CFL。PTFL 很少撕裂，超声也很难评估。超声检查也很容易发现相关损伤，如关节积液和肌腱炎。通过使用高频（15 ～ 20MHz）浅层探头，患者仰卧躺在检查床上，患侧膝关节屈曲 90°，足部轻度内旋来进行超声检查。标准化方法可能有助于降低超声对操作员的依赖。

（一）距腓前韧带

操作者用轴位和矢状位切面评估 ATFL。为了伸展韧带，踝关节的位置必须达到最大程度的内翻和内旋（图 5-6）。ATFL 是一种纤维状结构，从腓骨尖端的前外缘一直延伸到距骨的外侧。在它的表面，可以辨认出一条小的动脉和静脉，而在它的深层是前外侧沟，可能存在少量的液体。急性内翻损伤后，70% 的患者出现单纯 ATFL 撕裂，30% 的患者合并 ATFL 和 CFL 撕裂。轴位切面比矢状位切面更适用。在韧带拉伤的情况下，韧带表现为增厚和低回声，但其连续性保持完好（图 5-7）。彩色多普勒超声常可见韧带充血。如果撕裂是急性的，韧带游离的断端被一个不均匀的区域分开，该区域由关节积液和血液混合而成（图 5-8）。当撕裂不明显时，可以进行动态操作以增加撕裂端的间隙，并确保对全层撕裂的诊断。必须小心进行动态操作以避免引起疼痛和肌肉收缩，因为这会限制踝关节的活动范围。为了显示 ATFL，检查人员可以使用前抽屉试验：患者俯卧在检查床上，踝关节必须缓慢处于最大程度的跖屈和内旋位。在一项比较影像学检查和关节镜检查准确性的研究中，超声和 MRI 显示韧带损伤的准确率分别为 91% 和 97%。踝关节囊撕裂时可见与踝关节相通的浅表血肿。撕脱骨折并不罕见，可能累及骨膜或骨皮质。根据 Haraguchi 的研究，169 例患者中有 26% 合并骨折，在儿童和 40 岁以上的患者中最常见。

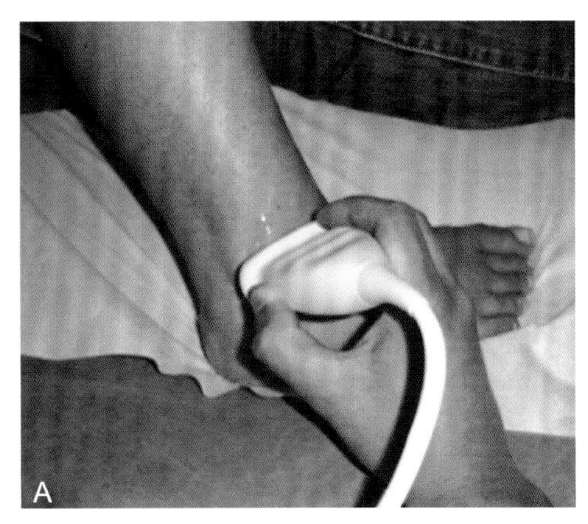

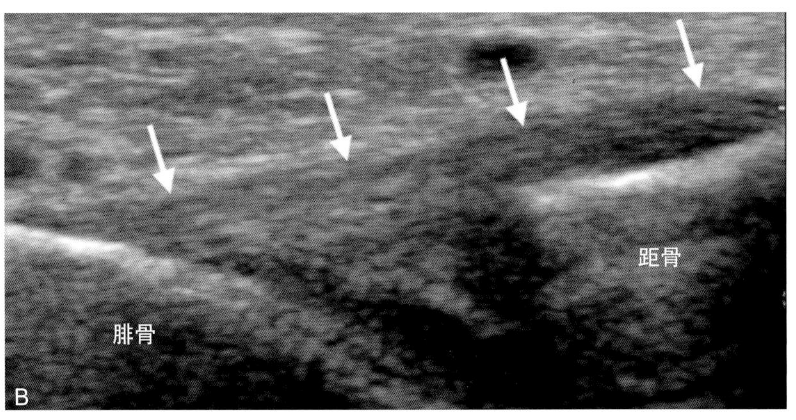

图 5-6 ATFL 正常表现
探头位置（A）和无症状运动员的正常 ATFL 纤维（箭头）(B)

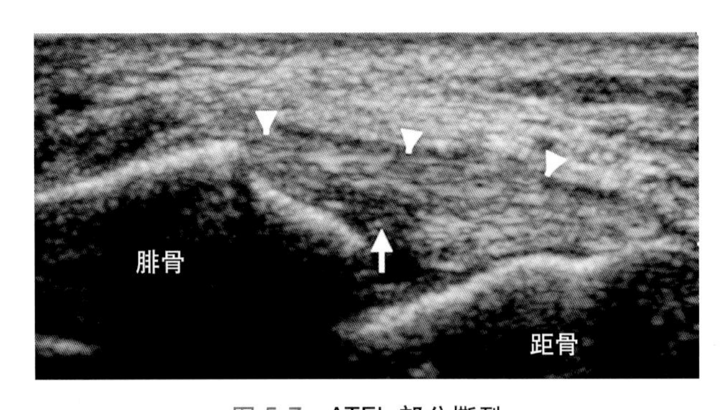

图 5-7 ATFL 部分撕裂
超声轴位显示正常韧带连续性（三角箭头），而韧带近端和深部部分撕裂（箭头）

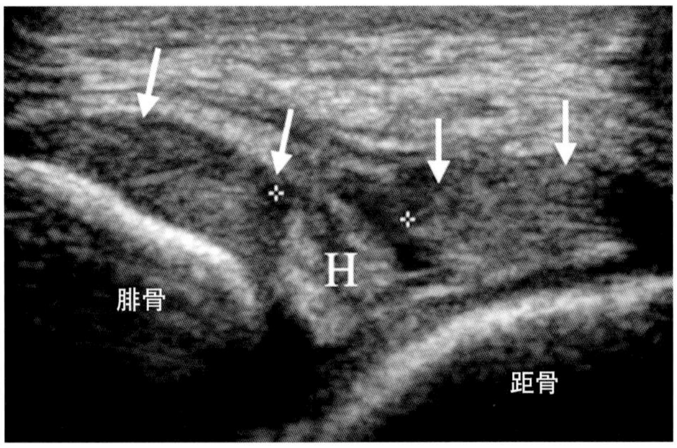

图 5-8 ATFL 完全撕裂
超声轴位图像提示韧带增厚、不连续（箭头），韧带中 2/3 处血肿形成（H）

（二）跟腓韧带

在踝关节用力背屈时，用轴位和纵向切面评估 CFL。它是一种纤维状结构，位于腓骨远端和跟骨外侧之间，横跨胫距关节和距下关节。CFL 斜行走行，略显凹陷（图 5-9）。腓骨肌腱位于踝关节水平的 CFL 的表面。在韧带深处，可观察到后距下关节，并可观察到关节积液。重要的是要避免由韧带本身双凹形态和（或）外踝突出引起的伪影，弯曲的韧带内反射率的缺失可能会被误以为是韧带撕裂。在这种情况下，应该注意足够的踝关节背屈，检查人员应该使用更多的凝胶，

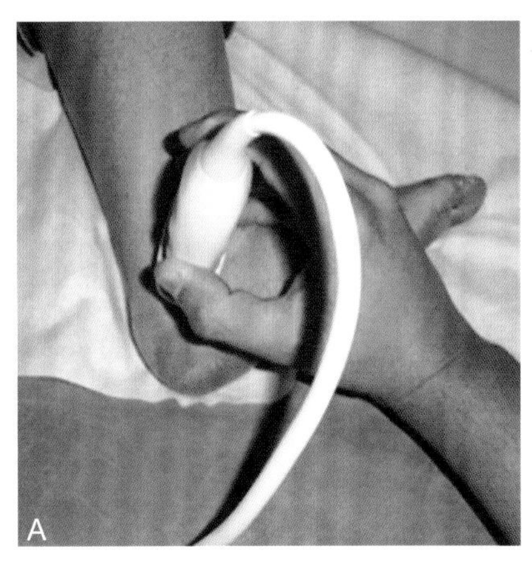

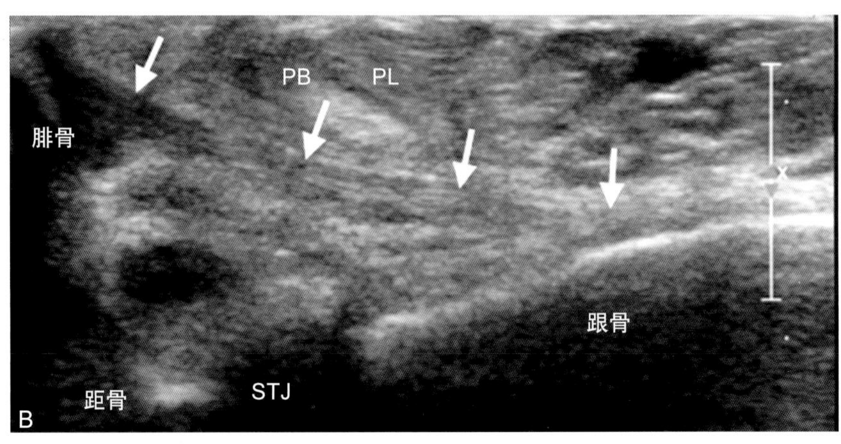

图 5-9 CFL 正常表现
探头位置（A）和无症状运动员的 CFL 正常纤维（箭头）(B)。PB. 腓骨短肌；PL. 腓骨长肌；STJ. 距下关节

以便将光束放置在与韧带平行的位置。CFL 撕裂主要发生在韧带的近端或中段，通常为低回声（图 5-10）。区分部分撕裂和全层撕裂可能很困难，而动态手法的使用有时可用于提供正确的诊断。当 CFL 正常时，踝关节背屈使腓骨肌腱移位和旋转。腓骨肌腱移位不足是 CFL 撕裂的间接征象。腓骨肌腱腱鞘积液通常与韧带的全层撕裂有关。有时撕裂会延伸到腓骨肌上支持带，并可能导致腓骨肌腱损伤。骨膜或皮质撕脱较常见，主要发生在 CFL 近端的附着点。

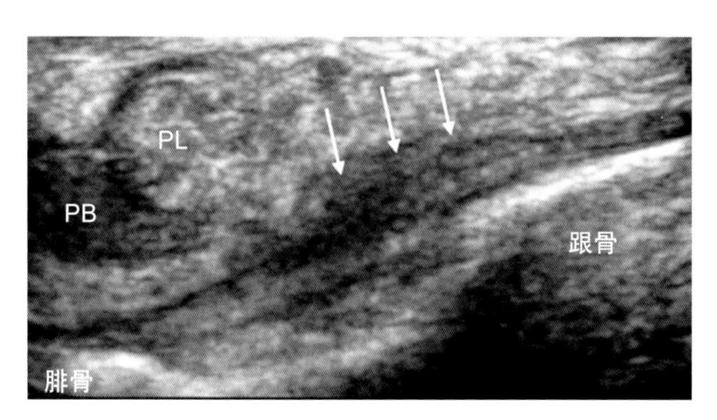

图 5-10　CFL 部分撕裂

纵向超声图像显示韧带远端 1/3 低回声增厚（箭头）。PB. 腓骨短肌；PL. 腓骨长肌

（三）慢性韧带撕裂

反复损伤可能导致韧带进行性变薄或愈合不良，以及进行性的不稳定。有时，钙化和骨化可能累及韧带或关节囊，这对放射科医师来说是个陷阱。彩色多普勒有助于排除因愈合不全或前外侧撞击引起的滑膜炎。CFL 有时会变薄或拉伸，它的失效可能会导致不稳定，特别是在距下关节。动态检查是在背屈状态下评估 CFL，看它是否抬高了腓骨肌腱。

（四）损伤分类

Martinoli 使用超声将踝关节外侧韧带损伤分为 4 级。

1 级：ATFL 拉伤或部分撕裂。

2 级：ATFL 完全撕裂。

3 级：ATFL 完全撕裂伴 CFL 部分撕裂。

4 级：ATFL、CFL 完全撕裂。

1 级和 2 级损伤通常在非手治疗后愈合，包括休息、石膏固定和物理治疗 4 ～ 6 周。3 级和 4 级损伤可导致胫距关节不稳定，可能需要手术治疗。

（五）相关损伤的超声评估

1. *三角韧带*　踝关节外侧韧带损伤后，三角韧带可能发生对冲性挫伤。彩色多普勒上，超声可显示韧带纤维的缺失和充血，而这些表现通常发生在胫距前束。

2. *下胫腓前韧带*　下胫腓联合的一部分，损伤的机制是在外翻和外旋时发生撕裂。将探头从水平面倾斜 70° 是该韧带的最佳评估位置。

3. *中足背外侧韧带*　跟骰韧带和距舟背侧韧带可以很容易地由超声评估。

4. *胫距和距下关节*　超声可以看到积液，特别是有游离体或 MRI 检测到骨髓水肿的情况下。

八、结论

超声对韧带的正常解剖结构提供了详细的描述，是评价韧带损伤的有效方法。超声是唯一允许我们进行动态检查的工具。它的精确度很高，但依赖操作员的经验，需要使用标准化方法提高诊断效能。

超声的诊断价值

- 超声是评估踝关节外侧韧带复合体的唯一真正的动态方法。
- 虽然超声很依赖操作者的经验，但标准化的方法可能会提高诊断效能。
- 患者体位是超声准确评估的关键。
- 超声可用于损伤程度分级和指导预后。
- 超声可用于检测与踝关节外侧不稳定相关的继发性损伤，但不能评估踝关节软骨。

九、要点

1. 踝关节内翻损伤在精英运动员和普通人群中都很常见。

2. 虽然并不是所有的踝部损伤都需要紧急进行影像学检查，但对于那些损伤初始阶段可能需要 X 线检查的患者，可以参照“渥太华准则”。

3. 高级别的成像技术可用于精英运动员踝关节损伤的初始诊断以指导预后。

4. MRI 和 CT 检查可对踝关节内、外侧结构损伤提供准确而全面的评估。

5. 超声能对踝关节韧带稳定性进行精准地动态评估。

（孟祥虹　译　赵嘉国　徐桂军　校）

第6章
踝关节微不稳定

Jordi Vega，Erik Montesinos，Francesc Malagelada，Matteo Guelfi，Albert Baduell，Miki Dalmau-Pastor

一、引言

微不稳定虽然是其他关节的常见诊断，但在踝关节疼痛和功能障碍的潜在病因中是一个新兴概念。

踝关节微不稳定可能是ATFL上束损伤所致。在踝关节旋后-内翻损伤时，ATFL上束最先受伤，通常是孤立性损伤。如果韧带愈合不良，产生了轻微的韧带功能丢失，可导致踝关节微不稳定。

ATFL上束的撕裂导致距骨相对于胫骨的运动幅度增加，可以引起轻微距骨前移增加和关节内损伤。如果出现骨和软组织撞击综合征、距骨软骨病变、三角韧带症状，或以上症状伴有踝关节内翻扭伤史，应怀疑为踝关节微不稳定。

典型的踝关节不稳定有2种类型：功能性不稳定和机械性不稳定。功能性不稳定是指患者存在踝关节不稳定的主观感觉，反复的踝关节扭伤，但没有韧带损伤的客观证据。机械性不稳定是指踝关节运动超出正常的生理范围，通常是外侧韧带损伤的结果，并且在临床检查中很容易显示不稳定。踝关节的微不稳定是踝关节机械不稳定的轻微程度。由于临床表现的相似性，一些功能性不稳定的患者可能有微不稳定的组成部分。我们认为对于这些病例，由于目前的影像学技术还没有足够敏感，无法检测到ATFL上束的细微撕裂，但是上述损伤可以在手术中观察到。

二、病理机制

目前提出的踝关节微不稳定的发病机制是由于踝关节扭伤导致ATFL部分撕裂。踝关节扭伤是最常见的损伤之一，经常发生在运动中。踝关节旋后内翻时，ATFL是最先受伤的韧带，在某些情况下是唯一受伤的韧带。在这种损伤中，ATFL上束断裂后，接着是ATFL下束和CFL的损伤，距腓后韧带很少受到影响。腓动脉分支位于ATFL上、下束之间，其断裂表明ATFL上束完全断裂，这条动脉的破裂导致了在体格检查中观察到的外侧血肿，这表明不仅仅是“简单的踝关节扭伤”，而是严重的踝关节韧带断裂，需要适当的治疗。

ATFL是踝关节外侧韧带薄弱的组成部分，而上束是其最薄弱的部位。当踝关节跖屈时，ATFL上束限制距骨的向前平移和内旋转。因此，如果该韧带缺失，踝关节跖屈时除了距骨内旋外，还可能出现距骨前移，而患者不会出现有症状的打软腿的表现。

三、症状

踝关节微不稳定在临床表现上很难被界定。临床检查缺乏一致的客观结果，导致其定义不明确。虽然在踝关节扭伤后，大多数患者都能观察到ATFL的部分撕裂，但踝关节微不稳定通常只出现在参与中等或高水平体育运动的患者身上。当患者出现症状时，他们描述了踝关节不稳定的主观感觉，存在症状的踝关节反复扭伤，慢性前外侧疼痛，或这些症状的联合。

慢性踝关节前外侧症状如软组织撞击和机械性不稳定，是踝关节旋后-内翻扭伤的常见情况。在诊断为前外侧软组织撞击综合征的患者中，至少有2/3的患者有ATFL的部分撕裂。但是50%踝关节扭伤后踝关节前外侧疼痛的患者在外侧隐窝没有任何软组织肿块可以解释这种疼痛，而 ATFL 部分撕裂导致的微不稳定可以解释他们的症状。

虽然患者可能有明确的踝关节不安全感和踝关节反复扭伤史，但 ATLF 的部分损伤可能不足以引起前抽屉试验阳性的查体结果。在踝关节跖屈时，与对侧相比可能会有轻微的踝关节松弛。由于跖屈时会出现轻微不稳定的情况，穿高跟鞋和踮着脚尖走路通常会诱发不适。

踝关节微不稳定

- 微不稳定是踝关节不稳定中的一个新兴概念。
- 踝关节微不稳定可能由 ATFL 上束损伤引起。
- 有些功能性不稳定的患者可能有微不稳定的成分；虽然可以在手术中观察到，但目前的成像技术不能检测到 ATFL 上束的细小撕裂。
- 胫距后抽屉试验是在高度怀疑踝关节微不稳定的患者中进行的一项临床检查。
- 常规的 MRI 通常对诊断没有帮助，因为它们不能显示出 ATFL 上束腓骨止点足印区。
- 全关节镜下修复是非手术治疗失败后首选的治疗方法。

四、诊断

踝关节微不稳定的诊断基于全面的病史和体格检查，以排除可能存在传统意义上的不稳定。踝关节检查（踝关节前抽屉试验、距骨倾斜试验、胫距后抽屉试验）时的位移大小应与健侧比较。由于踝关节跖屈时，ATFL 限制距骨的前移和内旋，因此学者对高度怀疑踝关节微不稳定的患者，提出了一种评估方法（胫距后抽屉试验）：患者躺在检查台上，屈髋并屈膝 90°，足跖屈完全贴附床面；踝关节跖屈中立位，将胫骨向后推，如果胫骨和腓骨向后移位，则表明 ATFL 上束断裂。由于该查体对典型踝关节不稳定患者也可能呈阳性，需要进行第二次操作：在不改变患者体位的情况下，将胫骨和腓骨向近端牵拉以分离胫距关节。如果胫骨与距骨分离，表明损伤包括 ATFL 下束和 CFL（图 6-1）。

应力 X 线不会显示任何不稳定的迹象，因此对诊断并没有帮助。

常规的 MRI 很少有助于诊断，因为它们不能清晰显示 ATFL 上束附着在腓骨上的足印区。

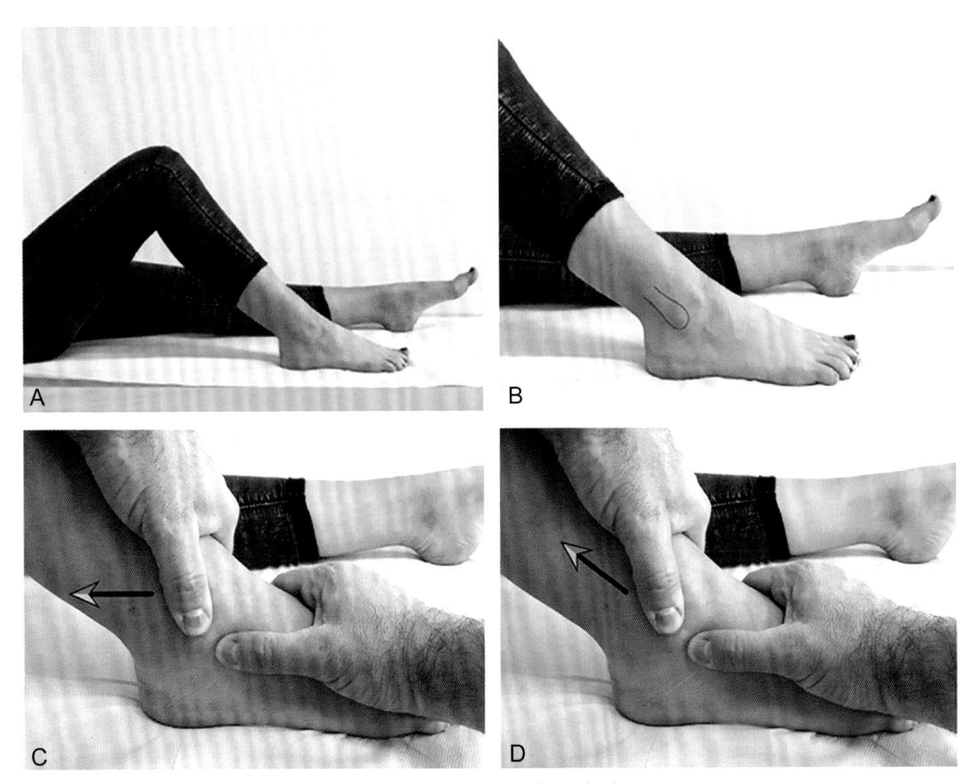

图 6-1 **胫距后抽屉试验**

患者的体位（A）；识别胫骨和腓骨远端前缘（B）；一只手固定足，另一只手位于胫骨和腓骨远端前方；将胫骨向后推，如果胫骨向后移位则表明 ATFL 上束断裂（C）；将胫骨和腓骨向近侧牵拉，如果胫骨与距骨分离，则表明损伤包括 ATFL 下束和 CFL（D）

MRI的主要目的是确定伴随损伤和间接征象来支持诊断。由于患者在行MRI检查时仰卧，足跟接触检查台，距骨外侧区域向前平移，而其内侧区域没有平移，可以显示出由于ATFL上束损伤导致踝关节微不稳定（图6-2）。一些不稳定的踝关节表现为踝关节后方关节囊破裂，滑液进入踇长屈肌腱的滑膜鞘。当存在大量滑液时，也可观察到ATFL上束从外踝撕裂的情况（图6-3）。

如果高度怀疑踝关节微不稳定，MRI未能显示任何韧带损伤或踝关节不稳定相关损伤的迹象，建议使用MRI进行关节内造影，可以识别ATFL韧带止点游离或部分断裂。放射科医师或外科医师需要高度怀疑才能发现所有这些微损伤。如高度怀疑踝关节微不稳定，且无影像学证据时，可采用关节镜评估。

系统的踝关节镜下检查是必不可少的，以确保没有漏诊任何关节内病变。在滑膜炎或外侧沟粘连的病例中，应清除占位的软组织，以便于在不损伤韧带结构的情况下显示ATFL。在背屈和非牵引关节镜技术中，ATFL上束从腓骨到距骨颈位于外侧沟底部。其腓骨起点与下胫腓前韧带远端束的腓骨附着点相邻（图6-4）。由于ATFL的止点具有不同的解剖特点，ATFL在腓骨附着强度低于距骨侧。因此腓骨止点是ATFL损伤最常见的部位。当ATFL上束受伤时，踝关节镜下可见一个间隙或剥离区域。关节镜下诊断ATFL上束损伤包括：韧带腓骨止点处有纤维组织断裂或撕脱；在下胫腓前韧带远端束的远侧（即ATFL上束的腓骨止点处）观察到腓骨裸区；韧带张力下降；韧带走行异常（图6-5）。

五、治疗

与其他关节疾病一样，踝关节的微不稳定最初应采用非手术治疗，包括本体感觉训练和加强踝关节周围肌肉力量。建议最少3个月的非手术治疗，如果非手术治疗失败，建议手术治疗。

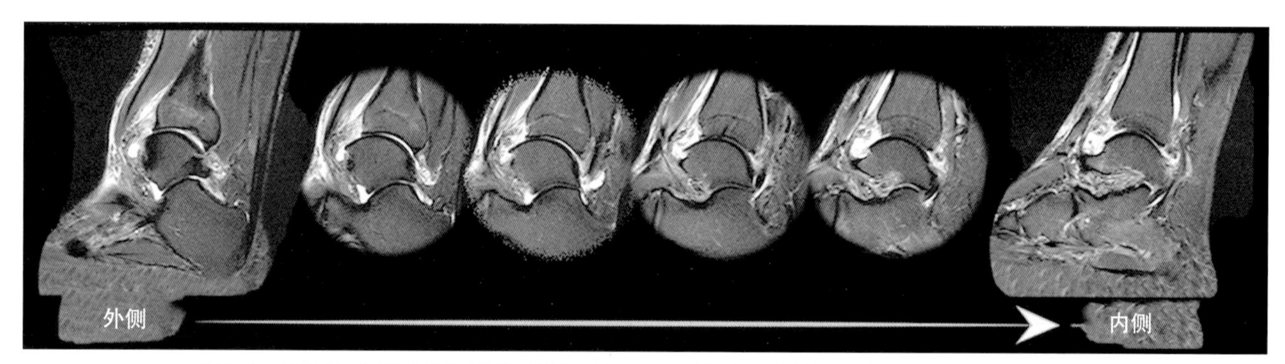

图6-2 微不稳定患者的踝关节MRI序列，距骨外侧区域向前平移，而内侧区域无平移

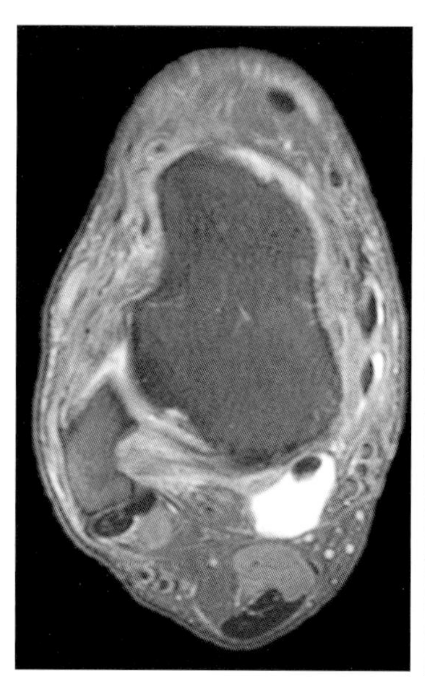

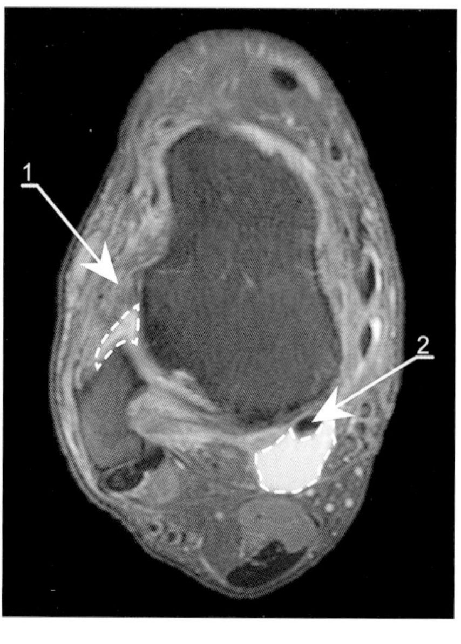

图6-3 踝关节MRI可见踇长屈肌腱滑膜鞘内的滑液，并可观察到ATFL上束在外踝撕脱

1. ATFL上束；2. 踇长屈肌腱

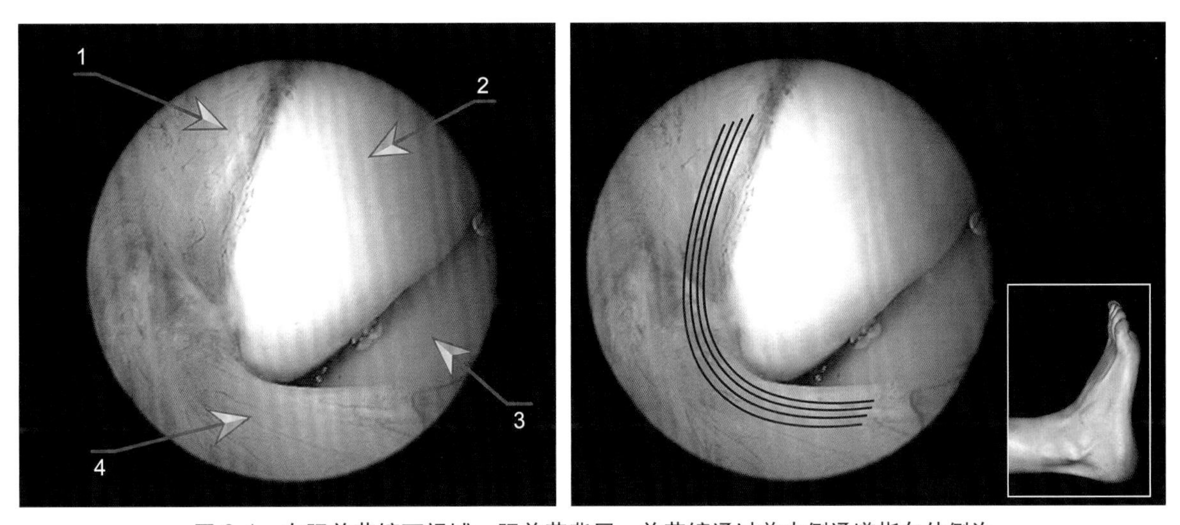

图 6-4　右踝关节镜下视域：踝关节背屈，关节镜通过前内侧通道指向外侧沟

在下胫腓前韧带远端束延伸处可见到 ATFL 上束的腓骨端起点。1. 下胫腓前韧带远端束；2. 外踝；3. 距骨外侧壁；4. ATFL 上束

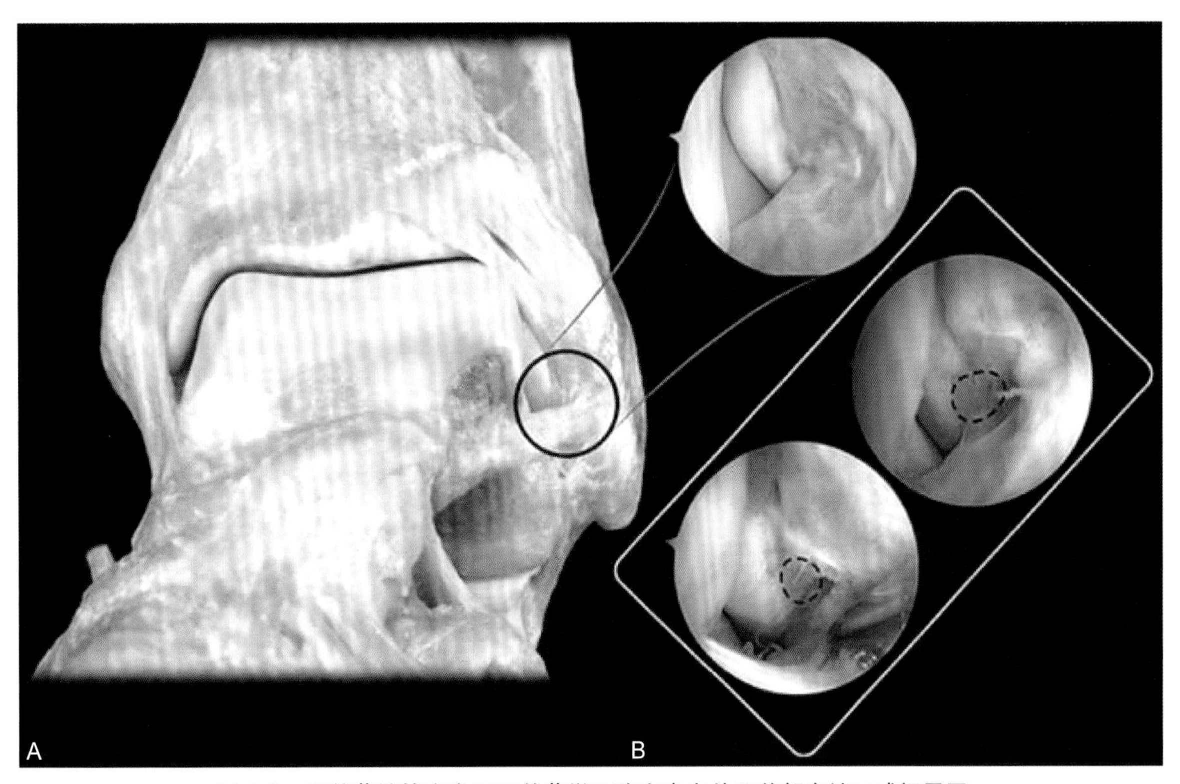

图 6-5　踝关节镜检查发现踝关节微不稳定患者外踝前部有缺口或裸露区

A. 正常外侧沟的解剖和关节镜图；B. 两名不同患者的 ATFL 上束部分撕脱的关节镜视图。在下胫腓前韧带远端束的腓骨止点的远端可见腓骨裸露区（虚线表示）

踝关节微不稳定的手术治疗应集中于处理其潜在的病因（ATFL 上束损伤），以及相关的关节内（软骨 - 骨软骨病变、骨赘、软组织撞击、三角韧带前侧撕裂）和（或）关节外病变（腓骨肌腱鞘内半脱位、腓骨肌腱撕裂、后踝撞击综合征）。任何相关的病变都应被最先治疗。最后处理 ATFL 撕裂问题。正如存在多种切开手术一样，几种恢复踝关节稳定的关节镜技术也已被提出。尽管其他关节镜或切开技术能够处理该问题，但全关节镜下解剖修复韧带是首选方式。优点包括其微创入路和通过相同入路治疗伴随关节内病变。此外，全关节镜下修复技术保留韧带的原始

解剖结构，允许术者利用自体韧带组织进行手术，确保韧带的生物力学特征不变，这有别于重建技术。

六、要点

1. 踝关节微不稳定是踝关节扭伤后导致ATFL上束损伤的结果。踝关节跖屈时损伤部分ATFL，距骨发生轻微的前移和内旋。

2. 踝关节微不稳定的患者可以无症状，或有踝关节不稳定/不安全的主观感受、存在症状的踝关节反复扭伤、慢性前外侧疼痛、或这些症状的联合。最终出现继发性踝关节损伤，包括撞击综合征、距骨软骨损伤或三角韧带损伤。

3. 踝关节微不稳定的诊断主要基于全面的病史和仔细的临床检查。MRI关节内造影可见韧带上束撕脱或部分断裂。

4. 全关节镜下修复是治疗微不稳定的首选方法。

5. 目前诊断踝关节不稳定的经典方法不能诊断出微不稳定。因此，需要制订新的踝关节不稳定诊断标准，以确定那些无机械性不稳定客观征象但存在症状的患者是否存在踝关节微不稳定。

（王 佳 译 赵嘉国 徐桂军 校）

第 7 章
距下关节不稳定的评估

Frederick Michels，Satoru Ozeki，Siu Wah Kong，Giovanni Matricali

一、引言

距下关节不稳定（subtalar instability，STI）是指由于距下关节活动异常增加导致后足不稳定的慢性症状。

STI 仍然很难诊断且常被忽视。胫距关节不稳定常与 STI 有关，而未被识别的 STI 可能是踝关节不稳定手术治疗失败的原因。未被识别的 STI 也被认为是非手术治疗功能性踝关节不稳定效果不佳的原因之一。STI 的确切发生率尚不清楚，但估计 10% ～ 80% 踝关节不稳定患者存在 STI。

最近的一项系统综述调查了 STI 的不同诊断工具。其中几项研究证实了 STI 的存在。7 项研究显示距下关节活动异常增加；6 项研究显示距下韧带异常包括 CFL、项韧带（cervical ligament，CL）、距跟骨间韧带（interosseous talocalcaneal ligament，ITCL）和前关节囊韧带（anterior capsular ligament，ACaL）。这项综述没有发现某条特定的韧带与 STI 有关。几项研究结果表明，STI 损伤存在不同的模式和程度。

二、生物力学

距下关节复合体由距跟后关节和足臼，与距骨头嵌套而成。足臼由跟骨中、前关节面联合舟骨关节面通过跟舟下韧带、跟舟上内韧带相连所构成。距下关节复合体的活动由关节面的轮廓、内在和外在韧带引导。

在生理条件下，三对距跟关节面保持接触，跟骨在距骨下方旋转。Goto 等利用 MRI 对距下关节在背屈 - 跖屈（dorsi-plantarflexion，DPF）和内翻 - 外翻（inversion-eversion，IE）时的三维运动进行了分析。结果显示，DPF 和 IE 期间跟骨相对于距骨的旋转轴线存在非常密切的空间关系，从前 - 背 - 内侧向后 - 跖 - 外侧倾斜走行，穿过距骨颈。相对于坐标系 *Z* 轴的前侧和内侧，在 DPF 和 IE 期间的跟骨旋转轴线的倾斜角分别为 39° ±8° 和 40° ±8° 。相对于坐标系 *Z* 轴的前侧和背侧，在 DPF 和 IE 期间的跟骨旋转轴线的倾斜角分别为 46° ±7° 和 50° ±8° （图 7-1）。此外，作者还确定了距骨和跟骨的距下关节面上跟骨旋转轴经过的点，这两个点都非常接近骨间韧带的起点和止点。

内在韧带由 ITCL 和 CL 组成。ITCL 位于距跟骨中、后关节之间，CL 连接跟骨前部和距骨颈。外在韧带由 CFL 和胫跟韧带组成。CFL 连接距骨以外的腓骨和跟骨。

为了解这些韧带的功能并阐明损伤的影响，学者们进行了生物力学试验。Kjaersgaard-Andersen 等报道，切断 CL 导致旋转增加 10%，切断 ITCL 导致旋转增加 21%。他们还研究了 CFL 的作用，发现切断 CFL 后距跟关节的内收增加了 77%，并指出 CFL 在维持距下关节的侧向稳定性方面的重要性。Tochigi 等通过切断 ITCL 并施加多向拉力，研究了 ITCL 在距下关节稳定性中的作用。他们发现，在完整状态下，向足部轴线倾斜 30° 方向的松弛度明显大于所有其他方向；切断 ITCL 后，同一方向的松弛度也明显大于所有其他方向；但切断后（ITCL 切断），内侧方向的灵活度增加。

Pellegrini 等量化了距下关节活动，以反映受控的内翻、外翻、内旋和外旋力矩，以及多向抽屉力。他们的研究结果表明，无论韧带切断的顺

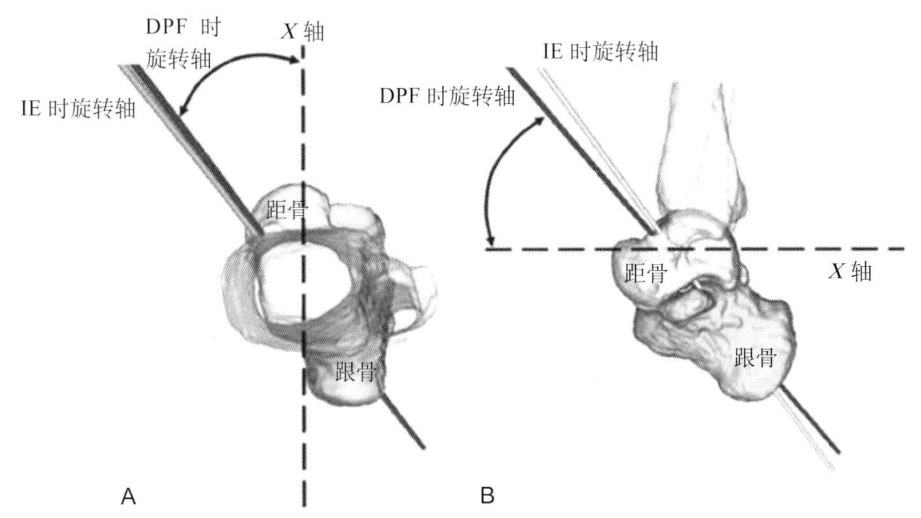

图 7-1 投射到横断面（A）和矢状面（A）的跟骨旋转轴的倾斜度
（Foot Ankle Int. 30：432-438，2009. 图 4，获得授权）

序如何，相对于完整状态，只有在切断 CFL 后才会出现关节活动度的显著增加。切断这条韧带会增加内翻和外旋，这在足部背伸时最为明显。他们认为，CFL 断裂会导致距下关节内翻和外旋增加，在徒手检查中可能会出现这种现象。

Ozeki 等在每 10° 环形方向重量载荷下测量 CFL 的张力。他们观察到，在加载力臂到达后外侧位置时，CFL 的张力最大（图 7-2）。此时，踝关节处于跖屈状态，足处于旋前和外旋位置，距下关节受到牢固的约束。为了得出临床上的等效性，这个足的位置类似于足有力地踩在地面上以相反的前进方向加速。CFL 在稳定距下关节方面起着重要作用。在踝关节跖屈时施加旋前的外力，此时触诊 CFL 可以检测其张力。CFL 张力不足是怀疑 STI 的重要标志。

三、STI 的评估

（一）引言

由于 STI 常与胫距关节不稳定有关，因此诊断非常困难。专家们对于推荐哪种诊断试验来评估 STI 还没有达成共识。应力 X 线已经被描述过，但是关于它的可靠性仍存在争议。我们提出其他几种诊断工具，并在下文中进行讨论。

（二）临床检查

STI 与踝关节外侧不稳定的临床表现非常相似。STI 患者通常既往有急性踝关节损伤史。他们可能会叙述后足外侧疼痛和反复出现的踝关节不稳定的感觉，就像“翻过去”或“打软腿”。当进行体育活动或在不平坦的地面上行走时，症状会更严重。可能存在踝关节外侧肿胀和僵硬。

在临床上，几乎不可能区分这种不稳定是起

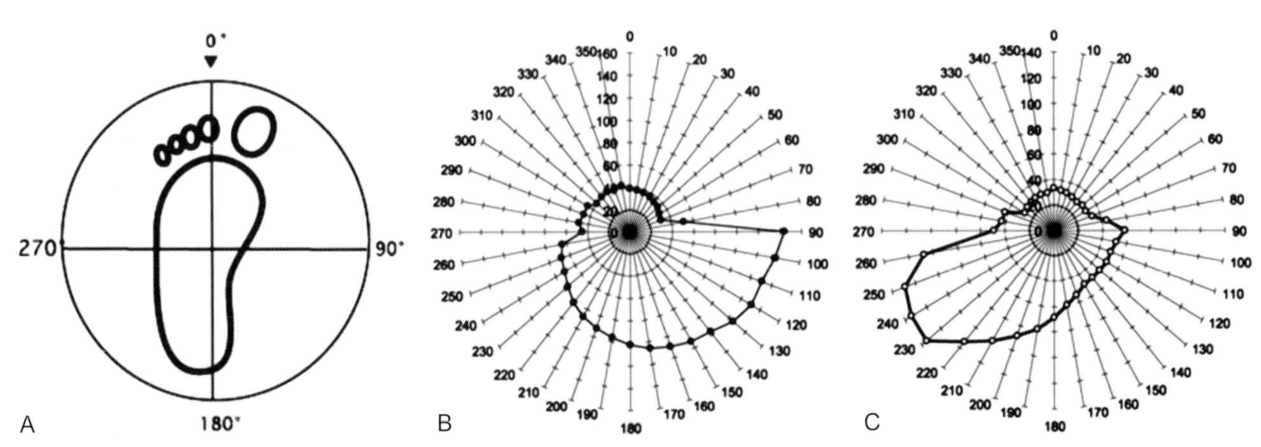

图 7-2 在 1kg 负荷下韧带受力的极坐标图。显示了踝关节韧带的平均张力
A. 负荷点；B. ATFL 的韧带张力；C. CFL 的韧带张力（Foot and Ankle Int.27：965–969，2006. 图 3，无须授权）

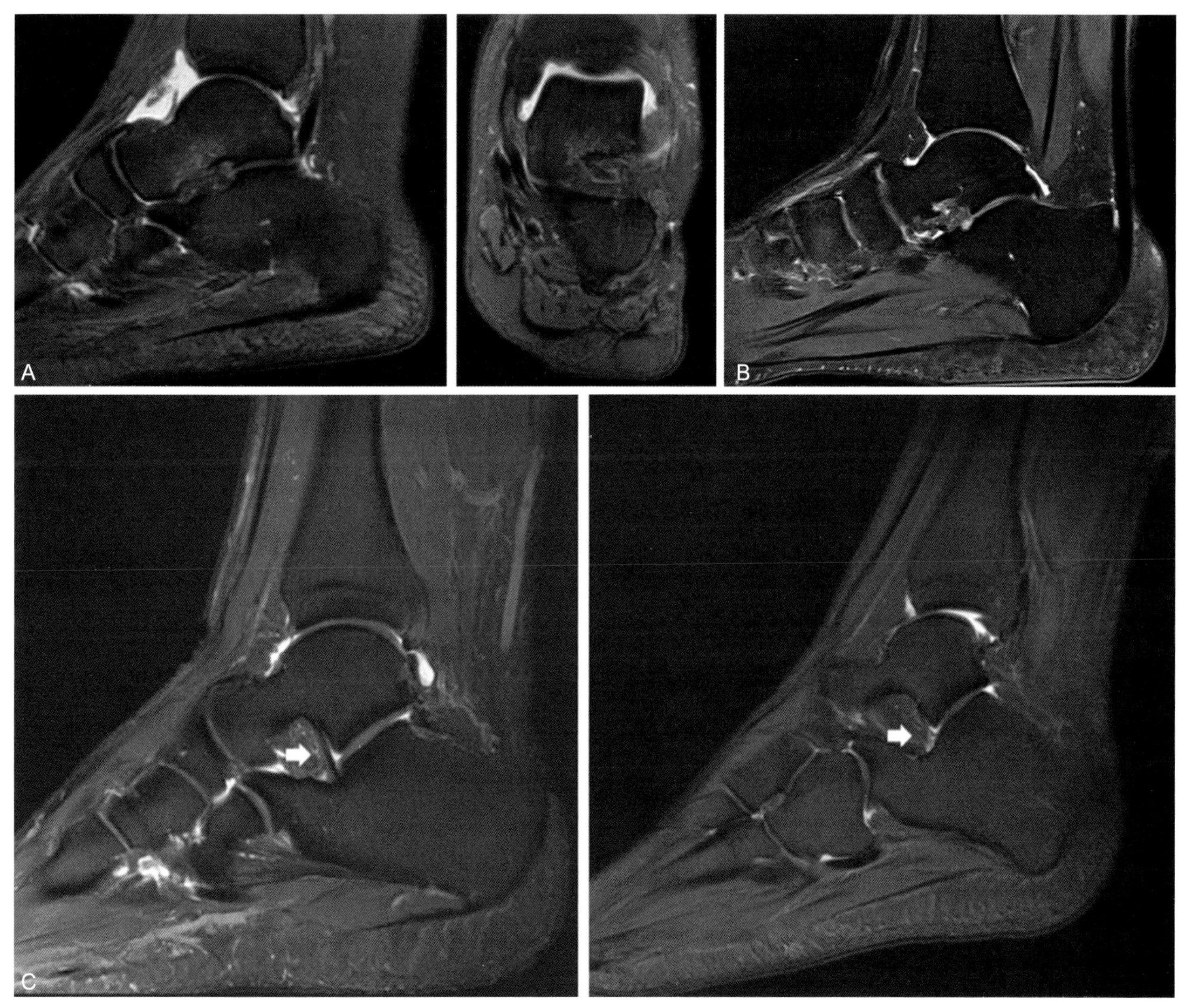

图 7-5　A. MRI 显示伴有骨水肿的 ITCL 损伤；B. MRI 显示 CL 距骨止点处撕脱；C. MRI 显示正常和缺失的 ACaL

者之间在距骨倾斜、距下倾斜、距骨前移和距跟内移存在明显的差异。尽管该结果很理想，但仍然需要进一步研究去确定应力 MRI 的可信度，并决定其阈值。

同一研究小组的另外两项研究使用 3D MRI 评估 STI 患者的韧带特征。首先，他们对 STI 患者和无症状对照组进行了比较。其次，他们将 STI 患者与胫距关节不稳定患者进行了比较。两项研究均显示 STI 患者的 ACaL 厚度和宽度数值明显减小。

（九）距下关节镜

Frey 等对接受距下关节镜检查的 45 例患者进行了回顾性研究，结果表明 ITCL 的撕裂与 STI 有关。关节镜检查证实，其中 7 例患者的距下关节处于内翻应力位时，跟骨从距骨下方向内侧滑移。镜下检查还发现ITCL 部分(6例)或完全(1例)撕裂。Lee 等在距下关节镜检查中发现 88% 的跗骨窦综合征患者有 ITCL 撕裂。

（十）诊断标准

最近，STI 的 5 项诊断标准被提出：

1. 踝关节反复扭伤。
2. 跗骨窦区疼痛与压痛。
3. 后足松弛或打软腿。
4. 临床检查后足不稳定。
5. Brodén 应力 X 线阳性。

确诊 STI 需要满足 5 项标准中的 4 项。由于 Brodén 应力 X 线的可靠性有限，建议使用前抽屉 - 旋后位 X 线片或 MRI 来代替。

对于怀疑 STI 且对非手术治疗无效的患者，建议对稳定距下关节的韧带进行手术探查。

（十一）结论

既往文献已经报道了许多不同的诊断工具来评估 STI。由于缺乏可靠的查体试验作为参考，所以评估这些已报告试验的可靠性非常困难。距下关节的正常和异常生物力学十分复杂，因此可靠的试验必须从三维角度评估该关节。理想情况下，这项试验应该是非侵入性的，而且容易操作。

在临床实践中，对于持续慢性后足不稳定的患者，医师应按照上述诊断标准考虑是否存在 STI。迄今，前抽屉旋后位 X 线片和 MRI 是最有价值的影像学技术。如果需要手术，建议进行术前评估。

四、STI 的治疗

（一）非手术治疗

STI 的首选治疗方法是非手术治疗。治疗方法类似于胫距关节不稳定，包括支具、合适的鞋和物理治疗。Choisne 等证实距下关节损伤后使用半刚性踝关节支具是有益处的。对于慢性不稳定患者的距下关节平移限制方面，贴扎似乎与半刚性支具同样有效。足跟外侧楔形垫可能有助于避免后足力线不良。足够的康复治疗应在物理治疗师监督下完成，包括加强踝关节的主动稳定性训练和本体感觉训练。跟腱的伸展和灵活性锻炼可以改善由腓肠肌复合体紧张所导致的后足力线异常。与胫距关节不稳定一样，我们建议非手术治疗至少持续 3 ～ 6 个月。

（二）手术治疗

非手术治疗失败的患者可以考虑手术治疗；然而，缺乏诊断标准使术前评估更加复杂。与踝关节不稳定相似，手术治疗包括修复和重建。

1. *韧带修复* 修复指缝合撕裂的外侧副韧带，如经典 Broström 术治疗踝关节不稳定。然而，该手术通常需要联合 Gould 改良手术，即利用伸肌支持带的转移进行加强。由于伸肌支持带在跟骨上有多个止点，这种改良手术会影响距下关节损伤后的距下关节活动度及距下关节本身。Choisne 等的生物力学研究表明，在 CFL、ITCL 和 CF 损伤后，Gould 改良手术可以减少胫距关节和距下关节的不稳定。这是一个非常重要的发现，因为在胫距关节和距下关节同时不移动的患者中，使用解剖 CFL 和 ATFL 重建可能不能解决由 ITCL 和 CL 损伤引起的不稳定。

Karlsson 等发表的研究结果显示：CFL、距跟外侧韧带和 CL 修复获得了良好结果。

2. *韧带重建* 重建手术包括非解剖重建和解剖重建。

非解剖重建方法如肌腱固定术已用于距下-踝关节不稳定的外科治疗。Chrisman 和 Snook 报道了改良 Elmslie 腓骨肌腱转移术治疗 STI 获得了满意的结果。肌腱从近端松解后部分切断，逆行穿过腓骨隧道，然后从远端顺行穿过跟骨隧道。Larsen 报道了治疗单纯 STI 的满意结果。腓骨短肌从第五跖骨基底转向至腓骨，然后返回固定到跟骨。肌腱固定术的一个重要缺点是踝关节或距下关节的活动度减少。

解剖重建试图重建受伤的韧带使其接近正常的解剖状态。通常需要使用移植物。对于哪些韧带需要重建仍然存在争议。

横跨胫距关节和距下关节的 CFL 是两个关节的重要稳定装置。在可疑 STI 的病例中，除了重建 ATFL 外，还应考虑重建 CFL。Elmslie 描述了一种近似解剖重建 ATFL 和 CFL 的方法，利用阔筋膜移植物穿过弯曲的骨道进行重建。重建 ATFL 和 CFL 的技术在本书的其他章节进行了讨论。除了 ATFL 和 CFL 外，其他韧带是否需要重建尚不清楚。关于 ITCL 或 CL 的外科重建的文献报道很少。Kato 等描述了使用部分跟腱移植重建 ITCL。Schon 等描述了一种近似于解剖的方式重建 ATFL、CFL 和 CL 三条韧带的方法。跖肌腱或整个腓骨短肌腱通过跟骨的外侧骨道，进入跗骨管，通过距骨颈的弯曲骨道，再穿过腓骨，然后进入跟骨后方骨道。然而，腓骨肌腱是后足重要的动态稳定装置，利用这些肌腱进行移植或转移，可能会导致踝关节和距下关节长期无力且失去动态稳定装置。1996 年，Mabit 描述一种重建方法，采用第三腓骨肌重建 ATFL 的同时，在距骨隧道中插入伸肌支持带瓣膜重建 CL。Pisani 描述了一种重建 ITCL 的切开外科技术。他们使用腓骨短肌腱的前半部分作为移植物。Liu 使用关节镜的方法来更加清晰地显示骨道的位置。

这些技术通常使用弯曲的骨道。然而这种骨道增加了骨桥骨折所导致固定失败的风险。两个骨道非常接近，这就阻碍了肌腱止点的精确重建。与胫距关节不稳定一样，采用直骨道和界面钉的新型固定系统，可以改进解剖重建的手术技术。

（三）结论

文献已经介绍了几种不同的技术应用于治疗 STI，并取得了良好的结果。然而，诊断工具可靠性的质疑引起了我们对患者选择的困惑，因此需谨慎解读已报道的手术技术的结果。

距下关节不稳定

- 跟腓韧带是距下关节最重要的稳定结构。
- 距下关节不稳定仍然很难诊断且常被忽视。
- 应评估所有踝关节外侧不稳定患者的距下关节的稳定性。
- 非手术治疗通常是距下关节不稳的首选治疗方法。
- 如果非手术治疗失败，则应考虑手术修复或重建。

五、急性距下关节脱位

虽然罕见，但急性距下关节脱位可导致 STI。距下关节脱位指距下关节和距舟关节同时脱位，不累及跟骰或胫距关节，且距骨颈未发生骨折，也称为距骨周围、距跟舟或距骨下方脱位。

（一）解剖和分类

距下关节脱位常伴有邻近的跗骨和跖骨骨折，周围软组织也有严重损伤。距下关节脱位可发生在任何方向。距下关节脱位的方向对预后有重要影响，也影响治疗计划。

文献报道内侧距下关节脱位占大多数（高达 85%），发生频率约为外侧脱位（17%）的 4 倍；后侧（2.5%）和前侧（1%）脱位很少见。在内侧关节脱位中，足的其余部分向内侧移位，舟骨通常位于距骨头内侧，有时位于距骨头背侧，而距骨头向足的背外侧移位。在外侧关节脱位中，足的其余部分移位到距骨外侧，而距骨头向内侧移位，舟骨位于距骨颈外侧。距下关节脱位很少发生在直接的前侧或后侧方向。

（二）损伤机制

距下关节脱位常由高空坠落或机动车事故引起（占距下关节脱位的 68%）。在美国的文献中，大量患者在篮球比赛中跳跃后着地不恰当，导致内侧距下关节脱位；因此内侧距下关节脱位又称为“篮球足”（低能量损伤）。最初损伤的严重程度会影响到最终的预后结果。

高能量距下关节脱位常伴有相关的其他组织损伤。Bibbo 报道，88% 距下关节脱位患者存在对侧足踝的损伤，涉及距骨、踝关节、跟骨、舟骨、骰骨、楔骨或跖骨。在一项大样本的病例系列中，45% 的患者还伴有距骨、跟骨或舟骨相关的骨软骨损伤。

足过度内翻导致内侧距下关节脱位，而外翻导致外侧距下关节脱位。当有过度的内翻或外翻暴力时，相对抗拉强度大的跟舟韧带能抵抗断裂，而暴力通过强度小的距舟韧带和距跟韧带释放发生断裂；因此，跟骨、舟骨和足的所有远端骨作为一个整体移位，可以是内侧移位，也可以是外侧移位。

（三）症状和体征

大多数距下关节脱位有明显的畸形。内侧脱位时，足向内侧偏离，看起来像获得性内翻足（图 7-6）。外侧关节脱位可能类似于获得性平足，因为足向外侧偏移。高达 40% 的距下关节脱位是开放性损伤。然而，即使是闭合性损伤，皮肤通常也承受相当大的张力，并可能因来自突出的距骨头的压力而坏死。皮肤肿胀也可能掩盖骨畸形。及时评估皮肤状况和神经血管损害十分重要，一旦确认关节脱位，应及时复位，以防止软组织并发症。

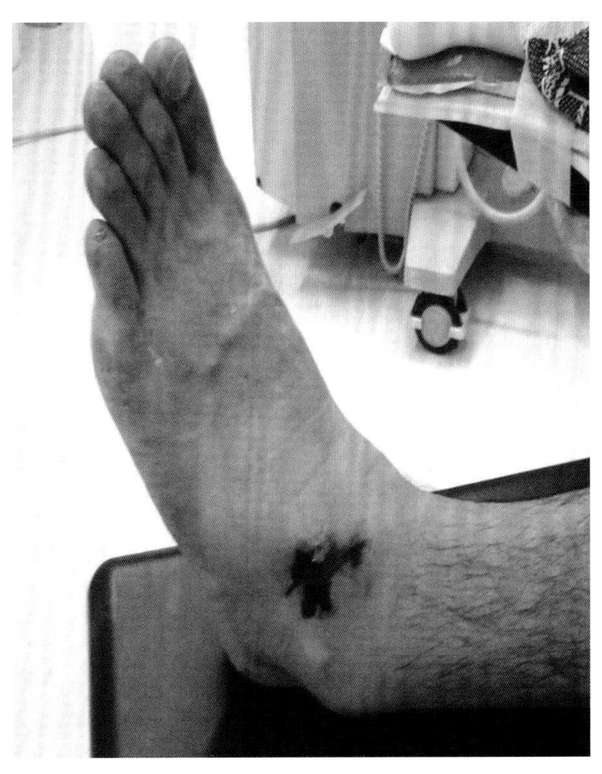

图 7-6　**距下关节内侧脱位**

突出的距骨头位于足外侧，距骨头移位产生的压力导致皮肤坏死，外观似成人获得性内翻足畸形

（四）X 线片表现

严重的软组织肿胀和骨畸形意味着很难获得足部真实的前后位 / 侧位平片，图像的解释也变得很复杂。距下关节脱位时，踝关节 X 线显示距骨与胫腓骨远端关系正常，因为损伤位于踝关节远端。所以，在足正位片显示的距舟关节脱位是重要的诊断依据（图 7-7）。在侧位片上，对于内侧关节脱位，距骨头通常位于舟骨和骰骨的上方，而在外侧脱位中距骨头可能向下方移位。

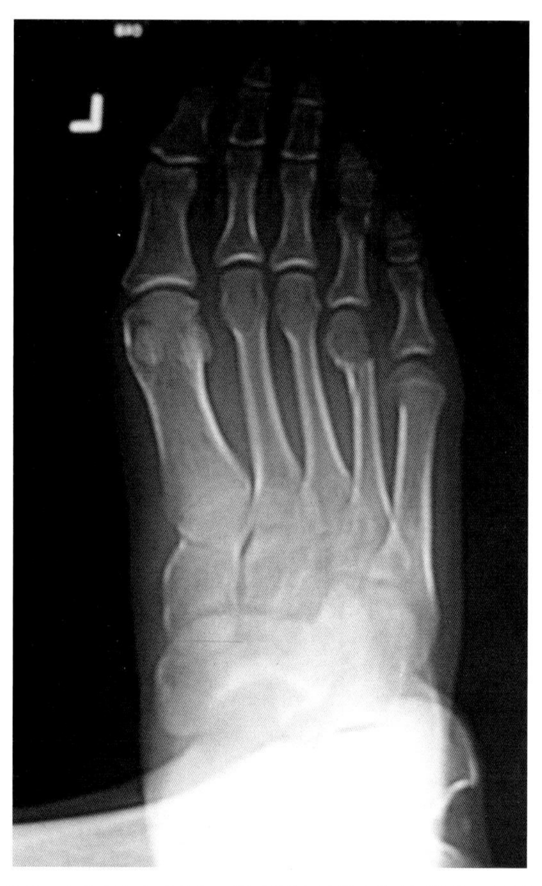

图 7-7 与图 7-6 中同一患者的足部正位 X 线片，距舟关节脱位，距骨头脱位朝向足外侧

通常，仔细阅读平片可以提供足够的信息来确定脱位的方向，并有助于尝试闭合复位。然而，X 线片可能漏诊相关骨折（图 7-8），复位后的 X 线片可能不足以确定是否所有病例存在残余半脱位。

因此，CT 扫描（图 7-9）对于确定是否存在相关骨折和排除距跟关节半脱位非常有价值。

（五）治疗

1. 闭合复位 所有距下关节脱位都应及时轻柔地复位，以减少皮肤坏死等并发症。

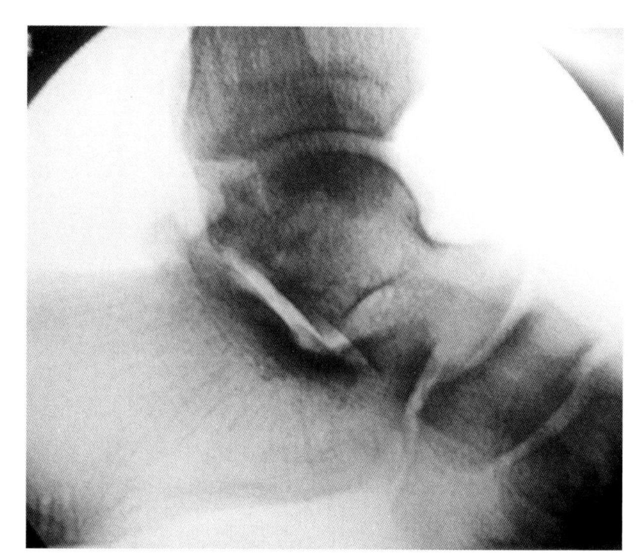

图 7-8 闭合复位后的 X 线片，未见明显骨折，距下关节匹配

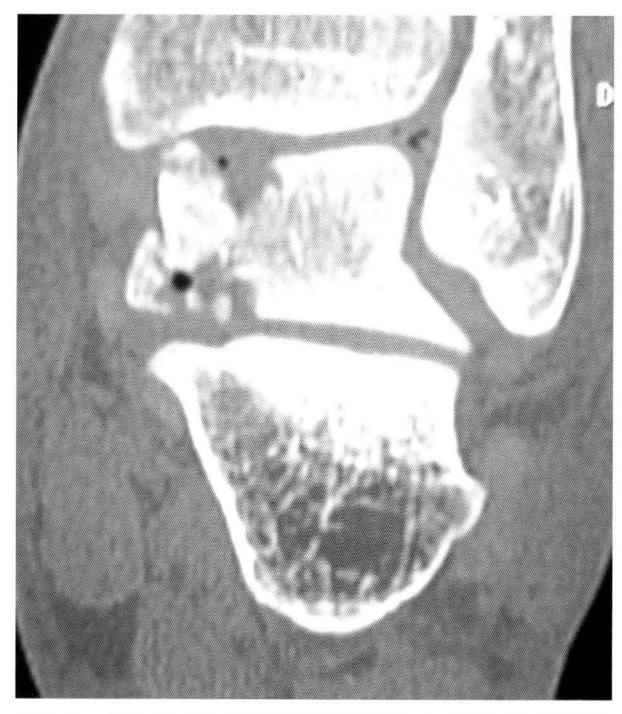

图 7-9 复位后 CT 扫描显示出 X 线片未发现的距骨粉碎性骨折

闭合复位原则如下：

（1）全身或局部麻醉，充分放松、镇静和疼痛控制。

（2）膝关节屈曲以减少跟腱的张力。

（3）足的纵向牵引结合小腿的反向牵引。

（4）为了解锁跟骨，通常需要加重畸形（例如，内翻外力应施加于内侧关节脱位，外翻外力应施加于外侧关节脱位）。

(5) 跟骨被解锁后，就可以应用逆畸形的外力。

(6) 复位通常伴随着令人满意的碰撞声。手指按压距骨头也可以帮助复位，但要谨慎，因为它可能导致进一步的皮肤损伤，并可能使骨软骨骨折发生移位。

成功的复位应由临床检查和X线片证实。足部应恢复到距下/跗横关节的正常对位和活动范围。平片应该能确认复位并排除相关骨折。如果脱位在临床上是稳定的，则不需要内固定。然后用短腿石膏固定足部4周。建议采用物理疗法恢复距下和跗横关节的活动度。在10%～32%的病例中，骨和软组织结构可能卡压而导致闭合复位失败，这可能需要切开复位。在内侧关节脱位中，距骨头可能被距舟关节囊、伸肌支持带、伸肌腱、趾短伸肌、距舟嵌顿、腓深神经和足背动脉分支卡住。在外侧关节脱位中，关节面嵌顿、胫后肌腱和破裂的屈肌支持带都可以阻碍距骨头复位。

2. 切开复位　切开复位通常采用纵行前内侧皮肤切口。这种方法可以显露嵌顿距骨头的结构，并可以看到距骨和舟骨的交锁压缩所致的骨折。当合并压缩性骨折时，可能需要植骨和内固定。如果压缩性骨折较小且适合修复，可用小螺钉或金属克氏针固定，或切除碎片以便复位。骨软骨损伤也可以固定或去除。

在外侧关节脱位时，胫骨后肌受压时可能会对切开复位造成很大的障碍。我们主张将前内侧皮肤切口置于更内侧的位置，以方便胫骨后肌的操作。

成功复位后，应该评估关节的匹配度和稳定性。如果因软组织卡压需要切开复位的情况下，关节通常是稳定的。然而，如果需要去除大的或多个骨碎片，稳定性可能不理想。通过距下关节和距舟关节进行克氏针内固定可能有助于保持稳定。固定4～6周后，可拆除任何内固定物，开始负重和积极的物理治疗。

（六）预后和并发症

距下关节脱位在预后和结局方面有很大的差异。同时伴有软组织损伤、关节外骨折、关节内骨折、开放性骨折和骨坏死的患者预后较差。损伤机制也是预测长期结果的重要因素，高能量损伤往往预后较差。

距下关节脱位后的潜在并发症包括：

1. 在大多数病例中，创伤后距下关节僵硬是很常见的，但其导致的功能丧失可能并不明显。

2. 距下关节脱位后可能发生骨坏死，但幸运的是这种情况不常见，且多与高能量损伤或开放性骨折有关。发病率为12%～33%。

3. 持续的STI也不常见；然而如果患者关节持续松弛或固定不充分，则可能出现反复半脱位。据报道，这种情况仍可通过反复闭合复位和固定治疗，效果良好。

4. 创伤后关节炎很常见，发病率为25%～89%，通常发生于伴有骨折或软骨损伤的病例中。关节炎的改变通常发生在距下关节，偶尔发生在踝关节或中足关节。

（刘　阳　译　赵嘉国　徐桂军　王　佳　校）

第 8 章
踝关节旋转不稳定

Hélder Pereira，Bruno Pereira，Nasef Abdelatif，Jorge Batista

一、引言

“没有简单的踝关节扭伤这回事”。这一陈述总结了目前科学界对于这一问题的看法，踝关节扭伤仍然是最常见的损伤之一，特别是在体育活动期间。

踝关节扭伤主要影响年轻人，其治疗一方面取决于患者相关因素（如期望值、活动水平、解剖结构），另一方面取决于伴随或继发的病变，这些病变也可能需要手术或非手术治疗。

CAI 也可能与游离体、软骨或骨软骨损伤、关节撞击 [前侧（和）或后侧] 等有关。一个越来越引起人们关注的话题是内外侧联合不稳定，这意味着它具有特殊的临床和生物力学意义，以及需要适当的治疗。

关于这一主题的研究越来越多，但迄今为止少有报道。在此，我们描述了所谓的踝关节旋转不稳定（rotational ankle instability，RAI）的基本原则，包括生物力学改变和治疗方案。

踝关节旋转不稳定

- RAI 是一种合并外侧和内侧踝关节韧带复合体损伤的疾病。
- 很难通过临床或影像学（包括 MRI）特征进行诊断。
- 麻醉下的关节镜检查和测试可能起到一定作用。
- RAI 导致生物力学改变，最终加重关节损伤。
- 当存在或怀疑 RAI 时，建议手术治疗。

二、临床意义、治疗和结果

RAI 的临床表现包括踝关节内外侧的疼痛和压痛，以及因不稳定而产生的打软腿和反复扭伤。在负重情况下，ATFL 功能不良的踝关节表现出距骨的前移、内旋和上移明显的增加。这导致正常或受损的三角韧带的应力增加，从而加重急性损伤或导致内侧韧带结构慢性损伤和功能不良。

当存在 ATFL 损伤合并三角韧带复合体前部（三角韧带的浅层和深层部分韧带）损伤时，距骨容易改变其位置，成为“固定的前抽屉位”。一旦它导致胫骨远端边缘和距骨之间的早期骨接触，那么这种解剖学对位不良将导致背伸受限，从而减少活动范围。总之，RAI 患者踝穴内距骨旋转的异常增加可能导致踝关节进一步损伤。

内侧和外侧韧带复合体的修复 / 重建可将距骨矫正到正常的解剖位置，从而改善活动范围，保护关节免受进一步损伤。尽管传统上 CAI 患者的初始治疗方法是非手术治疗，但当存在 RAI 时，根据我们自己的系列研究和少数报告手术治疗结果的研究，建议进行手术修复和恢复解剖匹配关系。

RAI 可以通过切开、微创或内镜辅助进行修复治疗（图 8-1，图 8-2）。缝合锚钉的应用使得此类修复更容易，这代表了一项重大的技术进步，尤其是那些骨损伤很小的小锚钉，如全层软组织缝合锚钉（图 8-1）。

三、要点

1. RAI 描述了一种同时伴有外侧和内侧踝关节韧带复合体损伤的情况。

2. 无论是通过临床还是影像学（包括 MRI）特征，RAI 不易诊断。

3. 麻醉下的关节镜检查和测试可能起到一定的作用。

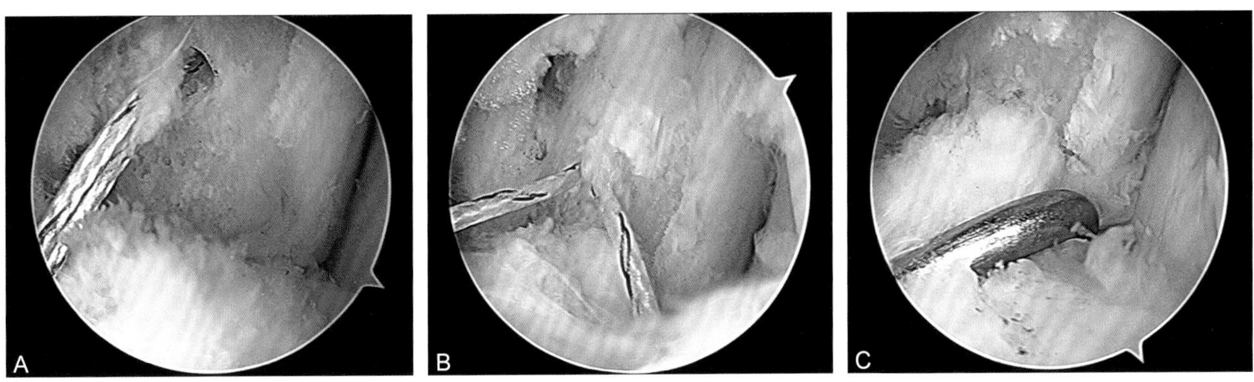

图 8-1　A. 关节镜下修复距腓前韧带（ATFL），采用锚钉缝合全层软组织，需 1.4 mm 骨道；B. 采用全镜下技术缝合 ATFL。C. 用适当的张力将 ATFL 固定至腓骨远端正常的解剖止点处（探针）

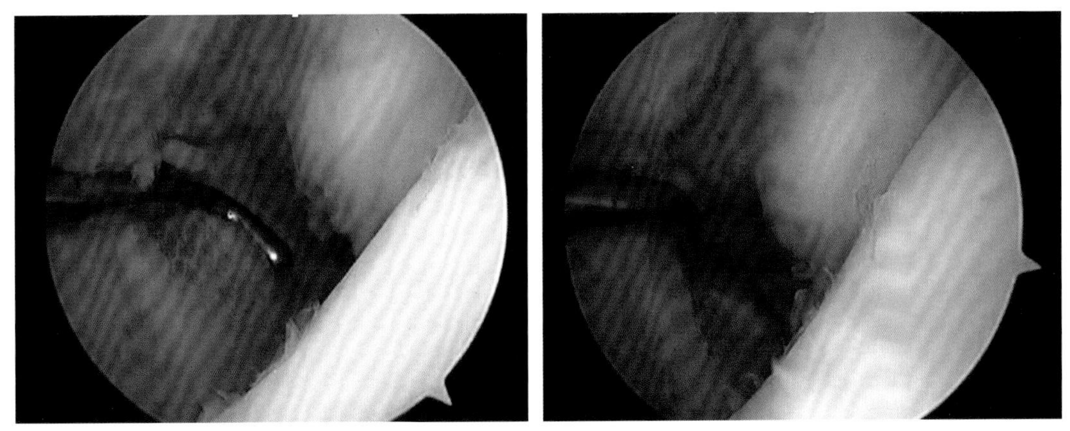

图 8-2　慢性踝关节不稳定患者内侧的关节镜检查。可见三角韧带损伤

4. RAI 导致生物力学的改变，最终会加重关节损伤。

5. 踝穴内距骨旋转增加。

6. RAI 与距骨位置的改变和活动范围减小有关。

7. 尽管传统 CAI 治疗方法以非手术治疗作为首选方法，但作者认为，当存在或怀疑 RAI 时，建议手术治疗。

（刘　阳　译　赵嘉国　徐桂军　校）

2

第二部分　非手术治疗

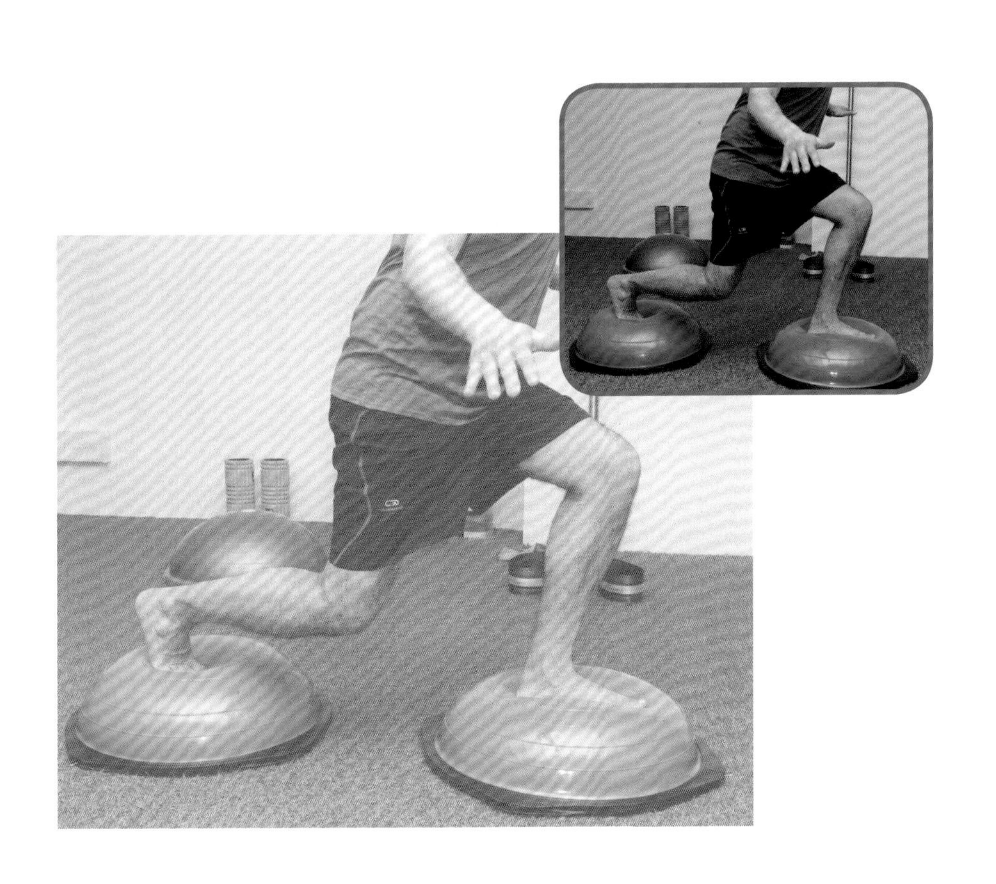

第9章

踝关节外侧不稳定的预防策略和预康复

Jon Fearn，Chris Pearce，Bas Pijnenburg，James Calder

一、引言

在运动（尤其是足球等多方向运动）中，踝关节扭伤是一种最常见的骨骼肌肉系统损伤。外侧韧带复合体由ATFL、CFL和PTFL构成，可维持踝关节的外侧稳定。大部分踝关节扭伤是外侧韧带复合体的损伤。

"踝关节韧带松弛"和"踝关节不稳定"通常被混用，但在临床实践中，两者完全不同。韧带松弛是胶原纤维的特性所致，而非损伤引起，会造成关节活动范围过度增加。不稳定分为机械性和功能性2种类型。"机械性不稳定"或松弛是损伤后的体征，查体时可发现受累关节的过度活动。"功能性不稳定"是稳定关节的韧带受损后，患者在运动过程（如跑步、侧切或扭转动作）中出现的症状。慢性踝关节外侧不稳定的患者可出现踝关节持续性僵硬、肿胀、疼痛、肌肉无力或频繁的打软腿等症状。这些反复出现的踝关节扭伤称之为"慢性踝关节不稳定"。

二、流行病学

踝关节扭伤多发于运动员，尤其是在那些需要频繁变换方向的运动中。普通运动人群的踝关节损伤中，约85%的患者是踝关节外侧扭伤。最常见危险因素是既往至少一次的踝关节扭伤史。70%的篮球运动人群曾发生过踝关节外侧扭伤，其中80%的患者存在反复扭伤。足球运动人群中，踝关节外侧扭伤约占所有损伤的20%。切尔西足球俱乐部2011—2017赛季的踝关节损伤统计数据（表9-1）显示，共有133名学员或专业队员出现了踝关节扭伤，约占该俱乐部同期全部损伤的11%。其中，70%的踝关节韧带损伤为外侧韧带复合体损伤。10%～20%的运动人群发生了踝关节不稳定。

表9-1　2011—2017赛季踝关节外侧不稳定患者数量

2011—2017赛季	踝关节损伤总数	外侧复合体损伤	导致踝关节不稳定
学院队（U9–23）	102	78	3[a]
专业队	31	20	0

[a].2例发生在U18队，1例发生在U23队

切尔西足球俱乐部的学员，经过一定时期的康复训练，只有3%（3名）踝关节外侧损伤的球员出现持续不稳定。这些球员接受了非手术治疗，2%患者接受富血小板血浆（platelet rich plasma，PRP）注射，所有球员均可重返足球运动而没有残留症状。专业队员急性踝关节损伤后经过早期康复训练，无一人出现踝关节不稳定。值得注意的是，这些人均采用标准的非手术治疗，这对足球运动员运动水平的提高具有重要作用。

三、预康复和预防策略

预康复是一种避免将来疼痛或损伤的主动康复方式。预防是为了降低特定损伤发生的危险，预康复与损伤预防同样重要。预防损伤后出现踝关节外侧不稳定，需要高效且全面的康复过程，始于损伤即刻，直到患者重返运动。例如，除非受伤的踝部避免活动是绝对必要的，否则我们并不在最初损伤后立即固定踝关节，也不使用拐杖。我们鼓励他们在行走时尽量保持最佳的步态，无须给予任何固定或支具，这是功能性康复过程的起点。

四、“功能性康复”倾向性方法

功能性康复的理念基于这样的认知：患者越早在安全且无痛的情况下活动，愈合过程中的组织越积极地做出反应。

“无痛活动具有治疗作用。”

按照这种理念，利用不同的物理治疗及环境，有针对性的踝关节局部治疗结合渐进性的功能性负重。球员在严密的监督下合理地适应不同的环境，逐渐增加负重，并使愈合中的组织处于安全的状态。包括如下方式：

1. 水中运动治疗：使用不同深度的水池和水下跑步机。
2. 反重力跑步机，如 Alter G。
3. 场地康复（本章随后进行讨论）。

大部分球员进行功能性康复先从水中运动开始，水给球员创造了一个安全且有益的环境。例如，根据没入水中的深度，水的浮力可以相应地减少负重。没入水中的深度和相对负重载荷呈线性负相关，因此，球员经常从水面位于肩部水平开始水下行走。当某个水平面的踝关节的功能和舒适度得到提高后，通过降低水平面增加相对负重，球员逐步过渡到全负重的功能性运动。当球员能够无症状地高效行走时，他就可以过渡到跑步训练。

在此过程中，医疗团队持续监测踝关节的功能。在水中早期活动不仅可使踝关节在安全稳定的环境中功能性地活动，还可早期刺激本体感觉。这样就可以实现该训练方式最终功能性康复的目的，即无痛活动。这不仅对参加什么样的运动/活动（如足球）十分重要，对在运动中所处的位置（如守门员或防守队员）也很重要，因为他们对踝关节具有不同的功能需求。

渐进性功能性康复包括多种形式。

1. 在水中从部分负重到完全负重。
2. 运动方向：初始的直线运动有助于保护踝关节外侧韧带复合体，随后过渡到侧向或旋转运动，这些运动需要更高的踝关节稳定性。
3. 增加运动的时间、速度和强度：逐步增加功能性运动的时间（量）和能力范围内的强度（速度）。

持续监测踝关节对任何干预治疗的反应十分重要，如疼痛和肿胀的加重，活动度降低等，在后期应予以相应调整。

“功能性康复”结合了如下几个方面：手法治疗有助于安全地活动并刺激受伤组织的愈合，且不会伤害受伤结构；电疗技术可以进一步提高愈合质量；本体感觉的神经肌肉控制训练，以及偶尔应用 PRP。

这种多学科方法需要多个领域医学专业人员的参与。我们能够为球员提供一对一的物理治疗，确保他们有良好的依从性和有效的进步。康复当日将进行多学科评估、手法治疗、功能性康复（如在水池内或场地）、本体感觉训练和电疗，整个过程持续 4 ～ 5 小时。

踝部受伤的球员进行全面的“功能性”康复锻炼，可以降低踝关节再次损伤、不稳定及手术干预的风险。在损伤后进行“预康复”同样也很有意义，医疗人员可以在详细体格检查之后解决相关问题。

处理骨骼肌肉系统损伤和踝关节外侧不稳定的方法很多，但我们推荐这种“功能性康复”。

“避免足球相关损伤的最好预防措施就是踢足球。”

五、切尔西足球俱乐部医疗部理念

1. 我们是一个多学科团队。
2. 我们的目标是拥有不同技能且经验丰富的医务人员，从而在康复过程中，针对不同方面提供各种专业的技能和方案。
3. 我们认为正确的诊断以确保高效的康复是非常重要的。
4. 评估和诊断过程需要医师、物理治疗师和其他领域必要的医疗人员同时在场。
5. 评估后球员离场，全体医疗人员讨论病情，并制订统一的诊断和康复方案。
6. 随后，球员受邀返回，并得到一个“团队”的诊断和康复方案，然后球员也可以根据自己的意愿提出问题。
7. 必要时根据情况进一步调研。
8. 损伤处理方案的实施由物理治疗师主导。
9. 每天与医疗团队就康复进展、遇到的困难和处理措施进行常规反馈和沟通，并根据需要进行医疗小组评审。

六、切尔西足球俱乐部损伤处理理念

任何康复计划的目的是促使球员安全且尽可

能快地重返受伤前的运动水平，并降低再次损伤的风险。足球运动员能再次踢球，网球运动员也能再次打球。因此，模仿所需动作的功能性活动，应该在安全的前提下尽快启动。

在切尔西足球俱乐部，多学科处理方式促进局部踝关节损伤的愈合，这与所期待的足球运动的功能性需求相适应。这是通过在保护性环境中实施功能性任务来实现的，也就是“基于功能性的方法”。

这一理念由医务人员在切尔西足球俱乐部的各个队和各个年龄段中去推行（职业队、学院系统 U9-23 及女队），并适当调整。

踝关节外侧不稳定的预防策略

- 踝部（肌肉骨骼）的损伤预防策略需要一个多学科团队。
- 考虑到在竞争激烈的俱乐部内缺乏足够的时间，在某些情况下损伤预防策略的实施具有挑战性。但是，在年轻学员的专业性竞技比赛或训练中实施该策略，可以从中获益。
- 任何损伤预防策略的理念，应该由医疗人员推行到所有级别的比赛、球队及各个年龄段（无论性别）人群中。

七、踝关节外侧不稳定的预防

对踝关节进行充分的临床检查后，分析导致外侧不稳定可能的原因是非常重要的，进而制订最有效的干预措施。

干预的目的在于尽可能恢复正常功能。先前的评估有助于提示既往所能达到的运动水平或能力。预防踝关节不稳定的基本原理主要分为三类：“踝关节特有的”针对性干预措施，贴扎和支具，以及场地康复。

（一）“踝关节特有的”针对性干预措施

全面细致的体格检查之后，需要关注的内容可能包括以下方面。

1. 确定损伤的解剖部位和范围有助于制订治疗的决策。

2. 球员的体形和病理力学的特点（如高弓足和膝内翻等）会倾向于发生踝关节外侧不稳定。

3. 活动累及的关节使其获得运动所需的理想范围。

4. 加强患侧踝关节的周围肌肉（尤其是控制踝关节外翻和跖屈的肌肉）力量。

5. 恢复踝部神经肌肉控制和本体感觉，这可能是最重要的内容。

6. 踝部神经肌肉控制的改善可以从水池等可控环境中跑步训练开始。通过功能性活动的动态化，从走步到跑步，再到变换方向，这样逐步恢复踝关节的本体感觉。

7. 踝关节复合体可以通过具有挑战性的平衡训练，尤其是踝关节感知更容易受伤的活动，如踝关节跖屈和内翻的控制，从而适应更复杂情况。例如，球员在不平的表面进行单腿平衡训练，或者仅闭上眼睛（图 9-1）。

8. 作为全方位康复过程的一部分，具有挑战性和越来越复杂的平衡训练任务逐渐被纳入康复计划，这种专业的功能训练对减少功能性不稳定的发生是必不可少的。这遵循了 Wikstrom 在 2013 年讨论的基于约束的平衡训练，该方法在自我评估的功能障碍和姿势控制方面，已被证实有显著效果。

9. 在健身场馆里，我们专门规划了一块用于改善神经肌肉控制的区域。该区域由一名理疗师负责，在这里球员可以挑战和开展有效且新颖的足球动作（图 9-1）。

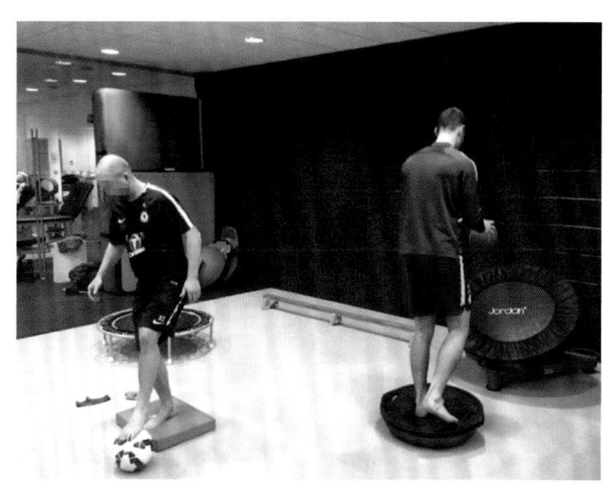

图 9-1 健身馆内用于改善神经肌肉控制的专用区域。该区域由一名理疗师负责，在这里球员可以进行新颖的足球动作

在组织愈合的不同阶段和不同状态，相应的干预措施也有差异。在不同的愈合时期，不同的干预措施是有必要的，其有效性也各不相同。即

使潜在获益很少也要去实施。这些措施包括：

1. 手法治疗用于改善关节和软组织活动度。

2. 休息或被动治疗促进组织愈合并增加关节活动范围。

3. 在急性期，电疗如短波热疗和磁疗，能够促进组织愈合并优化炎性反应；治疗性超声用于增殖和重塑阶段。经皮神经电刺激对疼痛控制也有帮助。

4. 间歇性充气加压装置有助于减轻过度肿胀。

5. 温度疗法在受伤的初始阶段可以抑制炎性反应，如低温 / 冰块；或根据愈合阶段相应地促进愈合反应。

6. 镇痛药和非甾体抗炎药物在急性期可以减轻疼痛，有助于加速康复。

7. 注射疗法、PRP 有利于加速组织愈合。但我们从来不在外侧不稳定的患者中使用皮质醇激素。

8. 锻炼治疗辅以肌肉刺激等方法，有助于改善神经肌肉控制和肌肉力量。

（二）踝关节的贴扎和支具

除上述干预措施外，踝部贴扎（或支具）可以作为踝关节物理和本体感觉性支撑，进而增强球员的信心，并完成功能性任务。

“踝关节特有的”评估和损伤预防的要点

- 恰当地评估急性损伤和既往损伤史。
- 确定患者具有踝关节外侧不稳定倾向的相关危险因素，如高弓足和膝内翻等形态与病理力学特征。
- 使踝部关节的活动范围最大化，从而获得最佳成绩并降低损伤率。
- 增强控制踝关节外翻和跖屈的肌力。
- 选择恰当的鞋、鞋垫、支具或贴扎等。
- 改善踝部神经肌肉控制和本体感觉，或许是最重要的内容。

1. 贴扎和支具（图 9-2）可以被用作康复过程的一部分，防止功能性不稳定的发生。显然，贴扎和支具都可以减少机械性不稳定的出现，但不能确保降低踝关节功能性不稳定的发生率。

2. 在功能性任务中，贴扎和支具被认为能够增强踝关节的本体感觉反应和神经肌肉控制。

3. 贴扎和支具的效果非常依赖医师的经验。富有经验的医师不仅仅对产品、材质及技术要有广泛的认识，还要对如何使用贴扎和支具控制踝关节不稳定有更多技巧。

4. 通常患者更能耐受由经验丰富的医师粘贴的贴扎，比支具获得更好的功能。但是我们知道，使用超过 20 分钟后贴扎在限制机械性不稳定方面并不是一直有效。由于较强的刚度设计，支具

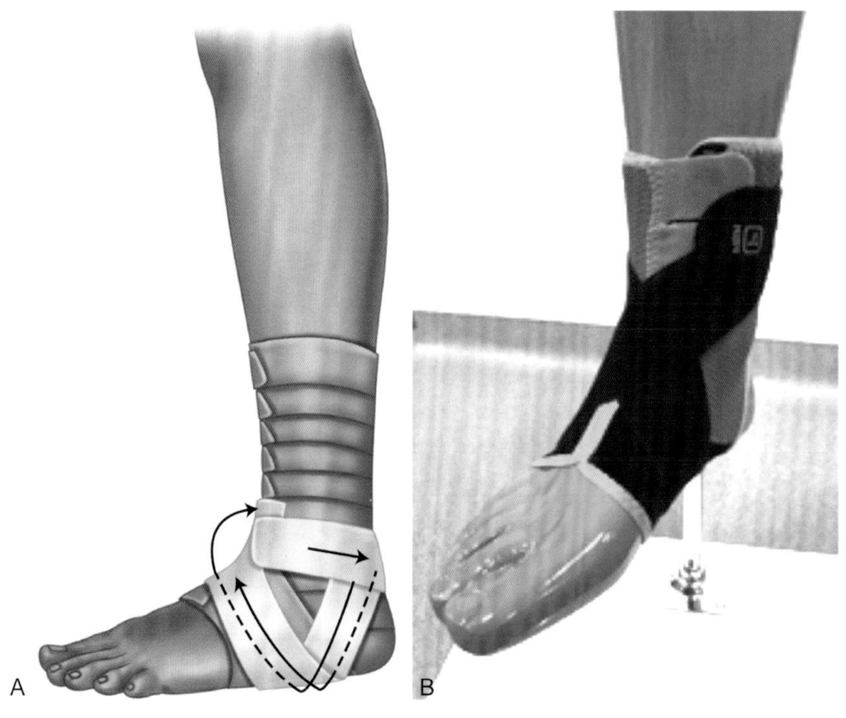

图 9-2　示意图显示踝关节贴扎（A）和支具（B），用于控制踝关节外侧不稳定

限制了踝关节的活动，并在维持机械稳定性方面持续更长的时间。因此，在不同的康复阶段需要根据两者的特点做出最适合的选择。

5. 值得注意的是，精英足球运动员需要高水平的足部精细运动控制，而贴扎和支具会妨碍这种控制。因此，在康复过程中任何时候都要掌握好踝关节的稳定控制和自由活动之间的平衡。

6. 需要强调的是，贴扎和支具技术并不能替代改善踝关节复合体的神经肌肉控制，因此神经肌肉控制训练仍然需要不断开展。贴扎技术的目的是早期提供支撑，但是随着球员的动态控制和功能性本体感觉的恢复，贴扎这种外部控制措施应逐渐减少。

（三）运动场地上的康复

如果球员不能训练或从事正常的体育运动，他们需要在可控性更强的环境中进行优化“功能性康复”的恢复过程。此时需要采取场地康复。

一旦球员能够在水中减重环境下完成高质量的运动，便可自信地过渡到完全负重。如果尚未达到该水平，球员需要从最基础的运动开始，逐渐增加每个阶段可以耐受的复杂程度。

尽管功能性运动方案的目的是关注功能而不是病理，但是球员第一次在草地上运动的性质和类型，在一定程度上会受到他当前正在接受治疗的病理情况影响。

值得注意的是，按照功能性运动的理念，只要球员能做一些更高级别的复杂的运动，就应该去做。例如，如果球员一直在水中做一些比较容易完成的多方向运动，且他对这些运动耐受性很好，那么他就可以较早地过渡到一些低强度的运动，甚至是第一次场地活动。

然后场地训练开始相应地递进，逐渐增加运动的强度、速度、场地中花费的时间、动作的复杂性和踝关节外侧结构的应力。

如前所述，图 9-3 中显示球员早期开始低频率的直线性跑步，确保踝关节复合体被保护且神经肌肉控制能力逐渐增强。

图 9-3 显示了一名球员可能在球场上进行的早期线性训练的示例。

随后，球员过渡到侧向或旋转运动并增加速度（图 9-4）。设置球杆和球类等障碍物，通过不明显的方式增加运动的复杂性和需求。

图 9-4 展示了一个针对前锋的更高级的场地

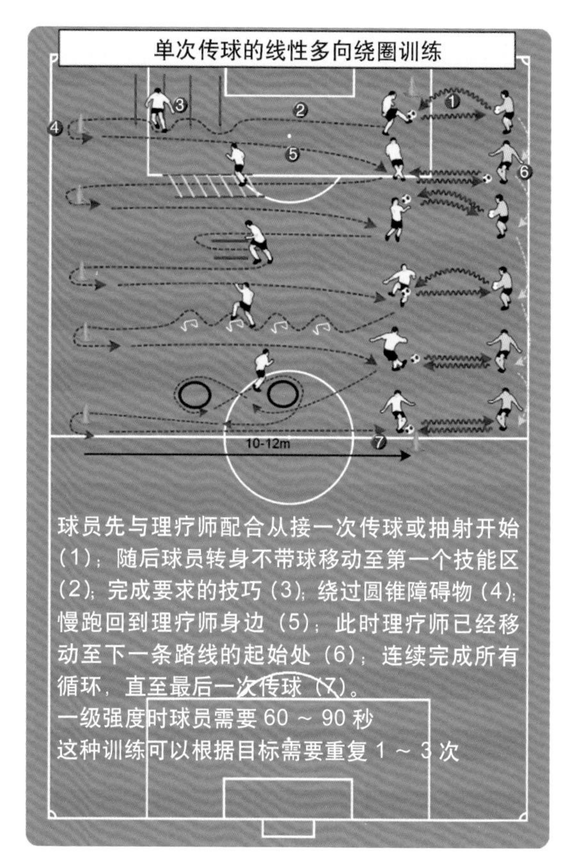

图 9-3　球员在球场上进行早期多向训练的示例

针对性训练：前锋
球员从中线处带球，射向反射板使球反弹（1）；接住反弹球并运球穿越第一组杆（2）；带球过人（站在两个圆锥障碍物之间的理疗师）（3）；此时理疗师充当防守球员（拖延进攻球员）。球员带球绕过理疗师（4）；继续带球至两红色杆之间并射门（5）；射门时，理疗师传给球员第二个球（6）；球员控球后射门（7）；最后，理疗师将另一个球从空中抛到禁区内（8）；球员起跳后经头球射门（9）；球员落地后加速跑向最后一个杆（10）。

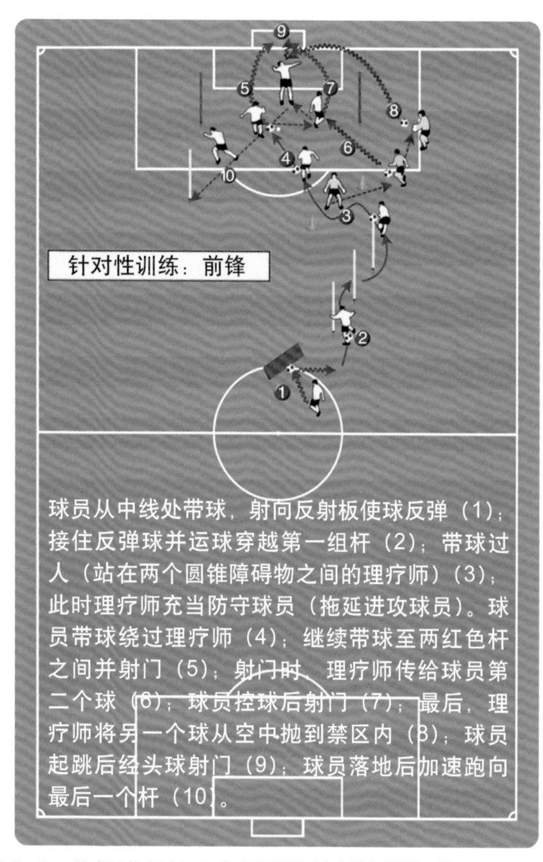

图 9-4　前锋进行的更高级别的控制性锻炼进而提高训练成绩的示例

控制训练示例。如果球员能无困难地完成此类训练，他将更快地返回适应性训练。

八、要点

切尔西足球俱乐部的损伤预防单元：

1.“预防单元”在不断发展，其目的是确保损伤预防理念能够在整个足球俱乐部得到体现。

2.这涉及所有年龄段的所有成员，包括职业队、学院队、女队，以及基础和研发小组相关人员。

3.预防单元由多学科专业人员组成，包括医师、理疗师、教练、健身教练和相关团队的体育科学家。

4.在俱乐部内，所有球员都应该接受健康要素的教育，比如营养、睡眠、生活方式、心理和身体健康。

5.预防小组的职责是改善球员的运动控制和提高成绩，以及降低受伤率。

6.通过预防单元传播一致的信息，我们希望确保我们的理念能够在整个俱乐部内从一线球队到最小的8岁年龄组得到贯彻，进而确保我们的球员都能尽可能多地踢球并享受足球。

7.值得注意的是，一线球队的球员需要同时为俱乐部和国家效力，而且比赛间隔仅有2～3天，因此花费时间去履行损伤预防策略具有挑战性。

（徐桂军　译　赵嘉国　校）

第 10 章 踝关节扭伤治疗的当前观念

Gwendolyn Vuurberg，P. Spennacchio，L. Laver，J. P. Pereira，P. Diniz，G. M. M. J. Kerkhoffs

一、引言

踝关节外侧扭伤（lateral ankle sprains，LAS）是最常见的肌肉骨骼损伤。40% 踝关节创伤性损伤发生于运动过程中。室内运动中，踝关节外侧扭伤的发生率约为 7‰，占所有运动相关损伤的 14%。尽管踝关节外侧扭伤的发生率较高，但是仅 50% 的患者到医疗机构就诊。对于这些人群，应给予充分的治疗，从而预防 CAI 或创伤后撞击综合征。踝关节外侧扭伤后 6 周至 18 个月，存在残留症状的比例高达 55% ～ 72%。

二、损伤机制

LAS 通常发生在诸如跑步、侧切动作、跳跃、跳水、落地及与他人碰触的过程中。足球运动员在接触足球的运动过程中损伤约占 59%，在未接触足球的运动过程中损伤约占 39%。最常见的对抗性情况包括抢断（36%）和被抢断（18%）。最常见的非对抗性情况包括落地（36%）、扭转 / 转身（21%）和扑跃（10%）。

相对于内踝，腓骨向远端延伸，防止踝关节外翻，使其具有更大的内翻角度。强力内翻是 LAS 最常见的损伤方式。内翻性损伤包含足的内旋、胫距关节跖屈，以及距下关节的内收和内旋。这种机制会拉紧踝关节外侧韧带复合体。ATFL 是一个纤细的结构，极限载荷较低，因此它最先被撕裂，随后 CFL 损伤。65% 的 LAS 为单纯 ATFL 损伤，20% 的患者同时发生 ATFL 和 CFL 撕裂，很少发生单纯 CFL 撕裂。10% ～ 15% 的内翻性损伤导致踝关节外侧韧带发生完全撕裂。

尽管单纯累及外侧韧带复合体（ATFL 伴或不伴 CFL 损伤）是踝关节扭伤最常见的损伤方式，但医师在诊断过程中应考虑是否存在下胫腓联合韧带和（或）内侧韧带复合体的损伤。这些损伤具有相似的机制，即踝关节在背屈时受到强力外旋，会造成特定的结局。本章主要讨论内翻所致的 LAS，下胫腓联合韧带和三角韧带损伤不在本章中进行讨论。

三、诊断

准确定义 LAS 韧带损伤的程度，对于充分治疗和降低残留慢性症状极为关键。Kannus 等发现，韧带损伤的严重程度比韧带损伤的数目所造成的临床影响更加重要。

踝关节外侧韧带扭伤常用分类系统包括 Ⅰ 度损伤（轻度）、Ⅱ 度损伤（中度 / 部分）和Ⅲ度损伤（重度 / 全部），详见表 10-1。实际应用中，区分“简单的”韧带 Ⅰ 度拉伤和不稳定的 Ⅱ / Ⅲ度损伤极其重要，后者提示至少一条韧带部分或者完全断裂。当前指南通常将Ⅱ度和Ⅲ度损伤合并为一组，具有相同的治疗指征。

在对急性 LAS 进行诊断时，渥太华踝关节准则被应用于判断是否有指征进行影像学检查，进而排除踝关节骨折。在对踝关节损伤进行分度时，医师应考虑临床和用于诊断的检查中所观察到的结果。应该首先治疗严重的（伴随的）损伤。Harmon 等描述了一种五步系统性评估的方法，用来避免容易漏诊的潜在严重损伤：

1. 触诊骨性结构。
2. 触诊韧带结构。
3. 评估踝关节活动范围。
4. 测试踝部肌肉。

表 10-1　韧带损伤分类及相应的治疗要点

扭伤严重程度分类	特征	治疗原则	治疗措施
Ⅰ度	轻度韧带损伤	对症治疗	NSAID[a] 和锻炼治疗
Ⅱ度	中度韧带损伤 / 部分损伤	对症和功能治疗	NSAID[a]、功能治疗、锻炼治疗
Ⅲ度	重度韧带损伤 / 完全撕裂	对症和功能治疗，预防渐进性关节损伤	NSAID[a]、固定、外科修复联合后续的锻炼治疗

a. 仅限于因疼痛而限制了康复的患者使用 NSAIDs，因为其可能抑制组织修复

5. 专门的踝关节试验。

此外，前抽屉试验有助于区分踝关节是稳定的还是不稳定的。损伤后 48 小时内严重的肿胀和疼痛限制了充分的查体，因此建议在 3 ～ 5 天后再次查体。对于确定踝关节外侧韧带断裂，延迟查体的特异度和敏感度分别为 84% 和 96%，而损伤后 48 小时内仅分别为 33% 和 71%。延迟查体的高特异度能够可靠地识别出不合并韧带断裂的 LAS。

诊断性影像学检查方法包括超声（特异度 64%，敏感度 92%）和磁共振检查（特异度 100%，敏感度 93% ～ 96%）。相对于延迟查体，超声的敏感度和特异度较低，仅建议将其应用于急诊室，其可信度有赖于医师操纵探头的经验。对于踝关节扭伤的患者，超声不作为首选检查方式。如果怀疑存在严重韧带损伤（包括内侧和外侧）、骨软骨缺损、下胫腓联合韧带损伤和隐匿性骨折，MRI 可提供额外的诊断价值。但是，在急诊室 MRI 的可利用性差，而且 LAS 有着较高的发病率，因此限制了 MRI 在急诊的应用。

四、治疗

尽管踝关节内翻性损伤很常见，治疗的选择却依然存在争议。如上所述，区分Ⅰ度单纯的稳定损伤和Ⅱ / Ⅲ度部分或完全韧带断裂是充分治疗的第一步。文献显示急性踝关节外侧韧带断裂后治疗时间过短或踝关节支撑不充分会导致更多的残留症状。

（一）休息、冷敷、加压和抬高患肢

休息、冷敷、加压和抬高患肢（rest ice compression elevation，RICE）是经典的受伤最初的治疗方法，常用于急性期，可以减轻严重 LAS 伴随的肿胀和疼痛，促进实施快速康复策略。尽管并无强有力的证据支持 RICE 在控制 LAS 症状中的积极作用，但是冷敷联合锻炼治疗（图 10-1）可以减轻肿胀，改善踝关节功能。创伤后的最初 48 小时内，单纯加压对减轻水肿的效果尚无结论性证据。

（二）非甾体抗炎药

为减轻 LAS 的患者的疼痛，非甾体抗炎药（non-steroidal anti-inflammatory drugs，NSAID）是最常应用的药物。近期研究表明口服或局部使用 NSAID 可以减轻疼痛，相对于安慰剂不会显著增加不良反应的发生。阿片类镇痛药具有相同的缓解疼痛作用，但是可以导致更明显的副作用。此外，需要注意的是，NSAID 可能抑制组织康复过程中必要的炎症反应，从而延迟正常的组织愈合。

（三）功能治疗

功能治疗是一个相对较新的理念，即在初始阶段允许的范围内，尽可能保留踝关节的功能和活动。尽量使用贴扎或支具固定（图 10-2），而非石膏固定。早期关节活动是功能治疗策略的典型例子。

无外侧韧带断裂的踝关节扭伤（Ⅰ度损伤）可早期开始功能性康复，在疼痛允许的情况下维持关节活动和负重状态。如果外侧韧带断裂（Ⅱ度和Ⅲ度损伤），需要利用贴扎或支具固定限制踝关节活动范围 4 ～ 6 周，确保断裂的韧带趋于愈合。相对于缠绕加压绷带和绷带套这些固定支撑不充分的方法，采用贴扎或支具固定能够为踝关节提供足够的支撑，这种功能性治疗可获得更好的结果。尽管尚不明确何种功能性支撑的效果更好，但是踝部支具显示了更优的功能结果，可能更受青睐。

长时间石膏固定不被推荐，因为与主动康复方案相比，石膏固定可能会降低关节活动度并导致躯体功能减弱。但是近期研究表明短时间固定不超过 10 天，尤其在Ⅱ度和Ⅲ度扭伤的急性期，具有积极减轻疼痛和水肿的作用。

锻炼治疗是 LAS 患者治疗计划的一项主要内

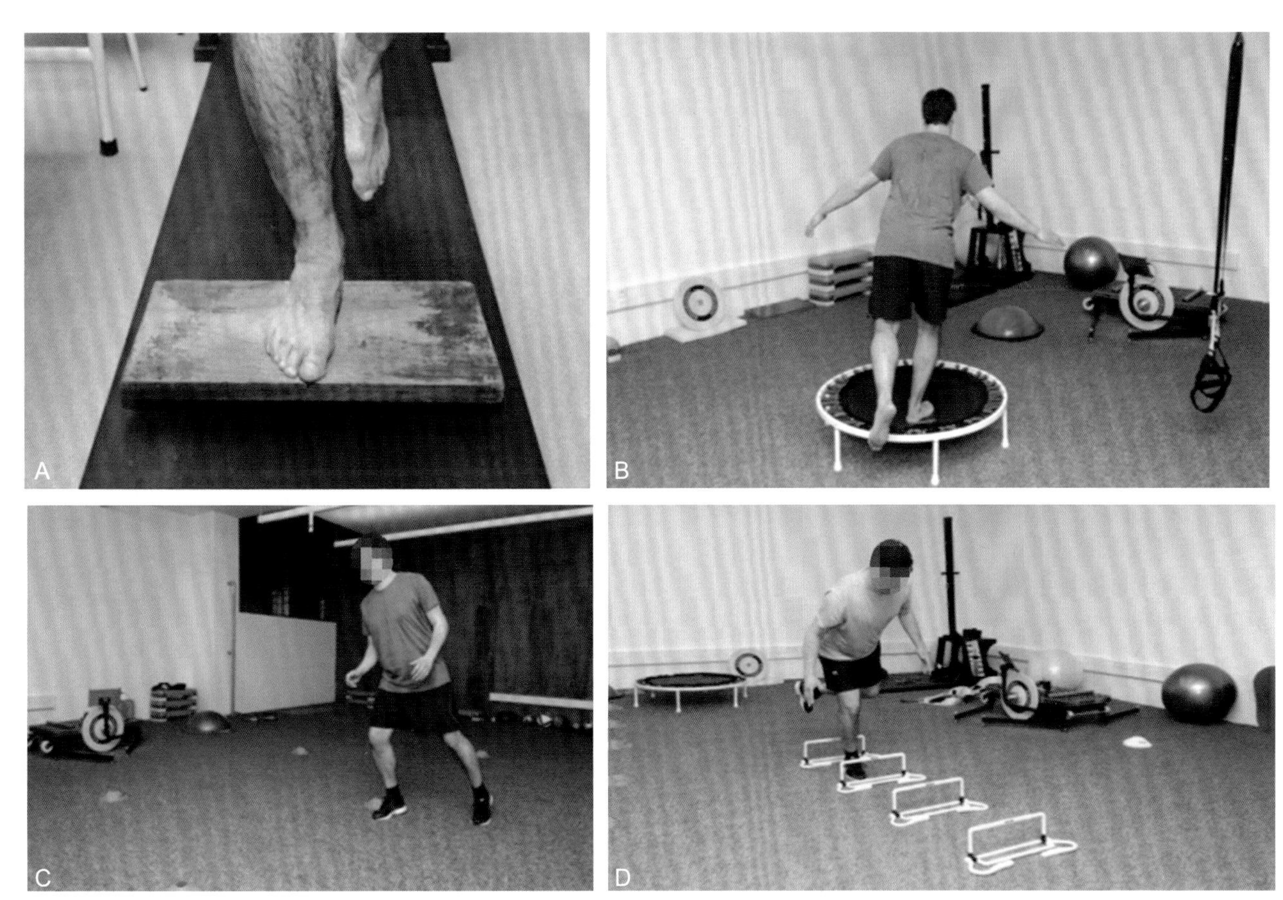

图 10-1　锻炼治疗，包括不稳定平台（A）、蹦床（B）、侧向移动（C）和跳跃运动（D）的本体感觉 Freeman 方案

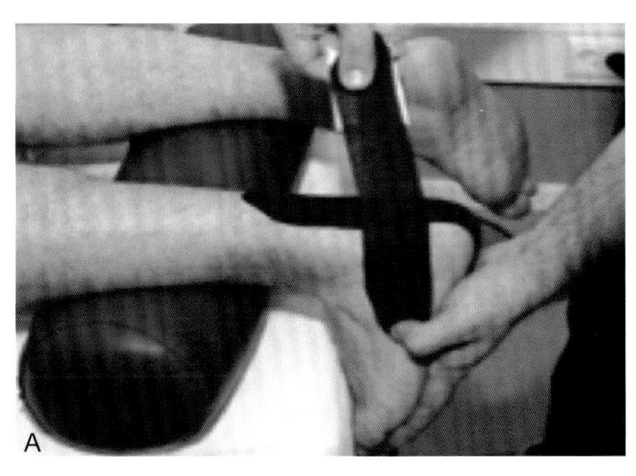

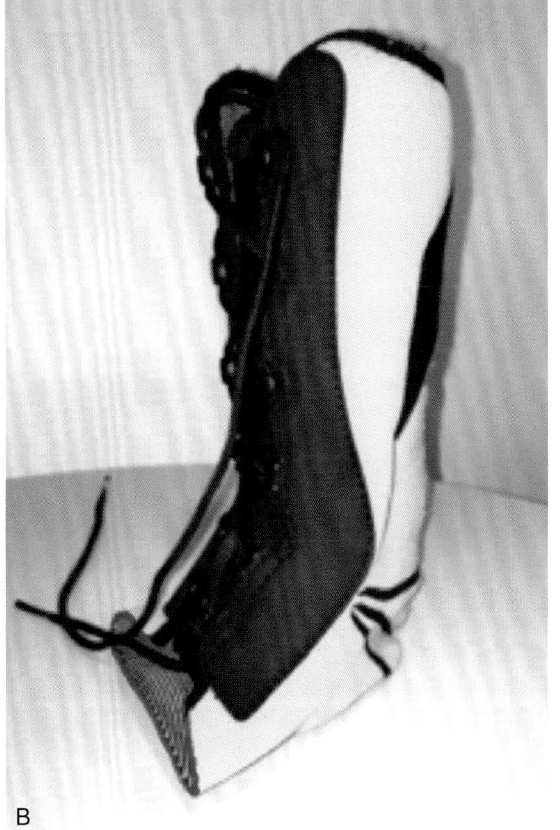

图 10-2　贴扎（A）和支具（B）示意图

容。当前，锻炼的核心在于神经肌肉和本体感觉训练（图 10-3，图 10-4）。锻炼治疗具有多种优势，比如降低踝关节再次损伤和功能性不稳定的发生率。相比于居家锻炼，监督下的锻炼治疗（图 10-5）具有更好的康复效果，因为这种形式的治疗能够改善踝关节力量和本体感觉，使患者更快地重返工作和运动。

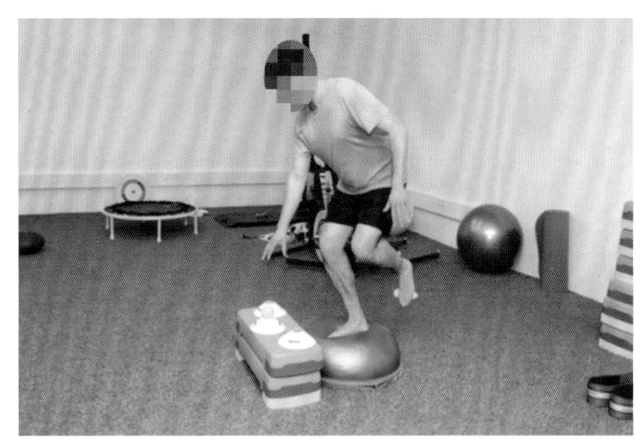

图 10-3 使用平衡半球（BOSU）装置进行平衡、本体感觉、柔韧性及肌力方面的锻炼治疗

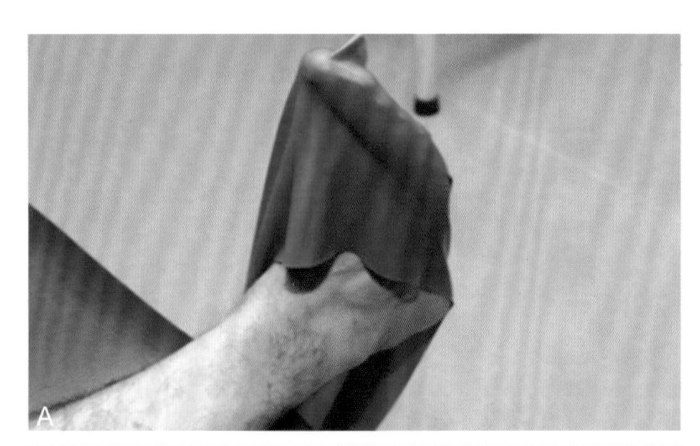

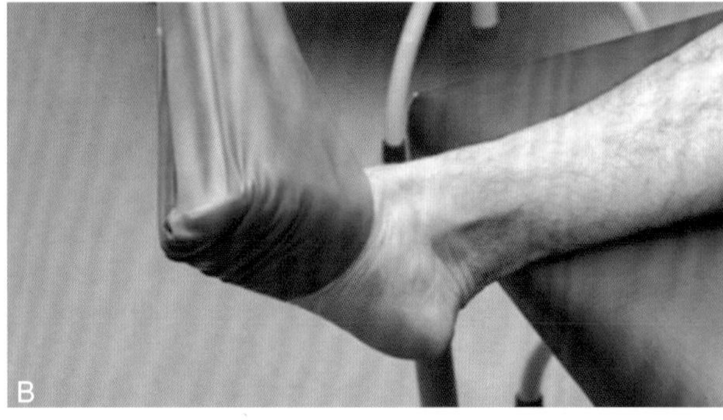

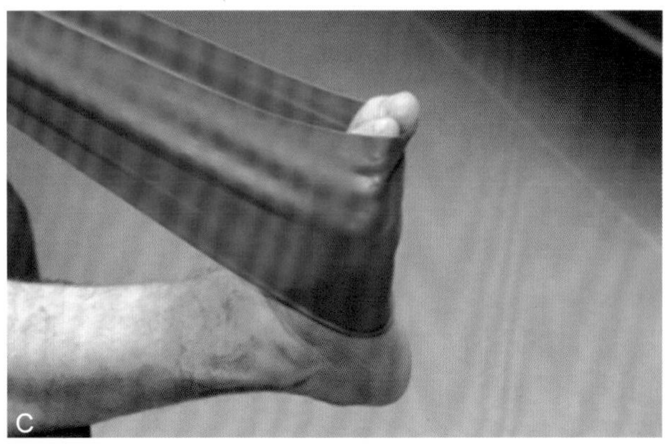

图 10-4 利用橡胶带（A）进行锻炼治疗包括内翻（B）和外翻（C）

最后一项功能治疗策略是手法关节松动，主要用于改善踝关节的活动度。研究显示手法松动可以减轻疼痛，联合锻炼治疗可以提高手法治疗的效果。

（四）其他治疗

其他临床应用相对较少的治疗方法包括超声、电疗、激光治疗和冲击波治疗。这些方法在减轻疼痛和肿胀、改善功能和重返运动方面并无明显作用。近年来针灸受到较多关注，但其效果尚无定论。两项小样本研究显示局部振动疗法和光疗联合冷冻疗法可能起到有益的作用。

（五）可控的危险因素

为了提高康复的成功率，可控的危险因素是治疗的重点（表 10-2）。LAS 患者的治疗目的之一是确定并治疗那些导致反复扭伤或进展为不稳

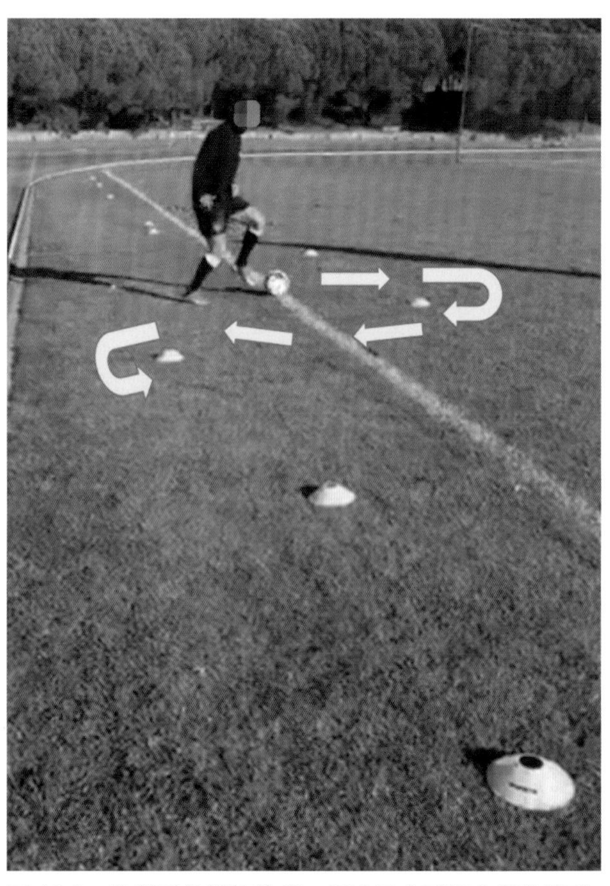

图 10-5 监督下的锻炼治疗。运动员在球场上训练控球，边跑动边改变方向（黄箭头）

表 10-2　治疗和预防方案中的重要危险因素

以治疗为目的		以预防为目的	
可控因素		**可控因素**	
髋关节动力学改变	内在危险因素	协调性差	内在危险因素
平衡障碍		本体感觉、姿势控制和平衡障碍	
动态姿势控制缺陷		肌肉预激活时间延长	
BMI 值高		活动受限	
韧带松弛		肌力不足	
不可控因素		运动类型和参与水平	外在危险因素
青少年男性	内在危险因素	场地类型	
身材过高			

定的危险因素。危险因素可分为可控因素和不可控因素，前者可进一步分为内在因素和外在因素。识别并解决康复过程中的可控因素是个性化损伤预防策略的一部分。内在因素包括关节活动受限、本体感觉障碍、姿势控制与平衡不足、肌力差、协调性差，以及肌肉在足着地前预激活时间延长等。

特殊类型的运动，如篮球、室内排球、手球、田径和攀岩，发生 LAS 的风险最高。参与水平、角色（防守者）和场地类型（天然草坪）是相关危险因素，重返训练场时需要特别注意。重返运动后也同样不能忽视这些危险因素。

（六）不可控的危险因素

最常见的不可控危险因素是患者的外在因素。在这些因素当中，需要着重强调的是踝关节扭伤史，Meta 分析显示既往扭伤史增加了韧带再次损伤的风险。

其他内在不可控因素还包括性别，男性因竞争性运动发生 LAS 的风险更高，但是女性也表现出逐渐增加的 LAS 风险。其他潜在的危险因素包括不同的踝关节形态、足姿指数和较高的身材。

（七）手术治疗

手术治疗（图 10-6，图 10-7）并不是急性外侧韧带断裂的首选治疗方法，但是在特殊的群体中，如高要求的运动员，可以考虑手术治疗。总体而言，手术似乎比非手术治疗能更好地降低复发性 LAS。但是有限的证据提示手术治疗能缩短康复时间，增加了踝关节僵硬的发生率，减小了踝关节活动范围，增加了并发症的发生。此外，近期的研究结果显示，相对于功能治疗手术治疗能够更好地改善踝关节活动并降低不稳定的概率（但是显著地增加了手术并发症）。

手术的一个主要优势，在于解决了导致反复扭伤的韧带松弛的问题，有助于预防踝关节反复

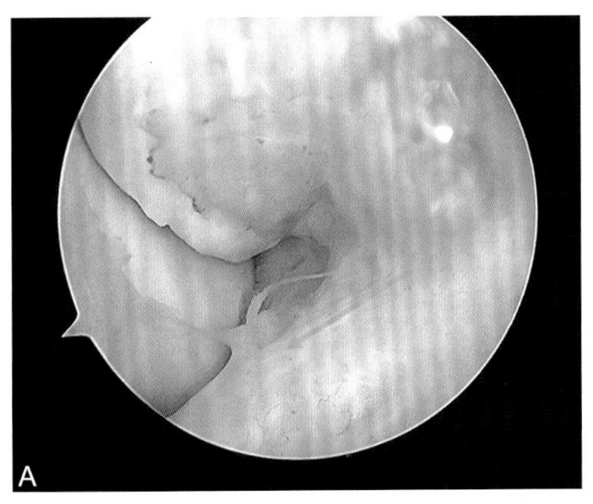

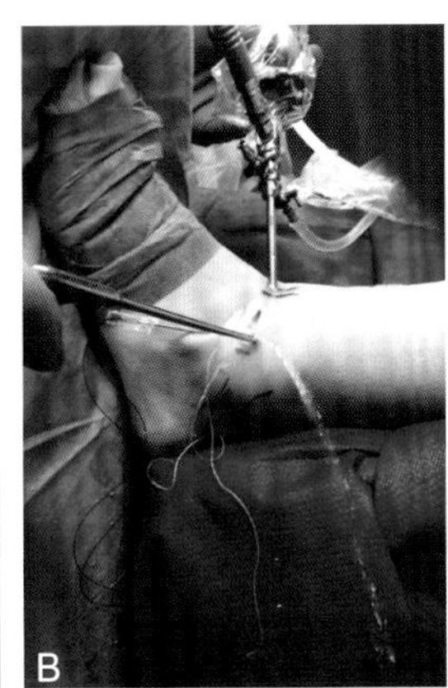

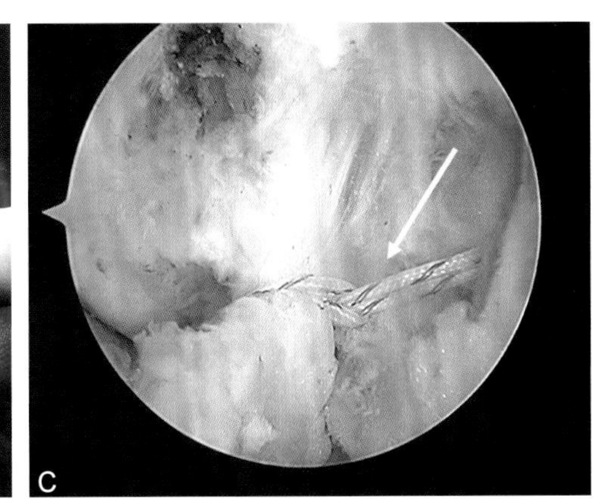

图 10-6　被拉长的 ATFL（蓝箭头）的关节镜下表现（A）；关节镜下用锚钉修复 ATFL 的外观照（B）；锚钉缝线（黄箭头）修复后，ATFL 恢复张力（C）

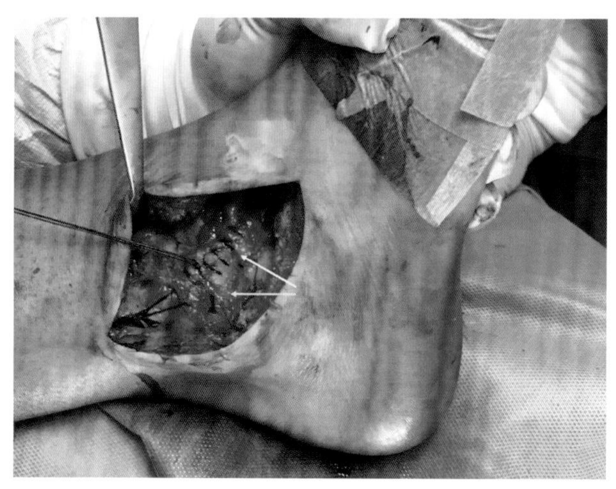

图10-7　**切开Broström术（使用骨道）修复ATFL（黄箭头）和CFL（蓝箭头）**

扭伤。然而，60%～70%的患者对功能性治疗反应良好，避免了不必要的侵入性手术治疗，选择手术治疗应根据患者自身情况决定。

五、结论

在治疗LAS患者时，设计个性化的方案十分重要。康复过程必须要解决那些导致再次扭伤或进展为不稳定的危险因素和预后因素，从而最大程度地降低踝关节反复扭伤和一段时间后慢性不稳定的发生概率。

六、要点

1. 延迟查体是确定韧带损伤严重程度的可靠诊断方法。

2. 对于不复杂的距腓前韧带完全损伤的诊断，延迟查体具有足够的敏感度和特异度，无须进行超声和MRI检查。

3. 功能性治疗应基于韧带损伤的严重程度，考虑韧带愈合过程。

4. 急性外侧韧带断裂不是手术干预的绝对指征，既往研究表明急性期手术治疗对于特定人群（高水平运动员）是可行的选择。

5. 超过40%的LAS患者会进展为CAI，提示我们尚未完全了解导致康复成功或失败的影响因素。

（徐桂军　译　赵嘉国　王　佳　校）

第11章
慢性踝关节不稳定的非手术治疗

Francisco Guerra-Pinto，Chris DiGiovanni，Hélder Pereira，Nuno Côrte-Real

一、慢性踝关节不稳定模式

CAI指反复发作的外侧踝关节不稳定导致多次踝关节扭伤。CAI最常见的特征包括打软腿、机械性不稳定、疼痛和肿胀、力量丧失、反复扭伤和功能性不稳定。

临床表现可以分为如下方面。

1. 第一次急性扭伤后疼痛。
2. 踝关节反复扭伤，间隔期间无明显症状。
3. 踝关节反复扭伤，间隔期间有疼痛。

部分患者两次扭伤之间出现进行性疼痛亦不少见，提示CAI逐渐加重。

Terada根据如下情况对CAI患者进行分类。

1. 既往存在急性外侧踝关节扭伤引起的肿胀和疼痛，且至少1天短暂功能丧失的病史。
2. 反复地“打软腿”持续6个月。
3. 踝关节反复扭伤。
4. 踝关节不稳定工具（ankle instability instrument，AII）和功能性踝关节不稳定鉴别（工具）（identification of functional ankle instability，IdFAI）判定的感知性踝关节不稳定。

关于CAI的研究之间结果不一致，部分原因是将不同类型的CAI视为同一种情况。疼痛部位并不是仅在韧带走行处，提示除韧带断裂外还可能存在其他结构的伴随损伤（软骨、腓骨肌腱、撞击）。既往存在多个描述踝关节不稳定现象的名称，如慢性踝关节不稳定、慢性外侧踝关节不稳定、踝关节不稳定、残留性踝关节不稳定、慢性不稳定、反复不稳定、反复外侧踝关节不稳定和慢性踝关节扭伤。

尽管将CAI视为单一情况的理念依然存在，将CAI患者区分为不同亚组的相关文献已于20世纪50年代出现。Wiles报道了一组患者，在经历扭伤之后足部出现打软腿症状，但是查体并未发现异常。1965年，Freeman将所有外侧扭伤后出现的慢性不稳定称为“功能性不稳定”。尽管许多作者在引用Freeman的贡献时，回想到一些患者在应力X线中并无“机械性不稳定”（而其他患者存在机械性不稳定），但是Freeman的准确原文实际为：这项研究表明，踝关节机械性不稳定很少成为功能性不稳定症状的初始原因。

通常认为机械性不稳定是踝关节复合体的病理性韧带松弛，但是目前尚无诊断CAI的金标准。为临床医师和研究者提供的专家建议，很少基于自我报告的功能量表和损伤史，而是基于客观的临床和相关检查。

踝关节创伤后松弛被定义为：急性扭伤人群在创伤后出现超过正常生理范围的过度关节活动，并持续8周。

尽管机械性韧带松弛出现在急性损伤后的人群中，但其在CAI患者群体中所起到的作用仍存在争议。一项系统综述提示CAI患者比非CAI人群韧带更松弛，但是机械性松弛在CAI发病机制中的作用并未达成共识。松弛可能只影响了一部分感觉不稳定的患者，衡量松弛的方法和设备可能缺乏效度和信度。

Hertel提出了一个涉及机械性和功能性不稳定的模型（图11-1），目前被广为接受。在这个模型中，机械性和功能性不稳定并非相互独立，而是重叠一部分。当这两种情况同时存在时，就会发生踝关节反复扭伤。功能性不稳定源于功能性障碍，例如力量不足、本体感觉受损、神经肌肉或姿势性控制障碍。

当患者踝关节存在症状且临床查体、应力X

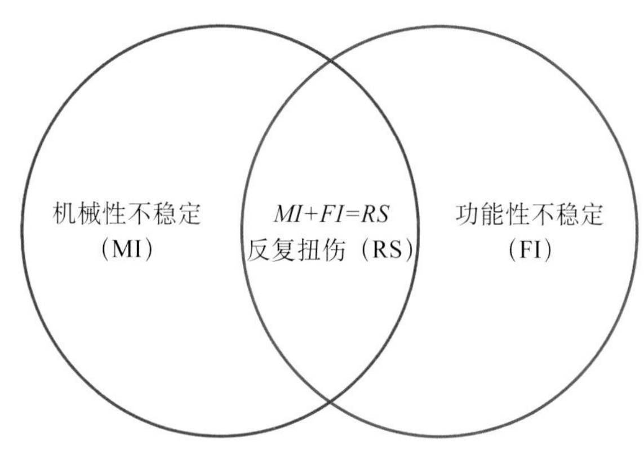

图 11-1 Hertel 慢性踝关节不稳定模型

线片或应力超声检查发现松弛度增加，可以认为患者存在机械性不稳定。客观检查未发现松弛的患者（Freeman 研究中的 40% 患者和 Lohrer 研究中的 37% 患者）被视为存在功能性不稳定。

尽管实际上部分患者不符合上述分类，但是 Hertel 模型是最被熟知和被认可的模型。Hiller 提出了一个 Hertel 模型的改良版（图 11-2），将 CAI 患者分为三类：机械性不稳定、感知性不稳定和踝关节反复扭伤。3 种情况的组合构成了 7 个 CAI 亚组。正如作者所述，患者可能具有机械性不稳定和感知性不稳定，而没有出现反复扭伤。他们甚至提出另一种因素——活动度不足，“它是另外一种亚组的基础，应该被进一步研究”。因为“活动度不足并不是机械性不稳定，但仍可以与踝关节扭伤相关联”，且“在 CAI 研究中，如果存在活动度不足的参与者，可能会抵消显著性结果，因此为不一致性结果提供了一种可能的

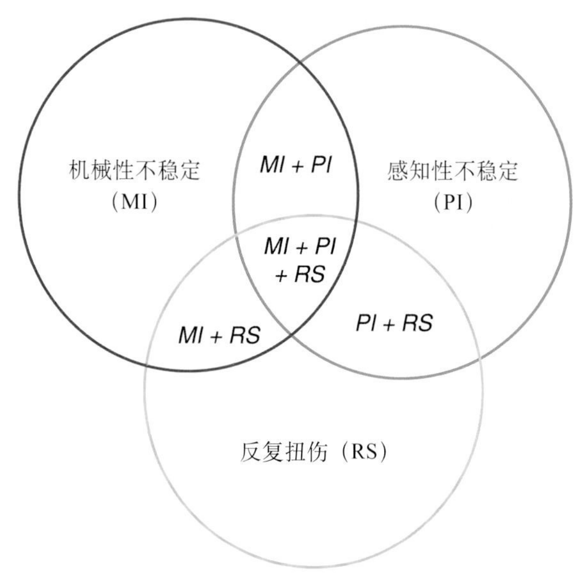

图 11-2 Hiller 慢性踝关节不稳定模型

解释”。

另外一个实用的概念就是“Copers”。它是指一些患者虽然经历了严重的外侧踝关节扭伤，但是最终没有发展为 CAI，也没有感知性不稳定。Rosen 将这些患者与健康踝关节区分开，定义为一组单侧肢体 1 ～ 2 次外侧踝关节扭伤且 Cumberland 踝关节不稳定工具（cumberland ankle instability tool，CAIT）≥ 28 的患者，提示该组患者具有较好的踝关节功能。Rosen 研究中的健康对照组患者（*n*=32）无外侧踝关节扭伤史且 CAIT 值为 29 或 30，提示无功能丧失。Croy 认为“Copers”是那些一次扭伤史超过 1 年且没有不稳定症状的患者。

除外这些传统定义，有关 Copers 的一个有趣观点是：有两次扭伤且无其他不适的患者也被考虑为 Coper，如扭伤 3 次则认为是 CAI。这样一来，除了 Hiller 已经提出的类型，还有另外一组患者需要加以识别，因此严重外侧踝关节扭伤之后需要识别 9 类患者。

1. 机械性不稳定（mechanical instability，MI）。
2. 感知性不稳定（perceived instability，PI）。
3. 反复扭伤（recurrent sprain，RS）。
4. MI + PI。
5. MI + RS。
6. PI + RS。
7. MI + PI + RS。
8. 患者同时存在上述任何一种情况和活动度不足。
9. Copers（仅有两次扭伤，如果扭伤三次则认为是 CAI）。

有趣的是，这些分类仅仅增加了对 CAI 诊断的认知，并不能帮助医师去决定患者是否需要手术治疗以及何时手术。另一方面，这让我们想知道为什么 50% 以上的 CAI 患者具有机械稳定性。

二、踝关节机械性感受器

踝关节韧带有两种功能：生物力学和本体感觉。

踝关节外侧韧带损伤不仅可以改变踝关节力学结构，还可以导致踝关节韧带和关节囊内的机械性感受器受损。这些机械性感受器被扰乱后可能会削弱踝关节的位置觉。踝关节不稳定的患者

CAI 模式

- 关于 CAI 的研究之间结果不一致，部分原因是将不同类型的 CAI 视为同一种情况。
- 1965 年，Freeman 称“踝关节机械性不稳定很少成为功能性不稳定症状的初始原因”。
- 通常认为机械性不稳定是踝关节复合体的病理性韧带松弛，但是目前尚无诊断 CAI 的金标准。
- Hertel 提出了一个涉及机械性和功能性不稳定的模型，目前广为接受。在这个模型中机械性和功能性不稳定并非相互独立，而是重叠一部分。当这两种情况同时存在时，就会出现踝关节反复扭伤。
- Hiller 提出了一个 Hertel 模型的改良版，将 CAI 患者分为三类：机械性不稳定、感知性不稳定和踝关节反复扭伤。3 种情况的组合构成了 7 个 CAI 亚组。

会出现传入性体感信息的感知变化、反射反应的改变及传出性运动控制的障碍。韧带本体感受器损伤导致的传导阻滞和关节源性肌肉抑制，在当前踝关节扭伤康复理论中占有核心地位。对于踝关节外侧扭伤和慢性踝关节不稳定，本体感觉的丧失与恢复是当前运动医学与骨科研究的热点问题。

支配踝关节复合体的运动与感觉神经起自腰丛和骶丛神经。支配肌肉的运动神经来自胫神经、腓浅神经和腓深神经。感觉神经来自这三条混合神经和另外两条感觉神经：腓肠神经和隐神经。踝关节和距下关节外侧韧带和关节囊受到机械性感受器广泛的神经支配，形成本体感觉。

机械性感受器存在于人和动物的关节内。在猫的膝关节，机械性感受器存在于关节囊和韧带软组织。基于 Freeman 和 Wyke 的描述，根据形态和功能将机械感受器分为四类。

韧带被拉长后再愈合具有较差的机械性感受器功能。Hinterman 关节镜检查了 148 例存在症状的 CAI 患者，结果显示 86% 的 ATFL、64% 的 CFL 和 40% 的三角韧带发生了断裂或延长。

通过引用 Van Dijk 的表述，可以很容易理解韧带松弛对机械性感受器的临床影响：

“由腓骨向距骨传递旋转性力量中，距腓前韧带发挥了关键性作用。（……）局限分布于关节韧带末端的Ⅲ型神经末梢只有在韧带存在应力时才会被激活。韧带松弛后，当距骨发生半脱位时，这些神经末梢才会开始产生信号。(……)1965 年，Freeman 认为这是稳定的踝关节发生打软腿可能的原因。踝关节韧带撕裂的患者存在关节囊撕裂，破坏了部分Ⅰ型和Ⅱ型神经末梢系统。对于损伤较轻或本体感觉训练弥补了感觉丧失的患者，存在韧带被拉长的问题。（……）一旦足发生强力内旋，尤其是在跖屈位时内旋，Ⅲ型神经末梢只有在关节发生了半脱位时才能产生信息”。

这种解释表明存在症状的患者经常存在韧带的病理性松弛。从功能性不稳定、微不稳定到机械性不稳定存在连续性病理改变。患者能够感知到且医师查体能检查到松弛，归为机械性 CAI。因临床查体或关节测量仪可能存在的诊断局限性而没能检查出机械性松弛，这部分患者被归为功能性 CAI。微不稳定介于两者之间，其病理性松弛程度难以准确评估。上述理论也可能是 Broström 技术成功的原因，它并不是真正的重建，而是一种恢复张力的技术。这种恢复韧带张力的理念并不适用于膝关节外侧不稳定，膝关节需要真正的重建。全身韧带本体感受器的确切作用尚未完全确定。

区分微不稳定和功能性不稳定较为困难。韧带延长可能“关闭”机械性感受器导致本体感受器受损，此时微不稳定和功能性不稳定的表现相似。正因如此，非手术治疗是大部分此类患者的一线治疗方案。欧洲运动创伤、膝关节外科和关节镜学会（ESSKA）的共识建议手术治疗前予以 3 ～ 6 个月的非手术治疗。

踝关节机械性感受器

- 踝关节外侧韧带损伤不仅可以改变踝关节力学结构，还可以导致踝关节韧带和关节囊内的机械性感受器受损。
- 机械性感受器存在人和动物的关节内。基于 Freeman 和 Wyke 的描述，根据形态和功能，机械性感受器分为四类。
- 从功能性不稳定、微不稳定到机械性不稳定，存在连续的病理变化。
- 非手术治疗是大部分患者的一线治疗方式。ESSKA 共识建议手术治疗前应进行 3 ～ 6 个月非手术治疗。

三、非手术治疗的方式

1. 密切观察。

2. 外部支撑

（1）足底矫形器。

（2）定制鞋。

（3）贴扎或其他黏附性材料。

（4）踝部矫形器。

3. 物理治疗

（1）针对感官的踝关节康复策略（sensory-targeted ankle rehabilitation strategies，STARS）。

（2）力量训练。

（3）本体感觉训练。

（一）密切观察 / 自然病程

从严格意义讲，所有非手术治疗方式都包括不进行任何干预，即自然病程。CAI 的自然病程是慢性过程，这意味着患者不会随着时间而逐渐好转，一直会存在症状，甚至可能会更严重。踝关节外侧韧带的缺失会导致胫距关节反复地半脱位和病理性活动，加速软骨磨损、退变和踝关节炎。典型的病理性关节软骨磨损是非对称性的，主要影响距骨内侧。

（二）外部支撑：支具 / 矫形器 / 贴扎

当提到治疗 CAI 的外部支撑时，也要考虑到急性踝关节不稳定。换言之，一些保护方法可以提高急性严重扭伤中韧带的正常愈合率。一旦韧带愈合失败，或愈合后发生了延长，外部支撑有助于改善患者的症状，但可能不会改善长期预后。

共有 4 种踝关节外部稳定方法：①足底矫形器；②定制鞋；③贴扎及其他黏附性材料；④踝部矫形器。

1. *足底矫形器* 足底矫形器旨在调整步态周期中起步阶段踝关节的对位关系。踝或后足的特定畸形使踝关节处于内翻位，增加了踝部扭伤的风险。如果这些是可复性的畸形，使用足底矫形器是一种合理的选择。可复性高弓足就是一种典型的情况。但是，有关足底矫形器对 CAI 患者的姿势控制和平衡作用的相关研究较少。

一项近期发表的系统性综述中，Molsan 发现与对照组相比，足底矫形器可对 CAI 患者发挥轻微的角度调整，对于髋和膝的关节动力学无明显影响。Baur 发现，跑步相关损伤的患者经过 8 周矫形器干预后，出现了更强烈的腓骨肌预激活，但对腓骨长肌激活时间并无明显影响。

Dingenen 对 CAI 患者使用不同鞋和足部矫形器后，比较了各组患者从双腿姿势向单腿姿势过渡期间腓骨长肌开始激活的潜伏期。结果发现无论是应用标准中性跑鞋还是定制的足底矫形器，两组患者的腓骨长肌的激活时间均显著早于赤足状态。

另一项研究通过表面肌电图分析下肢 9 块肌肉，也报道了肌肉活动被更早激活。该研究发现，使用定制的足底矫形器组比赤足组的肌肉 [腓骨长肌（$P < 0.001$）、胫骨前肌（$P=0.003$）、股内侧肌（$P=0.04$）和股外侧肌（$P=0.005$）] 激活的触发时间更早。此外，腓骨长肌在标准中性跑鞋（$P=0.02$）和标准足底矫形器（$P=0.03$）两组中比赤足组更早激活。

因此，定制的足底矫形器对腓骨肌激活时间具有一定作用，是一种具有潜在价值的治疗工具。

2. *矫形鞋 / 定制鞋* 区分定制鞋垫和定制鞋（亦称为矫形鞋）较为困难。定制鞋可能包括任何外部支撑结构，如鞋垫和紧贴踝部的固定装置。定制的高帮鞋按照要求，甚至还包括半刚性的外部支撑结构。

Herb 称“CAI 患者的触地方式存在差异”。在他的研究中，24 例 CAI 患者在触地后的 107 ～ 200 毫秒具有更大的内翻角度（差异为 4.01°±2.55°）。触地后的运动学和动力学变化可能与错误的触地方式有关。Herb 建议在康复治疗中考虑垂直跳跃训练。尽管高帮鞋在预防踝关节扭伤的作用尚不明确，Herb 的建议可能会维持目前篮球运动员穿高帮鞋的选择。穿鞋的 CAI 受试者可以调整步态，从而成功地完成慢跑中的特定任务。

Ramanathan 研究了 35 名健康受试者在意外足内翻时腓骨长肌的保护功能。他比较了赤足、标准训练鞋、喇叭形鞋底的鞋和踝上系带的靴子。腓骨长肌在穿鞋时比赤足状态下的反应更早。标准鞋和喇叭形鞋底鞋的设计显示了从赤足到靴子不同组之间存在较大的差异。

虽然制鞋工业不断发展，综述概述了改良鞋在预防踝关节扭伤或其复发方面的作用，尚无结论性证据。

3. *贴扎和其他黏附性材料* 贴扎是一种最流行的外部固定技术（图 11-3），便宜且容易获得。贴扎对踝关节的稳定作用涉及如下 3 个方面机制：①机械性稳定踝关节；②改善神经肌肉功能；③积极的心理作用。

在诸多贴扎技术中，主要有 3 种类型：弹力、非弹力和肌内效贴。

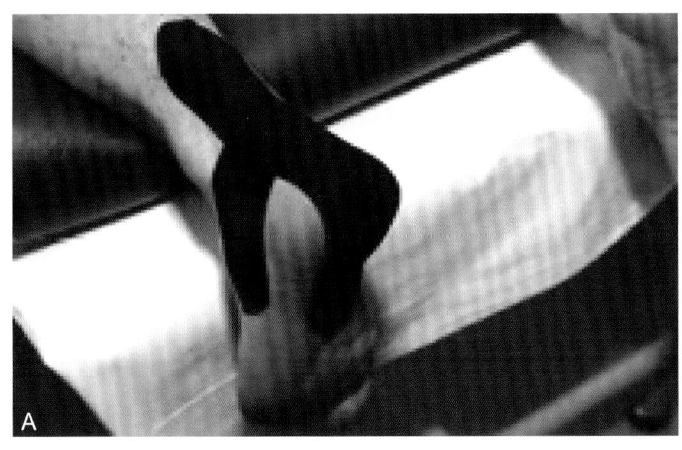

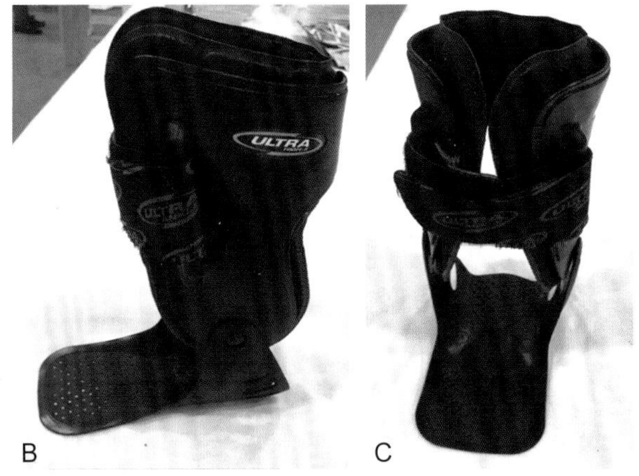

图 11-3　用于改善踝关节不稳定的贴扎（A）；铰链式矫形器可以提供冠状面及轴向稳定性，同时允许矢状面的控制性活动（B 和 C）

非弹力黏附性贴扎（经常称为贴扎）通常应用于踝关节外侧或“8”字形式缠绕在踝关节周围。其紧缩作用可能引起皮肤坏死等并发症。弹力黏附性贴扎有时又称为弹力贴扎，在明显牺牲稳定性的情况下改善运动。在健康志愿者中，非弹力贴扎略优于弹力贴扎。尽管应用不同贴扎患者之间整体发生的内翻率并无明显区别，但是使用非弹力贴扎患者的内翻率要低于弹力贴扎。

Vaes 在 51 例机械性 CAI 患者（应力 X 线检查）中对比了弹力贴扎和非弹力贴扎对距骨倾斜角的影响。通过影像学检查比较弹力和非弹力贴扎对不稳定胫距关节的稳定价值。分别对每名运动员在 4 种状态下（无贴扎、弹力贴扎、非弹力贴扎、活动 30 分钟后运用非弹力贴扎）测量了内翻应力位的距骨倾斜角。结果显示使用非弹力贴扎可以显著降低距骨倾斜角。即使运动之后，非弹力贴扎改善稳定的作用仍优于弹力贴扎。

Vaes 还分析了非弹力贴扎技术在 220 例功能性踝关节不稳定患者中的作用。采用标准表面肌电图和应力片测量，分别测试并比较不使用任何支撑、非弹力贴扎和外支撑支具的距骨倾斜角。结果显示非弹力贴扎及 2 种支具对距骨倾斜具有显著减小作用。

肌内效贴在运动人群中日益流行。它使用弹性黏附性贴扎，可拉伸 140%，因此对活动的限制较少。其目的不是限制活动，而是刺激本体感觉。

在一项纳入了 10 项研究的系统综述中，Wang 报道了星形偏移平衡试验测试结果。结果显示，在测量垂直跳跃高度的研究中肌内效贴优于其他贴扎方法。研究人群为健康人群和踝关节扭伤患者（非 CAI 患者）。该研究表明在执行星形偏移平衡试验过程中，踝关节受到的约束较少。

Bicici 评估了非弹力贴扎和肌内效贴对慢性内翻性踝关节扭伤的篮球运动员功能的影响。与安慰贴扎和无贴扎组相比，运动贴扎和肌内效贴组患者在单肢跨栏试验中显示了更短的完成时间（运动贴扎 vs 安慰贴扎：P=0.03；运动贴扎 vs 无贴扎：P=0.016；肌内效贴 vs 安慰贴扎：P=0.042；肌内效贴 vs 无贴扎：P= 0.016）。

De la Torre 进行了一项每组 15 人的随机对照试验，通过感官统合试验比较肌内效贴和安慰贴扎的效果。事后分析显示，两组在使用后即刻和使用后 7 天的综合感官统合试验分数均有改善，但无显著性差异。作者报道这项结果表明，在使用贴扎后，受试者在主观上增强了信心。

4. *踝部矫形器*　减少踝关节损伤的另一种方法是踝关节外部支撑的应用，如踝关节矫形器（图 11-3）。研究证据显示在一些踝关节扭伤风险高的运动中（如篮球），佩戴踝关节矫形器的 CAI 患者扭伤率明显降低。

除了上述描述的矫形器（鞋垫、定制鞋和贴扎），踝部矫形器还包括那些控制两个及以上关节的矫形器，如踝 - 足矫形器、膝 - 踝 - 足矫形器或单纯踝关节矫形器。矫形器处方应包括：①累及的关节 / 节段；②诊断；③预期的活动度；④畸形 / 状态是否是柔软的；⑤矫形器目的，矫形、调节还是稳定；⑥所需的材质（尽管这主要由矫形器技术人员决定）。

这些适应证通常是相互关联的。一般而言，用于矫正的矫形器是半刚性的，用于调节的矫形器是柔软性的。例如，伴有柔软性高弓足畸形的CAI患者，恰当的处方就应该是足底矫形器。矫形的目的是矫正内翻畸形，因此应该是半刚性或刚性的，并且带有第一跖骨隐窝的外侧楔形鞋跟的矫形器是一个很好的选择。

商用踝关节矫形器根据活动度可分为3种类型：限制型、铰链型和简易型（非限制型）。限制型（坚强）矫形器将踝关节放置在固定的位置。这类矫形器通过塑形以便适应足的形态，同时在关键的压力点放置衬垫以缓解局部压力。它更简单的设计是一块形状适合足跟的坚硬塑料。将踝关节固定在固定的位置就可以最大程度地提供稳定性。它对CAI患者的作用有限。这些足踝矫形器最常用于治疗与脑血管意外或脑瘫相关的足下垂。一些临床医师发现它可能对急性踝关节扭伤或反复短期疼痛的控制有一定益处。

铰链矫形器允许矢状面控制的活动，同时在冠状面和水平面是稳定的（图11-3）。

简易的矫形器通常称为支具。在许多文章中使用的命名具有一定的误导性，因此不容易理解。软支具带有像马镫一样的非刚性组件，半刚性支具在内侧和外侧带有条状半刚性塑料材质，用于控制冠状面活动。Kerkhoffs称之为系带式和半刚性踝关节支撑。

最近一项评价支具对急性踝关节扭伤效果的综述指出，很少有研究报道踝关节支具治疗比功能性方法更具优势。两项以测量的踝关节不稳定作为结局的高质量研究，并未发现两种干预方法有明显差异。作者认为支具是一种经济有效的方法，可以考虑在急性踝关节扭伤后使用。如果我们将该结论用于CAI患者，尽管它对预后或韧带愈合没有影响，但在踝扭伤复发时可能具有临床应用价值。

支具提供了额外的关节外部的刚度和（或）提高了本体感觉的敏锐度。

Webster评估了两种踝关节支具（氯丁橡胶缠绕支具和半刚性塑料支具）对关节位置觉和踝关节刚度的影响，并确认是否支具的作用会随着局部肌肉疲劳而减低。结果显示疲劳使关节位置觉绝对误差增加了0.3°（6%～12%）。

女性患者的踝关节刚度并不受疲劳的影响。男性患者在佩戴半刚性支具时，疲劳使刚度增加了0.75Nm/rad（3.3%），在未佩戴支具时降低了0.32Nm/rad（1.5%）。半刚性塑料支具较无支具和氯丁橡胶缠绕支具，提供了更有效的踝关节支撑。在初始使用时（疲劳前），半刚性支具改善了关节的位置觉，并有助于在疲劳后维持踝关节的有效刚度。氯丁橡胶缠绕支具在最初使用时，可以增加踝关节有效刚度，但当出现疲劳时，它可能无法弥补生理性刚度的丢失。

Doherty回顾了9项关于支具治疗CAI的系统综述，并分析了39项研究（15项随机对照研究，24项非随机对照研究；总人数8734人，90%为男性，10%为女性），评估治疗CAI的外部支撑支具的效果。尽管目前还不清楚支具或贴扎是否可以作为踝关节扭伤有效的一级预防措施，但这些综述一致认为，支具能够有效地预防踝关节扭伤的复发。

CAI的外部支撑

- 在CAI患者功能性康复过程中，足底矫形器对姿势控制和平衡训练的作用，目前证据尚不充足。无论是穿标准中性跑鞋还是定制的足底矫形器，患者的腓骨长肌的激活时间均显著早于赤足状态。
- 虽然制鞋工业不断发展，综述概述了改良鞋在预防踝关节扭伤或其复发方面的作用，尚无结论性证据。
- 黏附性贴扎材料分为非弹力贴扎、弹力贴扎和肌内效贴。应用非弹力贴扎可以最大程度地降低机械性CAI患者的距骨倾斜角。
- 商用踝关节矫形器根据活动度可分为3种类型：限制型、铰链型和简易型（非限制型）。支具提供了额外的关节外部的刚度和（或）提高了本体感觉的敏锐度。
- 系统综述报道支具能够有效预防踝关节扭伤的复发。

（三）物理治疗

康复方法分为以下三大类：①推拿和按摩（STARS）；②力量训练；③本体感觉训练。

这三种康复措施通常称为“物理治疗”。从严格意义上说，如果一名患者自诉通过在海滩上行走（或经过家庭训练）后CAI症状好转，那么他是在进行自我物理治疗（通过运动或锻炼治疗）。

物理治疗对CAI患者具有至关重要的作用。在萨瓦大学一项关于急性损伤的前瞻性研究中，204名年轻运动员无论是在监督下还是无监督下的康复训练后，具有相似的再损伤率：无监督康复的患者中 54% 出现复发，监督下康复训练的患者复发率为 57%。

1. *推拿和按摩*　这些治疗的理论基础：受损踝关节韧带受体的感觉传入障碍是导致 CAI 患者感觉运动障碍的原因。针对其他感觉感受器进行干预，可以增强患者的感觉运动控制。CAI 的 STARS 分为如下几类：关节松动术、足底按摩，以及小腿三头肌拉伸或控制。

一项随机研究（80 例患者）比较了这些方法，结果显示所有 STARS 组在患者来源的结局指标（患者自我报告的问卷调查）方面都有了明显改善。关节松动术干预后即刻效果显著，足底按摩 1 个月后效果最明显。作者还报道这些治疗措施对于临床来源的结局指标（如单腿平衡试验）没有影响。

在一次治疗后，STARS 显著改善了单腿姿势控制，但这些改变是短期的。在治疗 2 周后，所有治疗组的任何干预措施都没有发现明显的益处。

2. *力量训练*　有证据表明 CAI 患者的腓骨肌力量不足。Willems、Terrier 和 Sakai 等报道了 CAI 患者的外翻肌力减弱。这种情况在力量测试、个体反应时间和肌电图中都得到了证实。肌力减弱存在于踝关节跖屈位和中立位。但是，与体表肌电图振幅相关的力量测量是在健康人群中进行测试而非 CAI 患者。

David 认为，CAI 患者的康复方案必须着重于踝关节外翻肌和内翻肌的离心收缩的运动控制。

显然，Copers 没有发生这种肌力减弱，这与腓骨长肌中脂肪组织的含量有关。将 CAI 患者患侧和健侧进行比较发现，尽管两侧肌肉的横截面积没有区别，但是患侧腓骨长肌中脂肪组织明显增加。这一发现在改良 Broström 术后腓骨肌力对 CAI 影响的研究中得到证实。外翻峰值扭矩的缺失比得到了显著提升，从术前平均 38.6% ～ 17.4% 到术后腓骨肌肌力恢复至健侧踝关节的 82.6%。

这个问题似乎是多方面的。Abdel-Aziem 比较了 CAI 患者离心性外翻 / 内翻及背屈 / 跖屈比值。CAI 组的离心性收缩的背屈 / 跖屈比值（图 11-4）明显高于正常组，且内翻和外翻离心力矩不足。

在 Thompson 的系统综述及荟萃分析中，强有力的证据支持动态平衡、腓骨肌反应时间和外翻力量不足对非特异性 CAI 的作用；中等程度的证据支持本体感觉和静态平衡不足对非特异性 CAI 的作用。

肌力训练应通过抗阻带或徒手对抗加以实施。尽管主动的姿势训练如摇摆板平衡训练，有力量训练的成分，但是仍然被认为是本体感觉训练。一个好的区分方法可能是仅将所有开链训练视为力量训练。尽管有证据表明闭链训练可以提高肌力，但它是姿势 / 本体感觉训练的一部分。

肌力训练通常指踝关节外翻。Kim 分析了 30° /s、60° /s、90° /s 和 120° /s 时的等速踝关节外翻力量（峰值扭矩、总功）、内外侧稳定指数和动态稳定性试验，并记录基线、6 周和 24 周的数据。与对照组相比，CAI 组患者在 120° /s 时的向心 / 离心外翻峰值扭矩和总功显著增加。

3. *本体感觉训练*　本体感觉训练是 CAI 治疗中唯一的最佳选择。本体感觉障碍导致腓神经反应时间延迟，这似乎是一种外周反射。踝关节外侧扭伤后，踝关节的平衡和姿势控制减弱。但是它可以通过中枢神经调节训练来恢复（图 11-5）。基本上每位作者都提到了神经肌肉训练对关节保护的重要性。

踝关节内翻是一种生理活动，当外侧韧带缺如或丧失主动外翻功能时，关节（微观或宏观）

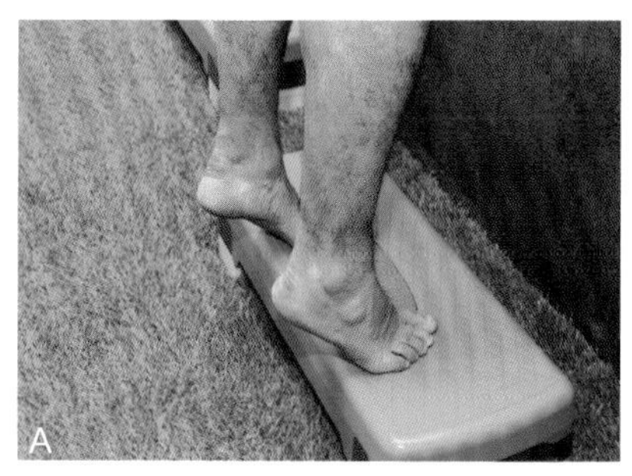

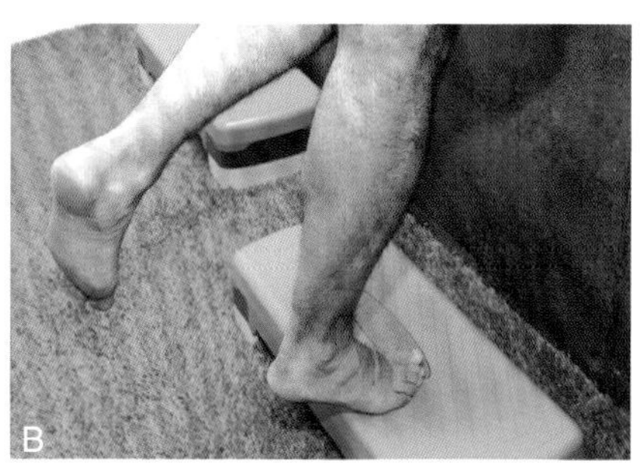

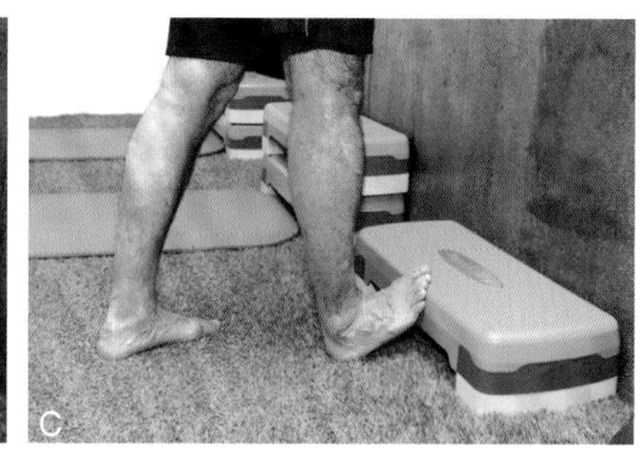

图 11-4　**拉伸、增强肌力和离心性训练（A ～ C），这应包括外翻 / 内翻和背屈 / 跖屈**

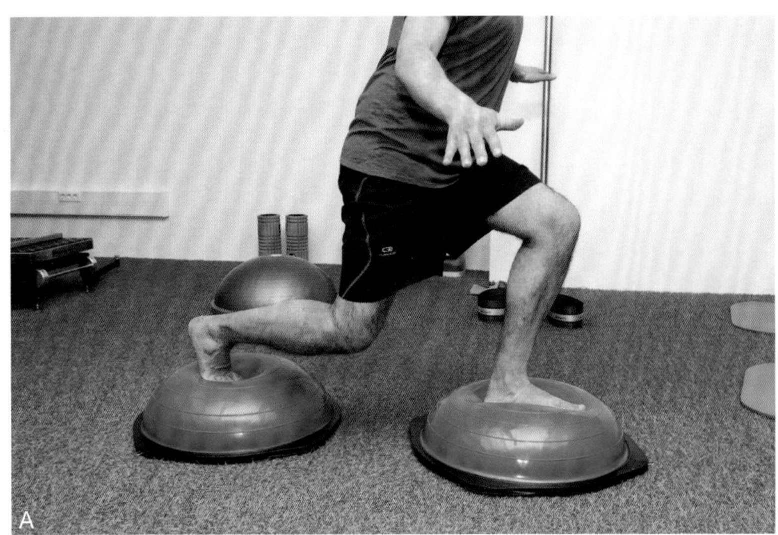
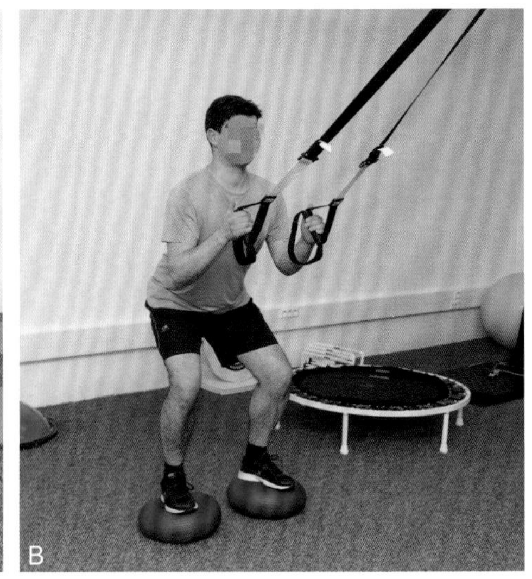

图 11-5　运用不稳定性锻炼来练习神经肌肉和本体感觉的控制（A，B）；肌力、本体感觉和神经肌肉平衡的综合锻炼

不匹配（或不稳定）使得内翻变成病理性活动。如 Konradsen 所言："当踝关节受到内翻扭矩的影响，如果对抗内翻扭矩的反应足够迅速和强大，仍然可以避免损伤。" Ko 报道姿势稳定性障碍与踝关节力量减弱之间似乎没有很强的关联性。主动稳定器发挥作用的时机与其力量一样重要。

Copers 在星形偏移平衡试验中后内侧触地时，显示胫骨前肌和腓骨长肌更活跃，显著高于健康人群踝关节所观察到的结果。

CAI 患者经常感觉到反复发作的踝关节扭伤。如前所述，缺乏客观机械性不稳定并不会影响 CAI 的临床诊断。尽管如此，这可能会引导医师在本体感觉和神经肌肉训练方面投入更多的精力。一些机械性 CAI 患者也可能通过康复训练减轻症状。每位患者都有自己的需求。要求低的患者可能感觉自己的活动几乎不受限制，而对于高水平运动员，即使存在轻微的功能性不稳定，他们也会出现较差的成绩。

如前所述的非手术治疗一样，本体感觉训练也有很多种类。基本上，他们采用一些不稳定或不规则的表面，患者在闭链练习中训练平衡和姿势控制。

Forestier 在健康受试者鞋底安装踝关节失稳装置，发现受试者行走时腓骨长、短肌在足跟触地前 10 ～ 20 毫秒就发生预激活，而常规激活则发生在足跟触地后 20 毫秒。

Burcal 比较了 CAI 患者进行为期 4 周的单纯的平衡训练与平衡训练结合 STARS，两组患者所有结果在干预后均有改善。

在进行 6 周跳跃稳定锻炼后，患有 CAI 的大学生篮球运动员的神经肌肉控制（肌肉预激活、反应性肌肉激活和肌肉起效时间）和自我报告的功能得到了改善。

6 周的神经肌肉训练对女子曲棍球运动员也很有效。经过 6 周训练后，与训练前相比，CAI 受试者在行走和跑步过程中足跟触地时很少发生踝关节外翻（– 1.77° 和 1.76°）。在步态中期也很少发生踝关节外翻（– 5.14° 和 4.19°）。足尖离地时，踝关节方向明显改变为内翻（从 0.26° 到 4.11°）。在 24 周后，行走或跑步时（非触地时），踝关节运动学恢复到先前的水平。

预激活需要以动态锻炼为基础的神经肌肉训练。不规则的表面、平衡球、泡沫和摇摆板是这个康复模式下的几个可选择的方法。

最后，除了不稳定表面或失稳装置外，可能还需要振动平台。Sierra-Guzman 对 50 名患有 CAI 的业余运动员在柔软且不稳定的表面上进行为期 6 周的全身振动训练，结果显示全身振动缩短了肌肉反应时间。

CAI 的康复

- 康复方法分为如下 3 类：
——推拿和按摩（STARS）。
——力量训练。
——本体感觉的训练。
- STARS 治疗 CAI 包括以下方面：关节松动术、足底按摩，以及小腿三头肌拉伸和控制。

- STARS 可以提高患者来源的结局指标（患者自我报告的问卷调查），但对于临床来源的结局指标（单腿平衡试验）没有明显的改善。
- 证据显示 CAI 患者存在腓骨肌反应时间延长和外翻力量减弱。肌力训练应通过抗阻带或徒手对抗加以实施。
- 本体感觉训练也有很多种类。基本上，采用一些不稳定或不规则的表面，患者在闭链练习中训练平衡和姿势控制。
- 稳定性锻炼 6 周可改善自我报告的功能和神经肌肉控制：肌肉预激活、反应性肌肉激活和肌肉起效时间。

四、结论和要点

绝大多数 CAI 患者在手术前应进行非手术治疗。外部支撑方法如贴扎或支具，可帮助患者进行日常活动和运动。本体感觉障碍导致腓骨肌反应时间延迟，以及平衡和姿势控制能力减弱。这些不利因素都可以通过中枢神经调节的训练来改善。本体感觉训练应纳入所有 CAI 患者的康复方案中。

（徐桂军　译　赵嘉国　校）

3

第三部分　手术治疗

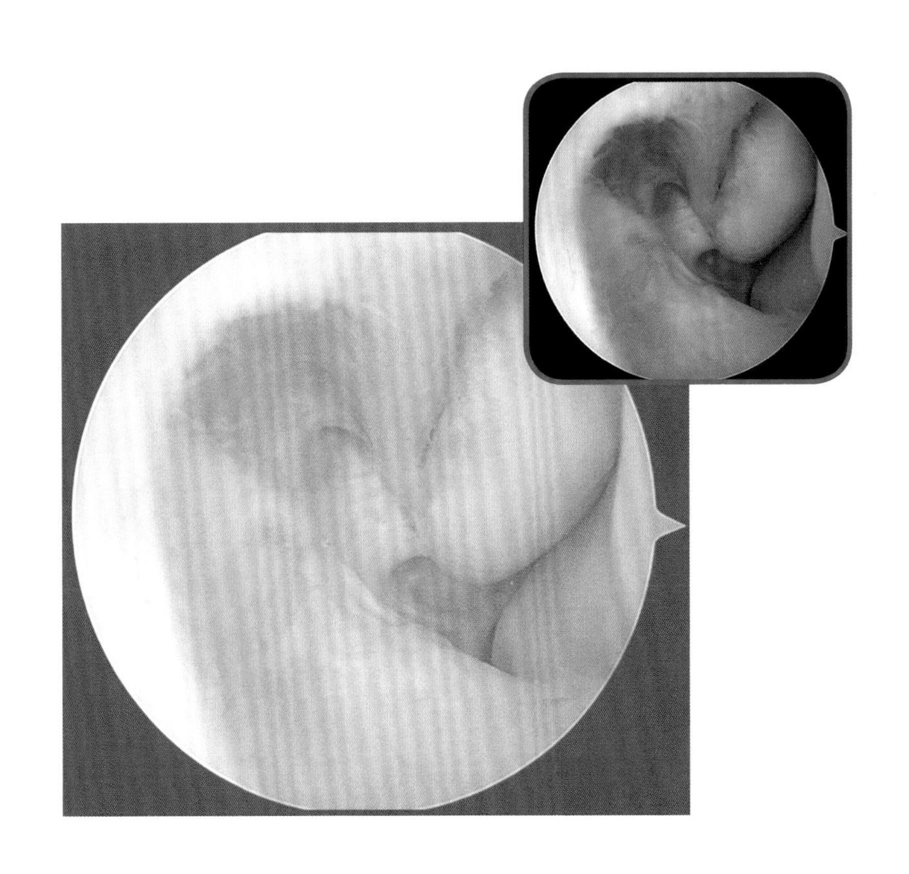

第 12 章 急性踝关节扭伤手术治疗现状

Arul Ramasamy，Anthony Perera，James Calder

一、引言

在过去的 30 年间，对于严重急性踝关节扭伤的治疗有很多进展。Broström 在 1966 年采用了一种解剖修复韧带的方式，这种方法具有良好的可重复性和有效性，避免了过去非解剖修复术式的并发症和副作用。这种术式很快成为年轻活跃患者群体手术修复的金标准。

然而，在 20 世纪 90 年代发表的一些研究结果显示手术治疗与非手术治疗相比，疗效类似甚至后者更好，此后更多人开始倾向于非手术的功能性治疗。同时，相比过去的石膏固定治疗，如今的治疗原则更倾向于早期活动和功能锻炼，这也使效果有了进一步改善。因此，现在Ⅰ度和Ⅱ度外侧韧带损伤可以进行非手术治疗，甚至在Ⅲ度损伤中，非手术治疗对许多患者来说仍然是合适的治疗方法。总体来说，手术治疗一般用于那些慢性、有症状的外侧韧带松弛患者。

手术在急性踝关节扭伤中的作用已受到质疑。Kerkhoffs 等在 2007 年完成的一项 Cochrane 综述证明，在治疗Ⅲ度外侧韧带损伤时，非手术治疗和手术治疗之间没有明显的区别。在疼痛、不稳定复发、恢复活动或主观不稳定等主要结局指标上没有显著性差异，但也有证据表明，手术组客观不稳定的发生（如前抽屉试验、距骨倾斜试验）明显减少。

多年来，对要求高的运动员来说，急性踝关节扭伤的最佳治疗一直存在争议。大多数与踝关节扭伤治疗有关的文献都是基于业余运动员和非运动员人群，因此这些研究结果不能完全推广到高水平职业运动员。手术重建支持者认为，减少客观不稳定是考虑手术治疗的一个令人信服的理由。客观不稳定是已知未来踝关节扭伤的一个预测因素，同时也会延长恢复竞技运动所需的时间，并影响运动员对其踝关节稳定性的信心。此外，目前的共识表明，由经验丰富的足踝外科医师进行手术，术后的短期效果可能会更好，这可能会进一步增加对这一特定患者群体进行早期手术干预的决心。因此，现在越来越多的人认为，高水平的职业运动员可以进行手术治疗。

二、对精英运动员踝关节扭伤的评估

对精英运动员急性踝关节扭伤的评估常具有挑战性。受伤方式和致伤力量，以及患者不能继续比赛甚至不能负重，往往是评估严重损伤有价值的指标。许多运动员即使不在渥太华放射检查准则的范围内也会进行 X 线检查以排除骨折，而且他们进行 MRI 扫描的门槛通常也很低。

单纯压痛不能诊断韧带损伤，而压痛结合明显的皮肤颜色改变或血肿形成诊断韧带断裂的敏感度为 90%。单独前抽屉试验的敏感度为 73%，特异度为 97%。当这 3 种表现都为阳性时，敏感度为 100%，特异度为 73%。

临床检查的时机对诊断的准确度也有重要影响。Van Dijk 等证明，在受伤后 48 小时内进行临床检查的特异度和敏感度分别为 71% 和 33%。但在受伤后 5 天，其特异度和敏感度明显增加到 96% 和 84%。

在术前影像学评估方面，MRI 仍然是识别骨软骨损伤等并发病变的有效辅助手段，这些病变需要在手术中加以解决。然而，仅靠影像学检查不能代替临床检查。尽管 MRI 检查表现出良好的特异度（ATFL 为 100%，CFL 为 83%），但它的敏感度较低（ATFL为56%，CFL为50%）。尽管超声仍然高度依赖操作者的经验，但它也可能是一种有价值的成像方式。

对高水平运动员是否进行急性手术的决定，必须根据运动员的需要进行个体化的制订。需要考虑的因素包括赛季时间、运动员的期望值、特定某些运动对踝关节的要求、职业生涯的阶段，以及踝关节周围其他病变。迅速重返赛场的收益和手术修复后可能增加的时间损失是一些运动员拒绝手术的重要原因。然而，与以前手术后需要石膏固定数周的情况相比，在目前康复策略下手术后恢复时间已经大大缩短。

另外一个需要考虑的重要因素是，非手术治疗后再次受伤的风险可能会增加，这本身也会导致长时间脱离竞技体育。因此，精英运动员是否采取手术治疗应依据个人情况而定。

三、手术治疗

外侧韧带不稳定的手术治疗可大致分为解剖修复/重建和非解剖重建，解剖修复/重建包括直接修复外侧韧带复合体，非解剖重建涉及肌腱（通常是腓骨肌腱）转位以重建复合体。1966年，Broström描述了ATFL和CFL的直接韧带修复术式。后来，Gould改良手术将伸肌下支持带用来加强修复，这可以提高60%的生物力学强度。从那时起，Broström-Gould手术已成为踝关节不稳定手术治疗的金标准。在急性踝关节扭伤的情况下，直接解剖修复应是首选手术。

虽然外侧韧带切开修复是最广泛应用的手术，但如今关节镜技术的应用更为广泛。支持使用关节镜者认为，关节镜韧带修复的潜在优势包括快速康复并能通过微创方法治疗关节内病变。生物力学研究也表明，关节镜解剖修复与传统的切开修复在关节的强度或刚度上没有区别。

在一项比较切开与关节镜下外侧韧带解剖修复术的系统综述中，两种术式的术后AOFAS评分均很好（切开90.1 vs 关节镜92.4）。然而，手术相关并发症的发生率在切开手术中为7.9%(40/505)，而在关节镜手术中则为15.2%(30/216)。据报道，切开组的残留不稳定发生率为0.99%，而关节镜组为2.3%。尽管关节镜组并发症发生率高，两种手术的患者满意度都非常高，分别为91.7%（切开手术）和96.4%（关节镜手术）。

尽管Broström-Gould手术能取得良好的临床效果，且复发率极低，但尸体解剖研究报告称，ATFL直接缝合修复或使用缝合锚修复后的强度仍不如未损伤的ATFL。这使得一些学者提出，ATFL修复需要在短期内得到保护，以防止韧带修复失效或延长。因此，有学者提出了高强度不可吸收缝合带的理念，以作为潜在加强修复的手段来加速康复。生物力学研究报告称，与标准的Broström-Gould修复相比，用缝合带加强的直接韧带修复在统计学上具有优越性。Yoo等临床结果表明，在6周和12周阶段，缝合带加强组的AOFAS评分优于标准修复组，但两组术后6个月的结果相同。这些早期的差异可能是由于使用了不同的康复方案，接受缝合带加强的患者在术后允许直接负重，而且不需要石膏固定，而标准组则需要石膏固定4周。尽管缝合带加强组患者缺乏保护，但两组都没有发现不稳定的复发。

四、手术技术

全身麻醉后，确认麻醉状态下前抽屉试验和距骨倾斜试验。在大腿止血带充气之前静脉注射头孢类抗生素。所有病例都要进行前踝关节镜检查，清理血肿，以便能在直视下评估韧带结构和关节面情况。必须注意确保软组织不要过度膨胀，建议利用液体操作系统将关节内液体压力保持在30mmHg或以下。在这个阶段，任何关节内的病变都要进行处理，骨软骨损伤要进行清创、刮除和微骨折治疗。此外，三角韧带完全断裂（Ⅲ度损伤）也应采用骨道缝合或锚钉进行修复。

采用改良Broström-Gould术修复外侧韧带。沿腓骨前外侧缘做一个6cm的弧形皮肤切口，注意避免损伤腓肠神经和腓浅神经的皮支，然后对腓骨远端进行浅层剥离。识别腓骨肌腱并将其拉开以观察位于其下方的CFL，这样就分辨出了ATFL。使用锐性分离，将ATFL和CFL从腓骨远端分离。然后使用骨膜剥离器或手术刀从腓骨尖前缘向近端/后方边缘剥离部分骨膜。腓骨远端用咬骨钳使局部骨质新鲜化。腓骨准备好后，将两枚缝合锚分别在ATFL和CFL足印区植入骨内，距前缘7～8mm，并留置两束缝合线，以便推进和收紧韧带。在缝合时，重要的是要将踝背屈外翻，以确保ATFL和CFL紧贴骨面。为了加强修复，将伸肌支持带作为单独的层次进行解剖，以确保不伤及浅层神经。偶尔会观察到 ATFL 从其距骨附着处剥离，因此，锚钉可以放置在距骨的 ATFL 附着处，以便进行解剖学修复。然后将支持带缝合到修复后的 ATFL 上。将先前剥离的骨膜向下覆盖在韧带修复处进一步加固，并覆盖手术线结，以防止表面皮肤刺激。然后关闭伤口，用敷料进行保护，并用膝下石膏固定。出院时，建议患者在前 2 周内不要负重，并将肢体抬高，直至观察伤口和拆除缝线。

五、术后康复

急性踝关节韧带手术后最佳效果的取得，依赖于实施并严格遵守术后康复方案，其目的是避免出现并发症和再次受伤。在现代职业体育环境中，加速康复方案是有必要的，以便尽快回到赛场。随着人们对血栓栓塞性疾病、神经肌肉失调和与长期固定相关的慢性区域疼痛综合征的认识不断提高，人们倾向于早期活动和负重。通常建议在石膏和缝线拆除后用行走靴或支具保护踝关节持续 4 周，并立即开始功能康复计划。在 2 周时可以开始部分负重，到术后 4 周达到完全负重。Petrera 等对 49 例 CAI 患者进行了改良的 Broström 修复术，并立即进行了负重训练，在 42 个月的随访中，报告了 94% 的回归运动率。然而，人们仍然担心患者康复速度过快。在一项对职业橄榄球运动员的流行病学调查中，Pearce 等指出，再次受伤的球员退出比赛的时间平均是初次受伤的 3.5 倍，强调了不完全恢复的危险性。

在制订急性踝关节韧带手术后的康复方案时，需要考虑以下几个因素：①当负重和踝关节活动时，施加在踝关节的负荷与手术修复的强度关系密切；②修复 / 重建的韧带与骨骼愈合的机制；③根据力量和神经肌肉控制的客观评估，使患者安全地重返到特定的体育活动中，从而防止再次受伤。

（一）软组织愈合

切口是组织愈合的一个重要方面，尤其是在植入异物材料之后。水肿肢体的伤口愈合延迟及伴随长期渗出很可能会增加伤口的感染率，这反过来又能推迟康复和重返运动的时间。尽管少量研究表明，踝关节手术后立即负重与伤口并发症的增加无关，但在欧洲运动创伤学、膝关节外科和关节镜学会 - 足踝学会（ESSKA-AFAS）踝关节不稳定协作组的调查中，大多数外科医师主张在伤口愈合之前，对肢体进行短期（10 ～ 14 天）固定和抬高。

（二）骨与韧带界面修复

从工学的角度来看，韧带类似于具有多个运动部件（纤维和束状物）的机器，其基本功能是在骨间传递力。它们对负载的复杂反应允许多轴弯曲，这增加了它们与骨连接区域（附着点）的应力集中。在 ATFL 和 CFL 与腓骨的连接处，存在由 4 个组织区组成的纤维软骨膜：致密的纤维结缔组织、未钙化的纤维软骨、钙化的纤维软骨和骨。这些组织区不同的机械性能使应力分布均衡，消除了异常应力，减少了应力集中，提高了连接的强度，并降低了失效的风险。因此，急性韧带手术的成功依赖于重建附着点的机械性能，以防止韧带失能。

众所周知，骨和韧带的机械负荷对平衡至关重要，而缺乏这种负荷会导致两者的机械性能下降。如果没有适当的生物和机械环境，四区附着点复合体就不会产生，取而代之的是纤维性瘢痕组织。进一步的动物模型表明，消除术后急性炎症后再控制机械负荷可能对附着点的愈合最有利。这些研究表明，在急性踝关节韧带重建后，早期控制负重功能锻炼将产生较好的效果。

（三）神经肌肉的康复

众所周知，踝关节不稳定通常与运动障碍有关，如腓骨肌无力、外翻肌激活减低、运动中枢组织和腓骨肌运动皮质兴奋性功能障碍。

许多研究表明，即使是短时间的固定（> 48 小时）也会导致功能退化和皮质重组。因此，早期监督下的关节活动（如跖屈 / 背屈）不会干扰组织愈合，并有利于神经肌肉康复。

此康复阶段主要目的是：①加强踝关节动力稳定结构；②恢复本体感觉的敏锐度。

踝关节外翻肌的作用是控制潜在的创伤性踝关节内翻活动，这些肌肉的失能是导致踝关节慢性不稳定的主要因素之一。因此，任何康复计划都应该有针对性地加强踝关节外翻肌的力量，包括偏心性的肌肉锻炼。

必须恢复本体感觉的敏锐度，以减少功能障碍，改善无力的症状，改善姿势控制，从而降低再次受伤的风险。传统上，踝关节受伤后的本体感觉训练包括在不稳定的平台上进行平衡练习，如平板、泡沫块等。然而，最近的研究表明，这些类型的练习并不专门针对本体感觉。Forestier等进行了一项研究，检测了3种表面（稳定的测力台、不稳定的非特定泡沫块、不稳定的特制的踝关节失稳测力台）对健康志愿者的踝部肌肉本体感觉信号的影响。他们发现，不稳定的特制的踝关节失稳装置与腓骨肌最大激活和姿势摇摆有关。该文章作者得出结论：单纯的后足的特定练习可能对恢复本体感觉功能更有效。尽管不能确定这种备受关注的治疗是否能够加速康复，但这似乎是未来一个值得研究的领域。

（四）重返赛场

恢复运动阶段是在术后8周至4个月。这一阶段的进步取决于患者与未受伤的一侧肢体相比能够表现出90%以上的功能，从慢跑过渡到变向的跑步。这一阶段的康复也包括敏捷性训练。一旦患者可以参加训练且没有加重症状，就可以考虑回到竞技比赛中。最初恢复比赛时，建议使用起预防作用的支具或贴扎，以降低再次受伤的风险。重要的是要记住，需要继续评估稳定性并加强力量和本体感觉的练习，以防止进一步的再损伤。White等报道了42名职业运动员接受了严重（Ⅲ度）急性外侧韧带损伤的早期手术。恢复训练的中位数是63天，恢复竞技运动的中位数是77天，在2年的随访中没有发现不稳定复发。他们还注意到，存在合并损伤（距骨软骨缺损或三角韧带损伤）的情况下，恢复训练和恢复比赛的时间明显更长（分别为86天和105天）。

六、结论

尽管对大多数急性踝关节外侧韧带损伤的患者来说，非手术治疗取得了良好的功能效果，但对于严重Ⅲ度损伤的精英运动员来说，存在着急性手术修复的需要。在这些患者中，外侧韧带修复是一种安全且有效的治疗方法，可以使他们早日恢复竞技体育。及时诊断、早期手术和可控的加速康复计划仍然是获得最佳疗效的关键。

（李　莹　李文菁　译　赵嘉国　徐桂军　校）

第 13 章
切开手术治疗慢性踝关节不稳定的证据

D. Haverkamp，Chad Purcell，Kentaro Matsui，Mark Glazebrook

一、引言

踝关节扭伤是肌肉骨骼系统中最常见的损伤之一，是急诊科和家庭医生日常工作的一个重要部分，占所有运动损伤的 40%。

踝关节扭伤通常被认为是不严重的、自限性损伤；幸运的是，大多数不需要干预就能痊愈。然而，有些扭伤可能发展为 CAI。已发表的研究表明，在需要进一步治疗的患者中，这种情况从 10% 到 30% 不等。这些患者中的大多数最初都采用非手术治疗，也是治疗慢性不稳定的主要方法，包括功能性康复锻炼。手术治疗适用于非手术治疗难以治愈的患者。多年来，文献中描述了许多解剖修复或重建 ATFL 和（或）CFL 的切开手术方法，最近又出现了较新的微创和关节镜技术。在有 50 多种手术可供选择的情况下，外科医师必须依据自身经验、患者的需求和生活方式去选择合适的手术方法。

二、重建还是修复

在 CAI 的手术治疗中，修复与重建之间有很大区别。重建手术，可以按其是否对原韧带起止点进行解剖重建来进一步区分。重建技术是使用移植物作为新的韧带来重新建立骨骼之间的连接。相反，修复技术是指重新连接或加强已撕裂或损伤的韧带。

20 世纪 30 年代就已经出现非解剖重建技术，最早的是 Elmslie 术。Chrisman-Snook 重建术是对原始 Elmslie 术的改良，仍然是一种常用的重建手术。在过去的半个世纪中，其他值得关注的主要改良手术包括 Evans 术和 Watson-Jones 术。非解剖肌腱固定是治疗 CAI 的一种有效方法，显示出 80% 以上的优良效果。然而，距下关节活动的永久性丧失很常见。肌腱固定点与生理解剖位置更一致，可以提高手术效果；因此，解剖重建正在普及，对此文献中描述了多种方法。

本章旨在对目前已发表的 CAI 切开手术的文献进行全面审阅，并根据其手术方法将其分为三大类：修复、解剖重建、非解剖重建。

三、证据的定义

我们采用了 Wright 等著名的分类方法，即首先根据研究的质量，利用证据等级的标准将已发表的研究分为 Ⅰ ～ Ⅴ 级。所有在某个主题上的研究被归类到一起，并用四个级别（A、B、C 或 I）为每一类手术提供推荐等级。其中 A 级代表支持或反对推荐某干预措施的良好证据（具有一致结果的 Ⅰ 级研究）。B 级代表支持或反对某干预措施的一般证据（具有一致结果的 Ⅱ 级或 Ⅲ 级研究）。C 级代表存在不一致的或质量差的证据（Ⅳ 级或 Ⅴ 级研究），不能提供推荐或反对某干预措施。I 级代表没有足够的证据提出建议。

四、解剖修复技术的证据

21 项研究描述了切开解剖修复技术。我们没有检索到解剖修复技术的 Ⅰ 级研究证据，共检索到 6 项 Ⅱ 级证据的研究，包括 2 项随机对照研究（randomized controlled trials，RCTs）、1 项队列研究和 3 项前瞻性对照研究。

两项关于解剖修复的 RCTs 对于确定推荐等级最为重要，它们是该主题发表的最高质量的研究。这两项研究都被列为 Ⅱ 级证据。Cho 等旨在对比两种改良的Broström术的差异，比较了经骨缝合技术和缝合锚技术。这是一项小样本RCT，每组只有20名参与者，结果发现两组的Karlsson评分都有改善，但两者之间没有显著性差异。Rosenbaum等比较了改良的Evans肌腱固定术和骨膜瓣解剖修复术两种手术方式，20名患者被随机分组。Evans组的所有10例患者都报道了主观上踝关节稳定性的改善，而骨膜瓣组的10例患者中有9例踝关节稳定性得到明显改善。该研究被分类为Ⅱ级证据，因为它是一项小样本的研究，每组只有10名参与者。

其他研究都是Ⅲ～Ⅴ级，包括4项Ⅲ级回顾性队列研究，7项Ⅳ级病例系列，以及4项关于CAI修复技术的Ⅴ级证据。在这些研究中，有10项涉及Broström-Gould或改良技术，其余研究使用了新的或未详细说明的手术技术。这些研究都显示解剖修复治疗CAI获得了令人满意的结果。

推荐等级

文献一致报道了解剖修复治疗CAI获得了良好效果。我们检索到，在Ⅱ级研究和证据等级较弱的研究中，有两项低质量的RCTs（Ⅱ级证据）支持解剖修复治疗CAI。因此，对于CAI的手术治疗，解剖修复手术被给予B级推荐。

五、解剖重建技术的证据

我们检索到16项报道关于切开解剖重建技术的研究。在这些研究中，有1项Ⅰ级证据、3项Ⅲ级证据、9项Ⅳ级证据和3项Ⅴ级证据。

1项Ⅰ级前瞻性RCT将患者分配到静态重建（改良Windfeld）或动态重建（Gianella和Huggler）。56例患者（30名男性和26名女性）接受了静态重建，26例患者（16名男性和10名女性）接受了动态重建。在25个月的随访中，54/56（96.4%）静态重建的患者取得了“优秀”或“良好”的效果，16/26（69.2%）动态重建的患者取得了“优秀”或“良好”的效果（$P = 0.0017$，χ^2检验）。在纳入的9名运动员中，有3人无法返回赛场。其中接受静态重建的1名女性是由于无关的背痛，而接受动态重建的2名女性是由于手术后仍遗留症状。总的来说，静态重建比动态重建并发症更多。静态重建不使用腓骨肌肌腱，理论上可以减少腓肠神经损伤的风险。支持静态重建技术（Windfeld）的学者们指出，该技术的优点包括根据原始韧带对踝关节进行解剖定位，将移植的肌腱植入骨中，以及根据不稳定的类型个体化移植肌腱。

其他研究包括1项Ⅲ级病例对照研究、2项Ⅲ级前瞻队列研究、9项Ⅳ级病例系列、1项病例报告和2项Ⅴ级技术性研究。

Ⅲ级证据的研究共3项。Becker等比较了非解剖重建的改良Evans（n=30）和碳纤维解剖重建（n=23）；1项研究将改良Broström-Evans重建的踝关节（n=20）与对侧未受伤的踝关节相比较；以及1项比较了一种新的解剖重建术式（n=15）与解剖修复（n=17）的研究。所有这3项研究都报道了患者获得了满意的结果，并得出支持解剖重建的结论。

Ⅳ～Ⅴ级研究包括各种解剖重建技术，也包括新的重建技术。这些研究都支持使用解剖重建治疗CAI。

推荐等级

我们确认了证据等级高的Ⅰ级证据，并有足够多的等级较低的证据来支持CAI的解剖重建。这使得我们有理由将解剖重建技术评定为A级推荐。

六、非解剖重建技术的证据

我们检索到29项采用非解剖重建手术治疗CAI的研究，包括1项Ⅱ级、4项Ⅲ级、23项Ⅳ级和1项Ⅴ级研究。没有检索到Ⅰ级研究。

我们检索到了1项使用非解剖重建治疗CAI的Ⅱ级研究。这项研究是一项低质量的RCT（n=20），患者被随机分配到非解剖重建术（改良Evans）或腓骨骨膜瓣解剖修复术两组。Evans组中的所有患者和解剖修复组中的9名患者报告了主观上踝关节稳定性的改善。正如在解剖修复章节（本章第四部分）中所提到的，Rosenbaum等的这项研究已被归类为Ⅱ级非解剖重建和解剖修复技术中。

Ⅲ级研究有4项。这些研究比较了Evans与解剖重建、Evans与Chrisman-Snook、改良Watson-Jones与对侧踝关节，以及Chrisman-Snook与Watson-Jones，所有研究都支持非解剖重建技术治疗 CAI。正如在解剖重建章节（本章第五部分）提到的，有 1 项Ⅲ级研究被归类为非解剖重建和解剖重建技术中。

Ⅳ级研究共有 23 项，包括 21 项病例系列，1 项回顾性对照研究和 1 项病例报告。在 21 项病例系列研究中，除两项研究外，其他研究都支持所使用的非解剖重建手术。不支持非解剖重建技术的两项研究都使用了改良的 Evans 术。这两项研究分别回顾了 48 例和 75 例 CAI 患者。48 例患者中只有 15 例报告其术后功能为优秀，即恢复到受伤前的水平，10 例报告为良好，即踝关节不如健侧踝关节，但比手术前有改善。同样，在另外一项研究中 75 例患者接受了改良 Evans 术，只有 82.6% 的患者报告结果优秀或良好。

回顾性对照研究发现，17/18 例对 Evans 术感到满意，12/13 例对 Watson-Jones 术感到满意，两种手术的长期效果没有明显差异。病例报告发现 Chrisman-Snook 术效果良好，没有不稳定、肌腱半脱位或功能受限等不良反应的发生。

1 项Ⅴ级研究描述了 CAI 的非解剖重建手术技术。该作者支持改良 Francillon 术。

推荐等级

非解剖重建手术治疗 CAI 得到Ⅱ级和Ⅲ级证据的一致支持，推荐为 B 级。

七、结论

目前切开手术治疗 CAI 的文献主要是Ⅲ级和Ⅳ级研究。我们发现有足够的证据支持将解剖重建手术评为 A 级推荐。有充分的Ⅱ级和Ⅲ级证据支持将解剖修复和非解剖重建手术评为B级推荐。我们可以得出结论：有高质量的证据支持 CAI 的切开手术治疗，因此，研究者应对 CAI 最新的微创和关节镜技术进行高质量的研究，以确保与本章总结的切开技术具有同等的效果和安全性。

（李　莹　李文菁　译　赵嘉国　校）

第 14 章

切开解剖修复手术：Broström–Gould 技术

Michael Grant，Lyndon Mason，Hélder Pereira，Jorge Acevedo，Andy Molloy

踝关节外侧不稳定的手术治疗可分为解剖重建 / 修复和非解剖重建，大多数外科医师倾向于尽可能解剖重建 / 修复。非解剖技术首次报道于 1932 年，是基于当时 Gallie 在 1913 年对麻痹性马蹄内翻足的治疗经验。Gallie 描述了一种非解剖的腓骨长短肌转位来纠正儿童慢性马蹄内翻畸形的方法。随后又有多种牺牲性肌腱的非解剖重建手术，包括 Watson-Jones、Evans 和 Chrisman-Snook 术。这些技术牺牲腓骨短肌肌腱来重建外踝韧带复合体，长期效果不佳，有疼痛、不稳定复发、僵硬或距下关节炎等。同样，对踝关节不稳定的外侧韧带复合体进行解剖修复或重建，也有多种手术技术。切开解剖修复术可分为单纯的解剖韧带修复和加强的韧带修复（图 14-1）。

一、单纯的解剖修复

由 Lennart Broström 在 1966 年首次描述，包括重新拉紧受损的外侧韧带和关节囊复合体，目的是尽可能地恢复原始解剖结构。Broström 描述了一种修复方法，即收紧被拉伸的外踝韧带，不使用“编织”术或加强的组织。该技术描述了如何将短缩的 ATFL 和 CFL 重塑到原来的长度，并将其缝合到原来的解剖位置，从而不牺牲腓骨肌腱（图 14-2）。

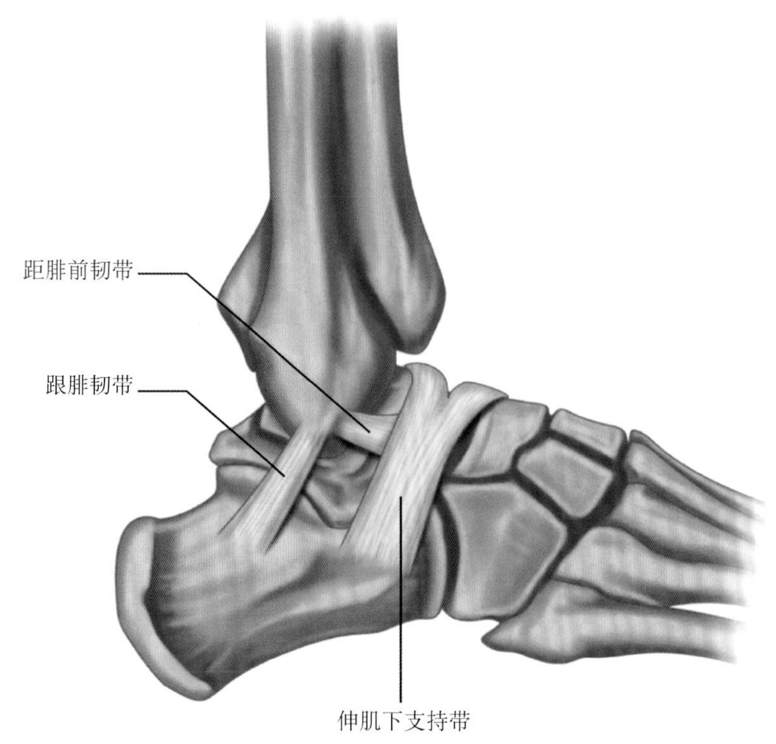

图 14-1　踝关节外侧韧带正常解剖结构示意图

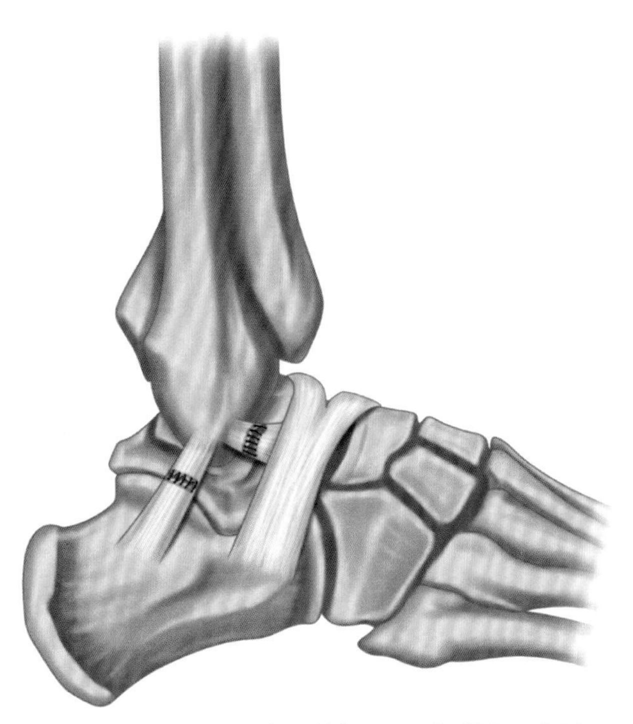

图 14-2 Broström 解剖修复 ATFL 和 CFL 示意图

Broström 对 60 例 CAI 患者使用这种方法，平均随访时间为 2.9 年。所有患者都回复了书面问卷，56 例患者接受了体格检查，43 例患者症状完全缓解，只有 1 例患者报告没有改善。其他采用 Broström 修复术治疗踝关节不稳定的病例系列也报道了良好的效果，Javors 和 Violet 报道了 15 例接受 Broström 修复术治疗 CAI 的病例系列，其中 13 例患者取得了良好或优秀的效果，并提高了稳定性，这也是他们的主要目的。Bell 及其同事报道了他们机构在 1975—1979 年对 31 例患者（32 例踝）进行了初次 Broström 手术治疗踝关节不稳定。他们的随访时间为 26 年，结局指标是基于功能结果的问卷调查和功能量表。在最初的 31 例患者中，22 例被纳入统计，其中 91% 的患者将其踝关节功能描述为良好或优秀。虽然这表明 Broström 手术的长期效果良好，但这项工作的局限性包括没有影像学或临床随访，31 例患者中有 9 例被排除或失访。

Mafffuli 及其同事报道了他们使用解剖 Broström 技术，没有使用骨锚或经骨缝合的结果。他们的术后方案包括中立位轻质石膏，前 2 周内在可耐受下负重，从 2 周开始逐渐负重。4 周后拆除石膏，开始物理治疗和本体感觉训练，6 个月后重新开始高水平运动。他们的结果测量包

Broström 技术

- Lennart Broström 首次于 1966 年发表踝关节不稳定的手术治疗方法。
- 该技术可用于治疗急性损伤和慢性不稳定。
- 他支持直接解剖修复 ATFL，并修复损伤的 CFL。
- 尽管已存在大量的改良术式，但 Broström 术的良好结果得到充分验证。

括美国骨科足踝学会评分（American Orthopedic Foot and Ankle Society Score，AOFAS 评分）、Kaikkonen 评分、临床评估和负重 X 线。AOFAS 和 Kaikkonen 评分分别从 51 分到 90 分和 45 分到 90 分，得到明显改善。

Karlsson 及其同事对 Broström 技术进行了改良。他们在术中发现韧带常被拉长，无法简单地缝合而不影响稳定性，这与 Broström 的报道不同。他们采用改良技术治疗了 60 例 CAI 患者。自外踝后侧入路，打开腓骨肌腱鞘，确定 ATFL 和 CFL。然后在距离腓骨前下缘 1 ～ 2mm 处切开韧带和关节囊。从腓骨前下缘凿取一个大小为 4mm × 4mm 小骨块。用 2.0mm 的钻头在腓骨上钻 5 ～ 6 个孔，在足旋前和背屈位置用褥式缝合法收紧韧带，然后用骨膜瓣覆盖于韧带近端进行重叠缝合。术后功能锻炼方案包括短腿行走石膏固定 6 周，然后进行 6 ～ 12 周的腓骨肌强化和协调训练。一旦感觉踝关节功能稳定，就可以恢复运动。他们报道的结果是活动的恢复、不稳定复发和疼痛。在他们的队列中，88% 的患者有良好或优秀的结果，4 例（7%）患者结果不佳。

1980 年，Duqeunnoy 描述了他的单纯解剖韧带修复方法，经骨拉紧 ATFL 和前关节囊。22 例患者接受该手术，18 例患者获得随访，其中 15 例患者效果良好，1 例患者效果不佳。

1989 年，Ahlgren 进一步描述了单纯解剖韧带修复。他在外踝尖进行骨膜下松解，形成一个包含 ATFL、CFL 和下支持带的组织瓣，并使用经骨缝线将组织瓣重新固定到腓骨更近端处。该研究共纳入 82 侧踝，平均随访时间为 24 个月，95% 的患者取得了良好或优秀的效果，只有 1 例在踝关节再次受伤后出现不稳定复发。

二、加强的解剖修复

Gould 及其同事在 1980 年首次建议使用伸

肌支持带加强 Broström 描述的解剖修复的韧带。Gould 及其同事对 Broström 技术进行了改良，将邻近的距跟外侧韧带和 IER 用于加强修复。在 50 例运动员病例中，所有患者都回到了他们选择的运动中，活动没有任何限制。有报道称，使用 Broström-Gould 技术可提高多达 60% 的生物力学强度。Behrens 及其同事在一项尸体研究中评估了 Broström 和 Broström-Gould 修复的生物力学强度，发现它们在稳定性方面都有明显改善，但两种技术之间没有明显区别。然而，考虑到这是一项 10 具标本的尸体研究，这些结果可能与接受过该手术的运动员的临床结果不相关。

Hamilton 使用 Broström-Gould 技术治疗 20 名高水平的专业芭蕾舞者，取得了很好的效果，他们都回到了自己的职业生涯。在他的研究中，他描述了沿腓骨远端前缘的弧形切口，止于腓骨肌腱，注意不要切到神经，必要时结扎小隐静脉，因为它经常在这个水平穿过腓骨远端。沿着腓骨前缘继续向下解剖至关节囊，在此确定伸肌支持带的外侧部分，并将其从关节囊上解剖出来。这使得伸肌支持带可以移动并被拉到修复处。然后沿腓骨前缘 2 ～ 3mm 处切开关节囊，ATFL 位于关节囊内，可以被识别为增厚的关节囊。CFL 位于腓骨肌腱的深层，斜着向足跟部延伸。它常被拉长或强度下降，或者可以发现从跟骨部撕脱。缩短并修复韧带，使踝关节处于中立背屈位和轻微外翻状态，提起韧带残端，切除任何多余的长度。然后，采用端对端或钻孔修复，使用不可吸收缝线将韧带缝合到其解剖位置。然后将外侧 IER 拉到修复处并缝合到腓骨尖端，这样可以加强修复。Hamilton 等的手术后康复包括 3 ～ 4 周的短腿行走石膏，然后用充气夹板代替，并开始小范围活动和腓骨肌的等长练习。术后 10 ～ 20 周允许恢复运动和不受限制的活动，前提是腓骨肌力量完全恢复（图 14-3）。

1996 年，Keller 及其同事描述了他们采用 Broström-Gould 手术的结果。他们讨论了可用于紧缩 CFL 的各种锚钉方案，包括钻孔和各种缝合材料。术后患者非负重固定 4 周，在接下来的 2 周内进行部分至完全负重。随后开始物理治疗，在完全负重后继续“保护性”活动 10 ～ 12 周。该研究一共纳入了 44 例患者，39 例患者获得了随访，平均随访时间为 2.6 年。他们取得了 97.5% 的良好到优秀的效果，只有 1 例患者效果不佳。

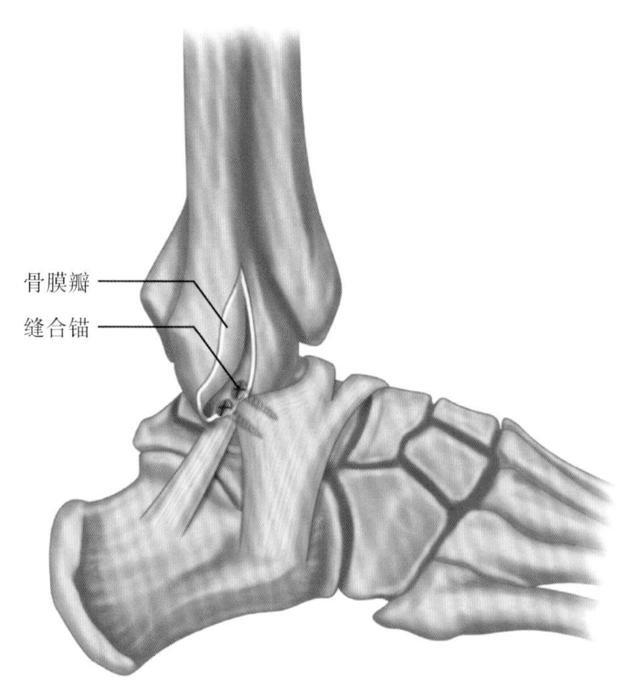

图 14-3 Broström 解剖修复的 Gould 改良，利用 IER 加强解剖修复 ATFL 和 CFL

Broström-Gould 技术

- Nathaniel Gould 是一位美国骨科医师，他在 1980 年对 Broström 修复术进行了改良，该术式成为踝关节外侧不稳定最常用的技术之一。
- 他将 IER 和外侧距跟韧带用于加强修复，进而增加稳定性。
- 文献对这种修复方法进行了积极的报道，并显示大多数运动员会恢复到受伤前的比赛水平。
- 一篇纳入了 11 项临床研究共包含 669 例患者的系统综述显示 Broström-Gould 修复术的翻修率仅为 1.2%。

Karlsson 曾对 Broström 技术进行轻微改良，并在一项随机试验中比较了两种改良技术。30 例患者被随机分配到 Karlsson 的改良组，另外 30 例患者分配到 Gould 的改良组。结局指标包括功能结果和负重 X 线片，随访时间至少为 2 年。两组的结果类似，90%Karlsson 改良组和 83%Gould 改良组的患者获得了满意的结果。尽管两组都有良好的结果，但该研究仍有局限性，即研究者偏倚。

20 世纪 90 年代，随着缝合锚的发展，踝关节外侧韧带的切开解剖修复有了进一步发展。Messer 及其同事发表了使用缝合锚的改良 Broström 手术的结果。他们的手术技术与 Broström-Gould 手术入路相同，不过在切开关节囊和韧带后，在腓骨远端游离起一个骨膜瓣。通过进一步去除软组织，用骨锉和小刮匙制备一个槽，然后将缝合锚植入 ATFL 和 CFL 的正常解剖止点。在踝关节处于中立和轻度外翻的位置下，对先前标记的韧带施加张力，并将缝线穿过 ATFL 和 CFL。将韧带和关节囊固定在腓骨远端，再将骨膜瓣覆盖在新固定的 ATFL 和 CFL 上缝合。按照 Gould 改良方法，游离 IER 并将其缝合到外踝关节囊和外踝骨膜上。该系列的病例数为 24 例，在平均 34.5 个月的随访后 22 例患者回复了调查问卷。在这 22 例患者中，没有疗效差的患者，20 例患者效果好或很好。

三、最近的技术改良

Angirasa 和 Barrett 提出了对 Broström 手术的进一步修改，他们将缝合锚置于距骨前部的外侧肩部，而不是 ATFL 和 CFL 的腓骨解剖起点。他们描述 32 例接受这种手术的患者获得了良好的效果，所有患者术后的前抽屉测试均为阴性，但没有描述其他结局指标。

Li 及其同事在改良 Broström 修复术中增加了一枚额外的缝合锚，使用 3 枚缝合锚。他们的技术遵循 Broström-Gould 手术，在 ATFL 和 CFL 的解剖足印区使用缝合锚，在 ATFL 起点上方 1cm 处再植入一枚缝合锚。然后，在足处于中立背屈和轻微外翻状态下，将 ATFL、CFL 和关节囊 - 腓骨骨膜瓣的残余部分通过 3 枚锚钉缝紧。按照 Gould 改良方法，将游离的 IER 与骨膜瓣缝合来加强修复的韧带。术后将踝关节置于中立和轻微外翻位石膏夹板固定，前 2 周保持非负重，并在接下来的 2 周使用短腿行走石膏开始保护性负重。在第 4 ～ 6 周，用踝关节支撑矫形器取代短石膏，并进行主动活动度练习。6 ～ 8 周时进行本体感觉和力量训练，8 ～ 12 周时进行强化训练。16 周后完全恢复运动。据报道，在他们研究中所有被纳入的 62 例患者都是高水平运动员，结局指标包括 Tegner 和 Karlsson 评分。最初的 62 例患者中有 10 例失访。其余随访到的患者中，94% 在 2 年后恢复到受伤前的 Tegner 评分，在 Karlsson 评分方面没有不可接受的结果。2 年后，94% 的患者患侧运动范围与健侧相同。并发症包括手术后 1 年多的时间里，有 3 例出现急性损伤后再断裂。

2014 年，Molloy 及其同事描述了一种 Broström-Gould 手术新的改良术式。该研究纳入了 16 例患者，结果包括 AOFAS 后足评分系统、临床评估和运动能力评估，平均随访时间为 25 个月。他们首先进行踝关节镜检查，然后通过使用 2.9mm 的缝合锚并对 ATFL 和 CFL 复合体进行了三层重叠缝合，从而对 Broström 修复术进行了新的改良。切开外侧韧带复合体的皮下组织后，从腓骨前缘做一个 U 形腓骨下切口，在腓骨肌腱附近停止，切口离腓骨边缘约 1cm。如果没有看到 CFL 的残端，则在腓骨肌腱下方继续向后剥离。然后将骨膜瓣自腓骨掀起 2cm，并用咬骨钳去除腓骨远端皮质，此时注意保护该骨膜瓣。在 ATFL 和 CFL 的解剖起点植入缝合锚。然后将所有 4 根缝合线穿过远端组织瓣，其中包括外侧韧带复合体和外侧关节囊，进针处距离组织瓣边缘约 1cm。在手术的剩余时间内，足部保持背屈和外翻状态，从前到后依次打结，缩短外侧韧带复合体，将组织瓣固定在 ATFL 和 CFL 的骨性解剖起点上。然后将每一根缝线穿过腓骨上的骨膜瓣基部，打结后切断。这一步就是改良 Broström-Gould 术式的变化，Molloy 解释道，这一步提供了更稳健的解剖修复，主要的预期效果是防止骨膜瓣在最后一步缝合过程中发生撕裂。最后用水平褥式缝合方法将翻转的腓骨骨膜瓣的远端边缘叠瓦式缝合到之前缝合锚的缝合线的远端 1cm 处。术后临时非负重石膏固定 2 周，然后用可负重的中立位石膏固定 2 周。术后 4 周开始康复治疗，在能忍受范围内，穿不限制活动的行走靴负重。从术后 6 周开始，患者在物理治疗师的监督下摆脱步行靴。在随访的 16 例患者中，平均 AOFAS 评分从术前 53 分（19 ～ 70 分）提高到最后随访 89 分（76 ～ 100 分）。所有踝关节都感觉临床稳定，前抽屉测试呈阴性，50% 的患者恢复到受伤前的运动水平，有 8 例患者活动水平有所下降（图 14-4 ～图 14-7）。

最近一些外科医师用内支架（internal brace，IB）来加强修复，IB 发挥辅助稳定的作用来加强修复后的韧带，这可能会缩短恢复运动时间，并减少不稳定的复发。Schuh 及其同事在 2016 年进行了生物力学尸体研究，比较了 Broström 技术、

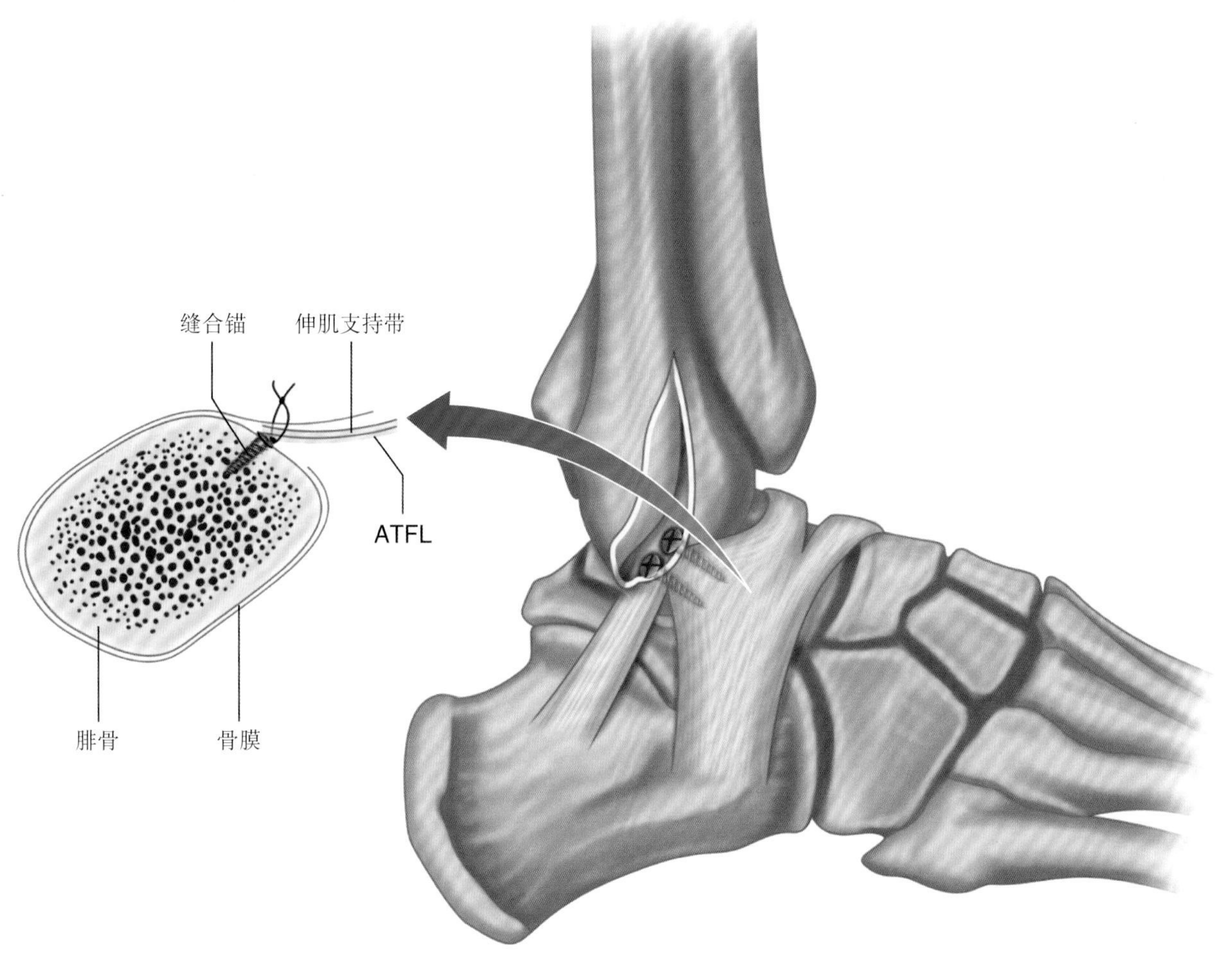

图 14-4 Broström-Gould 解剖修复的 Molloy 改良。在腓骨前侧掀开一个骨膜瓣，将缝合锚植入 ATFL 和 CFL 腓骨起点。缩短 ATFL 和 CFL，并通过锚钉缝合到腓骨上，最后用 IER 和骨膜瓣加强

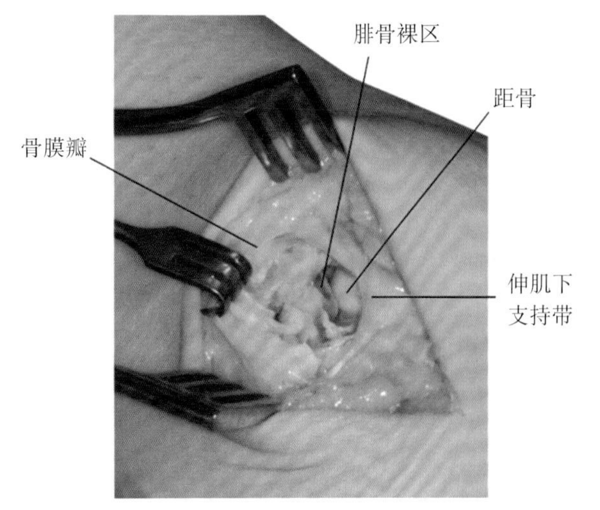

图 14-5 临床照片显示骨膜瓣的游离和腓骨裸露区的毛糙化

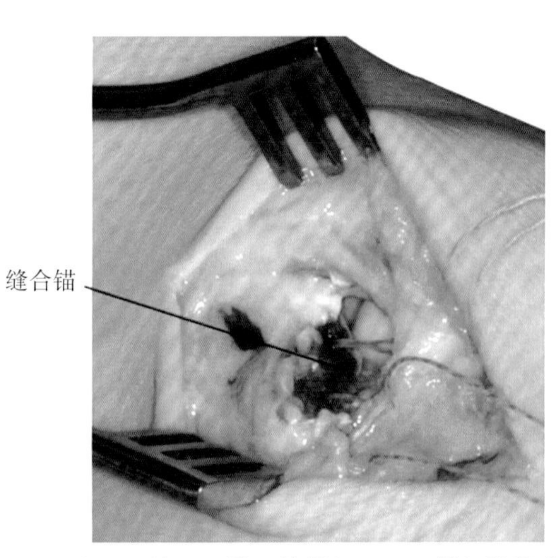

图 14-6 临床照片显示植入的锚钉，以及锚钉缝线穿过 ATFL、CFL 和 IER

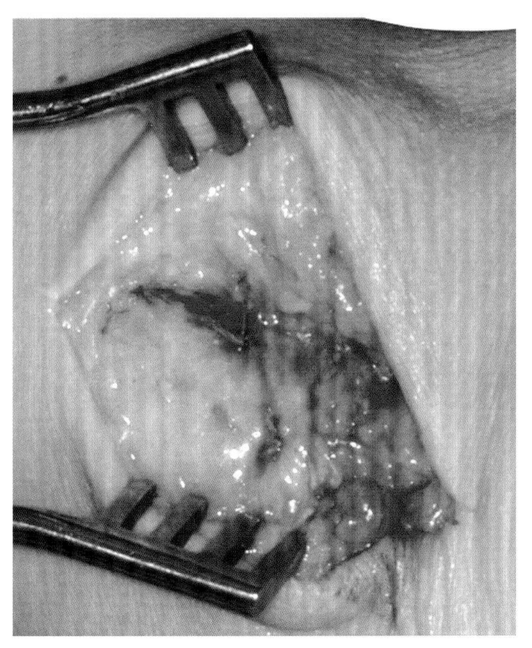

图 14-7　**临床照片显示将骨膜瓣覆盖在修复后的 ATFL/CFL/IER 上进行缝合，完成了修复**

缝合锚修复和缝合锚联合 IB 加强 3 种方法，结果显示 IB 修复组稳定性更好，但如前所述，由于尸体研究中韧带没有发生愈合，与临床结果未必一致。Yoo 和 Yang 在 2016 年对关节镜下改良 Broström 修复和 IB 加强两种术式进行了比较，在 85 例患者中，IB 组 22 人，平均随访 7.4 个月。在该研究中，他们发现尽管在术后 6 周和 12 周有明显的差异，IB 组更好，但在最后的随访中，两组 AOFAS 评分没有差异。值得关注的是，在 12 周时 IB 组中返回运动的患者比例明显更高，这表明 IB 加强术有利于运动员更早地回归运动。

四、各种解剖修复技术的循证医学证据

Mabit 及其同事进行了系统综述并总结了相关证据。81% ～ 96% 接受单纯解剖韧带修复（Broström 和 Duquennoy 技术）的病例获得了良好或优秀的效果。加强的解剖修复（Broström-Gould 技术）证据显示，82% ～ 85% 的病例是良好或非常好。Krips 及其同事比较了 41 名接受解剖修复（Broström）运动员和 36 名接受非解剖重建（Evans 或 Watson-Jones）运动员结果发现，与 Broström 解剖修复的运动员相比，非解剖重建运动员的运动范围更受限制，而且松弛度增加，导致活动水平下降。2016 年，Matheny 比较了 Broström-Gould 解剖修复（61 名）和异体肌腱移植解剖重建（25 名）患者的活动水平和功能，发现两组结果之间没有显著性差异。So 及其同事完成了一项系统综述，评价了接受 Broström-Gould 修复术患者的复发率和翻修率。共纳入 11 项研究，涉及 669 例患者，平均随访时间为 8.4 年。所有纳入的患者中，翻修手术的发生率为 1.2%。

其他研究也对改良 Broström-Gould 手术进行了积极报道，Buerer 及其同事报道了 47 例接受该手术的患者。使用了多个评分，包括 AOFAS 后足评分、足踝能力测量（工具）(FAAM)、Cumberland 踝关节不稳定工具（CAIT）和慢性踝关节不稳定量表（CAIS）。在至少 1 年的随访中，所有结果的平均分数都明显改善。

最近，Russo 及其同事介绍了他们在运动员中使用 Broström-Gould 手术的长期结果。包括 18 名参与不同竞技运动的运动员，随访 10 ～ 15 年，AOFAS 量表的结果从术前平均 67.6 分提高到 98.8 分。所有运动员都以同样的竞技水平回到了运动中，X 线检查显示没有关节炎退变的影像学特征。

五、重返运动

大多数近期描述踝关节不稳定的手术技术都包括术后康复方案，通常包括最初的短期固定，在最初 2 周内允许保护下负重。在术后 4 ～ 6 周，通常开始物理治疗，并在监督下进行本体感觉和强化训练，以促进功能恢复。文献中最常描述的是在术后 16 ～ 20 周恢复运动。在 White 及其同事的系列研究中，42 名精英运动员采用改良 Broström-Gould 术进行了早期手术修复，所有运动员都恢复到受伤前的比赛水平，预计 3 个月后可恢复比赛。尽管有这些令人满意结果，但最近的一项系统综述表明，运动员在外侧韧带修复后恢复比赛的总体证据是低质量的。该综述包括 20 项研究，纳入了 489 名运动员，其中 13 项研究统计出恢复比赛的时间在 4.7 个月。踝关节扭伤或韧带修复后，重返赛场的运动员需要考虑的重要因素可能是他们的身高和体重。一项尚未发表的研究发现，更高的身材和较大的体重是重返赛场后踝关节损伤复发的危险因素，这些运动员在受伤后可能需要更长的康复期。在踝关节损伤的预防和康复中，提倡使用单腿平衡训练和神经肌肉训练，这对那些有踝关节损伤风险或有既往

损伤史的患者最有效。踝关节支具或贴扎对踝关节扭伤后运动员回归运动的重要性已得到研究。2010年的一项系统综述表明，在既往有损伤史的运动员中使用踝关节支具或贴扎可以显著降低复发率。

目前我们的术后方案是，患者标准膝下非负重石膏固定2周。这样可以使切口愈合，大部分肿胀得到缓解。2周后患者可以穿上带锁的铰链靴完全负重。这时患者将开始接受物理治疗。最初是踝关节活动范围练习和软组织适应治疗，可以开始早期本体感觉练习。患者可以穿着靴子骑运动自行车。在理疗师的指导下，靴子可以逐渐解锁。

4周后，患者可以换上踝关节硬质支具，进行轻柔的内翻和外翻运动，在护具保护下进行更剧烈的运动。患者可以穿上脚蹼游泳，也可以开始在减轻重力的情况下跑步（如浸泡在水中）。6周后患者可以脱掉支具，并在症状允许的情况下逐步进行针对某项特定运动的锻炼；在有经验的理疗师指导下，通过各种要素的锻炼来逐步提高。

Broström-Gould 技术的术后康复

- 踝关节不稳定的最新改良手术促进了术后早期康复。
- 保护下负重最早可在1～2周开始。
- 康复策略应包括针对某项特定运动的物理治疗和本体感觉锻炼。
- 术后恢复高水平的运动平均需要9～16周。

六、结论

Broström-Gould 技术是一种切开手术，能很好地缓解症状、恢复运动和减少不稳定复发。运用现代的固定技术，患者能以更积极的方式进行康复，从而降低踝关节不稳定的发生率。

（李 莹 李文菁 译 赵嘉国 徐桂军 校）

第 15 章

Broström 缝合带加强技术：何时做，如何做？

Tekin Kerem Ülkü，Barış Kocaoğlu，Jón Karlsson

一、引言

踝关节是人体中最匹配的关节。关节的稳定性通过踝关节的骨性结构、距骨穹窿和强有力的韧带结构加以维持。尽管有这些稳定结构，踝关节扭伤仍是最常见的运动损伤之一，需要引起骨科医师的重视，尤其是运动员。这些损伤大多数涉及外侧韧带复合体。尽管越来越多的证据表明了非手术治疗的有效性，但约有 20% 的踝关节扭伤最终演变为 CAI。

当充分康复治疗后 CAI 仍然存在时，手术治疗就不可避免。对于这些患者，既往文献已经报道了多种手术技术。基本上，这些方法可以被分类为解剖性手术和非解剖性手术。在解剖性手术中，Broström 术及其改良技术是目前公认的金标准。在原始 Broström 术的基础上，各种改良的手术方法也被报道，其中 Gould 手术是最受欢迎且被研究最多的一种。

Broström 术包括受伤踝关节韧带的直接修复、重叠缝合和止点重建。尽管该技术获得了满意的临床和功能结果，但也有局限性。

既往研究表明，即使采用缝合锚或 Broström 术，ATFL 也可能无法恢复原生韧带的全部强度。此外，术后康复的限制尤其是针对精英运动员，也是一个值得关注的问题。尽管很少见，但在一些特定的患者群体中 Broström 术及其改良术式似乎并不令人满意。然而数据仍然有限。

这些问题导致了新技术的开发。最近报道了在传统 Broström 技术基础上联合了缝合带加强技术，以改善 ATFL 的松弛程度。其目的是在手术即刻改善松弛度，更快地恢复和康复。

二、生物力学

在负重的踝关节中，由骨性结构组成的踝穴提供了关节的大部分稳定性。然而在非负重状态下，韧带则更为关键。在踝关节和距下关节连接处，所有韧带都发挥稳定作用。ATFL 在跖屈时紧绷，背屈时松弛，而 CFL 在背屈时紧绷，跖屈时松弛。踝关节外侧韧带损伤通常涉及内翻和跖屈。旋转创伤导致 ATFL 的损伤，接着依次是 CFL 和 PTFL 的损伤。

生物力学研究表明 ATFL 的失效负荷低于 CFL。与 CFL 相比，ATFL 能够经受更大的应变。原生 ATFL 的最大失效负荷为 139 N ± 23.5N，而原生 CFL 为 346 N ± 55.2N。

一些研究评估了踝关节的生物力学状态，比较了 ATFL 在切断和完整的情况下踝关节的生物力学状况，并在 Broström-Gould 手术后进行生物力学评估。

Behrens 等的一项尸体研究表明，ATFL 在切断状态下踝关节具有最大的平移；然而在完整和手术修复后的韧带之间没有区别。Shuh 等测量了传统的 Broström 术和 Broström 缝合带加强术的角度和扭矩。他们发现，与传统 Broström 术相比，缝合带加强术具有更好的机械效果。无论是失效角度还是失效扭矩，在手术即刻都优于传统的 Broström 术。生物力学研究显示，Broström 缝合带加强术修复的韧带与原生 ATFL 比较，两者在手术即刻没有差异。

三、本体感觉

在行走过程中，足部和踝部复合体是指身体

与地面接触的整个表面。它们作为身体的第六感，在本体感觉方面具有重要作用。踝周围的两个解剖结构在本体感觉方面具有重要意义。它们是踝上和踝下伸肌支持带。Zheng 指出，踝关节支持带的作用就像是滑车，使肌腱靠近骨性结构。然而，Vidalot 和 Kynsburg 发表于 2006 年的组织学研究表明，支持带不仅仅是机械稳定结构。Stecco 等也指出，它们的组织学特征类似于一个受体网络，而不是一个滑车结构。也有学者认为，腓骨肌支持带在内翻动作中被拉伸，从而诱发腓骨肌拉伸反射。

踝关节外侧韧带复合体是踝关节本体感觉的另外一个重要解剖结构。Freeman 认为损伤的外侧韧带复合体和关节囊导致机械感受器受损而失去传入作用。最近的研究表明，CAI 患者在股四头肌和腘绳肌中的 α 运动神经元活动受到抑制。

Li 等研究了外侧韧带复合体手术修复的效果。他们的研究表明，使用 Broström-Gould 术，姿势摇摆和本体感觉控制在 ATFL 修复后 6 个月内得到改善。需要进一步的研究来评估缝合带加强技术对本体感觉的影响。

四、全身韧带松弛

由于固有结缔组织缺失，全身韧带松弛通常被认为是 CAI 的解剖性韧带修复失败的一个危险因素。全身韧带松弛的发病率，据报道女性约 36.7%，男性约 13.7%，总患病率为 26.2%。Karlsson 等曾报道，全身韧带松弛的患者，与没有全身韧带松弛的患者相比踝关节外侧韧带术后效果较差。Matsui 和 Petrera 等报道表明，部分 Broström-Gould 术后失败的患者存在全身韧带松弛迹象。最近 Park 等指出，改良 Broström 术后的临床失败率，韧带松弛组为 45.2%，而非松弛组只有 10.8%。

所有这些数据表明，Broström-Gould 技术修复 ATFL 后，并非所有患者的结果都令人满意。最近的研究比较了缝合带加强术与改良 Broström 术治疗韧带松弛患者的临床结果，结论是缝合带加强术是该群体一个有效的选择。

五、职业运动员

踝关节扭伤占所有运动损伤的 40%。因此职业运动员是需要特殊治疗的群体。针对该群体的治疗具有挑战性，一方面是因为运动员的身体要求（体重、身高等）非常高，另一方面，他们需要更积极的康复和更快地重返赛场。这就导致了改良的加强 Broström 术在职业运动员中很受欢迎。然而科学数据依然有限。Li 等报道了缝合锚加强的改良 Broström 术在精英运动员中取得了良好的临床效果。术后加速康复方案可以使患者术后 2 周骑自行车，8 周恢复跑步。

六、其他特殊患者群体

由于解剖性韧带修复或重建是首要目标，因此那些韧带残端缺乏足够强度患者的治疗总具有挑战性。这可能是由于既往手术失败、长期韧带功能不全或肥胖引起的。既往研究表明，这些患者群体在踝关节韧带重建手术后的效果往往不佳。因此缝合带加强术似乎是一种合理的选择，被称为“内支架”。

七、手术技术

（一）Broström 缝合带加强技术（切开手术）

1. 在皮肤准备和止血带之后，做一个 J 形的皮肤前外侧切口，以便于显露前外侧关节囊、ATFL 和 CFL（图 15-1）。

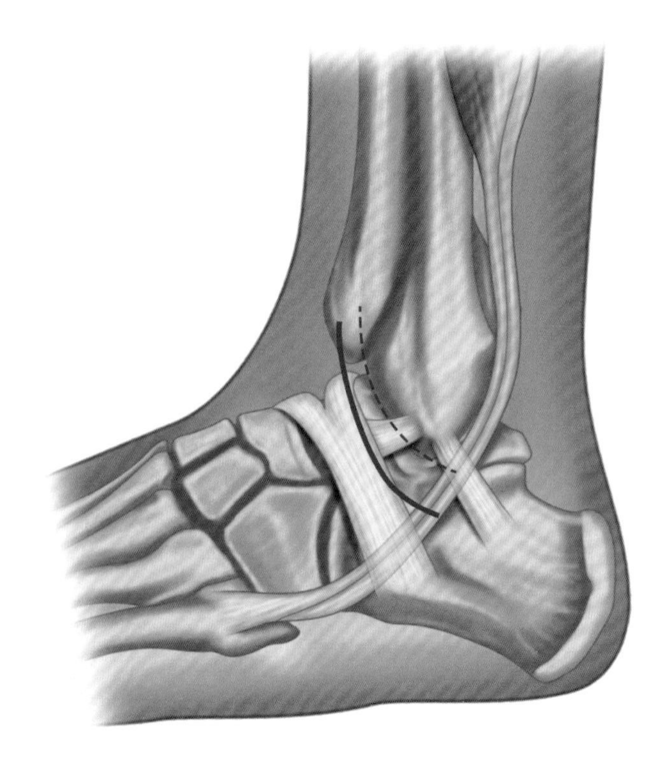

图 15-1 腓骨前缘延伸到腓骨肌腱的 J 形皮肤切口

2. 逐层切开至骨膜水平，保护腓浅神经外侧支和腓肠神经。纵行切开第三腓骨肌的筋膜，并将肌肉向内侧牵开，显露出关节囊。

3. 纵向切开关节囊，并辨认 ATFL。在前外侧关节囊下放置一把弯曲的止血钳，向远端到达前 - 下伸肌支持带。

4. 切开关节囊后，显露嵌入囊内的 ATFL 的残余部分。对于缝合带加强技术，建议在韧带中段附近切开关节囊（图 15-2）。

5. 在足部保持轻微跖屈和外翻状态下，用两根不可吸收的 0 号连续编织缝合线，采用 Krakow 技术将韧带紧缩缝合在重叠位置（图 15-3）。

6. 如果 CFL 也损伤，则需要打开腓骨肌腱鞘。牵开腓骨肌腱后，CFL 就会显露出来。应仔细评估 CFL 的腓骨止点，通常它会从腓骨端撕脱。一旦探查到 CFL，用 Krakow 技术运用与 ATFL 修复相同的方式对其进行重叠缝合或修复（图 15-4）。

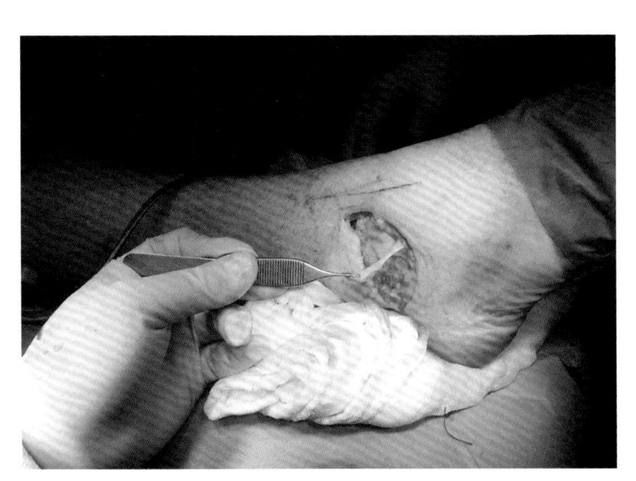
图 15-2　切开关节囊，显露 ATFL

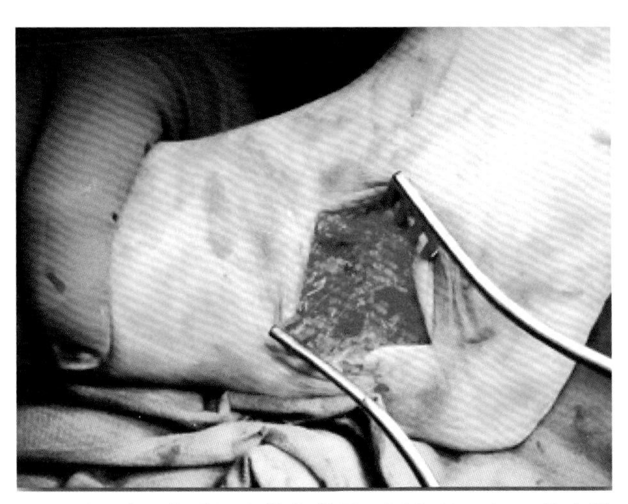
图 15-3　在足轻度跖屈外翻位置，两条 Korakow 缝合的缝线重叠并打结

7. 标准 Broström 修复后，显露腓骨尖近端 1.5cm 处的骨质区域。用 2.7mm 的钻头钻孔，方向稍微向近端倾斜与足的外侧边缘保持一致。缝合带被引入 3.5mm 的锚钉后，将锚钉植入钻孔中。

8. 在距骨外侧靠近 ATFL 止点处，用 2.7mm 的钻头钻孔。将缝合带两端都引入 3.5mm 的锚钉中。在评估了活动范围后，将止血钳放在缝合带下方避免过紧，最后植入锚钉（图 15-5）。

9. 将 IER 缝合在腓骨边缘的骨膜上。然后关闭切口（图 15-6）。皮下组织用可吸收缝线缝合，

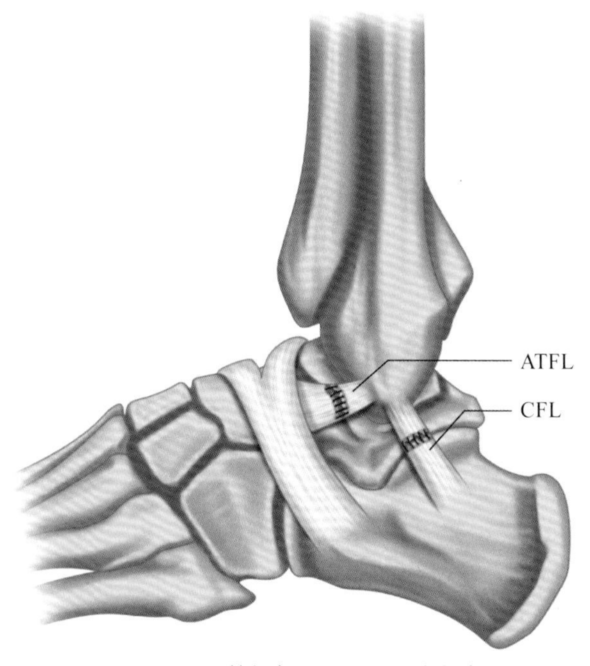

图 15-4　ATFL 和 CFL 的修复方式是解剖缝合或重叠缝合

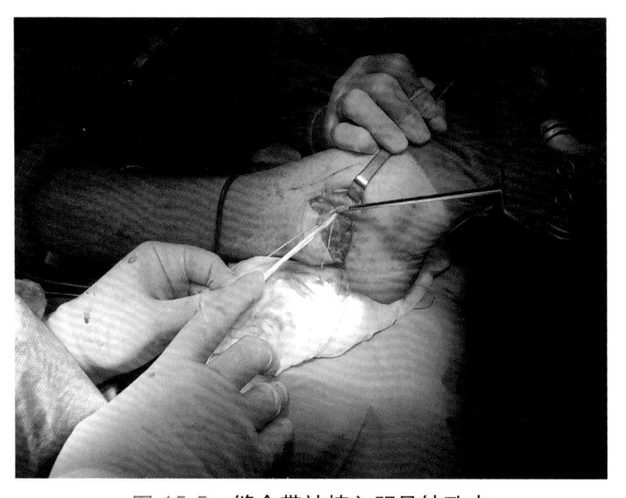
图 15-5　缝合带被植入距骨钻孔中

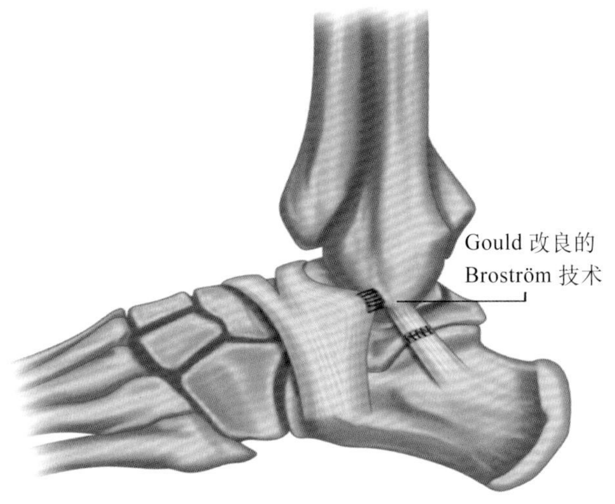

图 15-6 **缝合带加强后，采用 IER 加强的 Gould 改良修复术**

皮肤采用皮内技术闭合。使用踝后夹板或步行靴固定踝关节。

（二）Broström 缝合带加强技术（关节镜下）

1. 在皮肤准备和使用止血带后，建立标准的前内侧和前外侧入路。经过仔细的关节内检查，如果没有其他病变，关节镜观察外侧间室。

2. 对断裂或纤维化的 ATFL 残余部分进行解剖和辨认。用射频处理 ATFL 的腓骨端附着点后，用刨刀和磨头仔细地对皮质磨蚀。注意不要去除太多的骨质，特别是老年患者（图 15-7）。

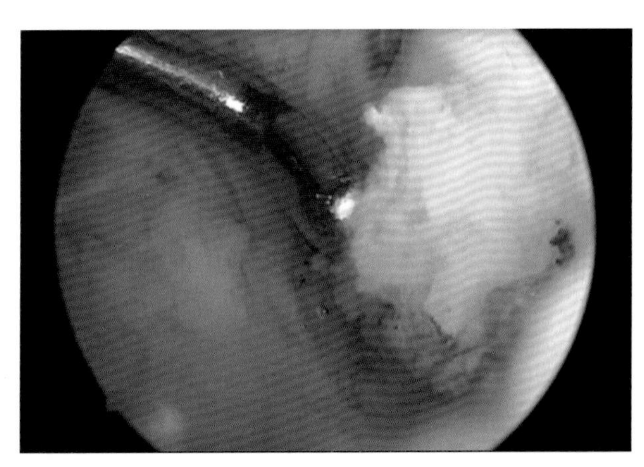

图 15-7 **关节镜下腓骨端 ATFL 止点的准备**

3. 关节镜位于内侧入路，用一个弯曲的过线器通过外侧入路插入 ATFL。将缝线经 ATFL 以环形方式穿过，并将韧带固定。

4. 用 2.0mm 的钻头钻孔，方向稍微向近端倾斜并与足外侧缘保持一致。缝线与 ATFL 残端一起进行缝合。插入 2.4mm 的锚钉并固定在腓骨上。

5. 将 ATFL 固定后，钻第二个 2.7mm 的孔。略微向近侧倾斜，与足的外侧边缘一致。将缝合带引入 3.5mm 的锚钉并紧紧植入。

6. 为了建立距骨孔，需要在外下方建立一个辅助入路，并将线带的末端从辅助入路穿出。靠近距骨外侧ATFL止点，用2.7mm的钻头进行钻孔。缝合带的两个末端都被穿入到 3.5mm 的锚钉中。在适当的张力下将锚钉植入距骨中（图 15-8）。

八、术后处理

手术后需要使用短腿夹板和拐杖进行 2 周非负重行走。此后，鼓励患者进行活动度锻炼和部分负重。术后 6 ～ 8 周允许完全主动负重，同时进行腓骨肌强化训练和本体感觉训练。在确认踝关节松弛已恢复，在手术后 4 ～ 6 个月，可以恢复受伤前的活动水平。

九、结论

在急性踝关节扭伤后，约有 20% 的患者会出现 CAI。尽管进行了恰当的本体感觉训练，但仍有近 50% 的 CAI 患者需要手术。Broström 术是一种有效的手术治疗方法，90% 的患者获得了良好和优秀的结果。然而，其余 10% 的患者仍残留症状。究其原因，可能与患者特殊情况有关，包括韧带松弛、肥胖、残余韧带组织质量差及过早恢复比赛等。为了克服这些问题，引入了缝合带加强技术。尽管传统 Broström 手术一般来说是成功的，但加强技术可被用于这些特定的患者群体。加强技术的力学和本体感觉特征有待进一步研究。

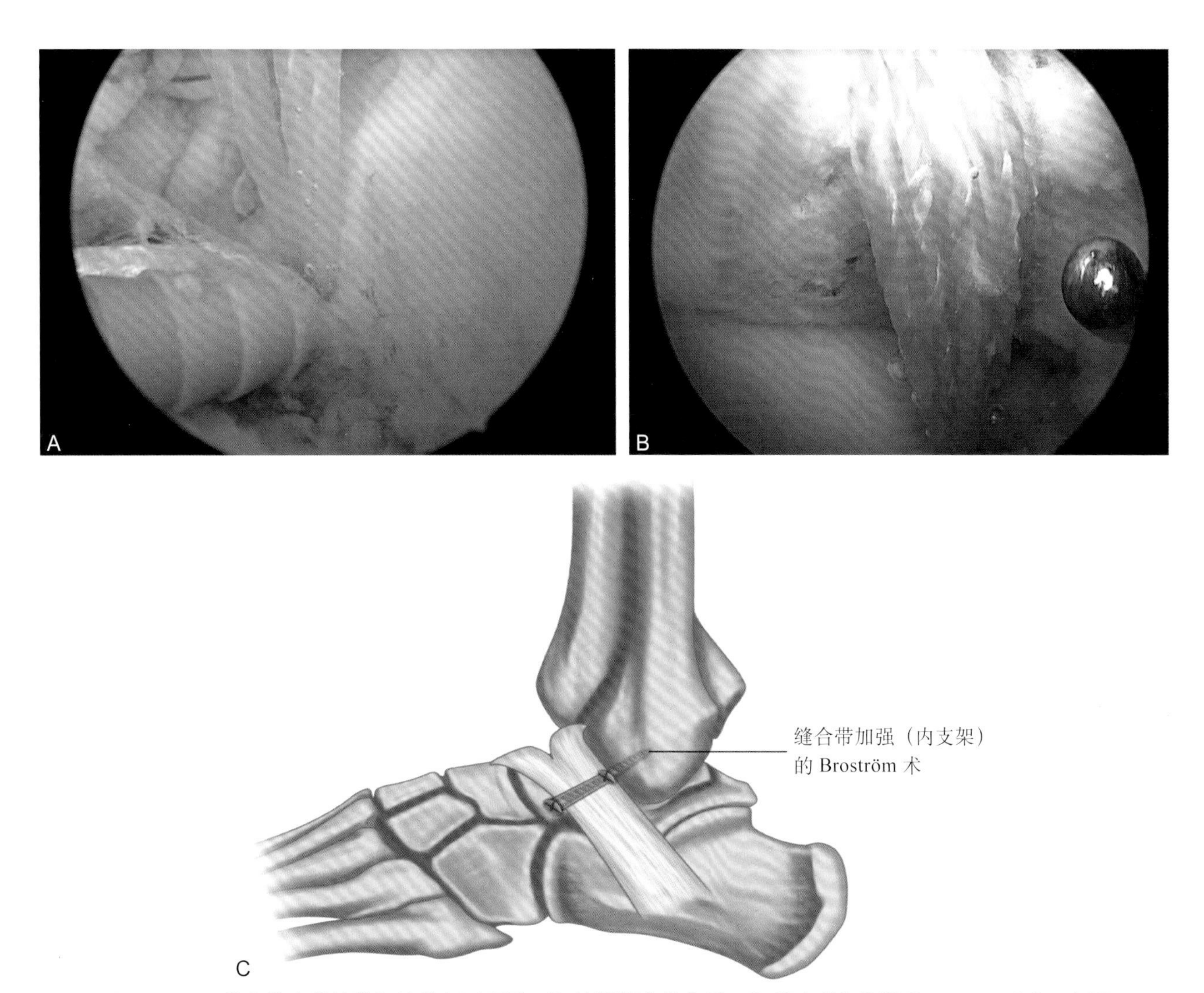

图 15-8　A. 带有缝合带的锚钉被植入到距骨；B. 拉紧缝合带之后；C. 缝合带加强的 Broström 手术示意图

（朱　渊　译　赵嘉国　徐桂军　校）

第16章

外侧副韧带修复手术：解剖性韧带止点重建联合伸肌支持带瓣膜加强技术

Yves Tourné

一、引言

任何修复/重建手术都旨在恢复关节囊韧带结构，从而恢复并保持关节的稳定性，同时保留踝关节和距下关节的活动度，避免继发性关节炎的发生。

我们报告的手术技术是将松弛的外侧副韧带（ATFL和CFL）重新拉紧，并通过从伸肌支持带上获取的新韧带进行加强。关节囊韧带结构的重新收紧类似于Broström或Duquennoy所描述的技术。Saragaglia描述的伸肌支持带加强技术，由Tourné改良并报道（图16-1，图16-2），该技术不同于Blanchet或Gould的报道。

支持带瓣膜实际上作为一条新韧带发挥作用，不仅提供韧带的加强和胶原蛋白的长入，还通过跟骨止点处稳定了距下关节，加强了CFL。

二、手术技术

（一）患者体位

将患者固定在仰卧位，在大腿水平上气动止血带，下肢处于内旋状态（图16-3）。

（二）入路和关节切开

皮肤切口在前外侧，以外踝为中心呈弧形。切口越过跗骨窦，到达中足的背侧（图16-4）。

自外踝前缘向后方游离一个骨膜瓣，指向腓骨肌腱沟的方向（图16-5）。它将在手术的最后阶段用于加强关节囊。

沿第三腓骨肌走行做一个“L”形关节切口（图16-6A），形成一个关节囊韧带瓣，与距骨颈部和跟骨外侧缘相连接（图16-6B）。这种关节切开方式可以显露距骨穹窿的软骨，主要是外侧的软骨、胫骨前缘和距骨颈。

在外踝尖前方切开腓骨肌腱腱鞘。正确评估CFL和腓骨肌腱的状况（状态、张力）。如果探查发现腓骨肌腱撕裂，予以同时修复（图16-6C）。

定位残留的ATFL和CFL位置，并评估重建止点的可能性（图16-6D）。

根据术前病变评估和术中探查的结果，确认滑膜、骨和软骨是否需要手术。

（三）植入锚钉

植入两枚3mm×14mm的生物合成材料SutureTak锚钉：一枚用于固定关节囊和外踝前上方的ATFL上束（图16-7A）（位于ATFL足印区，Bassett韧带止点下方）；另一枚在无名结节处，腓骨尖的内侧，用于固定ATFL下束和CFL（图16-7B）。

（四）伸肌支持带瓣膜的制备

皮下松解游离远端伸肌支持带，从上束获取一条长方形的瓣膜，1cm×（3～4）cm大小（图16-8A）。

必须注意腓浅神经和腓肠神经的浅层分支（图16-8B）。

瓣膜在跗骨窦的入口位置附着于跟骨。使用2-0不可吸收缝合线环形（纤维环）（图16-8C）缝合加强新韧带。检查其尺寸（图16-8D）。

因为它仍然与跟骨相连，这个瓣膜在手术结束时也可以稳定距下关节。

（五）伸肌支持带瓣膜的止点重建

用牵开器保护腓骨肌腱。从外踝的前缘到其后方，在两枚锚钉之间钻入一枚2.4mm的克氏针（图16-9A），其方向与足底成45°。它是ATFL

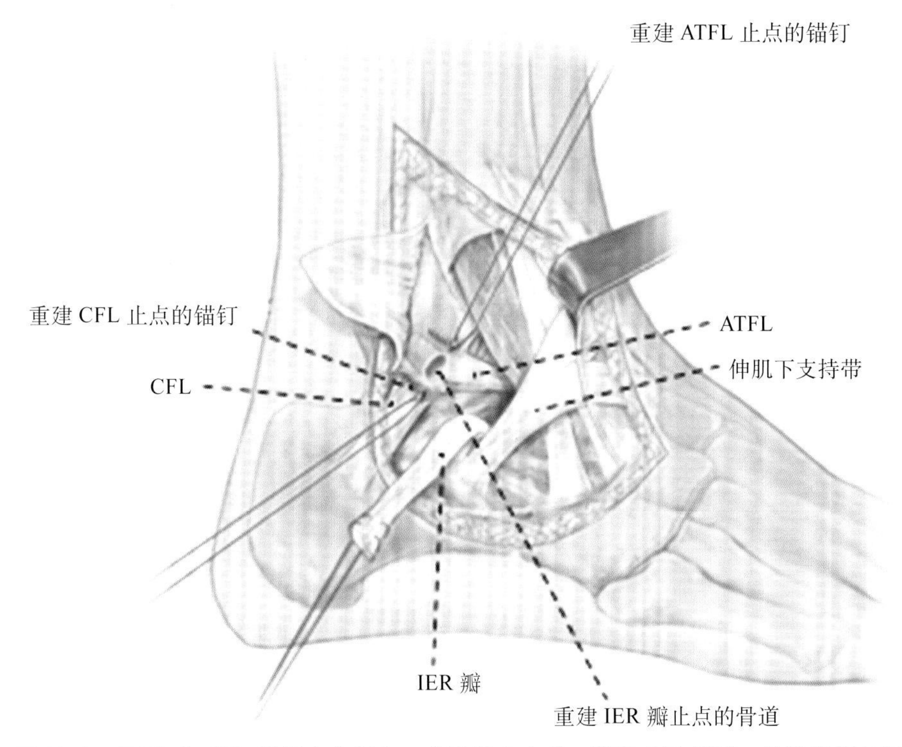

图 16-1　ATFL 和 CFL 腓骨止点制备。在重建止点前，获取 IER 瓣膜。该瓣膜仍与跟骨的外侧相连

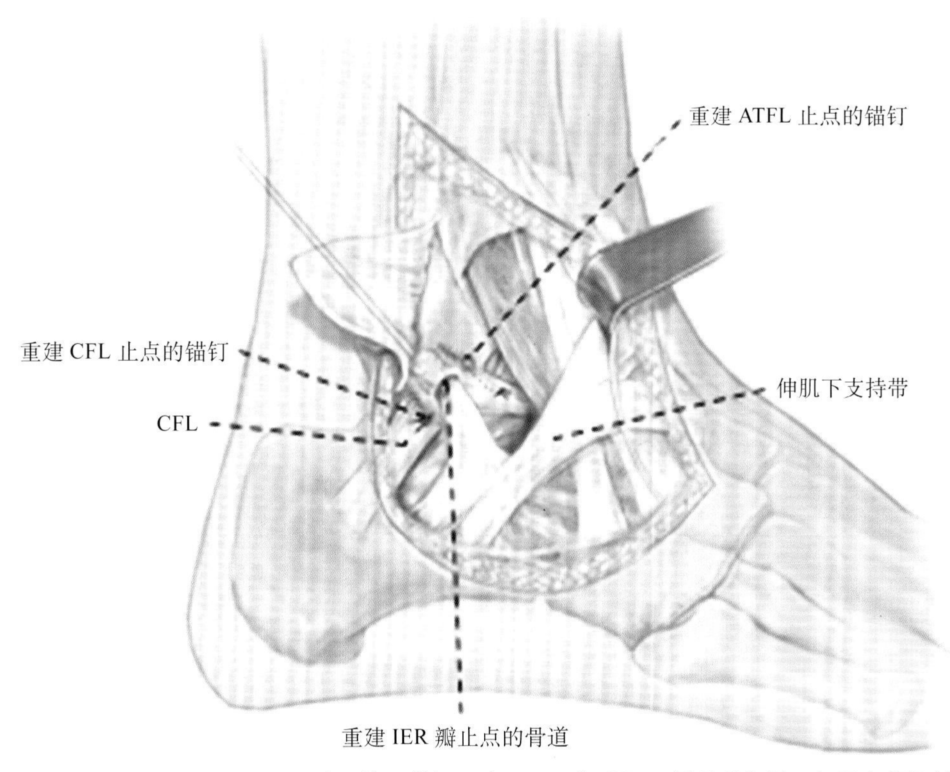

图 16-2　整体止点重建，使用锚钉固定 ATFL 和 CFL，用骨道和界面钉固定 IER 瓣膜

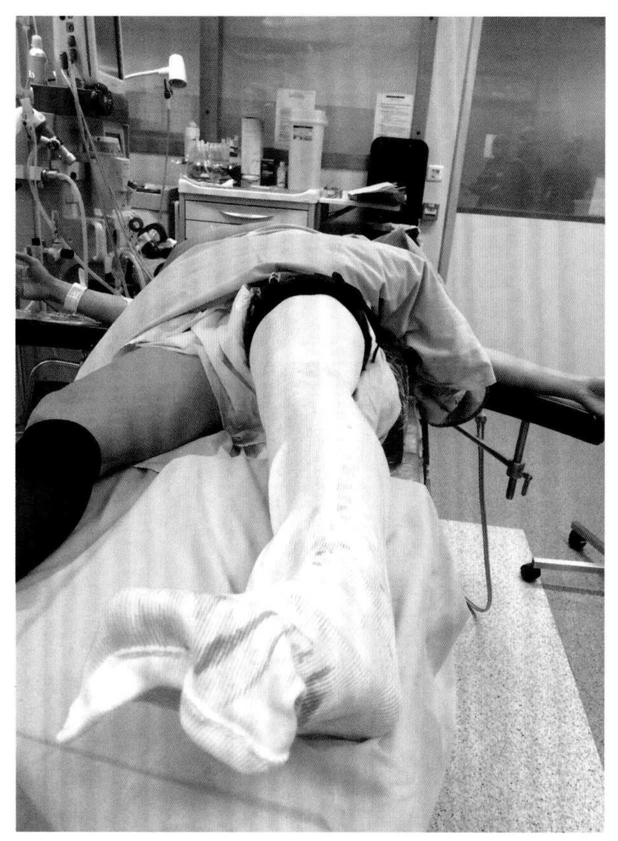

图 16-3 **患者被固定在仰卧位。在大腿水平使用气动止血带，下肢通过同侧臀部下的支撑物保持内旋状态**

和 CFL 两条韧带走行方向的交叉点。

根据之前测量新韧带的尺寸（新韧带直径介于 4.5 ～ 5.0mm）进行扩孔（图 16-9B）。

将支持带瓣膜穿过一小的间隙进入关节囊内，然后使用镍钛合金缝合线牵引瓣膜穿入骨道（图 16-9C）。

在最终固定之前，检查该瓣膜是否能够无障碍滑动。

（六）整体固定

首先将 ATFL 下束与 CFL 固定到之前植入的锚钉上，然后固定 ATFL 上束与关节囊，这样就将韧带止点重建到外踝的前部（图 16-10A）。收紧缝线时，将踝关节处于中立位。用一枚 4.75mm 的生物腱界面钉固定伸肌支持带瓣膜（图 16-10B）。检查其张力。

（七）额外的步骤

将骨膜瓣重新置于外踝的外侧，加强重建后的结构（图 16-11A）。

进一步缝合覆盖趾短伸肌的瓣膜，完全关闭跗骨窦入口，并加强距下关节的韧带（图 16-11B）。

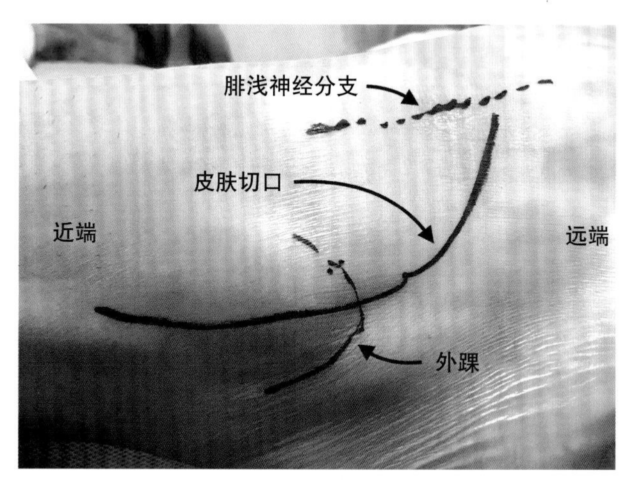

图 16-4 **以外踝为中心的弧形皮肤切口位于前外侧，经过跗骨窦到达中足的背侧**

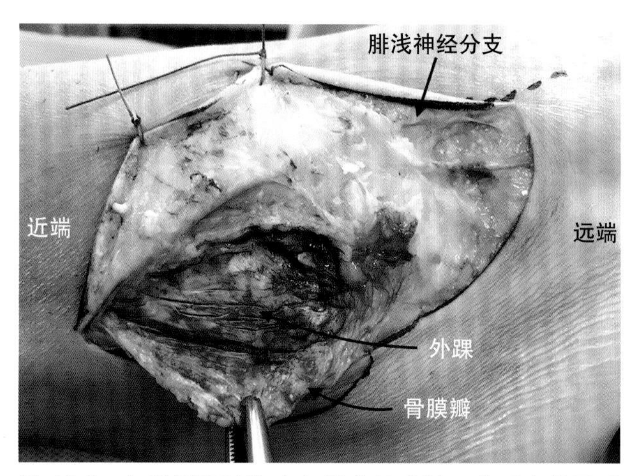

图 16-5 **向腓骨肌腱沟方向游离骨膜瓣。在手术的最后阶段，它被用于加强关节囊**

（八）最后一步

皮下和皮肤缝合。

最开始的 3 周，使用非负重的膝下石膏固定。接下来的 3 周使用可拆卸的负重塑料靴，以便尽早功能锻炼。

术后常规进行本体感觉锻炼和物理治疗。

三、为什么使用这种方法？

1. 该技术的第一步是解剖修复，按照 Broström 手术操作步骤修复 ATFL 和 CFL。术前评估并检查确认残余韧带的解剖状况是否适合止点重建。然而对于韧带松弛征患者，这一步很少作为独立手术，特别是对于严重松弛的患者，长期随访会出现韧带松弛复发的情况。

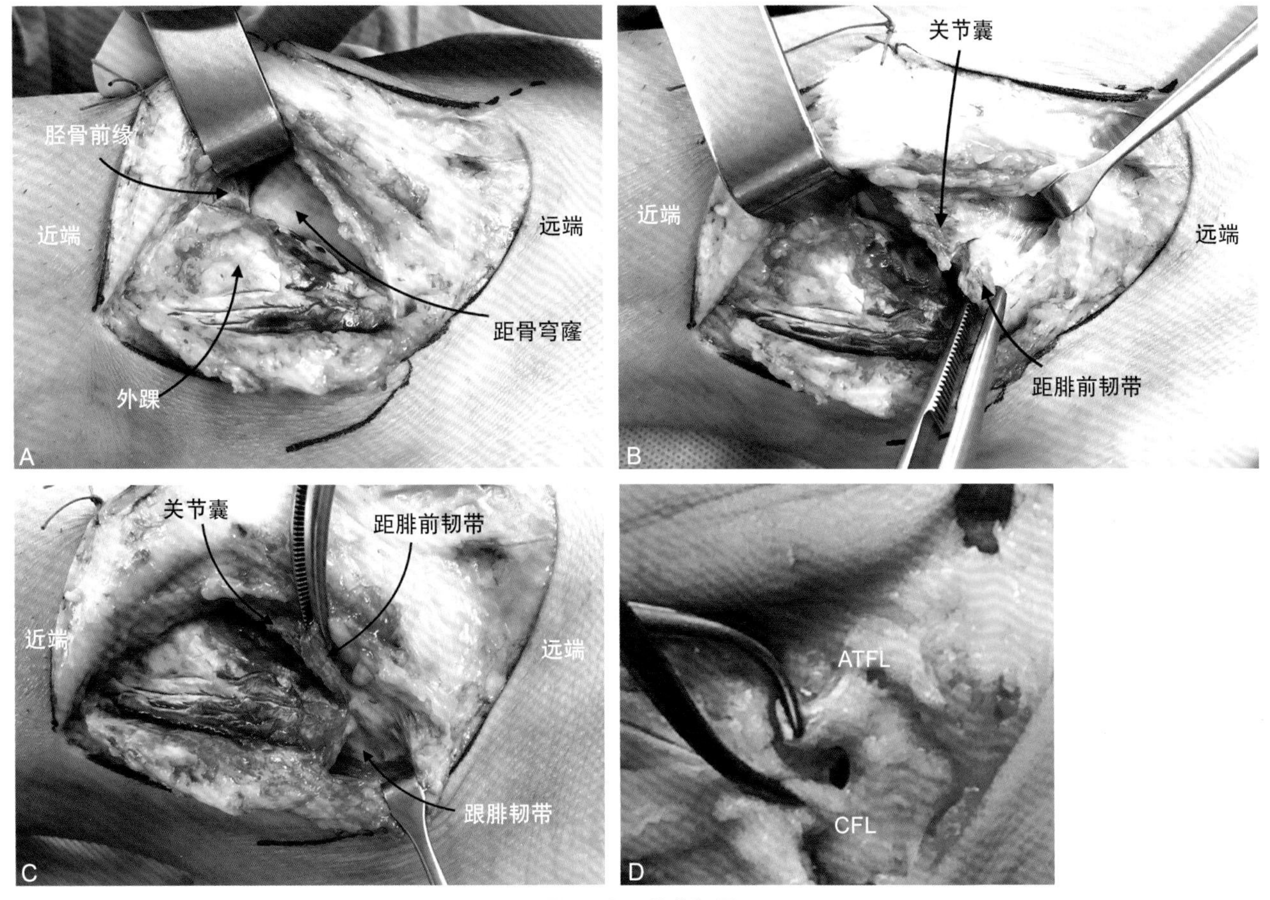

图 16-6　**关节切开**

A. 沿第三腓骨肌走向，L 形切开关节。这种关节切开方式可以检查到距骨穹窿软骨，主要是外侧的软骨，以及胫骨前缘和距骨颈。根据需要，对滑膜、骨和骨软骨进行相关手术，这取决于术前的病变评估。B. 关节囊韧带瓣连接到距骨颈部（关节囊和 ATFL）。C. 在外踝尖前方切开腓骨肌腱腱鞘。正确评估 CFL 和腓骨肌腱的状况（状态、张力）。如果探查发现腓骨肌腱撕裂，予以同时修复。D. 定位残留的 ATFL（包括其两束）和 CFL 的位置，并评估重建的可能性

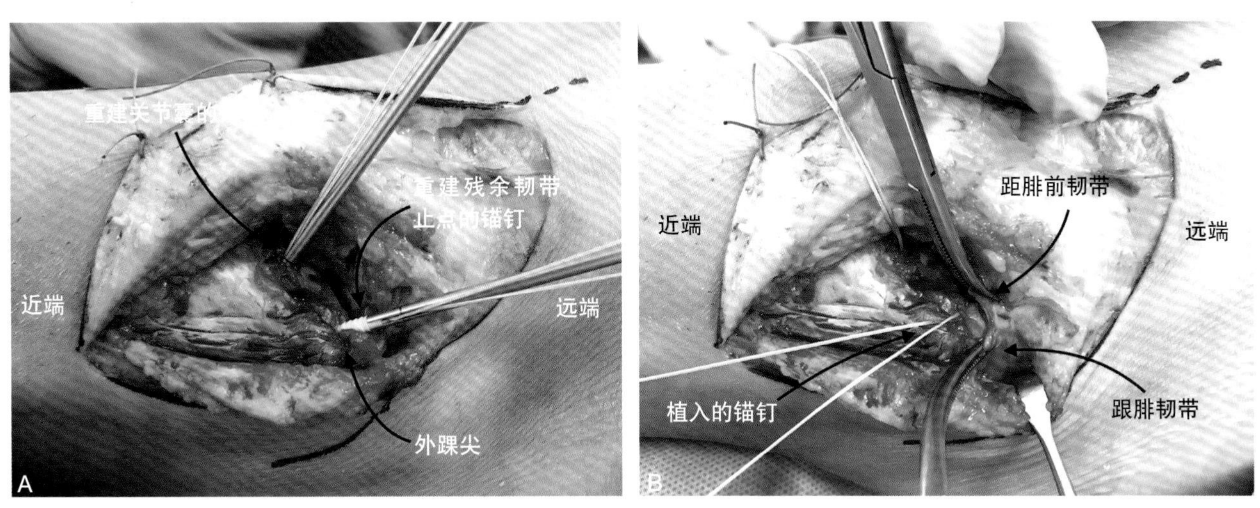

图 16-7　**植入锚钉。植入两枚 3mm × 14mm 的锚钉，以便在手术后期用于重建止点**

A. 一枚用于固定关节囊和位于外踝前上方的 ATFL 上束；B. 另一枚在腓骨无名结节处，用于固定 ATFL 下束和 CFL

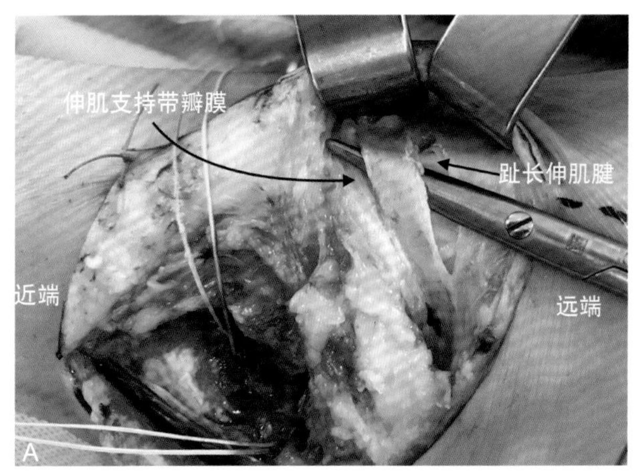

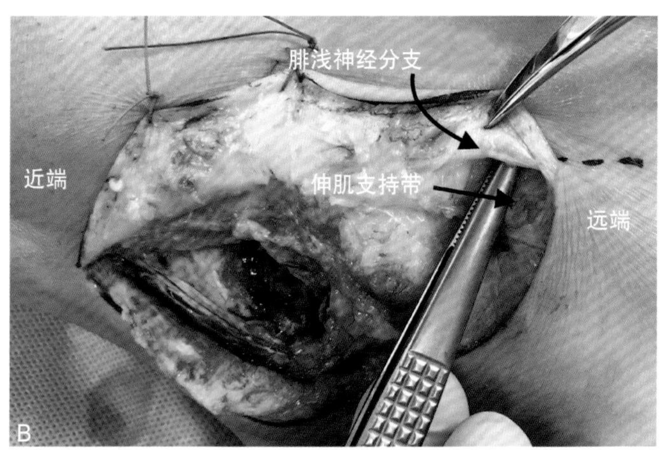

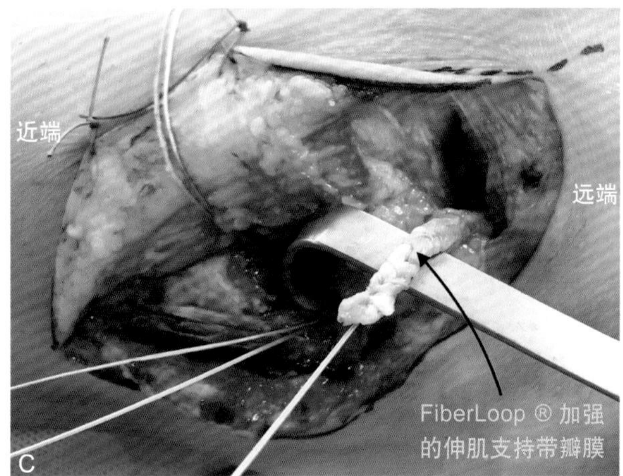

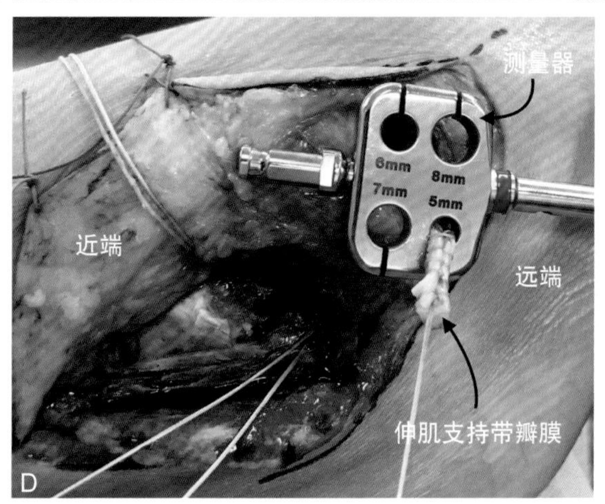

图 16-8 **伸肌下支持带瓣膜的获取和准备**

A. 皮下松解游离 IER，从中获取一条长方形的瓣膜，宽约 1cm，长 3 ～ 4cm。根据 IER 的形状（X 形或 Y 形，有时为 H 形），使用其较宽厚的部分，即所谓的支持带的干部（干韧带）。B. 必须注意腓浅神经和腓肠神经的浅层分支。C. 在跗骨窦的入口处，瓣膜仍与跟骨相连。使用 2-0 不可吸收缝线环形加固新韧带。D. 检查其尺寸。由于它仍然与跟骨相连，该瓣膜在手术结束时可以稳定距下关节

2. 必须利用靠近外侧副韧带的一些解剖结构进行加强，包括腓骨短肌、骨膜和伸肌支持带。

此外，既往研究建议避免使用整条腓骨短肌，因为腓骨短肌是重要的外翻肌，且对本体感觉的恢复非常重要。否则会导致更糟糕的远期结果——僵硬、本体感觉障碍、踝关节和距下关节骨性关节炎。即使使用部分腓骨短肌，仍有争议，长期随访的结果也并不理想。因此伸肌支持带的应用似乎是世界范围内的共识。Gould 技术涉及伸肌支持带向近端推进，提供了增强本体感觉的环境，而不仅仅是单纯力学维持的作用。这与近端伸肌支持带的解剖结构不健全有关。IER 是腱膜结构，与小腿筋膜相延续。它的形态是 Y 形或 X 形，与中间背侧神经（腓浅神经）有很密切的关系。在使用 IER 加强之前，必须注意这些背侧神经。X 形结构意味着斜外上束非常薄，所以，没有足够的力量来增加残余韧带的强度。这些解剖学上的发现不建议使用 Gould 加强术。此外，已有研究报道加强后会出现踝关节跖屈受限。

3. 因此，从伸肌支持带上取组织瓣膜似乎是最好的选择。瓣膜可以从伸肌支持带分离。由于止点在跟骨的外侧，所以血供丰富。将伸肌支持带瓣膜重建于外踝，与 ATFL 和 CFL 的足印区很接近。它作为一条新的韧带，同时稳定了踝关节和距下关节。文献报道超过 65% 的项韧带断裂合并 ATFL 断裂，这是一个非常重要的知识点。据报道，踝关节的跖屈没有受到限制。

4. 这种方法的有效性已在文献中得到充分证实。在长期随访（中位数 11 年）的 150 例复查的患者中，95.2% 的踝关节稳定，踝关节骨关节炎（VanDijk 分期的 G2）只有 3%，没有距下关节僵

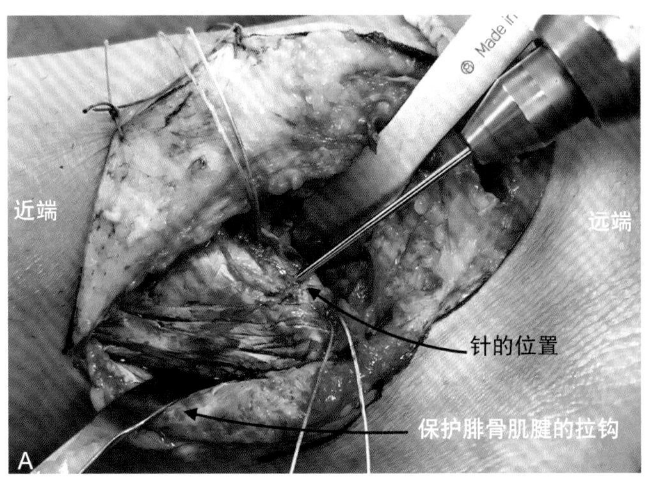

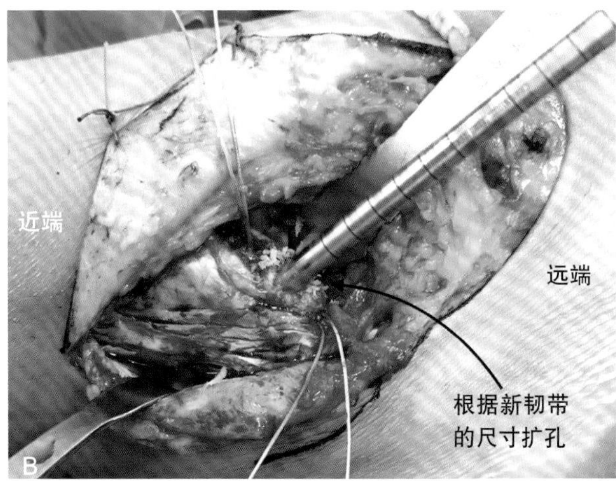

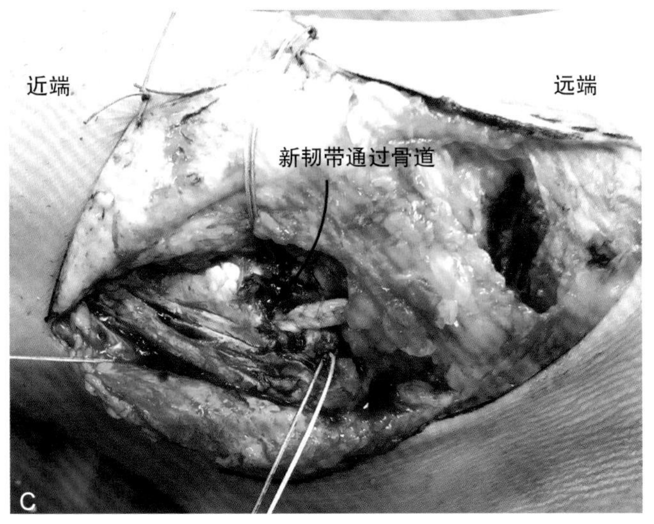

图 16-9 **伸肌下支持带瓣膜的止点重建**

A. 牵开器保护腓骨肌腱。从外踝的前缘到其后方，在两枚锚钉之间钻入一枚 2.5mm 的克氏针。置针的方向与足底成 45°。B. 根据新韧带尺寸（直径介于 4.5 ～ 5.0mm）扩孔。C. 使用镍钛合金缝合线，将瓣膜穿过软组织间隙进入关节囊内，然后穿入骨道。在最终固定前检查该组织瓣是否能够无障碍滑动

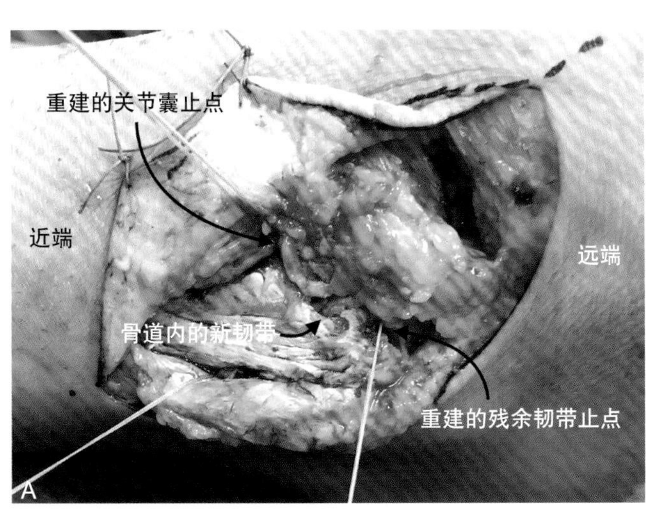

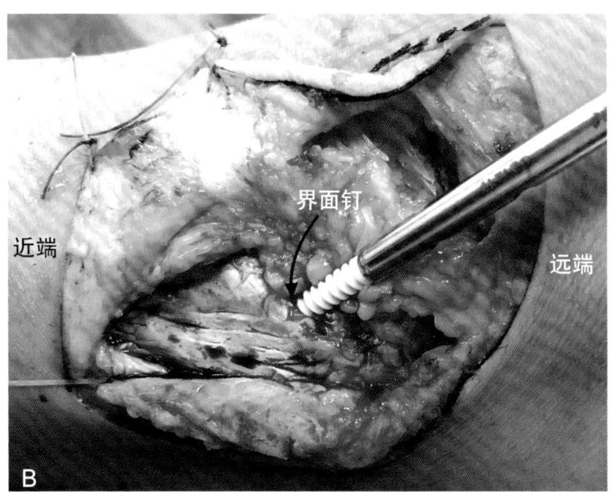

图 16-10 **整体固定**

A. 先将 ATFL 下束与 CFL 固定到先前植入的锚钉上，然后固定 ATFL 上束与关节囊。将其重建到外踝的前部，在踝关节中立位收紧缝线并打结。B. IER 瓣膜由 4.75mm 界面钉固定。检查其张力

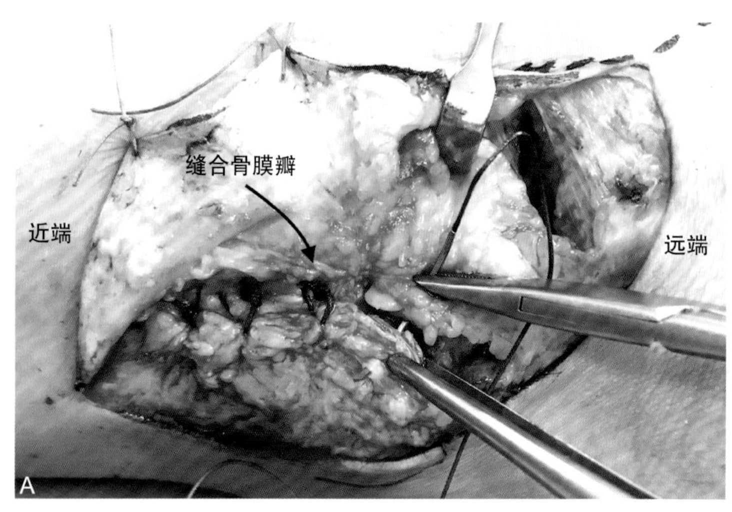

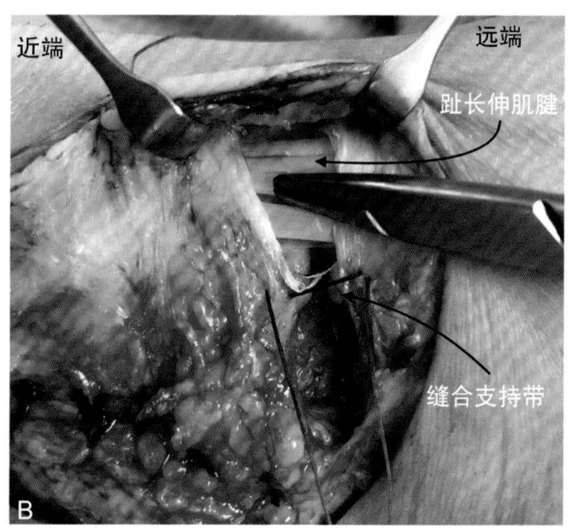

图 16-11 **额外手术**

A. 骨膜瓣被重置于外踝的外侧，用于加强重建后的韧带；B. 缝合覆盖趾短伸肌，完全关闭跗骨窦的入口，并加强距下关节的韧带。皮下和皮肤缝合

硬的情况。最近的一项研究证实了这些结果。

5. 辅助检查，如 CT 关节造影和磁共振让外科医师能够在术前辨别出一些病理改变并进行治疗，比如多发韧带损伤（外踝、内踝和距下关节）、关节的病变（距骨骨软骨损伤、前踝和后踝撞击征），以及跟骨截骨矫形纠正力线之后的后足形态。只有进行全面的临床和影像学评估才能获得最好的结果。

6. 为了提高该技术的效果，必须进行神经 - 肌肉平衡的重塑。

四、结论

当残余韧带（ATFL、CFL）需要修复时，伸肌支持带瓣膜作为加强结构用于修复副韧带，是最好的选择。

本文报道的技术，在长期随访中取得了非常满意的结果。该技术是一种切开技术。关节镜或微创技术的发展，必然会在不久的将来被加以考虑。关节镜下使用（也就是牺牲）股薄肌腱的重建手术是一个可选择的方案。

（朱 渊 译 赵嘉国 徐桂军 校）

第 17 章

解剖重建手术：从切开到经皮技术

Masato Takao，James Stone，Mark Glazebrook

2014 年，Glazebrook 医生设计了一种经皮踝关节外侧韧带重建的方法。我们开发了这项技术并在临床应用。与切开手术相比，这种方法有很多方面的优势，所以我们放弃了切开手术，转而采用经皮踝关节外侧韧带解剖重建（percutaneous anatomical reconstruction of the lateral ligament of the ankle，P-AntiRoLL，第 31 章）。在本章中，我们介绍 P-AntiRoLL 技术。

一、引言

按照以下方法选择手术方式：手术前在应力下用超声检查评估残余韧带的质量（见第 26 章）。如果应力下超声检查没有发现韧带纤维，并且手术前MRI或CT扫描中，没有发现关节内合并病变，包括骨软骨病变和（或）前踝关节撞击，则选择 P-AntiRoLL 方法。如果存在关节内病变，那么最好进行 A-AntiRoLL（第 31 章）。

P-AntiRoLL 分 5 个步骤：第 1 步建立手术入路；第 2 步制作 Y 形移植物；第 3 步建立每条韧带在腓骨、距骨和跟骨附着处的骨道；第 4 步将从每个切口引入的导线收集到同一个切口；第 5 步将 Y 形移植物引入骨道并用界面钉固定。

二、手术技术

体位

患者仰卧位，小腿用腿架固定（见第 26 章）。通常不使用止血带，但应将其绑在大腿上，以便如因出血导致术野不清时使用。术中透视对于正确地定位骨道非常有用。

1. *第 1 步：建立手术入路* 建立腓骨、距骨和跟骨的入路（图 17-1）。

2. *第 2 步：制作 Y 形移植物* 从同侧膝关节取自体股薄肌腱，制成 Y 形肌腱移植物（图 17-2，第 31 章）。

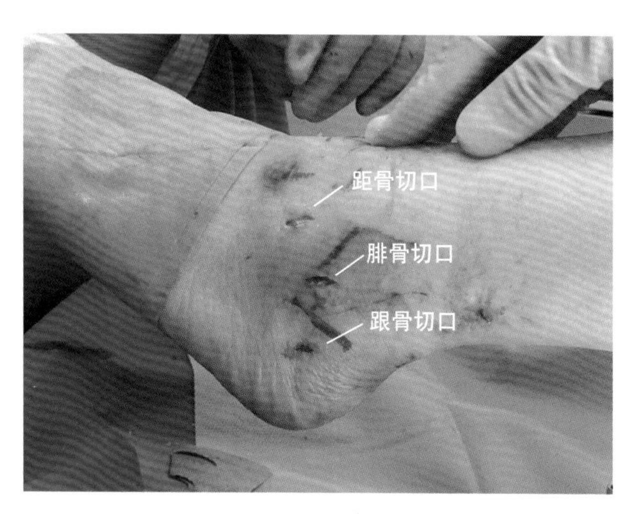

图 17-1 手术入路

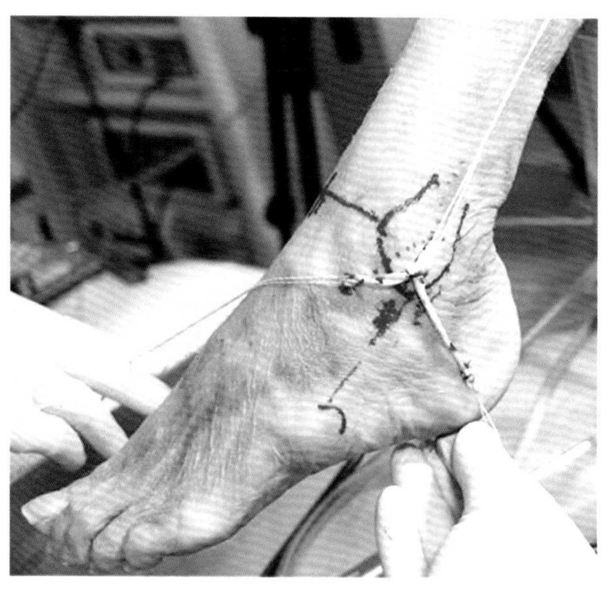

图 17-2 Y 形肌腱移植物

3. 第3步：建立每条韧带在腓骨、距骨和跟骨附着处的骨道　根据骨表面的体表标记，分别定位腓骨、距骨、跟骨的骨道入口位置（第31章）。

腓骨隧道的标志是腓骨无名结节（fibular obscure tubercle，FOT），它位于ATFL和CFL足印区的交界处，在皮肤上很容易触摸到，并且很容易在透视下辨认。钝性剥离后，并用蚊式钳触碰到FOT（图17-3A），将空心钻的导针经腓骨切口插入并沿腓骨中心穿透腓骨，从FOT朝向近端-后方腓骨皮质的方向，与腓骨轴线成30°（图17-3B），最后穿透小腿后部皮肤。然后用直径6mm的空心钻扩孔，深度20mm（图17-3C）。最后将导针穿出，留置引导线。

距骨隧道的标志是距骨体的前外侧角和下外侧角（第31章）。在透视下，距骨隧道入口起点在距骨体前外侧角和下外侧角的连线上，自距骨体前外侧角沿该连线向下约40%的位置是ATFL的距骨止点足印区中心。空芯钻的导针经距骨切口插入，并穿透距骨（图17-3D），朝向内踝尖的方向（图17-3E），最后穿透皮肤（图17-3F）。然后用直径为6mm的空芯钻扩孔，深度为20mm（图17-3G）。最后将导针穿出，留置引导线（图17-3H）。

跟骨隧道的标志是距跟关节的后关节面（见第31章）。在后关节面的垂直平分线上，沿该平分线往下距离关节面17mm的地方是CFL的足印区中心。但在实际病例操作中，腓骨肌腱刚好在CFL的止点上方。为了避免对腓骨肌腱的损伤，我们建立的跟骨骨道位于腓骨肌腱鞘的近端，后关节面下方约10mm。从跟骨切口插入空芯钻的导针（图17-3I），沿着跟骨后角的中心方向穿透跟骨，最后穿透足跟后方皮肤（图17-3J）。然后用直径为6mm的空芯钻扩孔，深度为20mm（图17-3K）。最后将导针穿出，留置引导线。

4. 第4步：将从每个切口引入的导线收集到同一个切口　此时所有3个切口都有引导线（图17-4A）。将3个切口的引导线从同一切口抽出（图17-4B）。

5. 第5步：将Y形移植物引入骨道并用界面钉固定　将Y形移植物引入并固定到骨道中，首先是腓骨，然后是距骨，最后是跟骨。在移植物被引入骨道之前插入界面钉导丝，防止导丝穿透移植物后，界面钉损伤移植物（图17-5A）。

使用引导线将Y形移植物的腓骨端采用inside-out技术引入腓骨隧道，并使移植物折叠部分在腓骨隧道内约15mm（图17-5B）。采用直径6mm、长度15或20 mm的界面钉将移植物固定到腓骨隧道中（图17-5C）。

然后使用引导线将Y形移植物的距骨和跟骨端依次采用inside-out技术引入各个骨道（图17-5D）。当踝关节处于中立位，手动拉紧肌腱移植物的引导线，用直径6mm、长度15mm或20mm的界面钉将移植物固定于骨道内。

切断接近皮肤一端的引导线，并手动抽出另一端，能够轻易移除所有的引导线。

三、术后处理

术后应用弹性绷带2天，术后1天根据疼痛情况允许负重行走。骨-肌腱生物愈合强度逐渐增加，在术后4周时接近正常强度。因此，术后4周开始慢跑和本体感觉训练，6～8周后恢复运动，无须外固定。

四、结论

P-AntiRoLL是一种踝关节外侧韧带的微创解剖重建技术。它在很多方面都优于切开手术，因此作者已经不做切开手术而转向P-AntiRoLL。作者建议在术前进行MRI或CT扫描，在外侧复合体韧带纤维缺失且无骨软骨病变和（或）踝关节前撞击等关节内病变的情况下，对踝关节外侧不稳行P-AntiRoLL。如果有关节内病变，最好采用关节镜下AntiRoLL，它可以同时治疗关节内病变（第31章）。

3. 第 3 步：建立每条韧带在腓骨、距骨和跟骨附着处的骨道　根据骨表面的体表标记，分别定位腓骨、距骨、跟骨的骨道入口位置（第 31 章）。

腓骨隧道的标志是腓骨无名结节（fibular obscure tubercle，FOT），它位于 ATFL 和 CFL 足印区的交界处，在皮肤上很容易触摸到，并且很容易在透视下辨认。钝性剥离后，并用蚊式钳触碰到 FOT（图 17-3A），将空心钻的导针经腓骨切口插入并沿腓骨中心穿透腓骨，从 FOT 朝向近端 - 后方腓骨皮质的方向，与腓骨轴线成 30°（图 17-3B），最后穿透小腿后部皮肤。然后用直径 6mm 的空心钻扩孔，深度 20mm（图 17-3C）。最后将导针穿出，留置引导线。

距骨隧道的标志是距骨体的前外侧角和下外侧角（第 31 章）。在透视下，距骨隧道入口起点在距骨体前外侧角和下外侧角的连线上，自距骨体前外侧角沿该连线向下约 40% 的位置是 ATFL 的距骨止点足印区中心。空芯钻的导针经距骨切口插入，并穿透距骨（图 17-3D），朝向内踝尖的方向（图 17-3E），最后穿透皮肤（图 17-3F）。然后用直径为 6mm 的空芯钻扩孔，深度为 20mm（图 17-3G）。最后将导针穿出，留置引导线（图 17-3H）。

跟骨隧道的标志是距跟关节的后关节面（见第 31 章）。在后关节面的垂直平分线上，沿该平分线往下距离关节面 17mm 的地方是 CFL 的足印区中心。但在实际病例操作中，腓骨肌腱刚好在 CFL 的止点上方。为了避免对腓骨肌腱的损伤，我们建立的跟骨骨道位于腓骨肌腱鞘的近端，后关节面下方约 10mm。从跟骨切口插入空芯钻的导针（图 17-3I），沿着跟骨后角的中心方向穿透跟骨，最后穿透足跟后方皮肤（图 17-3J）。然后用直径为 6mm 的空芯钻扩孔，深度为 20mm（图 17-3K）。最后将导针穿出，留置引导线。

4. 第 4 步：将从每个切口引入的导线收集到同一个切口　此时所有 3 个切口都有引导线（图 17-4A）。将 3 个切口的引导线从同一切口抽出（图 17-4B）。

5. 第 5 步：将 Y 形移植物引入骨道并用界面钉固定　将 Y 形移植物引入并固定到骨道中，首先是腓骨，然后是距骨，最后是跟骨。在移植物被引入骨道之前插入界面钉导丝，防止导丝穿透移植物后，界面钉损伤移植物（图 17-5A）。

使用引导线将 Y 形移植物的腓骨端采用 inside-out 技术引入腓骨隧道，并使移植物折叠部分在腓骨隧道内约 15mm（图 17-5B）。采用直径 6mm、长度 15 或 20 mm 的界面钉将移植物固定到腓骨隧道中（图 17-5C）。

然后使用引导线将 Y 形移植物的距骨和跟骨端依次采用 inside-out 技术引入各个骨道（图 17-5D）。当踝关节处于中立位，手动拉紧肌腱移植物的引导线，用直径 6mm、长度 15mm 或 20mm 的界面钉将移植物固定于骨道内。

切断接近皮肤一端的引导线，并手动抽出另一端，能够轻易移除所有的引导线。

三、术后处理

术后应用弹性绷带 2 天，术后 1 天根据疼痛情况允许负重行走。骨 - 肌腱生物愈合强度逐渐增加，在术后 4 周时接近正常强度。因此，术后 4 周开始慢跑和本体感觉训练，6 ～ 8 周后恢复运动，无须外固定。

四、结论

P-AntiRoLL 是一种踝关节外侧韧带的微创解剖重建技术。它在很多方面都优于切开手术，因此作者已经不做切开手术而转向 P-AntiRoLL。作者建议在术前进行 MRI 或 CT 扫描，在外侧复合体韧带纤维缺失且无骨软骨病变和（或）踝关节前撞击等关节内病变的情况下，对踝关节外侧不稳行 P-AntiRoLL。如果有关节内病变，最好采用关节镜下 AntiRoLL，它可以同时治疗关节内病变（第 31 章）。

第 17 章

解剖重建手术：从切开到经皮技术

Masato Takao，James Stone，Mark Glazebrook

2014 年，Glazebrook 医生设计了一种经皮踝关节外侧韧带重建的方法。我们开发了这项技术并在临床应用。与切开手术相比，这种方法有很多方面的优势，所以我们放弃了切开手术，转而采用经皮踝关节外侧韧带解剖重建（percutaneous anatomical reconstruction of the lateral ligament of the ankle，P-AntiRoLL，第 31 章）。在本章中，我们介绍 P-AntiRoLL 技术。

一、引言

按照以下方法选择手术方式：手术前在应力下用超声检查评估残余韧带的质量（见第 26 章）。如果应力下超声检查没有发现韧带纤维，并且手术前MRI或CT扫描中，没有发现关节内合并病变，包括骨软骨病变和（或）前踝关节撞击，则选择 P-AntiRoLL 方法。如果存在关节内病变，那么最好进行 A-AntiRoLL（第 31 章）。

P-AntiRoLL 分 5 个步骤：第 1 步建立手术入路；第 2 步制作 Y 形移植物；第 3 步建立每条韧带在腓骨、距骨和跟骨附着处的骨道；第 4 步将从每个切口引入的导线收集到同一个切口；第 5 步将 Y 形移植物引入骨道并用界面钉固定。

二、手术技术

体位

患者仰卧位，小腿用腿架固定（见第 26 章）。通常不使用止血带，但应将其绑在大腿上，以便如因出血导致术野不清时使用。术中透视对于正确地定位骨道非常有用。

1. *第 1 步：建立手术入路*　建立腓骨、距骨和跟骨的入路（图 17-1）。

2. *第 2 步：制作 Y 形移植物*　从同侧膝关节取自体股薄肌腱，制成 Y 形肌腱移植物（图 17-2，第 31 章）。

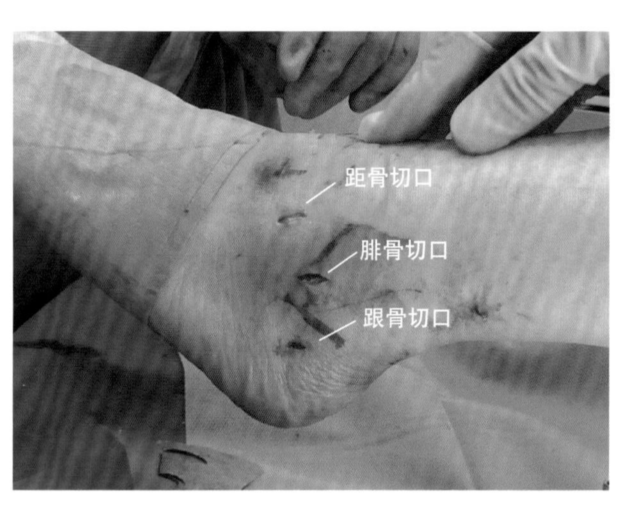

图 17-1　手术入路

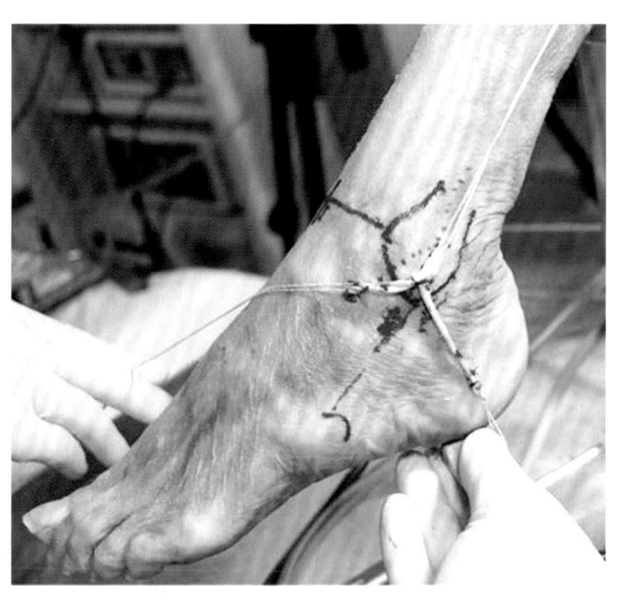

图 17-2　Y 形肌腱移植物

第 18 章

切开手术：非解剖重建手术

Kwang Hwan Park，Gwen Vuurberg，Hélder Pereira，Mike Carmont，Jin Woo Lee

一、非解剖重建的历史

在既往文献中，有超过 80 种手术方法治疗 CAI。外科手术分为两大类：解剖手术和非解剖手术。非解剖手术又包括非解剖肌腱转移和肌腱固定术以替代受伤的韧带并纠正病理性踝关节活动。这些手术大多使用腓骨短肌腱垂直于不稳定方向固定来限制内翻和前移，从而恢复踝关节稳定性（图 18-1）。这些手术需要尽可能在近端完全切断或切断一部分腓骨短肌腱，保留第五跖骨茎突上的远端止点，并通过骨道改变肌腱的走行。由于非解剖手术的本质问题，我们考虑了这些具有历史价值的手术。

历史上，外侧韧带不稳定的手术治疗在 1932 年首次被描述，包括非解剖性腓骨短肌转移，这是基于 Gallie 在 1913 年对麻痹性内翻足的研究。此后，许多牺牲腓骨肌腱的手术被介绍并广泛应用。1952 年，Watson-Jones 描述了采用整条腓骨短肌，通过两个水平腓骨隧道和一个距骨颈骨道进行 ATFL 重建。该手术有效降低了距骨前移的趋势，但由于缺乏 CFL 重建，对距骨内翻的矫正效果较差。1953 年，Evans 报道了腓骨短肌腱经斜形的腓骨隧道的改道手术。这个肌腱固定术既不重建 ATFL 也不重建 CFL，但是改道后的肌腱能够发挥两个向量的作用，进而纠正前移和内翻。1961 年，Castaing 描述了一种使用整条腓骨短肌腱的韧带成形术。后来在 1978 年，发现使用劈开肌腱的半 Castaing 术提供了更好的结果。1969 年，Chrisman-Snook 报道了一种改良的 Elmslie 手术（使用阔筋膜解剖重建），使用劈开的一部分腓骨短肌腱固定腓骨和跟骨，重建 ATFL 和 CFL。

二、非解剖重建的效果和并发症

踝关节的稳定性和远期是否发展为骨关节炎是文献中提到的两个主要结局，并用来指导重建技术的选择（表 18-1）。随访 13 年后，约 88% 的患者在 Watson-Jones 重建手术中显示良好或优秀的结果。另一项研究显示，Watson-Jones 手术有 50% ～ 70% 的患者获得了良好或非常好的结果，超过了 Evans 手术，但 Watson-Jones 手术的长期结果显示踝关节稳定性丧失和发展为骨关节炎。而且 Watson-Jones 技术没有比加强的解剖修复技术好。Castaing 方法的长期效果，根据不同的文献报道结果，良好和非常好的结果在 71% ～ 80%。与使用劈开一半的肌腱相比，使用整根腓骨短肌腱重建的远期效果较差。但即便使用劈开的肌腱，该非解剖重建技术的远期效果也较其他技术效果差。在 Chrisman-Snook 重建手术中，劈开一半腓骨短肌腱，然后穿入腓骨和跟骨。该手术类似于解剖重建，但据报道，一些患者出现非生理性的异常活动和距下关节僵硬。

非解剖重建会导致踝关节和后足正常生理性活动发生改变，进而对长期效果产生不利影响，经常导致距下关节活动的丧失。虽然最初的报道显示非解剖重建的效果是不错的，但随访时间较长的对照研究一般倾向于解剖修复而不是非解剖肌腱固定的重建手术。Mabit 等最先将解剖修复与非解剖重建进行了比较，发现解剖修复短期疗效较好。其他研究证实了这些结果。Krips 等发表了一系列的对照研究，包括 300 多例患者，随访数据长达 30 年。这些作者最终得出结论：与解剖重建相比，长期非解剖性肌腱固定会导致踝

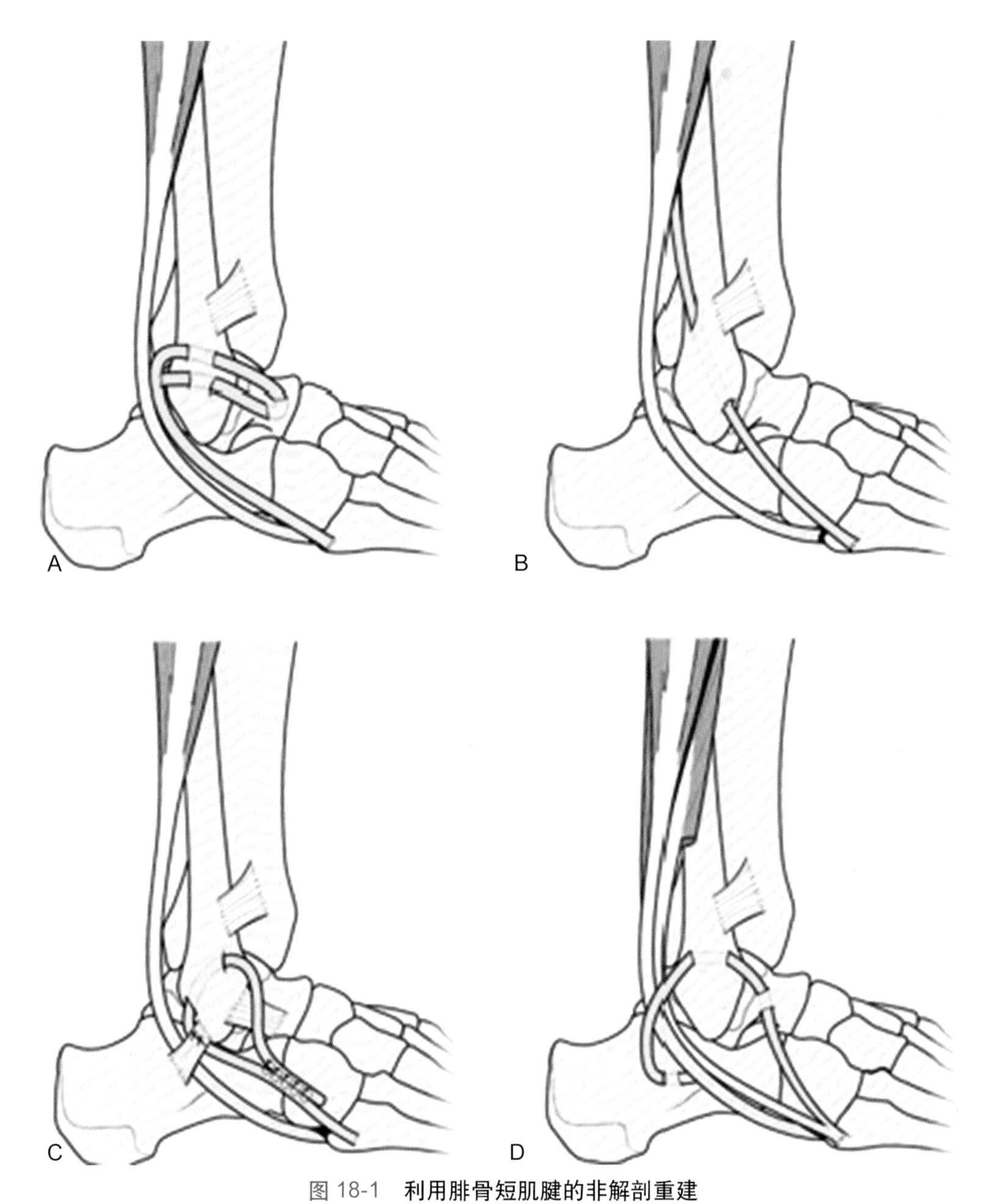

图 18-1 **利用腓骨短肌腱的非解剖重建**

A. Watson-Jones 手术；B. Evans 手术；C. Castaing 手术；D. Chrisman-Snook 手术

表 18-1 **非解剖重建技术的结果**

手术技术	随访时间	好 / 很好	残留不稳定	骨关节炎
Watson-Jones /Evans	＞ 10 年	50%/70%	15%/44%	20%/40%
Castaing	＞ 10 年	71% ～ 80%	32%	不详
半 Castaing	＞ 10 年	91%/92%	4%/20%	4%

参考文献：Tourné Y，Mabit C. Lateral ligament reconstruction procedures for the ankle. Orthop Traumatol Surg Res，2017；103（1S）：S171-S181

关节功能下降、疼痛增加、活动范围受限、不稳定、翻修手术增加，以及更严重的骨关节炎。

一些研究报告称，与解剖手术相比，非解剖技术的并发症发生率增加。踝关节运动学异常和距下关节活动受限是非解剖重建的主要缺点。此外，这些技术常导致关节僵硬和踝关节、距下关

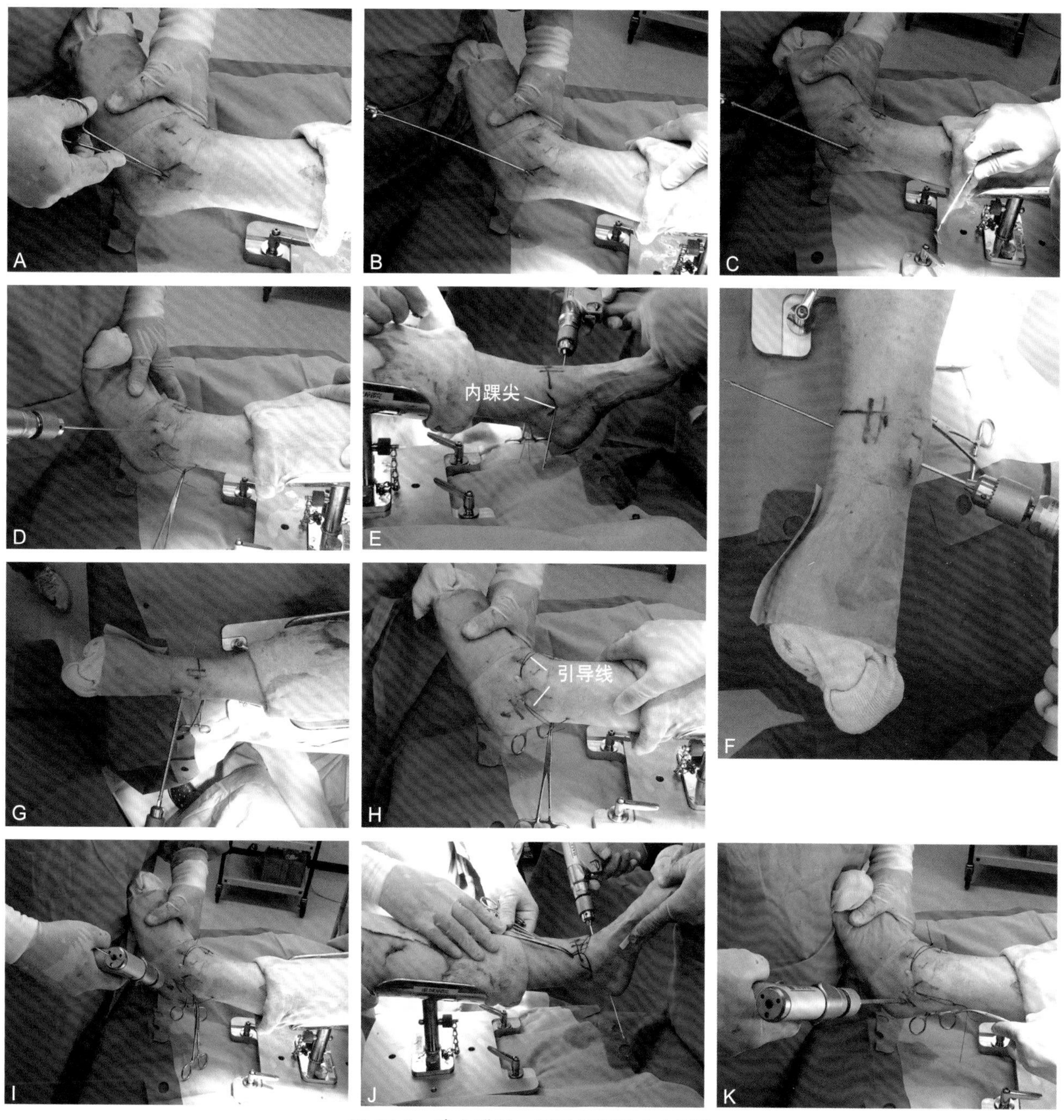

图 17-3　**建立腓骨、距骨和跟骨止点骨道**

A. 钝性解剖并用蚊式钳触及 FOT；B. 空芯钻导针经腓骨切口插入，在 FOT 处穿过腓骨中心，沿腓骨近端后方皮质方向，与腓骨轴线成 30°，最后穿透小腿后方皮肤；C. 使用直径 6mm、深度 20mm 的空芯钻进行扩孔；D. 空芯钻导针经距骨切口插入并穿透距骨；E. 距骨导针的方向为内踝尖端方向；F. 穿透皮肤；G. 使用直径 6mm、深度 20mm 的空芯钻进行扩孔；H. 将导针穿出，留置引导线；I. 通过跟骨切口插入空芯钻导针；J. 以跟骨后角中心方向穿透跟骨和足跟后方皮肤；K. 使用直径 6mm、深 20mm 的空芯钻扩孔

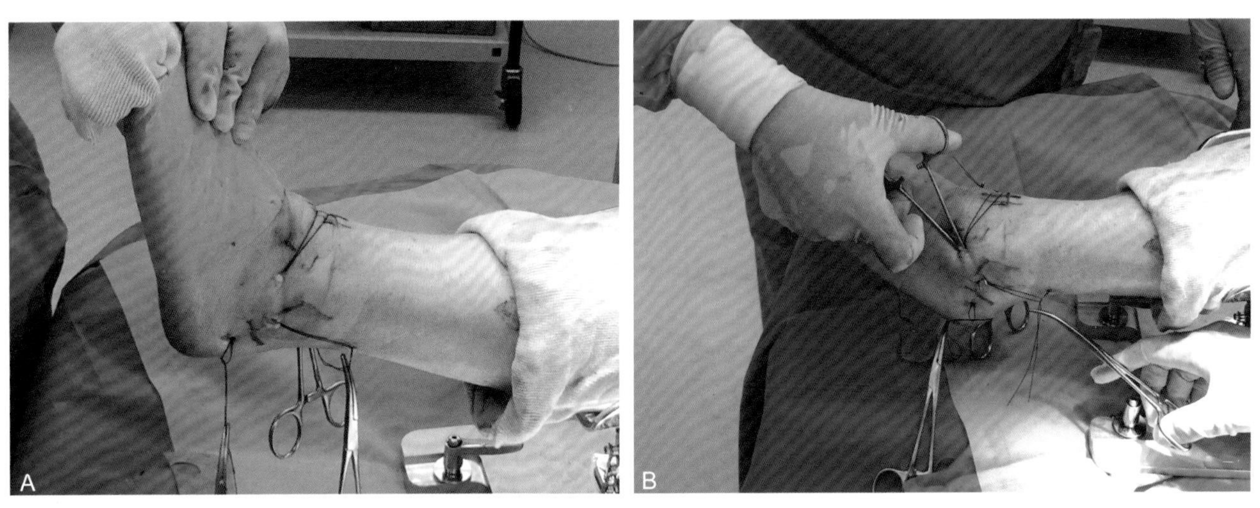

图 17-4 **将三条引导线集中到一个切口中**

A. 每个切口都被引入一条引导线；B. 三条引导线都被收集到一个切口中。在此病例中，引导线都从距骨切口穿出

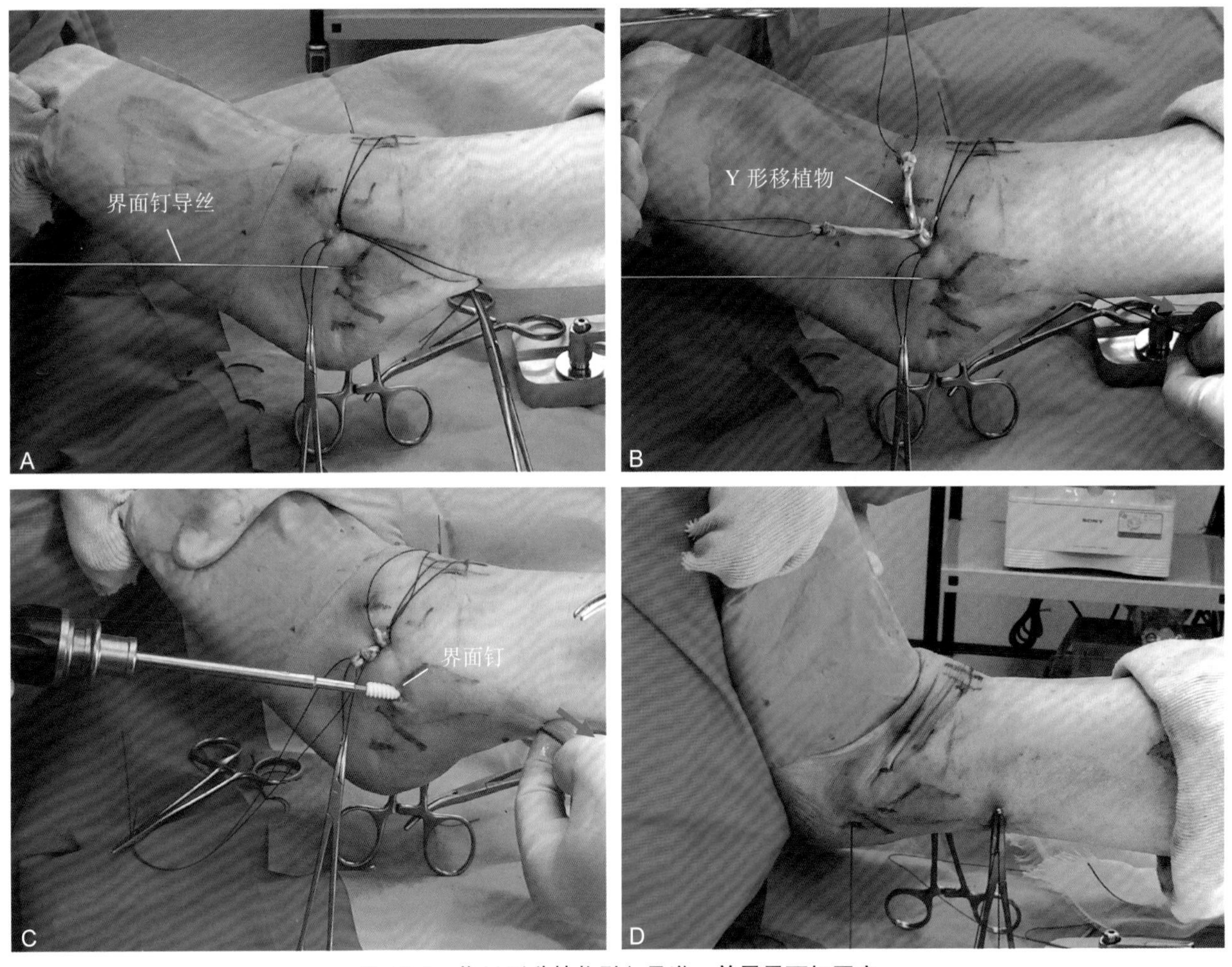

图 17-5 **将 Y 形移植物引入骨道，并用界面钉固定**

A. 界面钉导丝经腓骨切口插入腓骨隧道；B. 使用引导线将 Y 形移植物的腓骨端采用 inside-out 技术引入腓骨隧道；C. 采用直径 6mm、长度 15mm 或 20mm 的界面钉将移植物固定到腓骨隧道中；D. 将 Y 形移植物的距骨端和跟骨端分别引入各骨道，并用界面钉固定

（朱 渊 译 赵嘉国 徐桂军 校）

节活动受限。此外，将腓骨短肌腱用于重建可能会削弱或影响该肌腱动态稳定外侧踝关节复合体的功能。

三、结论

踝关节是一个复杂的解剖结构，其稳定性和灵活性依赖于精确的韧带平衡和支持。手术的目的是恢复撕裂韧带的静态张力，尽可能获得与健侧相似的踝关节运动力学。然而大多数研究表明，这些非解剖重建手术会限制踝关节和距下关节的活动并导致关节炎的出现。由于这些原因，各种非解剖重建手术应该被视为历史的过客，我们不应该认可它们。

（朱　渊　译　赵嘉国　徐桂军　校）

第 19 章

切开解剖修复手术：运用骨膜瓣的韧带修复技术

João Lobo，Pedro L. Ripoll，Mariano de Prado，Hélder Pereira

一、引言

急诊就诊的患者中，4% ～ 7% 是踝关节扭伤。这类损伤在任何年龄段都比较常见，但主要发生在 15 ～ 35 岁的年轻人群。大多数患者通过非手术治疗能获得良好的治疗效果。然而，仍有多达 20% 的患者出现 CAI，并因此需要手术治疗。CAI 主要由于撕裂的韧带愈合不良，形成的纤维组织强度低，因此生物学和力学特征较差，有时甚至表现为被拉长的松弛结构。此外，本体感觉障碍和（或）腓骨肌无力也可能是 CAI 最终需要手术治疗的关键因素。另外，影像学在评估损伤程度或预测残余组织的特征方面并不总是可行的，对儿童来说尤为如此。

尽管 CAI 发生率逐年增加，但它的治疗仍不明确。因此，关于 CAI 治疗的文献极其重要。尽管 CAI 在儿童和青少年中很少见，但其发病率一直在增加。原因包括运动参与者低龄化，运动水平的提高，以及对骨骼发育不成熟或青少年患者早期治疗方法不恰当。

CAI 的外科治疗仍然存在争议。事实上，文献报道的外侧韧带手术术式已经超过 80 种，它们可以简单地分为两类：解剖修复 / 重建和非解剖重建。韧带邻近组织被用于解剖修复，如 Gould 等于 1980 年报道的改良 Broström 术。非解剖重建则常采用远端的移植物来重建，如 Evans、Chrisman-Snook 和 Watson-Jones 术。

多种移植物可以用于 CAI 的外科治疗；然而，我们必须要考虑到供区的并发症。

最近已有报道称，与解剖修复 / 重建相比，这些非解剖重建术式术后效果相对较差，并且并发症的风险更高。但这方面的讨论似乎超出了本章涉及的范围。

与成人相比，有关儿童和青少年 CAI 治疗相关的文献较少。恰当有效的治疗方案是必不可少的，且取决于是否有可用且合适的手术器械，使得在修复的同时保护解剖结构和骺板。

腓骨骨膜瓣已被用于治疗 CAI。它可单独用于外侧韧带修复，也可以在外侧韧带组织质量不佳时用作加强修复。其中，加强修复常更适用于反复踝关节扭伤的患者、肥胖和高水平运动员。

二、手术技术

在手术过程中使用止血带来控制出血。

从外踝尖向近端做长约 6cm 向后凸的 L 形皮肤切口。切口略经过外踝后方，并向外踝尖远端延伸约 3cm 处，这样显露更充分以便于在距骨上固定移植物。

从近端向远端游离出长约 5cm 的骨膜瓣（图 19-1，图 19-2），骨膜瓣尽可能宽，如果需要重建 CFL 的话，可以将其劈开分为两束。

翻转腓骨骨膜瓣（图 19-2），在骨膜瓣远端的翻转处的两边（在外侧韧带腓骨止点处），分别用 2-0 或 3-0 薇乔缝线缝合固定止点，以避免新的韧带受到张力时从腓骨面上剥离。

根据是否存在残余韧带，ATFL 重建方式也有所不同。如果存在残余韧带，可使患足处于外翻位，将骨膜瓣覆盖于残余韧带上，用锚钉将骨膜瓣缝合到距骨上，并用 3-0 薇乔缝线间断缝合将骨膜瓣固定在残余韧带上。如果没有残余的 ATFL 结构，则可以用腓骨骨膜瓣代替原有的韧带结构。

骨膜瓣的长度既要有重建韧带所需合适的张力，

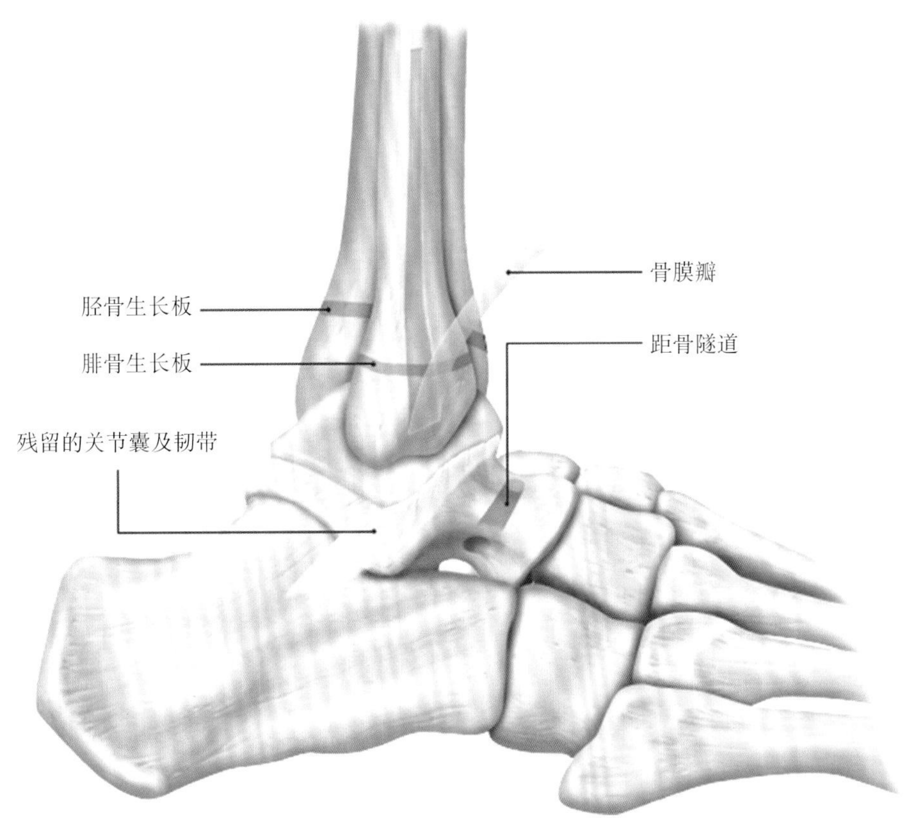

图 19-1　**骨骼未成熟儿童获取腓骨骨膜瓣示意图**
可见生长板和残余 ATFL；获取骨膜瓣并将其固定于远端的距骨隧道

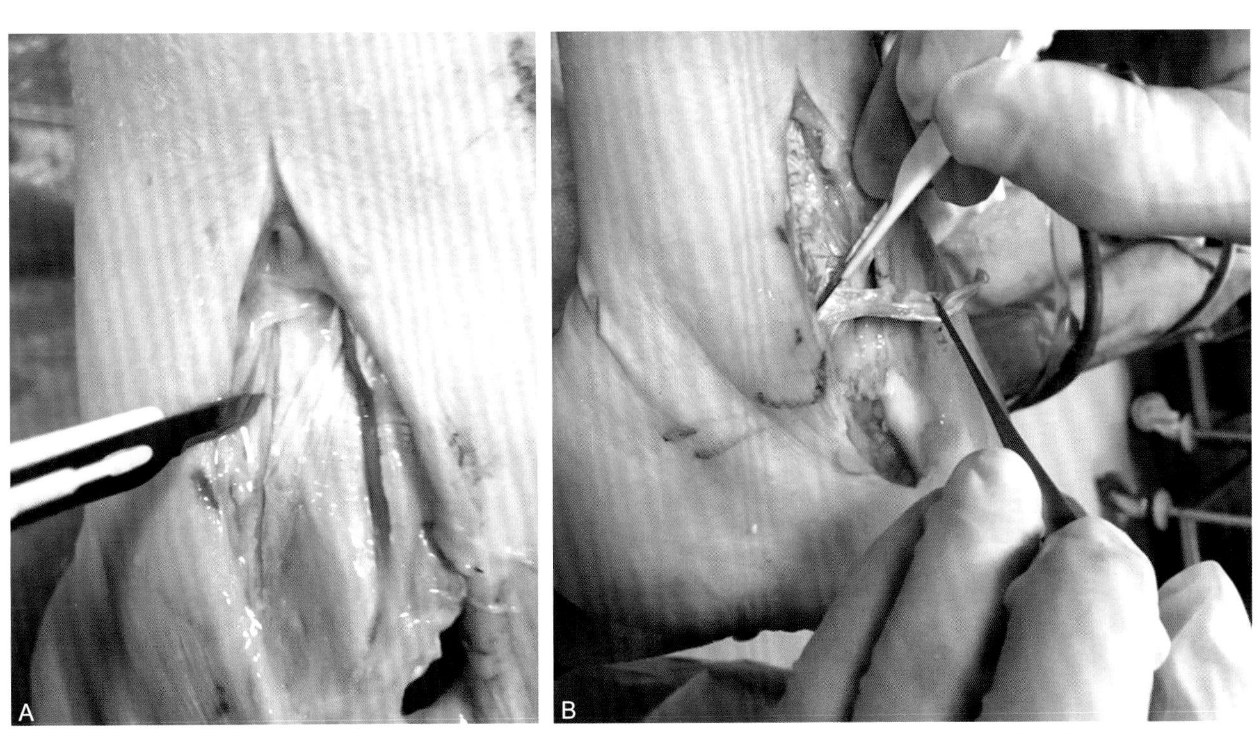

图 19-2　**A. 在尸体上展示手术入路和骨膜的识别，用手术刀切取并游离骨膜；B. 分离并翻转骨膜瓣**

同时又要确保有效的固定，无论是采用骨道还是其他方式将骨膜瓣远端固定于距骨（图 19-3）。

必须在足处于轻微外翻位将瓣膜固定于距骨。根据手术过程中的具体情况，可以对术式进行微小调整。

CFL 损伤通常是完全性的，并且韧带结构难以识别。用锚钉将腓骨骨膜瓣的后半部分固定在外踝尖稍偏后的跟骨上。

在重建术中，足应处于外翻位，这种轻微的过度矫正能维持重建组织结构的张力。当发现关节囊损伤时，可使用可吸收 2-0 薇乔缝线进行修复。

术后康复方案包括下列几个阶段：

1. 无负重、石膏固定 3 周。

2. 石膏 / 行走靴保护下负重 3 周。

3. 去掉石膏后逐渐行关节活动度训练。

4. 从术后第 50 天开始，进行本体感觉康复，通过等长锻炼和渐进式等张训练增强肌肉力量。

5. 术后第 65 天开始核心肌群锻炼。

6. 开始体育活动的时间不早于术后 4 个月。

该术式实际面临的最大问题是如何获得高质量的骨膜瓣，以及在修复之前保护它避免从腓骨远端剥脱。另外需要强调的是，手术过程中骨膜瓣固定和张力调整必须要在轻微过度的外翻矫正状态下进行。

腓骨骨膜瓣修复手术可能的优点是获取相对简单，只需要 5cm 的小切口，并且不需要任何其他昂贵的特殊装置或植入物。它不会对任何局部肌腱造成伤害，并且可以使解剖结构接近正常踝和距下关节运动学。腓骨骨膜瓣也显示出足够强度的生物力学性能。Bohnsack 等报道了用于重建踝关节外侧韧带的各种常见自体移植物的生物力学特性。作者发现腓骨骨膜瓣和原生 ATFL 生物学稳定性没有显著性差异。此外，骨膜组织可作为成纤维细胞组织的支架并最终韧带化。这种技术也存在一些缺点，但基本都与术后康复有关。术后需要固定 6 周，以满足骨膜瓣的愈合和早期韧带化所需的时间。虽然骨骼未成熟的患者仍然存在外踝骨骺过早闭合或异位骨化的风险，但迄今为止这些理论上的并发症还没有被报道过。

三、结论和要点

1. 当需要手术治疗 CAI 时，腓骨骨膜瓣翻转固定术仍然有可能在儿童、青少年和高水平运动员群体中获得良好的结果。

2. “成功的关键”是高质量骨膜瓣的获取，并在翻转和收紧之前避免其从远端腓骨剥离。恰当的缝合固定至关重要，通常需要轻微的外翻。

3. 该技术的主要缺点是需要长达 6 周的固定来保护重建的组织。

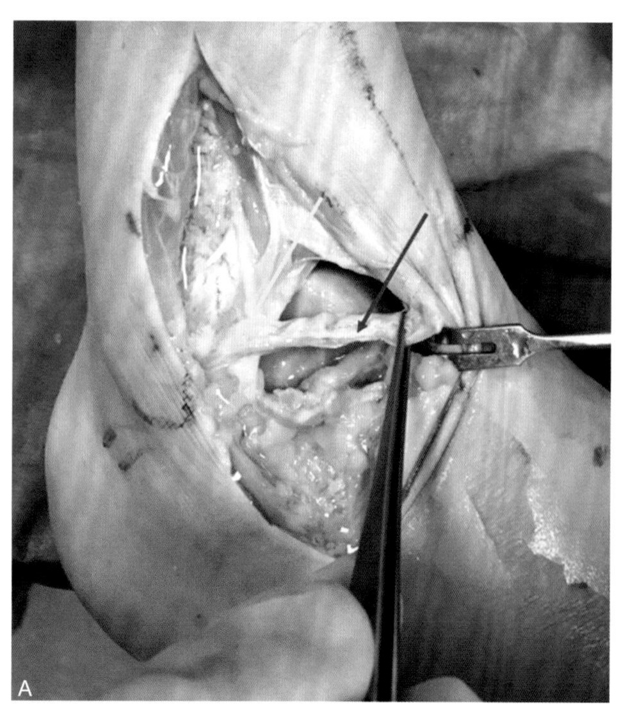

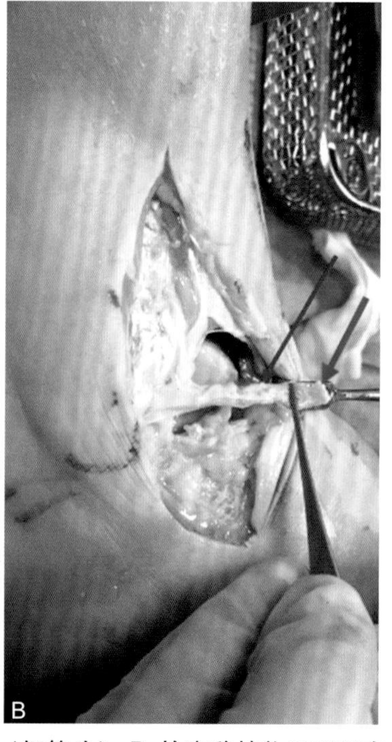

图 19-3 A. 骨膜瓣的腓骨连接处（黄箭头），测量远端固定骨膜瓣的长度（红箭头）；B. 检查移植物是否具有足够的张力、确定固定于距骨的韧带附着点（红箭头），以及测量引入骨道内移植物的长度或将其向近端翻转加强缝合

（蔡武峰 李 棋 译 赵嘉国 徐桂军 校）

第 20 章

踝关节韧带损伤：稳定性手术后的长期结果

Jón Karlsson，Louise Karlsson，Eleonor Svantesson，Eric Hamrin Senorski

一、引言

众所周知，急性踝关节韧带损伤是世界各地骨科创伤急诊就诊的主要原因之一。踝关节扭伤可能会导致踝关节外侧副韧带断裂，特别是ATFL 和 CFL，而 PTFL 很少断裂（图 20-1）。踝关节韧带损伤也是最常见的运动相关损伤，由于其发生率很高，这些损伤往往会带来较大的社会经济负担。三条韧带中 ATFL 是最薄弱、最容易受损伤的韧带，因此 ATLF 也是最常损伤的踝关节外侧韧带。最初的非手术治疗是制动、避免负重、冷敷治疗、加压绷带、抬高患肢和伤后几天开始功能锻炼。功能锻炼的内容包括活动范围练习、完全负重、平衡 / 协调训练和渐进性力量训练。这种治疗方案通常会取得较好的效果，允许患者在 1 ～ 2 周后恢复运动，有时需要外固定如运动贴扎或踝部支具，以避免复发。急、慢性踝关节扭伤后，通常会出现活动受限、本体感觉障碍、肌肉反应灵敏性和力量方面的不足。当这些症状持续存在时，通常会考虑系 CAI 所致。例如，最初的踝关节外侧扭伤后 2 周内不能完成跳跃和落地活动、踝关节活动控制较差，以及 6 周后自我评估踝关节功能较差，这些都预示着远期可能会出现 CAI。CAI 定义为机械性不稳定，即踝关节活动超过正常的生理活动范围，以及主观感觉到的与感觉运动或神经肌肉障碍相关的踝关节不稳定。

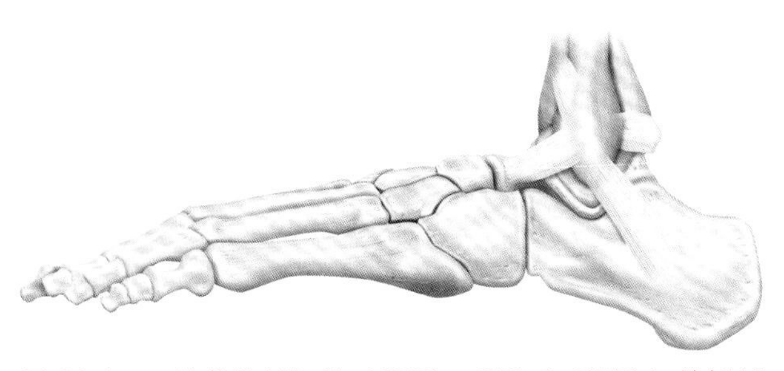

图 20-1 踝关节外侧韧带（ATFL、CFL 和 PTFL）的解剖

CAI 的病史一般包括踝关节反复扭伤，患者通常对负重和剧烈踝关节运动 / 活动有预防措施。CAI 症状的主要原因是机械感受器丧失，导致本体感觉能力下降以及内翻和外翻肌的肌力下降。正因如此，等张力量训练是 CAI 患者康复的基础，对踝关节稳定性、肌肉力量和本体感觉都有积极的作用。此外平衡训练是当前康复方案的重要组成部分，它会刺激 CAI 患者的姿势控制、动态平衡和关节位置感等典型感觉运动障碍的恢复。

CAI 的治疗也存在一定争议。当踝关节反复扭伤时，10% ～ 30% 的病例会发生 CAI。这将导致反复疼痛，出现恐惧感和踝关节打软腿现象。CAI 和反复损伤也可能与踝关节外侧韧带的完整性丧失、本体感觉障碍、腓骨肌无力 / 腓骨肌腱（部分）断裂、胫腓骨扭伤和距下关节松弛有关，这些都是发展为 CAI 的因素。CAI 患者通过非手术治疗可能不会恢复踝关节的功能和稳定性，在这种情况下需要手术治疗。这一点至关重要，因为有报道称 CAI 与踝关节骨性关节炎（osteoarthritis，OA）的风险增加相关。由于外侧韧带具有很强的自我愈合能力，大多数研究人员认为急性踝关节韧带断裂不需要手术缝合撕裂的韧带。与之相反的是，对于慢性功能性踝关节不稳定，应该通过手术恢复踝关节稳定性。手术干预的目的是稳定踝关节韧带防止进一步损伤、治疗相关损伤（如软骨损伤）并降低远期 OA 的风险。尽管如此，既往文献中并没有很好地报道远期 OA 方面的内容。

急性踝关节韧带损伤

- 踝关节韧带损伤很常见，尤其多见于体育运动中。
- 10% ～ 30% 的踝关节韧带损伤患者存在中远期功能问题，并出现踝关节不稳定。
- 一线治疗是非手术治疗，需要成体系的康复计划。
- 如果康复治疗失败，患者仍然存在踝关节功能性不稳定，可以考虑手术稳定。

对于 CAI 的手术治疗，既往文献描述了 60 多种不同的手术方式。最初，最常用的术式是肌腱固定术，使用腓骨长短肌腱中的一条，在大多数情况下是腓骨短肌腱。踝关节韧带加强手术通常采用自体肌腱移植，而同种异体肌腱往往也可供选择。手术可分为解剖修复、解剖重建和非解剖重建（图 20-2 ～图 20-5）。

在手术治疗 CAI 的文献报道中，最初建议非解剖重建，如 Evans、Watson-Jones 和 Castaing 手术。所有这些手术都利用不同形态的腓骨短肌腱或腓骨长肌腱来恢复踝关节功能，但不需要修复残余韧带。所有手术技术都牺牲了踝关节外侧的局部组织，包括部分或全部的跟腱或腓骨肌腱。它们都需要广泛的术区显露，在技术上要求很高，而且都需要长时间的外固定。因为广泛的术区显露，所以手术并发症的发生率也很高。此外，牺牲正

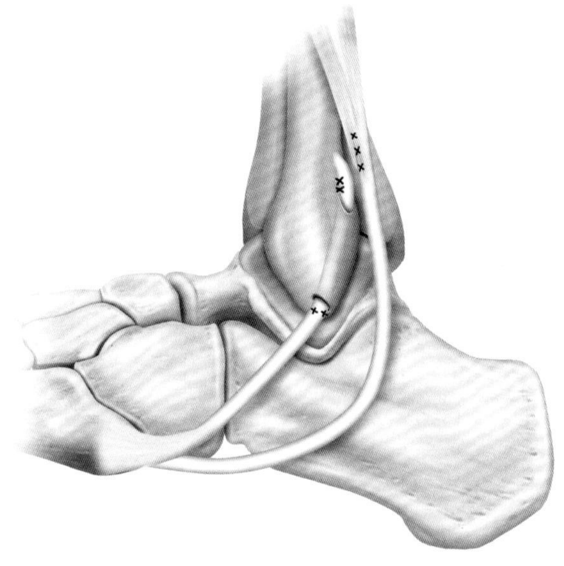

图 20-2 肌腱固定术的非解剖重建。Evans 技术是一种腓骨短肌腱的非解剖肌腱固定术。肌腱穿过腓骨上提前钻好的孔后与其自身缝合

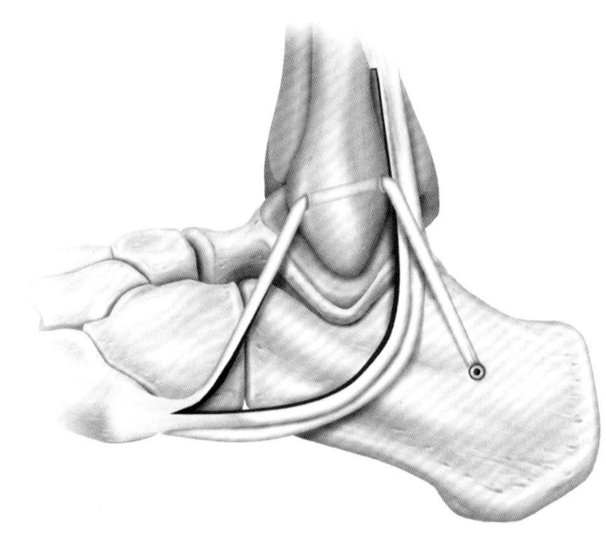

图 20-3 肌腱固定术的解剖重建。Chrisman-Snook 技术是一种解剖性肌腱固定术。一半或全部腓骨短肌腱穿过腓骨上提前钻好的孔，最后用螺钉固定于跟骨

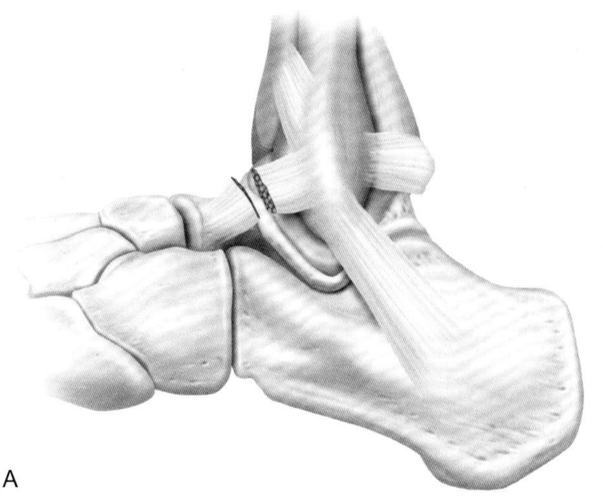

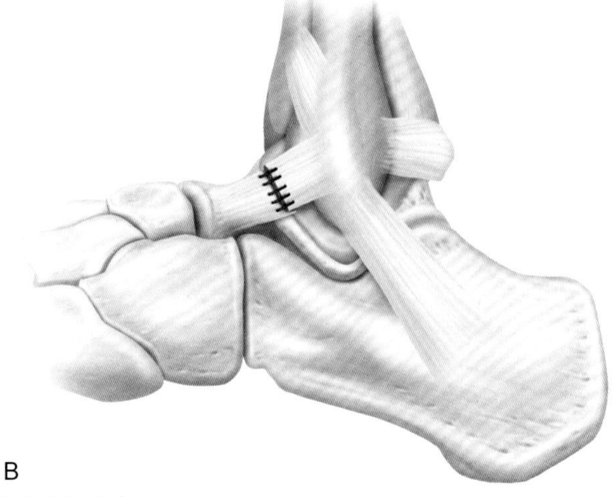

图 20-4 原始 Broström 技术直接修复 ATFL

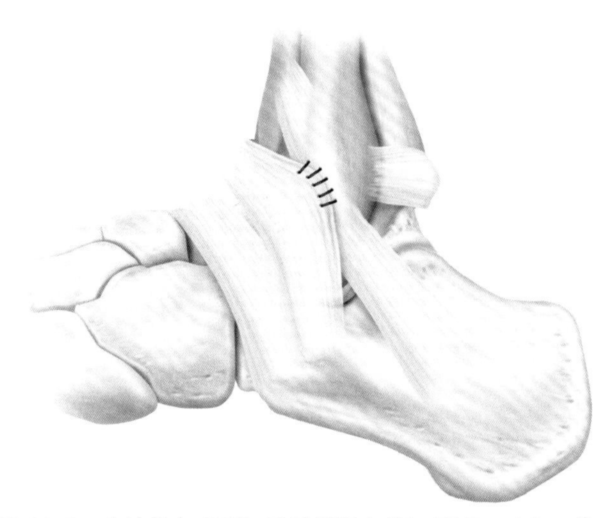

图 20-5　**直接修复 ATFL 后用 IER 加强，即 Broström 术的 Gould 改良技术。该手术最初为治疗距下关节不稳定而设计**

常的踝关节外侧组织，如腓骨肌腱，将导致踝关节周围应力的改变，在中远期增加踝关节退变和 OA 的风险。

由于非解剖性手术可能存在局限性，解剖性手术应运而生。Broström 在 1966 年描述了一种利用 ATFL 残端的手术，就是简单地缝合 ATFL 残端。这一方法已由 Gould 等在 1980 年（图 20-5）进行了改良，建议使用 IER（最初建议用于治疗距下关节不稳）加强 ATFL。Karlsson 等（图 20-6）建议在 ATFL 和 CFL 腓骨端的原始解剖起点处钻孔，重建止点。最新的研究建议修复 ATFL 和 CFL 两条韧带，以改善踝关节外侧韧带松弛。其目的是通过损伤韧带的原位修复，来恢复正常解剖结构和踝关节生物力学，将韧带缩短并固定到腓骨解剖位置和（或）利用局部结构加强修复来提高手术效果。解剖修复有几个优点，包括手术过程简单、并发症少、恢复正常的踝关节生理解剖，从而恢复正常踝关节运动学，最终保留距下关节活动度。事实上，Broström 术或其改良术式，在首次报道 50 多年后仍然被认为是治疗 CAI 的“金标准”。

最近，有报道称使用自体或异体肌腱移植物。这种类型的重建采用肌腱移植的方式与其他非解剖性重建手术相似，但优点是它们保留了局部组织，特别是腓骨肌腱。这类手术适用于改良 Broström 手术 / 修复后的复发、全身韧带松弛、高 BMI 的情况，也常用于高水平运动员。

近期一些外科医师已经开发了旨在恢复踝关节稳定性的全关节镜下手术。这些手术均模仿类似 Broström 的操作，它们的应用也日渐增多。所有这些手术的共同点是利用缝合锚修复 / 重建 ATFL 和关节囊至腓骨远端的韧带解剖起点。其中一些手术还修复 CFL，甚至需要加强修复，如 Gould 改良技术。一般来说，解剖和非解剖重建后的短期和中期效果都是满意的。然而，长期结果却鲜为人知。

二、长期随访

Broström 技术（图 20-4）是对踝关节外侧韧带的原位解剖修复。一些学者指出解剖修复可以改善长期效果。非解剖重建会导致距下关节活动丧失、牺牲腓骨肌腱（踝关节外翻力量丧失）、后续踝关节功能的减弱，以及可能出现 OA 风险的增加。例如，Watson-Jones 手术（腓骨短肌腱固定术）的长期结果已经显示出踝关节 OA 的迹象。Bell 等对美国海军学院 31 例 CAI 患者接受 Broström 手术治疗的 22 例进行了随访，平均随访 26.3（24.6 ～ 27.9）年。总体而言，91% 的患者报道长期踝关节功能良好或优秀。在这组队列中，全部患者都接受 ATFL 修复，部分患者也接受了 CFL 修复（数目不详）。随访时没有拍摄 X 线片，因此踝关节 OA 的患病率尚不清楚。

对于 CAI 的手术治疗，我们应该记住支持任何一种手术技术的证据都是不足的。然而，尽管文献证据有限，我们还是可以得出如下几个结论：首先，动态腱固定术存在明显的局限性，临床满意度差，后续扭伤复发率较高；其次，与解剖手术（至少是采用韧带残端）相比，非解剖重建增加了距下关节内翻的僵硬度。解剖修复仍是大多数患者的首选，且几种 Broström 修复的改良术式都已显示出了良好或优秀的结果。

Noailles 等对 181 例患者进行了超过 15 年的随访。他们将患者分为直接解剖修复组（Broström、Duquennoy）和非解剖修复组（Watson-Jones、Evans 和 Castaing）。他们发现，解剖修复后的踝关节功能更好，但术后会出现踝关节不稳定复发的情况。相反，非解剖性修复后活动范围丧失和继发性 OA 更为常见。在非解剖组中，Ⅰ～Ⅱ级踝关节 OA（van Dijk 分型）的发生率为 7%～100%。Watson-Jones 手术 22 年后，Van der Rijt 报道 100%

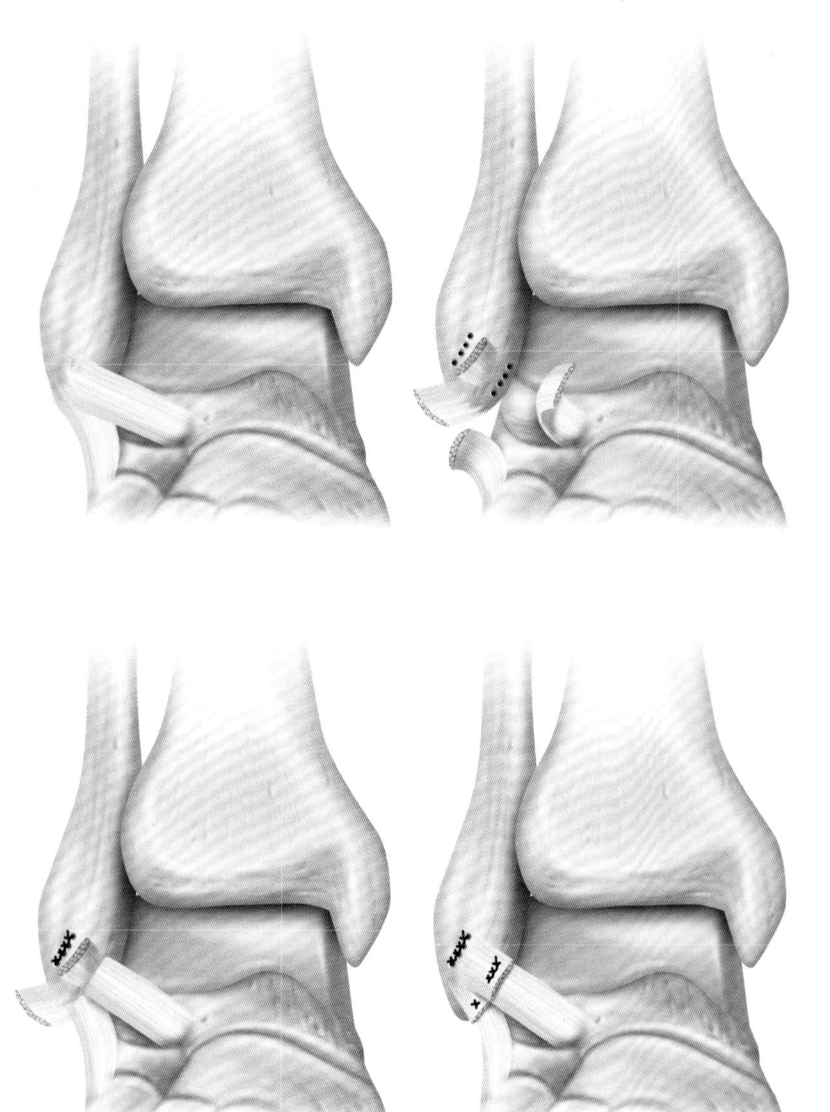

图 20-6 **残留韧带的解剖修复，包括 ATFL 和 CFL 在腓骨端的止点重建，短缩和覆盖缝合。这种 Broström 技术的改良最初由 Karlsson 等描述**

的患者出现Ⅰ级踝关节 OA。临床功能评估结果为 33% 的良好或优秀，这意味着在 22 年的随访中，只有 1/3 的患者没有症状。骨赘（Ⅰ级 OA）的形成与踝关节反复不稳定有直接关系，特别是矢状面松弛和抽屉试验阳性。

Karlsson 等报道 42 例 Evans 腓骨短肌腱固定术后 14 年的远期疗效。他们发现只有 50% 的患者获得了良好或优秀的结果，13 例患者需要二次手术，而 37 例未行韧带翻修手术患者中的 32 例出现了的Ⅰ级 OA。平均随访 14 年后，只有不到 50% 的患者报告功能结果良好或优秀，超过 80% 的患者有 OA 的迹象，翻修率较高。这些研究人员得出结论，Evans 肌腱固定术后的长期结果远非令人满意。因此，这种肌腱固定术不应被视为首选的手术方案。

So 等对 Broström-Gould 术后翻修的发生率进行了系统综述。研究纳入了 669 例患者，平均随访时间为8.4年。翻修手术的平均发生率为1.2%。被纳入的研究手术相关并发症发生率一致很低，这在临床上很重要。翻修发生率与患者满意度密切相关，并显示出长期可接受的结果。

Maffulli 等报道了 42 名运动员接受了踝关节镜检查和 Broström 修复，并随访 9 年。在关节镜检查中，处理踝关节软组织病变和撞击。患者平均 Kaikkonen 评分从术前 45 分提高到术后 90 分；然而，其中 9 例修复失败，只有 22 例（58%）恢复到受伤前的运动水平。在 9 例修复失败患者中，6 例由于新出现的不稳定而感到踝关节不安全。8 例（30%）患者有踝关节退行性改变的迹象，其中 5 例为Ⅰ级，3 例为Ⅱ级。然而，未发现 OA

与体育活动的相关性。作者由此得出结论，单纯ATFL 解剖修复是安全且有效的方法，而且治疗成本较低。并发症的发生率较低，超过 50% 的患者有可能完全恢复到受伤前的运动水平。然而，16% 的患者术后踝关节不稳定复发，24% 的患者预后不佳，近 40% 的患者出现退行性改变。因此，至少在这项研究之后，单纯修复 ATFL 可能会受到质疑。既往的几位学者曾建议联合修复 ATFL 和 CFL。

CAI 的手术治疗

- 60 多种不同的手术方式被报道用于改善踝关节松弛和功能。
- 外科手术包括修复和重建两大类，无论是修复还是重建又都可分为解剖和非解剖手术。
- 最常见的手术是解剖修复，即 Broström 韧带修复，这在 50 多年前已被描述。
- 目前，大多数韧带手术都是对最初 Broström 修复术的改良，例如 Karlsson 手术。
- 大多数患者解剖修复或重建后的中远期效果令人满意。有证据表明，为了取得更好的术后效果，ATFL 和 CFL 应该同时重建。
- 从远期效果来看，解剖手术总体上会产生更好的功能效果，同时，骨关节炎的风险低于非解剖手术。

Li 等报道解剖修复或重建 ATFL 后 5 ～ 10 年的结果。他们随访了 45 例患者，使用 Karlsson 评分和 Tegner 活动量表对踝关节活动能力进行评估。单纯修复组（n=25）采用改良 Broström 修复，重建组（n=20）经腓骨和跟骨钻孔植入同种异体腱肌，术中采用生物可吸收螺钉固定。在随访检查中，没有患者出现踝关节不稳定的复发。此外，功能结果评分没有差异，Karlsson 评分分别为 93 分和 90.6 分。Tegner 活动量表被用于衡量踝关节活动水平，两组也没有显著性差异。重建组中有 5 例患者主诉踝关节僵硬，超声检查显示重建韧带较修复组更厚。作者认为修复组和重建组患者满意度都较高，并且获得了好或优秀的踝关节功能和活动水平。这表明已经参加很长时间的休闲运动（两组 Tegner 活动评分均为 6 分）。

Ventura 等报道 40 例 18 ～ 40 岁手术治疗的 CAI 患者，其中 20 例采用 Broström-Gould 技术直接解剖修复，20 例采用腓骨短肌腱转移的外侧肌腱固定术。随访包括 Karlsson 功能评分、Tegner 活动水平和应力 X 线片。术后无较严重并发症，术后平均 Karlsson 评分和 Tegner 活动水平较术前明显改善。肌腱固定组的距骨向前移位距离为 1.4 mm（应力 X 线测量），明显小于 Broström 修复组的 5 ～ 7 mm。作者认为，在 15 年的随访中直接解剖修复和外侧肌腱固定术在功能和客观参数方面都取得了良好的长期结果，踝关节 OA 无明显差异。值得注意的是，肌腱固定术更有效地改善了踝关节韧带松弛，20% 的患者（肌腱固定术）报告术后活动范围降低但并不影响总体功能。

Mabit 等在法国的一项多中心研究中调查了不同手术方法修复或重建踝关节外侧韧带的临床和影像学结果及远期影响。共纳入了 310 例患者，平均随访时间为 13 年（至少 5 年）。他们评价了 4 组患者：①直接修复韧带复合体；②加强修复；③部分腓骨短肌腱重建韧带；④整条腓骨短肌腱重建韧带。临床和功能结果采用 Karlsson 评分，放射学评估采用 Telos 或患者本人施加的被动内翻位动态像。大多数结果令人满意，术后平均 Karlsson 评分为 90（19 ～ 100）分，87% 的患者声称结果良好或优秀。20% 的术后并发症与较差的预后相关。随着时间的推移，退行性改变的加重很少出现。然而术后功能结果与 X 线片显示的松弛程度之间没有相关性。组间比较而言，全腓骨短肌腱重建韧带术后踝关节功能效果较差，直接修复韧带复合体后踝关节稳定性改善最差。作者得出结论：手术总体上取得了良好的效果，并且适用于韧带和相关病变的治疗。

De Vries 等对 37 例接受 Weber 手术的患者进行了 20 ～ 30 年随访（图 20-7）。这是一种解剖性肌腱固定术，仅重建 ATFL。在长期随访中，约 1/2 的患者存在症状，但 32 例患者报告对最终结果感到满意。根据 Karlsson 评分，约 2/3 患者有很好或优秀的结果。作者认为，当直接解剖修复不可行或失败时，Weber 手术是治疗慢性前外侧不稳定的一种很好的选择。然而，这项技术的创伤较大，它需要利用跖肌腱作为游离移植物。

Cao 等完成了一项与 CAI 手术治疗相关的 Meta 分析。他们纳入 7 项（完全随机或半随机）研究，比较不同的手术技术。他们认为，对于 CAI 的手术治疗，支持任何一种手术技术优于另一种的证据都非常有限。然而，他们的研究显示，

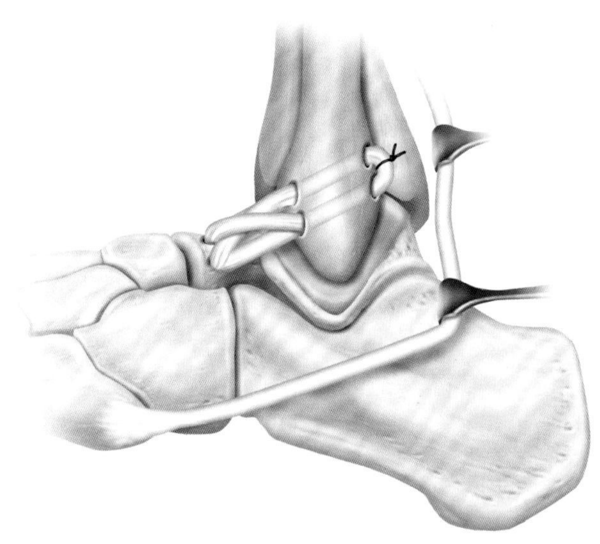

图20-7　Weber 跖肌腱固定术。该技术利用游离的跖肌腱，但仅重建 ATFL

肌腱固定术存在明确的局限性，临床满意度较差，再次扭伤的数量增加。此外，与获得了良好临床效果的解剖修复和多种改良 Broström 手术相比，非解剖重建后患者在距下关节水平出现了内翻僵硬异常的增加。他们得出的总体结论是：解剖重建对于许多特定的患者来说是一种更好的手术方式。

Vuurberg 等发表的系统综述共纳入了 882 例患者。改良 Coleman 方法学评分工具（最高 90 分）被用于评价原始研究的方法学质量。最终的评分在 30 ～ 73 分，这表明纳入研究的方法学质量为中等至良好。Karlsson 评分是手术后最常用的患者报告结果评分。他们比较了解剖修复、解剖重建和腱固定（非解剖重建）之间的术后功能结果。结果显示，与腱固定（非解剖重建）相比，解剖修复和解剖重建在 CAI 患者中显示了更好的功能结果。此外，术后评分显示解剖重建分数提高的最多。这些研究人员得出结论：解剖重建产生了最好的结果，但可能比解剖修复创伤更大。在制订 CAI 手术方案时需要牢记这一点。这项研究也不鼓励使用肌腱固定重建术和其他非解剖重建手术。此外，需要仔细考虑发生踝关节退行性改变和 OA 的风险。

Krips 等比较了解剖修复 / 重建与肌腱固定术治疗 CAI 的远期效果。其中 25 例患者（平均年龄 22 岁）接受了解剖修复 / 重建，29 例患者（平均年龄 23 岁）接受了肌腱固定术。两组患者的平均随访时间均为 12.3 年。在随访时，肌腱固定组中有更多的患者存在前抽屉试验阳性和标准 X 线片上看到踝关节内侧骨赘。解剖修复组和肌腱固定组的平均距骨倾斜角度分别是 4.7° 和 6.9° 。腱固定组的距骨前移距离也明显更大，均值分别为 2.9 mm 和 4.3 mm。他们认为，与解剖修复或重建相比，肌腱固定术不能恢复踝关节外侧韧带的正常解剖结构。肌腱固定术在功能稳定性和松弛恢复方面的效果较差，远期效果的总体满意度也较低，并增加了 OA 的风险。

三、要点

解剖修复或重建是治疗功能性踝关节外侧不稳定的首选手术方法。目前有 60 多种手术方法，但这些方法的证据却很有限。最初的 Broström 方法仅直接修复 ATFL。至少有一些证据表明，ATFL 和 CFL 应该同时修复 / 重建。解剖重建是许多特殊患者的首选手术，而不是非解剖重建或肌腱固定术。非解剖重建后骨关节病的风险增加。

（谢梦琦　译　赵嘉国　校）

第 21 章

微创治疗慢性踝关节不稳定的证据

Kentaro Matsui，Haruki Odagiri，Mark Glazebrook

一、引言

目前已发表的文献表明，切开解剖修复或重建 ATFL 和（或）CFL 已经获得了比较满意的临床结果。最近发表了一些关于微创治疗 CAI 的研究。我们在本章中总结了关于微创治疗 CAI 的一些新的循证医学证据。

二、微创治疗 CAI 的分类

根据所采用的外科技术，微创治疗 CAI 分为 4 类，包括 ATFL 和（或）CFL 的解剖修复和重建两大类。每类手术又可分为关节镜和非关节镜下微创手术。经皮和小切口技术包含在非关节镜的微创技术中。在本章中，我们采用下列 4 种分类：

1. 关节镜下修复。
2. 非关节镜下微创修复。
3. 关节镜下重建。
4. 非关节镜下微创重建。

三、文献检索、证据等级和推荐等级

本章在广泛文献检索的基础上进行系统总结。我们于 2016 年 3 月 4 日检索 PubMed、EMBASE、Cochrane 和 Web of Science 数据库，同时对叙述性文献综述和系统综述的参考文献进行手工检索。所有以英语发表的和未发表的关于微创治疗 CAI 的临床研究均符合我们的纳入要求。重建技术是指应用移植物重建新的骨间连接进而替代韧带。反之，修复技术是指重新连接或短缩撕裂（损伤）的韧带。本系统综述排除生物力学研究、综述性论文和那些非修复或重建的微创技术，比如肌腱固定技术和加强带技术。根据 Wright 描述的证据等级标准将所有纳入的研究按照方法学质量被评为 Ⅰ～Ⅴ级证据。

Ⅰ级证据：高质量的随机对照研究（RCT），即使无显著性统计学差异，但仍需要具有较窄的置信区间，或者纳入了Ⅰ级证据的系统综述（各项研究之间的结果具有同质性）。

Ⅱ级证据：较低质量的 RCT（比如随访率低于 80%、没有实施盲法、随机方法不恰当等），前瞻性对照研究，纳入了Ⅱ级证据的系统综述，或纳入了结果不一致的Ⅰ级研究（各项研究之间的结果具有异质性）的系统综述。

Ⅲ级证据：病例对照研究，回顾性对照研究，或纳入了Ⅲ级证据的系统综述。

Ⅳ级证据：病例系列。

Ⅴ级证据：专家意见，少于 5 例的病例系列，或者数据采集较差的研究。

如果一项研究没有明确注明是回顾性还是前瞻性的研究特征，我们则将其评定为回顾性研究。对每一篇研究进行证据质量评价，再将所有研究综合分析，赋予每类微创方法 GRADE 推荐等级。该推荐等级根据 Wright 2005 年的报道，将证据分为 4 个推荐等级。

Grade A：高质量证据（Ⅰ级证据并且不同研究间的结果一致）支持或反对推荐某干预措施。

Grade B：中等质量证据（Ⅱ级或Ⅲ级证据并且不同研究间的结果一致）支持或反对推荐某干预措施。

Grade C：低质量证据（Ⅳ级或Ⅴ级证据并且不同研究间的结果一致）支持或反对推荐某干预措施。

Grade I：现有证据不充足或者各研究间结果不一致，不允许去支持或反对推荐某干预措施。

四、证据质量和推荐强度分级总结

本项综述广泛而系统地检索电子数据库和灰色文献，最终确认了491项未重复的记录，其中52项研究进一步阅读全文，最终38项研究满足纳入标准。在这些被纳入的研究中，34项发表于2000年以后，关节镜下修复包括23项研究，关节镜下重建包括8项研究，未检索到关于非关节镜下的微创修复的研究，非关节镜微创重建包括7项研究（表21-1）。

（一）关节镜下修复技术

23项关于关节镜下修复的研究中，几乎所有研究仅修复了ATFL，并且包含了多种修复技术。最常用的技术是缝合锚技术，其次是热皱缩术。关节镜下的缝合锚技术也细分为多种。最常用的是关节镜下Broström技术，即通过前外侧辅助入路将一枚或两枚锚钉植入位于腓骨的ATFL足印区，然后在关节镜观察下钳抓缝线，缝合ATFL。一些研究同时增加了使用IER的加强技术。

首次报道关节镜下修复的研究发表于1987年。14项研究采用了缝合锚固定韧带，7项研究采用了热皱缩术，其他技术包括门形钉和骨道技术（表21-2）。Kashuk等于1994年最先报道关节镜下运用缝合锚技术修复韧带，2009年以后陆续发表了13项运用该技术的研究。但是其中仅有1项研究是Ⅲ级证据，其他7项是Ⅳ级证据，6项是Ⅴ级证据。即便是运用缝合锚技术，这些研究中手术技术也呈现出多样化（表21-2）。

1. 缝合锚技术　一项对照研究显示，与切开手术相比，缝合锚技术允许患者更早地恢复日常活动，并且显著降低了术后3天的VAS评分。6项Ⅴ级研究表明，如果外科医师有足够踝关节镜手术经验，关节镜下缝合锚技术的操作相对简单，并且与切开手术相比手术时间更短。7项关于关节镜下使用缝合锚修复技术的Ⅳ级研究报告了良好的功能结果。但是这种手术并发症的发生率也较高（0～29%），包括神经损伤、皮下缝线突出和伤口感染。一项对照研究更支持关节镜技术，与切开手术相比关节镜手术术后3天的VAS评分较低，恢复日常生活活动较早，手术时间也更短。

2. 热皱缩技术及其他技术　本综述中的7项研究涉及ATFL的热皱缩术或热辅助关节囊皱缩术。其中6项研究证据等级是Ⅳ级，1项是Ⅴ级。这些手术似乎与关节镜下Broström术具有许多相同的优点，与其他技术相比恢复期更短。其中一些研究表明，需要进一步研究来验证热皱缩技术的长期疗效。也有一些研究认为，伴有韧带完全断裂的机械性不稳定是该手术的相对禁忌证。其他关节镜修复技术包括紧缩ATFL的门形钉技术和骨道技术，可以避免缝合锚的相关并发症，这些研究的证据等级是Ⅴ级。

表21-1　微创技术治疗踝关节不稳的文献总结

手术技术分类	研究数量	Ⅰ级	Ⅱ级	Ⅲ级	Ⅳ级	Ⅴ级	推荐等级	是否推荐
关节镜下修复	23	0	0	1	13	9	C	是
非关节镜下微创修复[a]	0	0	0	0	0	0	I	不适用
关节镜下重建	8	0	0	0	1	7	C	是
非关节镜下微创重建[a]	7	0	0	2	1	4	C	是

[a]. 非关节镜下微创

表21-2　关节镜下修复技术治疗踝关节不稳定的文献总结

手术技术	研究数量	Ⅰ级	Ⅱ级	Ⅲ级	Ⅳ级	Ⅴ级	推荐等级	是否推荐
缝合锚	14	0	0	1	7	6	C	是
热皱缩	7	0	0	0	6	1	C	是
其他	2	0	0	0	0	2	I	是

推荐等级

在现有文献的基础上，关节镜下使用缝合锚或热皱缩（在没有机械性韧带断裂的情况下）手术治疗 CAI 的推荐等级是 C 级（Ⅳ级和Ⅴ级研究的低质量证据推荐应用此种干预措施）。对于关节镜下门形钉和骨道修复 ATFL 技术，由于缺少相关证据，这两项技术的推荐等级是 I 级（证据不足）。

（二）关节镜下重建技术

关于关节镜下 CAI 重建手术，只有 1 项Ⅳ级研究和 7 项Ⅴ级研究。1 项Ⅳ级研究和 1 项Ⅴ级研究仅重建 ATFL，其他 6 项Ⅴ级研究使用关节镜重建 ATFL 和 CFL。1994 年，Priano 等首次报道了关节镜下重建 ATFL。在这项回顾性病例系列中，10 例患者接受了腓骨骨膜瓣重建 ATFL 的手术。该研究中，作者将腓骨骨膜瓣翻转像吊桥一样从外踝反折到距骨的前外侧表面，并将其与残余韧带纤维进行缝合固定。与切开手术相比，尽管该技术没有较大的缺点，但是这项技术需要很长的学习曲线，而且研究质量较低。

Lui 首次报道了关节镜下 ATFL 和 CFL 的同时解剖重建。关节镜下可通过前外侧入路确定 CFL 的跟骨侧止点，并通过距下关节中间入路剥离腓骨肌腱鞘。在腓骨上建立两个骨道，解剖重建 ATFL 和 CFL。Guillo 等在 2014 年描述了一种新的关节镜下 ATFL 和 CFL 重建技术，该技术利用腓骨肌腱鞘内镜提供更好的 ATFL 和 CFL 的视野。这种内镜技术使得在解剖重建过程中骨道定位更精确，并且获得的视野优于切开手术。值得注意的是这种关节镜下重建技术在操作上要求很高。Prissel 等报道了关节镜下用人工合成韧带加强踝关节稳定性的手术方法，用于治疗初次手术失败或复杂的初次踝关节外侧不稳定的患者。Piraino 等也报道了他们在关节镜下用两枚缝合锚“再造”ATFL 的技术。Takao 等将 ATFL 和 CFL 切开重建技术的核心理念“解剖的 Y 形移植物”和“Inside-out 技术”提升到关节镜下的踝关节外侧韧带解剖重建（anatomical reconstruction of the lateral ligament of the ankle，Anti-RoLL）技术。经皮“Anti-RoLL”技术采用了相同的理念。

推荐等级

根据上述所提到的文献，关节镜下 CAI 重建显然是 C 级推荐（Ⅳ级和Ⅴ级研究的低质量证据推荐应用此种干预措施）。此外，没有证据表明在关节镜下 ATFL 和 CFL 重建手术中，某种技术优于另外一种技术。

（三）非关节镜下修复

没有关于这种手术方法的文献发表，非关节镜下微创修复手术的推荐等级为 I 级（不完整）。

（四）非关节镜下重建

7 项研究（包括 2 项Ⅲ级，1 项Ⅳ级和 4 项Ⅴ级）归为此类，即不使用关节镜的微创重建。所有纳入的研究均使用自体或同种异体肌腱，通过 3 ～ 6 个小切口的经皮技术来重建 ATFL 和 CFL。

Xu 等于 2014 年发表了 1 项Ⅲ级研究证据的回顾性病例对照研究，比较了自体和异体半腱肌移植对 ATFL 和 CFL 重建的治疗效果。该研究涉及 68 例患者，其中 32 例接受了自体移植，36 例接受了同种异体移植，均采用经皮技术。他们得出结论：两种移植物的临床结果都很好，移植物类型之间没有显著性差异。他们还报道，自体移植组的愈合恢复时间相对较短，供区并发症也很少（表 21-1）。

Youn 等的另一项Ⅲ级研究回顾了他们采用异体腓骨肌腱或腘绳肌腱移植经皮重建 ATFL 和 CFL 的结果，并比较了腓骨隧道内是否应用肌腱固定螺钉的结果。他们的纳入标准为初次手术失败的翻修病例、严重的踝关节不稳定（距骨倾斜超过 15°，前抽屉超过 10mm）、全身韧带松弛或体重指数 > 25kg/m^2 的患者。他们得出结论：经皮同种异体肌腱重建是治疗严重和复杂 CAI 的有效补救措施（表 21-1）。

Wang 等发表了一项证据等级为Ⅳ级的回顾性病例系列，评价自体半腱肌腱经皮重建 ATFL 和 CFL 的临床效果。他们得出结论：该项微创手术技术可以实现踝关节稳定，同时避免广泛组织显露和神经损伤风险（表 21-1）。还有 3 项Ⅴ级研究描述了经皮 ATFL 和 CFL 重建技术。Glazebrook 发表了一项相对简单的经皮重建技术（经皮“Anti-RoLL”），采用了与关节镜“Anti-RoLL”相同的方法。

推荐等级

根据现有文献，非关节镜下微创重建 ATFL 和 CFL 治疗 CAI 的方法应该被推荐为 C 级（Ⅲ、

Ⅳ和Ⅴ级研究的低质量证据推荐应用此种干预措施）。

五、结论

通过对文献的全面检索，微创手术治疗CAI的主要的证据等级为Ⅳ级和Ⅴ级，Ⅲ级研究很少。这些文献提供了低质量的证据支持微创的手术方法（包括关节镜和非关节镜）。这可能与缺乏高质量的证据有关，而不是因为这些手术方法效果不理想。因此我们建议医生将来应开展前瞻性病例系列、包含对照组的研究或随机对照试验，进而提供关于微创治疗CAI的安全性和有效性的高质量证据。

（赵嘉国 译 徐桂军 校）

第22章
关节镜下关节囊皱缩术

Gwendolyn Vuurberg，Niek Van Dijk

一、目标及技术细节

关节镜下关节囊皱缩术是一种关节镜技术，可用于治疗CAI（图22-1）。这项技术通常可作为门诊手术，在仰卧位下完成。通过前内侧入路植入4.0 mm关节镜后，在直视下建立外侧入路。术者可以先对其他病变进行治疗，如骨质增生或滑膜炎，随后行关节囊皱缩术（图22-2）。将射频消融能量应用于踝关节外侧的关节囊韧带组织，进而促使胶原结构发生收缩。对这些胶原蛋白结构的热诱导，会导致结构收缩并紧缩外侧踝关节韧带和关节囊。

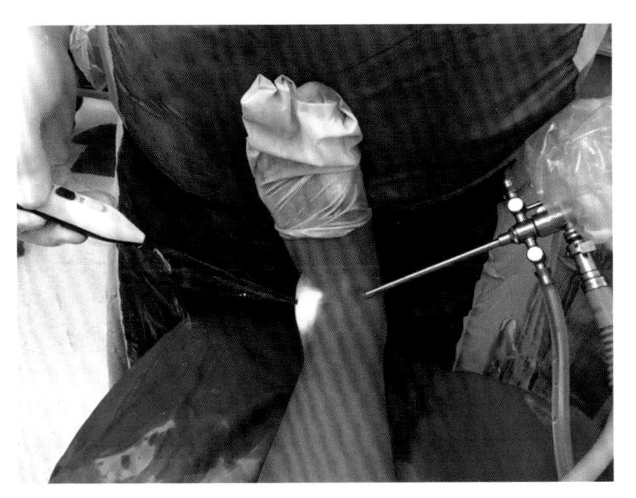

图22-1 关节镜下关节囊皱缩术外观

二、患者报告结局

在关于关节囊皱缩术的研究中，患者术后整体功能得到改善。到目前为止，6项关于踝关节囊皱缩术的研究，发表于2000—2012年。据报道，样本量（4～90例患者）和平均随访时间（6～48个月）的跨度很大。术后效果主要采用患者报告结局指标（patient reported outcome measure，PROM）进行评估。PROM的主要优点是它能反映患者的主诉和恢复的感觉。然而随着时间的推移，许多PROM也在不断变化，而这恰恰导致了结果评估的异质性。在关节囊皱缩的病例，5种不同的PROM评分被用于对结果的评估，所有结果均显示术后与术前相比有显著改善。采用的PROM有Karlsson评分（从58.8±8.1到88.2±6.3），AOFAS评分（从63.0±3.1到91.9±3.6），SF-36评分（从44.4±7.7到51.0±9.2），Tegner评分（从3.4±1.2到4.8±1.1）和Sefton量表（从4.0±0.0到1.8±0.8）。

三、满意度

De Vries等发现，尽管满意率很高，但关节囊皱缩术未能改善机械性关节松弛。因此，功能评分的提高和较高的患者满意度可能与踝关节本体感觉和协调性改善有关，这可能是关节清理和关节囊皱缩术共同产生的结果。

四、并发症

165例患者报告的并发症包括麻木（0.6%）、感觉改变（3%）、再手术（2%）、胶带过敏（1%）、活动范围受限（2%）和术后持续疼痛（0.6%）。

五、结论

尽管满意率很高，报道的并发症也不多，但关节囊皱缩术并不能解决机械性关节松弛的问题。

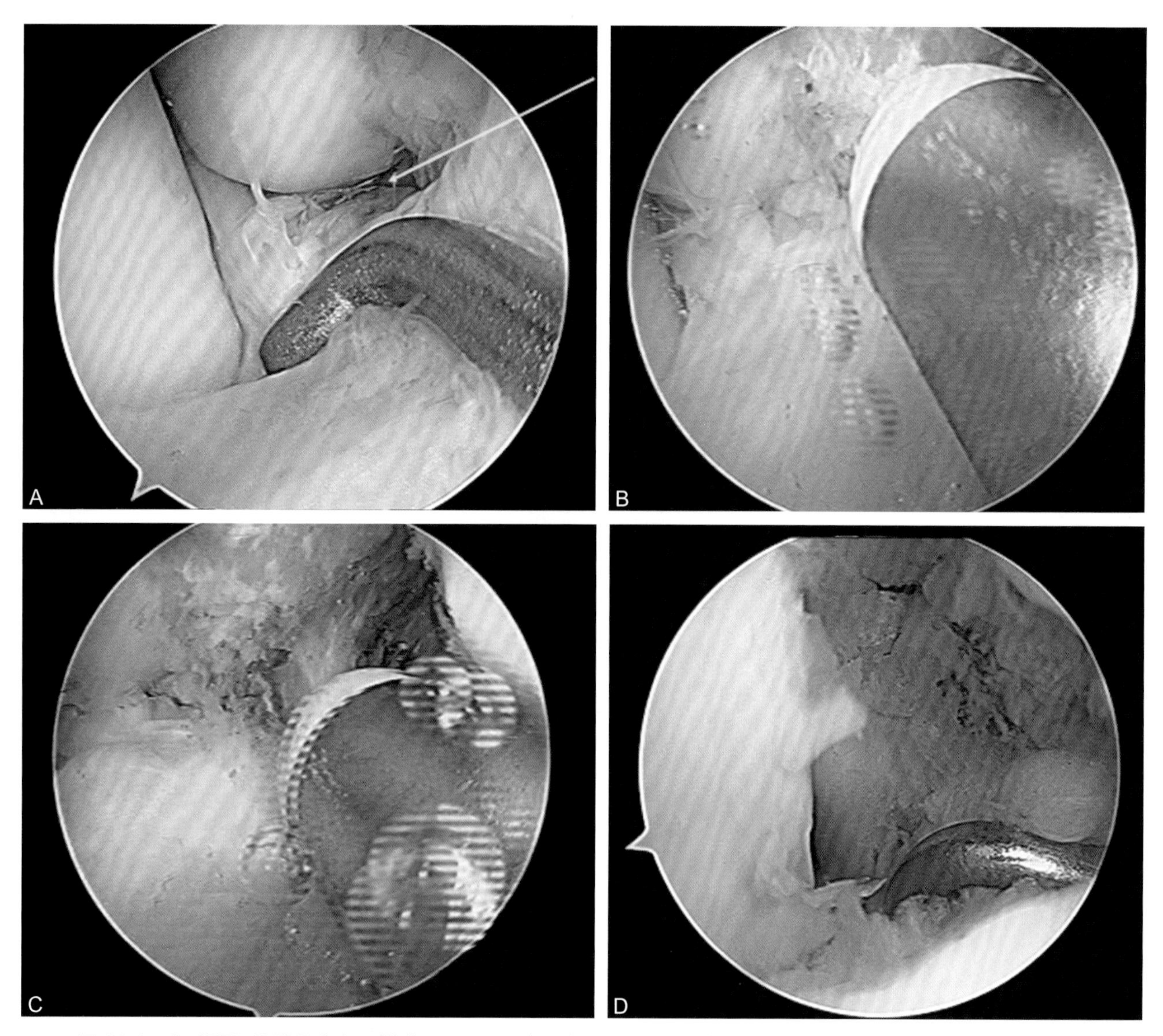

图 22-2 A. ATFL 从腓骨分离且松弛；B、C. 用射频探头进行组织皱缩术；D. 探钩检查，术后组织张力增加

六、要点

这些文献最长的随访时间为4年，除了Ventura等研究以外总体样本量较少，缺乏对不稳定复发和治疗满意度低的相关因素的分析，因此无法确定哪些患者适合进行关节囊皱缩术。

（付维力 译 赵嘉国 校）

第 23 章

关节镜下辅助修复慢性踝关节外侧不稳定技术

Nuno Côrte-Real，Caio Nery，Fernando C. Raduan，Francisco Guerra-Pinto

一、引言

慢性踝关节外侧不稳定（chronic lateral ankle instability，CLAI）与踝关节内翻性损伤（“踝关节扭伤”）密切相关。由于这种损伤十分常见，导致踝关节不稳定发病率相对较高。因此，大多数踝关节不稳定患者有外伤史。

踝关节扭伤也是许多踝关节病变的原因之一，包括关节内病变（如骨软骨缺损、踝关节撞击、滑膜炎、游离体等）和关节外病变（如腓骨肌腱撕裂、腱鞘炎等）。由于 CLAI 和这些踝关节病变有相同的发病机制（一次急性扭伤或多次反复旋后扭伤），因此常表现出相似症状。

即使借助了现代诊断方法，部分情况下偶尔还会出现术前漏诊。

CLAI 的标准手术治疗，应遵守与切开手术相同的原则，诸如 Broström-Gould 术的解剖修复或生理性修复。

由于合并其他病变的发生率很高，并且可能出现术前漏诊，一些学者建议在外侧韧带修复前，先行踝关节镜探查，随后行切开外侧韧带复合体修复术。

另一方面，所有骨科领域的手术均趋向于微创化。微创手术的优点较多，如致残率低、恢复快、伤口问题少等。因此，切开手术逐渐被关节镜手术取代。

如果期望手术创伤更小，在关节镜下检查的同时可采用关节镜辅助下修复踝关节外侧韧带，避免从关节镜下转为切开手术。尤其是在关节镜下探查时，注入生理盐水导致软组织水肿，对切开修复技术要求更高。

首要问题是为 CLAI 设计一种可重复的关节镜下操作方案，达到稳定且持久的修复。

15 年来，作者一直使用关节镜辅助修复 CLAI，并取得了良好的临床结果。

二、手术技术

（一）Corte-Real 实施的手术过程

采用神经阻滞麻醉或全身麻醉。

患者取仰卧位，将足靠近手术台远端边缘，同侧臀下放置一个沙垫。止血带绑在大腿根部。以常规方式消毒。使用关节镜泵保持关节内液体压力恒定，调节压力到 40/50mmHg。采用非侵入性牵引方式，将牵引带围绕医师的腰部，不仅可根据需要进行牵引，而且可保持关节的活动。

分辨和标记解剖学的体表标志，特别是腓浅神经，活动第四足趾以便观察这条神经。

首先建立前内侧入路，在内侧光源观察下确定前外侧入路。必须注意前外侧入路的位置，避免损伤腓浅神经。如果拟行踝关节外侧韧带修复，在腓浅神经外侧做切口（而不是通常描述的在内侧建立入路），以避免在缝合时损伤神经（如下文所述）。

关节镜下彻底检查后，对伴随的关节内病变进行相应的治疗。这些步骤必须在韧带修复之前完成，因为关节松弛有利于关节镜操作（胫骨和距骨间隙较大），而且已修复的韧带在后续操作中可能被误伤。

直视下检查踝关节的稳定性：用手握住后足同时施加旋后的力量，可观察到胫骨和距骨的明显分离。相比于单纯的距骨倾斜或前抽屉试验，机械性不稳定在旋后活动时更为明显。

使用刨刀和射频清理外侧沟的病变组织，尤

其是腓骨前缘的骨膜组织（紧邻下胫腓前韧带的远端），大致相当于 ATFL 止点的略高处。

经前外侧入路植入带 4 根缝线且大于 5mm 的锚钉。锚钉必须垂直于腓骨骨面植入以避免松动，需观察整个锚钉植入过程。可采用钛钉、PEEK 材料或生物可吸收的带线锚钉（图 23-1）。

植入锚钉后，移除锚钉套筒，将 4 根缝线拉出前外侧入路（图 23-2A）。

在腓骨尖前下方做前外侧辅助入路（腓骨尖前 2cm、远端 1cm）。入路应选择在 ATFL 腓骨止点回缩端的位置，最好在 IER 的上缘，腓浅神经的外侧。两个前外侧入路（常规入路和辅助入路）必须位于腓浅神经的外侧，否则过线或缝合打结时可能损伤神经（图 23-2B 和 C）。

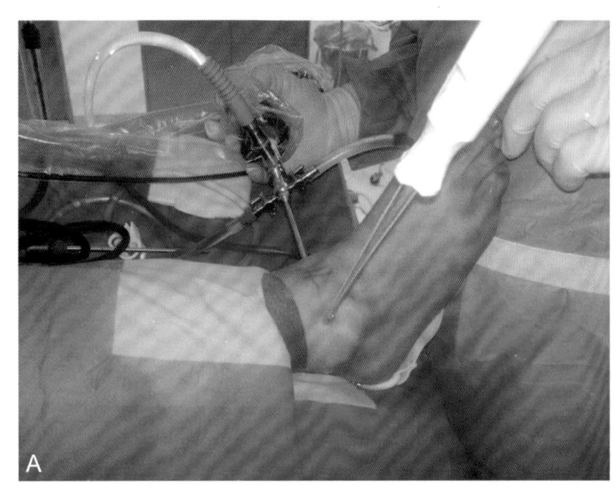

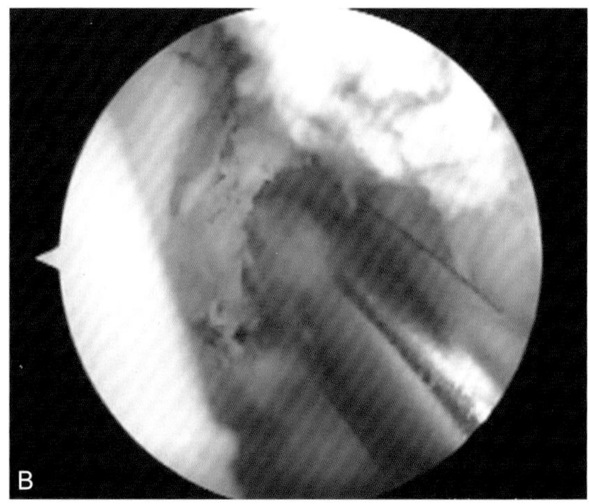

图 23-1 **经前外侧入路在 ATFL 腓骨止点植入带线锚钉**

A. 植入带线锚钉的关节外操作；B. 关节内视野

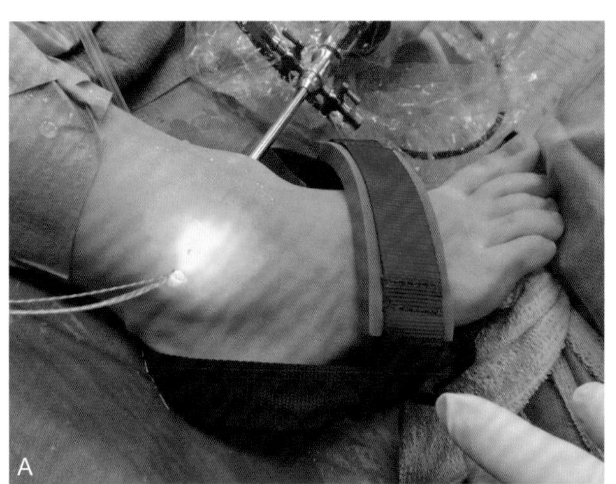

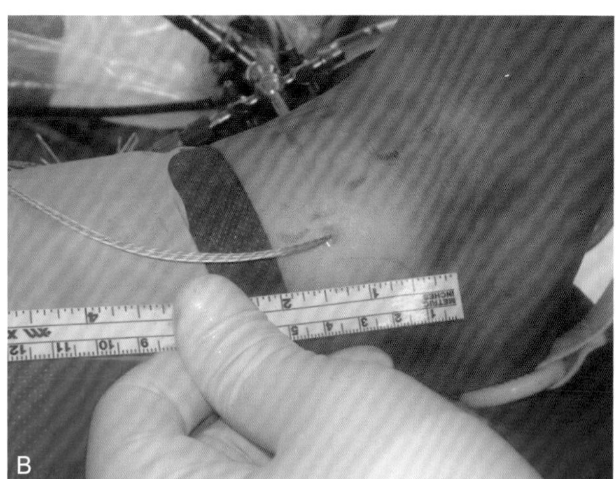

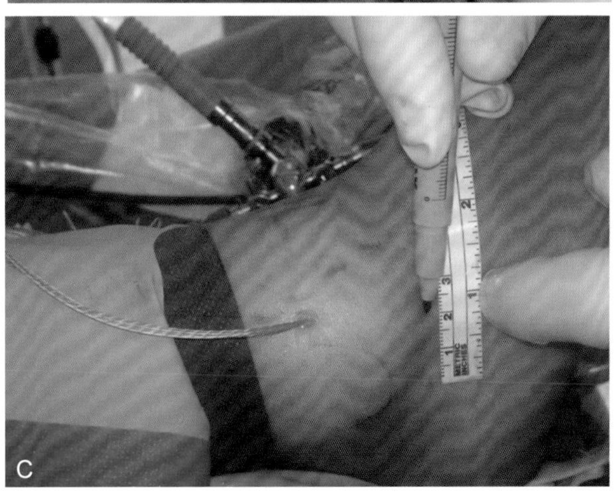

图 23-2 A. 经前外侧入路拉出 4 根缝线；B 和 C. 前外侧辅助入路的定位

用抓线钳穿过前外侧辅助入路拉回其中 3 根缝线，前外侧入路内留有 1 根缝线，3 根缝线经前外侧辅助入路穿出（图 23-3A 和 B）。

撤出关节镜。

将前外侧辅助入路略扩大至 1cm，用两条相同颜色的缝线行褥式缝合。缝合时尽可能穿过深层组织，包括 ATFL 残端和 IER。第三条缝线纵行进针，并且比前两条缝线更远，由此达到 Mason-Allen 缝合效果，在足旋前和背屈位打第一个结（图 23-3C 和 D）。

用抓线钳经前外侧辅助入口至前外侧入路做一个皮下隧道，将剩余缝线拉回至前外侧辅助入路，在足极度旋前和背屈位滑动打结（图 23-4）。

第一个线结将 ATFL 残端固定至腓骨上，此线结是点式固定。第二个线结的一端在关节内，而另外一端在关节外，将韧带体部压在腓骨上，形成“足印区”固定。双线 Mason-Allen 缝合是自锁的，比简单缝合固定效果更强。缝线在关节内外交叉固定，将韧带残端压在止点上。

已麻醉的患者躺在手术台上，患足处在休息位，轻微旋后。缝线收紧打结后，观察到足处在非休息位，呈轻度旋前或中立位，这是收紧外侧韧带复合体的间接证据。

将关节镜再次置入踝关节内，直视下确认踝关节的稳定性，轻轻地上提后足，可观察到胫骨和距骨间相对稳定。

常规方式关闭伤口，以柔软的无菌敷料包扎，将足固定于轻度旋前位。避免应用硬质材料固定。

术后第 2 周拆除缝线。嘱咐患者术后 3 周内非负重，术后第 2 周开始物理治疗（物理治疗通常在术后 3 个月内起作用）。

术后 1 个月，行走不限制；术后第 4 个月，恢复运动和重体力劳动。

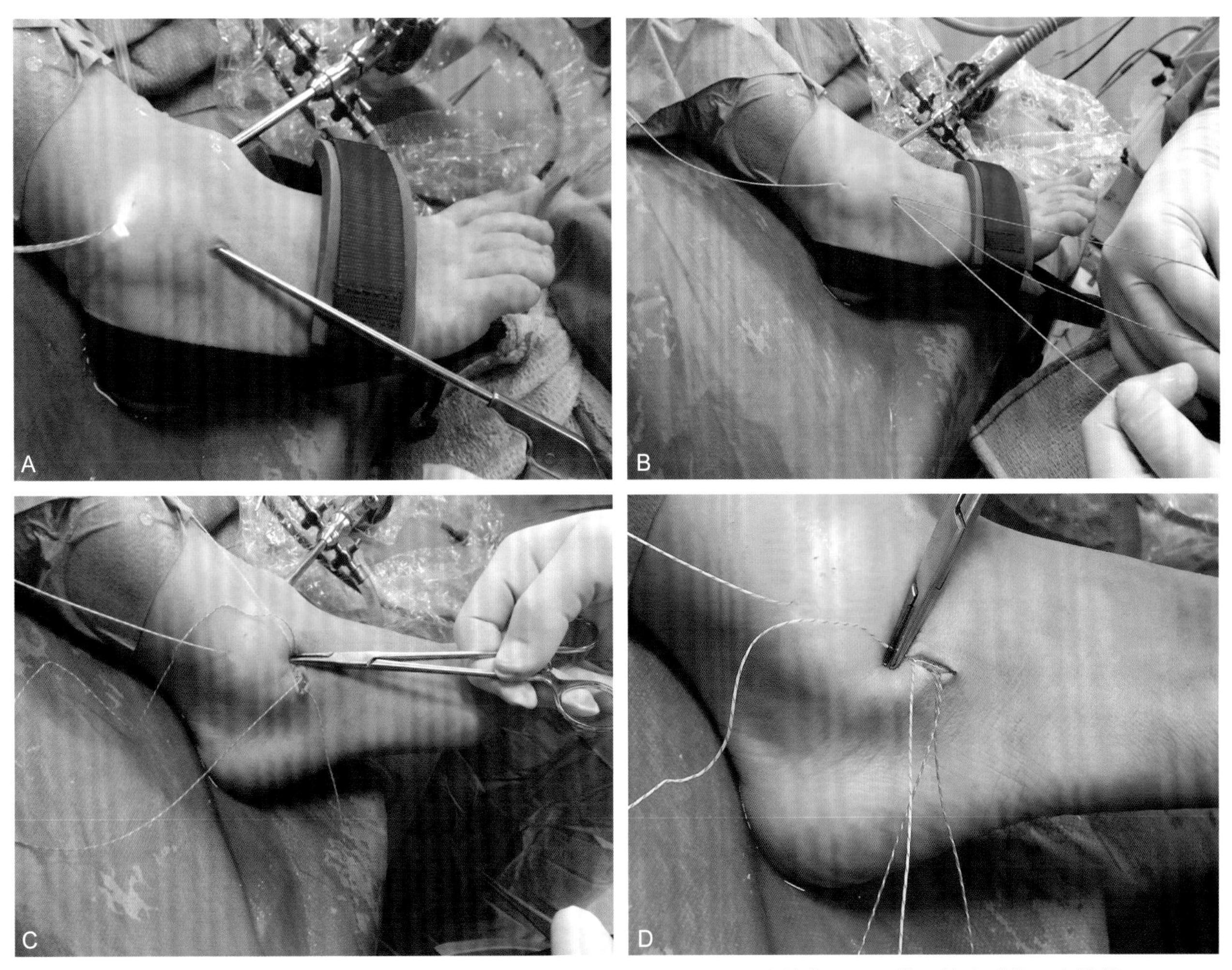

图 23-3　A 和 B 经前外侧辅助入路拉回 3 根缝线；C 和 D. 行褥式缝合，尽可能深地穿过伸肌支持带

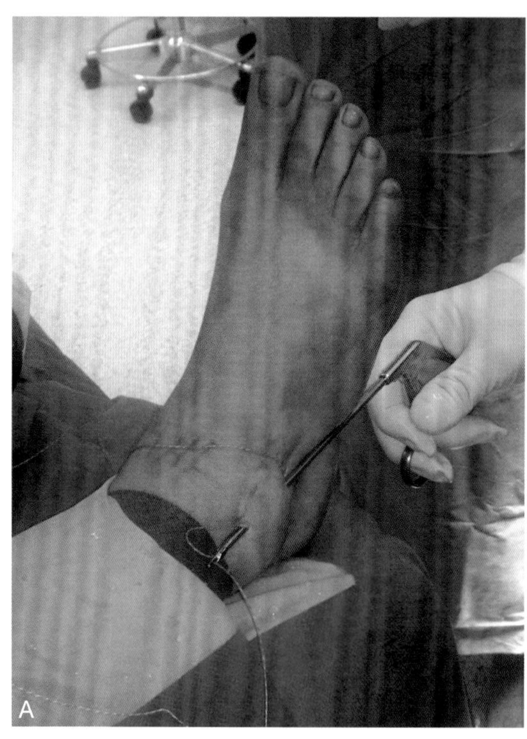

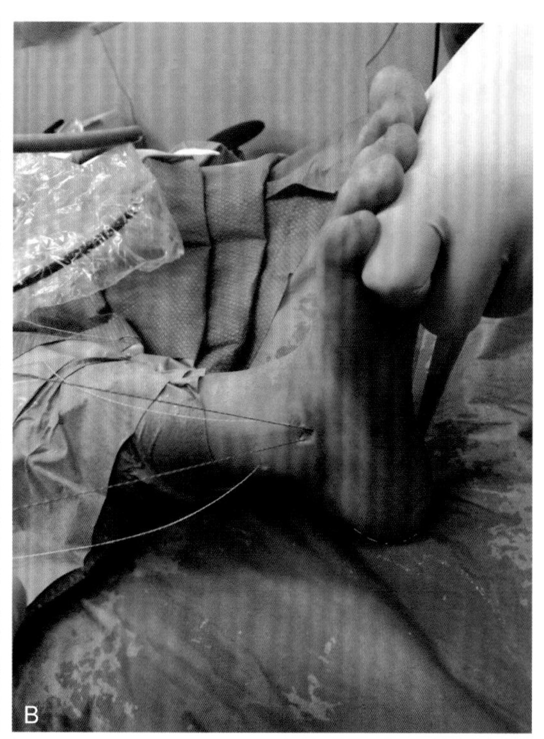

图 23-4 A. 经皮下拉回第 4 根缝线；B. 足极度旋前、背伸位打一个滑结

（二）Nery 实施的手术过程

手术在腰丛麻醉和镇静下进行，患者取仰卧位，踝关节位于中立位，必要时在臀下使用一个硅胶垫，将足踝置于最佳位置。将止血带置于大腿根部，以常规方式包扎肢体。踝关节下放置一个直径 20cm 的圆形支撑物，垫高踝关节以便活动踝关节。驱血后，压力上升至 280mmHg。行踝关节外侧韧带修复时，不需要牵引关节。

利用踝关节的解剖标志，用记号笔标出 3 个入路：前内侧、前外侧和前外侧辅助入路。极度内翻足、跖屈足趾，观察和触及腓浅神经，并用记号笔标记。经前内侧入路将 2.7mm、30° 关节镜植入关节腔内，经前外侧入路将探针植入关节腔内。术中交替入镜，以便更好地观察整个关节。

彻底清理踝关节腔，确定无软组织或骨性撞击、游离体或骨软骨病变，同时评估踝关节内侧的稳定性。其他病变应在韧带修复前进行处理。

仔细检查、彻底清理外侧沟，评估踝关节韧带情况，清理增生的滑膜组织和 ATFL 残端。用刨刀、射频或小刮匙，在腓骨前下缘形成一个粗糙且渗血的骨面，有助于修复后韧带愈合。

经前外侧辅助入路，在 ATFL 止点植入带双束 2# FiberWire® 缝线的 CorkScrew® 锚钉（Arthrex Inc.，Naples，FL）。所有缝线留置于前外侧辅助入路内。

将前外侧辅助入路切口延长至 1.5cm，用针将缝线穿过关节囊和 ATFL 残端。

每对缝线打一个盲结。用力牵拉另一根缝线，依靠线结将关节囊及韧带残端推至腓骨远端前下缘，用打结器打结，将软组织牢固地固定于止点。

手动评估关节稳定性后，显露 IER 的近端。采用 Gould 术将 IER 的近端缝至软组织上，进行加强固定。结束手术前，建议检查缝合部位以确保软组织牢固地固定在腓骨前下缘，将踝关节置于背屈 90°、轻度外翻位，检查韧带的张力和踝关节的稳定性。

术后用短腿石膏固定踝关节，2 周内不允许负重。若处理其他关节内损伤，可适当延长非负重时间。术后第 4 周开始物理治疗，包括本体感觉训练、内翻训练和主动屈伸踝关节，采用支具保护下锻炼。术后 3 个月时允许游泳、跑步和骑自行车，术后 6 个月时允许恢复高强度对抗性运动（足球、篮球、排球和手球等）。

三、讨论

在过去几十年里，关节镜手术在处理关节病变方面逐渐获得了不可替代的作用，如今已成为治疗关节内病变的金标准。与切开手术相比，它有几个优点，如致残率低、恢复快、伤口并发症少等。

关节镜检查作为诊断工具也很重要。它不仅用来观察损伤情况，还可检查结构的完整性，特别是影像学检查未发现的病损。随着关节镜的广泛使用和外科医师经验的积累，原来未知的异常情况可被识别并治疗。

由于踝关节空间狭小，关节镜检查最初被认为是不可能的，但现在成为治疗多种疾病的常规方法，与许多其他关节镜一样取得了很好的疗效，成为足踝外科医师一个重要诊断和治疗工具。

旋后型扭伤与踝关节不稳定之间存在密切关系。如前所述，踝关节扭伤十分常见，可能导致其他关节内或关节外损伤，如关节内病变和肌腱疾病。因此，CLAI 与其他损伤的关系非常密切。Pereira 等报道了 88% 患者存在这种联系。Hintermann 在踝关节外侧不稳定患者的治疗中发现，66% 患者合并软骨损伤。Taga 等在韧带重建前进行了关节镜检查，发现 95% 慢性损伤和 89% 急性损伤均合并有软骨损伤。

Sugimoto 等对 99 例 CLAI 患者进行关节镜手术，其中 77% 合并骨软骨病变。他们还发现这些损伤常发生在距骨内侧，最终发展为踝关节骨关节炎。Komenda 和 Ferkel 报道了因踝关节不稳定行关节镜治疗的 55 例患者，术中发现 93% 存在关节内异常，包括游离体、滑膜炎、距骨骨软骨损伤、骨质增生、粘连和软骨损伤等。他们认为踝关节镜检查在踝关节不稳定治疗过程中是必不可少的操作。Nery 等采用关节镜辅助 Broström-Gould 术治疗 38 例 CLAI 患者，其中 10 例合并距骨骨软骨损伤。骨软骨损伤在修复韧带同时得到了有效的治疗，最终结果显示骨软骨损伤的存在并不影响临床疗效。

术前 MRI 检查也可能漏诊。无论是放射科医师还是骨科医师都可能无法识别所有病变。O' Neill 回顾了 127 例关节镜手术，其中 64 例存在其他病变。放射科医师和外科医师根据 MRI 只识别了部分病变，分别是 39% 和 47% 的软骨损伤，56% 和 71% 的腓骨短肌腱损伤，57% 和 89% 的游离体，外科医师比放射科医师取得了更高的发现率（分别是 63% 和 45%）。Cha 等对手术（关节镜检查后切开修复）治疗的 65 例 CLAI 患者进行 MRI 检查，结果发现 MRI 对识别合并病变的敏感性和观察者间的可靠性都很低。Nery 等系列研究表明，采用关节镜治疗踝关节不稳定的病例中，MRI 检查结果完全吻合的概率仅为 71%。

以非关节镜的方式修复韧带获得关节稳定性，却未能识别或治疗其他合并损伤，是持续疼痛的主要原因。Van Dijk 认为踝关节扭伤后内侧持续疼痛可能由骨软骨损伤引起。他们对急性旋后型损伤的精英运动员行关节镜检查，发现 67% 的运动员存在新鲜的软骨病变，内侧多见，并且常合并关节粘连、滑膜炎或游离体等。

由于 CLAI 合并较高的关节内其他病变的发生率，有些学者建议在韧带修复前（切开 Broström-Gould 术或类似手术）进行关节镜检查。CLAI 手术治疗中，必须进行关节镜治疗（用于确认和治疗合并病变），因此关节镜下修复技术变得更加重要。

一些关节镜下治疗 CLAI 的手术方法曾被尝试。据我们所知，1987 年 Hawkins 最早提出在距骨侧植入门形钉，拉紧松弛的瘢痕组织，取代撕裂的韧带。该方法并不能完全恢复外侧韧带复合体的机械性能。尽管他报道了良好的效果，但该方法未能获得普遍的认可。

继在肩关节镜检查中广泛使用射频后，部分学者也使用射频对踝关节松弛的韧带进行热皱缩，但由于其灾难性后果，热皱缩术逐渐被放弃了，特别是在肩关节镜手术中。

经验表明，热皱缩术无法纠正踝关节机械性不稳定。

但射频可有效治疗踝关节功能性不稳定。这可能是由于它对神经末梢和神经受体的治疗作用。

与上述技术一样，部分学者讨论了关节镜下 Broström 术，报道了良好的临床效果。它是一种解剖和功能修复。2009 年，Corte-Real 和 Moreira 采用此技术治疗了 28 例患者，平均随访 27 个月，获得较好的功能和满意率，其中 7 例出现并发症，2 例是持续性的（1 例腓浅神经损伤，1 例深静脉血栓）。2011 年 Nery 等采用关节镜辅助 Broström-Gould 技术治疗 38 例患者，平均随访 10 年，94.7% 良好或优秀，2 例效果不佳，1 例因前外侧撞击综合征再次手术。Kim 等报道了 28 例关节镜下使用单枚锚修复 ATFL，取得了良好疗效，平均随访 16 个月，AOFAS 评分 92 分，并发症发生率为14%。

继早期报告之后，其他几位学者报道的关节镜下解决方案，将在本书的其他部分讨论。

双线缝合比点式缝合提供了更强的抓持效果，将韧带残端固定在腓骨的足印区。它的结构类似于肩袖修复的Mason-Allen缝合，比简单的缝合有更大的抗拉强度。

此技术表现出强大的修复能力，并持续数年。Giza等发表的一项尸体研究，比较了切开和关节镜下Broström术，发现两种技术在修复强度和刚度方面没有任何统计学差异。

在我们的病例中，所有病例均无须再次手术处理持续的不稳定。部分患者在术后再次扭伤导致韧带微损伤，均未出现应力影像上的机械性不稳定。他们是功能性不稳定，在短时间内几次物理治疗后得以康复。

在本章作者介绍的病例系列中，只有一例因踝关节前外侧撞击而行二次手术，最终结果为良好或优秀。这些结果与部分学者介绍的切开Broström-Gould手术（或类似于Broström手术）结果相当。

Broström-Gould术后最差的结果是工伤赔偿率，高达21%，与切开手术相似。大多数并发症经非手术治疗后得到解决，只有1例患者出现持续疼痛（腓浅神经炎）。腓浅神经损伤是踝关节镜医师最应该关注的并发症。该论文中报道了4例（8%）与腓浅神经有关的并发症（1例为持续性），发生率与切开Broström-Gould术的发生率相似。

Drakos等发表了一项解剖学研究，明确了关节镜修复ATFL可能伤及的解剖结构。他们将前外侧入路建立在常规位置（在伸趾长肌腱和腓浅神经之间），发现几个结构容易被损伤，如第四腓骨肌、趾长伸肌腱和腓浅神经。因此建立前外侧入路需特别小心。两个入路（常规入路和辅助入路）都必须在腓浅神经的外侧而不是内侧，以降低神经损伤风险。

基于此技术治疗CLAI的数据，作者相信这是一种安全且可重复的方法，可作为绝大多数患者的首选方案，而无须考虑年龄、性别或活动水平。但韧带松弛征、病态肥胖、要求高的运动员或重体力劳动者，应需谨慎地考虑使用该方法。

四、结论

1. 关节镜修复CLAI是一种理想的技术。

2. 我们面临的挑战是建立一个可靠、可重复、可行且易于操作的手术方案。

3. 此技术显示出良好的临床效果，满意率高。

4. 术后机械性不稳定无复发。需要注意腓浅神经损伤风险。

5. 在我们的临床实践中，踝关节不稳定的首选治疗方案是关节镜下修复。

6. 我们相信，关节镜下修复踝关节不稳定将获得一致认可。

（陶 旭 译 赵嘉国 校）

第24章

关节镜下经皮Gould加强修复距腓前韧带技术

Pedro Diniz，Peter G. Mangone，Eric Giza，Jorge Acevedo，Hélder Pereira

一、引言

CAI手术治疗指征是非手术治疗失败。手术方式包括韧带的解剖修复、解剖重建和非解剖重建。

Broström-Gould术目前被认为是治疗CAI的金标准，它是一种可重复且具有良好效果的手术方式。Gould加强术是韧带修复重要的辅助手段。首先，它显著地增加了修复后韧带的强度。其次，IER止于跟骨的腓骨结节附近，特别在未修复CFL情况下，Gould加强术效果较好。

微创手术是手术治疗的趋势，同时近年来出现了几种关节镜下操作技术。研究表明，与切开手术相比关节镜术后并发症更少，康复更快。

此外，关节镜可被用于评估并治疗踝关节其他合并损伤，在CAI的治疗中非常有价值。值得注意的是，与切开手术相比关节镜下操作的学习曲线有些苛刻，可通过适当的培训克服操作难关。

Broström-Gould技术

- 目前Broström-Gould术被认为是治疗CAI的金标准。
- Gould加强术显著增加了修复强度。
- 与切开手术相比，关节镜技术的并发症更低，康复也更快。
- 该技术的禁忌包括全身韧带松弛征、病态肥胖、韧带残端严重磨损或挛缩、单纯距下关节不稳定、既往韧带重建失败、严重和长期存在的不稳定、瘫痪或高强度训练的运动员等。

二、手术技术

Jorge I. Acevedo和Peter G. Mangone描述此技术。

（一）手术指征和禁忌证

对于CAI非手术治疗失败的患者，应考虑外侧韧带修复/重建。

对于全身韧带松弛征、病态肥胖、韧带残端严重磨损或挛缩、单纯距下关节不稳定、既往韧带重建失败、严重和长期不稳定、瘫痪或高强度训练的运动员，不应行关节镜下修复。

（二）术前计划

需要进行全面的病史采集和体格检查，特别注意是否存在关节过度松弛、合并损伤或下肢力线等问题。

尽管MRI可能不是评估韧带功能的决定因素，但对于合并损伤的诊断是一种有价值的辅助手段，如撞击损伤、骨软骨损伤或腓骨肌腱撕裂等。

（三）体位和所需设备

此技术需要4.0mm的30°关节镜和两枚锚钉。锚钉大小和类型取决于外科医师的偏好。常用的锚钉规格是3.0mm，带有2号缝合线。还需要一个缝合钩（弧形过线器）。

患者取仰卧位，同侧髋关节下放软垫支撑。足底与手术台边缘对齐。在大腿根部佩戴止血带并充气。以常规方式消毒和铺巾，用无菌标记笔标记重要的解剖标志。

所需的设备

- 标准4mm的30°关节镜和相关设备
- 两枚3mm带线锚钉
- 缝合钩

（四）入路

采用标准的前踝关节镜双入路。根据情况备

选牵引装置。非牵引下操作更安全，出现医源性神经血管损伤的风险较小。用一枚 18 号针头定位后建立外侧入路，以确定植入腓骨侧锚钉的位置。对全关节进行镜检，同时处理其他合并损伤。

用刨刀、篮钳和（或）射频头，对外踝行适当的清理。用探针抵住腓骨尖端，确保软组织不会影响镜下操作的视野，如植钉、缝合打结或韧带修复等。

（五）关节镜下 ATFL 修复术和经皮 Gould 加强术

完成所有必要的准备工作后，在外踝尖端上方 1cm 处植入第一枚锚钉。透视下确定锚钉植入位置。

然后将两条缝线经关节囊、IER、皮下组织，从外踝前下方 1.5 ～ 2cm 处的皮肤中穿出，两条缝线间隔约 1cm。

作者描述了两种过线方法：由内向外和由外向内技术。由外向内技术（图 24-1）：用缝合钩刺入皮肤，将缝线穿过引入缝合钩内的套环，取回其中一条缝合线。重复此步骤拉出其他缝线。由内向外技术：经前外侧入路置入缝合钩并穿出皮肤。经缝合钩引入套环，用套线环将缝线向外拉出皮肤。

在第一枚锚钉上方 1cm 处植入第二枚锚钉（图 24-2，图 24-3），使用上述同样的方法，将两条缝线穿过偏上方的关节囊和 IER，但是必须要确保充分把持住残余的 ATFL。

分别在相邻两根缝线中间做斜行切口，长约 0.5cm；或在两组缝线间做一长约 1cm 的切口。用止血钳将缝线从切口拉出，以减少缝合后皮下神经卡压或皮肤凹陷的风险。

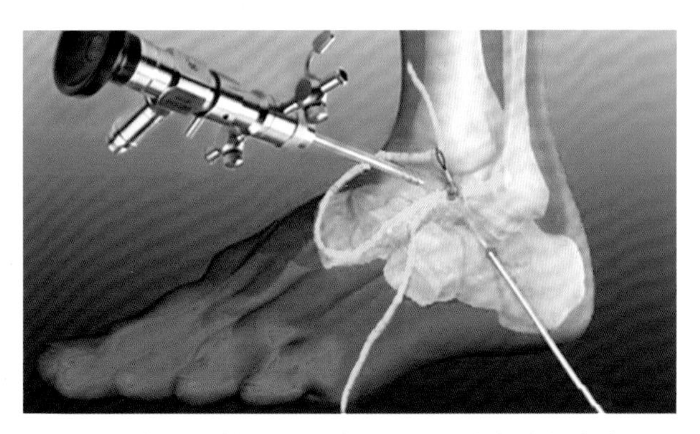

图 24-1　**第一枚锚钉已被植入腓骨，缝合钩刺穿皮肤；用套线环取回缝合线**

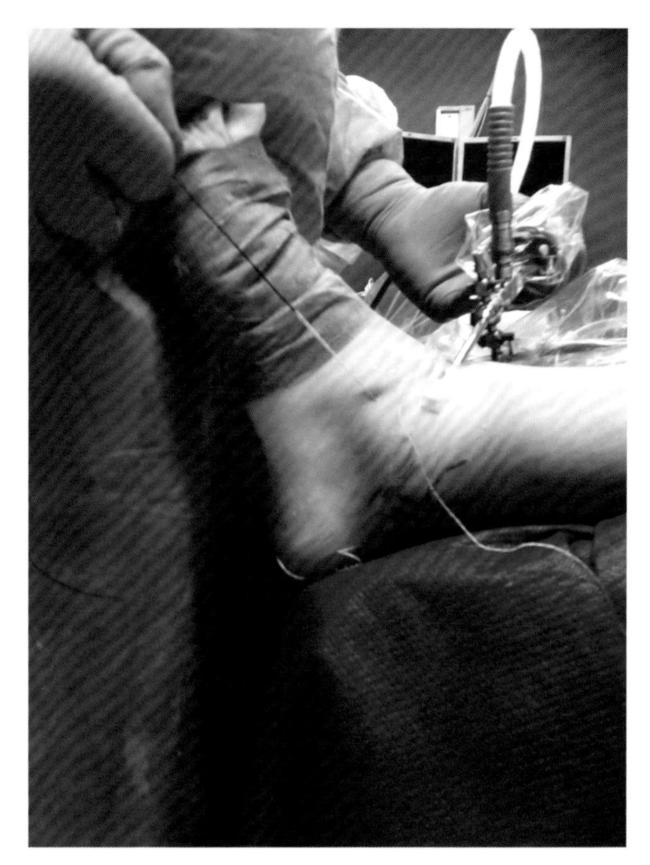

图 24-2　**使用套线环通过皮肤取回缝线的外视图**

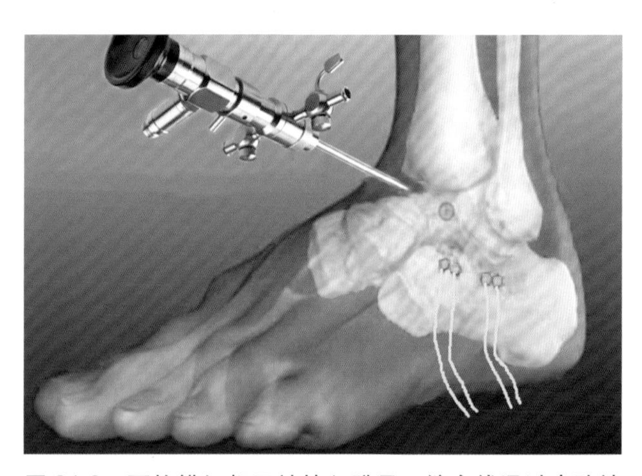

图 24-3　**两枚锚钉都已被植入腓骨，缝合线通过皮肤被取回；绿点为外侧入路**

使用关节镜检查外踝，确保没有软组织撞击、游离体或缠结的缝线。如果使用牵引器，应在此时移除。在踝关节轻度外翻和中立位拉紧缝线模拟打结。再次用关节镜下检查踝关节，确认踝关节没有组织撞击后，从上方的一组线开始拉紧打结。行前抽屉试验和距骨倾斜试验，检查修复效果。如果检查到不稳定仍然存在，改行切开手术。

用 4-0 缝线关闭切口。使用无菌敷料包扎，中立位夹板固定。

三、术后处理

患者可在手术当天出院，除非同时行其他手术（如截骨术），或担心术后疼痛。

术后 7 ～ 10 天复查，根据情况拆线。如果担心伤口愈合问题，在术后 14 ～ 20 天拆线。移除夹板后，改用石膏或行走靴。允许承受 50% 体重。

术后 4 周时，去除石膏或行走靴，更换马镫形支具。部分承重逐渐过渡到完全承重。术后 6 周开始进行正式的康复治疗。

术后 3 个月时，去除支具。但当进行剧烈体育活动或不平坦地面上的任何活动时，建议佩戴支具，直到术后 6 个月。

四、结果

Acevedo 和 Mangone 报道了 23 例患者（24 踝）的手术结果，平均年龄为 39 岁（15 ～ 55 岁）。男性 14 例，女性 9 例。平均随访时间为 10.9（1.5 ～ 24）个月。所有患者均表示踝关节稳定性有主观改善。均无二次手术。1 例患者发现距倾斜试验阳性 I 度，前抽屉试验没有明显异常。该患者没有描述踝关节不稳定。1 例患者在术后 12 个月出现神经问题，与手术无关，在距骨倾斜和前抽屉试验中踝关节保持稳定。1 例患者在术后 9 个月再次受伤，评估后发现修复的 ATFL 没有损伤，但因患者持续疼痛而接受了二次手术。术中行腓骨肌腱探查和修复术，作者认为在 ATFL 修复时并不存在腓骨肌腱的问题。另外 2 例患者报告了并发症，1 例为腓骨肌腱炎，另 1 例为腓肠神经炎，两者均有缓解。此外没有报告其他并发症。

五、要点

关节镜下 ATFL 修复和 Gould 加强术是一种安全的手术技术。锚钉应植入在腓骨尖近端 1cm 处，第二枚锚钉放置在第一枚锚钉上方 1cm 处。在缝合前应确定没有软组织撞击踝关节。如果修复后医生检查到不稳定仍然存在，改行开放手术。此技术临床效果好，没有严重并发症的报道。

（陶　旭　译　赵嘉国　校）

第 25 章
全关节镜下无结缝合修复技术

Jordi Vega，Jorge Batista，Hélder Pereira，Francesc Malagelada，Miki Dalmau-Pastor

一、引言

踝关节镜是一个新兴的领域。过去几年里，关节镜的适应证、理念和技术均有显著的发展。踝关节镜具备解决踝关节不稳定和合并损伤的潜力，已成为治疗踝关节不稳定的首选技术。

与切开技术类似，几种稳定踝关节的镜下技术可供选择。此类技术不仅应考虑韧带的力学特性，还有其组织学特征。损伤韧带固有的组织学特征只能通过修复来维持，因此镜下解剖修复优于其他关节镜技术。

2013 年，Vega 等首次提出全关节镜下无结缝合锚钉修复踝关节外侧副韧带的手术技术。全关节镜下韧带修复技术根据选择不同的锚钉（线结锚钉或软锚钉）和不同的入路（改良的入路或双入路）会有所变化。这些技术的改进反映了外科医师在使用器械方面有着不同的偏好。

二、适应证 / 禁忌证

全关节镜下无结缝合 ATFL 修复术的最佳指征是 CAI 合并单纯 ATFL 损伤。在修复撕裂韧带前可用关节镜处理关节内的合并病变。

由部分 ATFL 损伤所引起的有症状踝关节微不稳定，也可在关节镜下修复韧带。

术中应评估 ATFL 残端组织的质量。主观上将其分为差、中等或优良。中等或优良的韧带残端最为常见，此时韧带修复可作为最佳选择。根据作者的经验，残端质量差的病例比较罕见。若残端质量差无法修复时，应考虑韧带重建术。

三、手术准备

推荐在层流手术室内进行手术。常规采用椎管内麻醉，也可选择腘窝神经阻滞或全身麻醉。

患者取仰卧位，患肢大腿可放置在支架上。保持踝关节背屈 / 跖屈活动无限制，便于术中操作。常规消毒至止血带处，驱血后止血带充气。将带液体收集袋的一次性无菌膝关节镜手术包套在小腿上。

不需要液体灌注泵系统。

常规器械包括：4.0mm 的 30° 关节镜、3.5 ～ 4.5mm 动力刨削刀、磨头和标准关节镜器械。所需特殊器械：自动缝合过线器（MiniScorpion，Arthrex，Naples，FL）或非自动缝合过线器（70° 弯曲小缝合套索，Arthrex，Naples，FL）用于穿过韧带。2-0 号或 0 号高强度不可吸收缝线（FiberWire，Arthrex，Naples，FL；Hi-Fi，Conmed，Largo，FL）作为引线。无结锚钉（Pushlock 2.9mm × 15mm，Arthrex，Naples，FL；SwiveLock 3.5mm × 12.5mm；PopLok 3.3mm × 11mm，ConMed，Largo，FL；ReelX STT 4.5，Stryker，San Jose，CA）用于固定韧带。前外侧入路或工作入路需使用套管（PassPort Button cannula，6mm ID × 2cm，Arthrex，Naples，FL），以降低器械、缝合线或植入锚钉时损伤腓浅神经的风险。

四、手术技术

在踝前标记体表标志。工作入路位于腓浅神经附近，建议活动踝关节以便识别这条神经（图 25-1）。神经随着踝关节活动而移动，特别是内翻踝关节或跖屈第四趾时，其皮下走行轮廓更为明显。

不使用踝关节牵引器，推荐采用非牵引下背屈踝关节进行关节镜操作。无牵引的关节镜技术提供了良好的视野，易于关节镜进入前踝、内外侧沟操作。

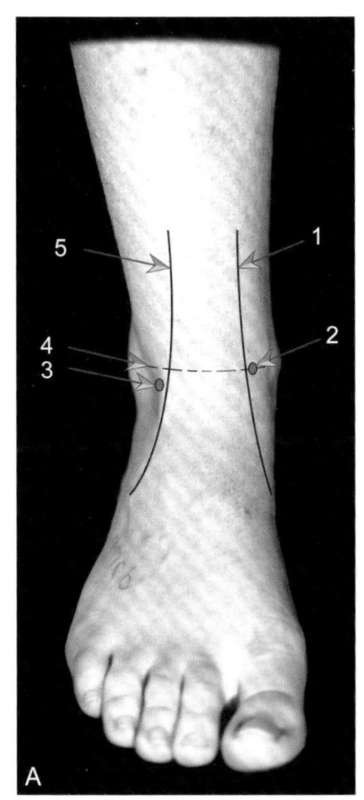

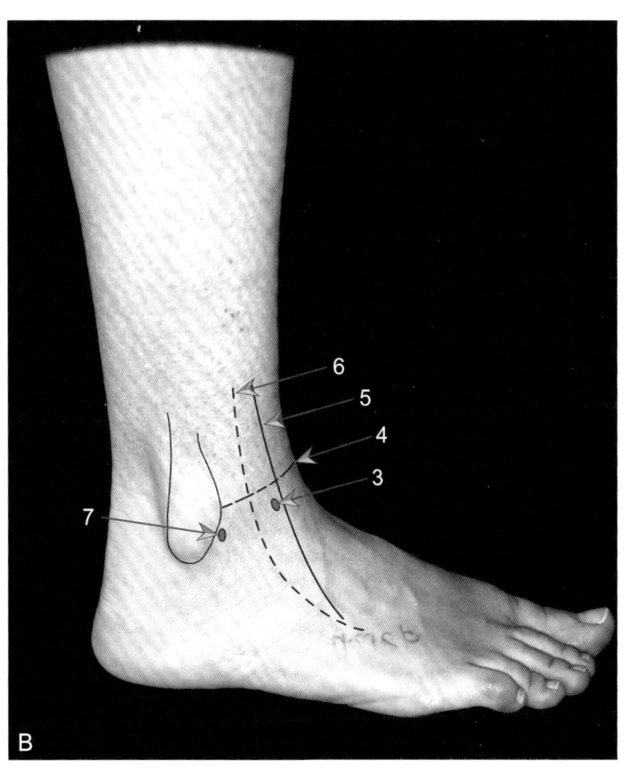

图 25-1　关节镜入路的解剖标志和定位

A. 正位图；B. 侧位图。1. 胫前肌腱；2. 前内侧入路；3. 前外侧入路；4. 踝关节水平线；5. 第三腓骨肌腱或趾长伸肌腱（第三腓骨肌腱缺如时）；6. 腓浅神经；7. 前外侧辅助入路

以常规方式建立踝关节镜入路。用生理盐水扩张关节囊并非必要。用针头定位入路是非常有帮助的。用 11 号手术刀垂直切开皮肤组织，用蚊式钳钝性逐层分离软组织至关节囊，这样有助于降低损伤神经、血管或肌腱的风险。最后，用蚊式钳戳开关节囊进入关节内。这一步非常重要，因为术中必须最大程度地背屈踝关节以避免损伤软骨。该技术适用于前内侧入路和前外侧入路的建立。

建议在踝关节线水平、胫骨前肌腱内侧，直视下首先建立前内侧入路（观察入路）。背屈踝关节，将带有钝性闭孔器的关节镜套管经前内侧入路置入关节。闭孔器先对准关节，穿过关节囊后改变插入角度，向踝关节的外侧移动，至踝关节前外侧室。将灌注系统与闭孔器连接。前内侧入路建立后，在关节镜直视下，以类似的操作建立前外侧入路。

前外侧入路（工作入路）的位置是可变化的。通常它位于踝关节线水平，第三腓骨肌腱的外侧或趾长伸肌腱的外侧（若第三腓骨肌腱缺如）。全关节镜下缝合韧带修复时，有些外科医师采用改良工作入路：关节线水平以远 0.5cm 处，或更靠外侧远端、在跗骨窦近端。若采取三入路技术，在外踝尖近端 1cm、紧靠腓骨前缘，建立前外侧辅助入路。

踝关节镜检时，先用探钩探查，必须检查外侧沟。经前内侧入路置入关节镜，指向外侧沟。在踝关节背屈位，检查 ATFL。此时 ATFL 松弛。镜下判断损伤的标准是直视下观察 ATFL 腓骨侧止点的部分或全部撕裂。同时还需评估 ATFL 残端的质量。

彻底镜检后，关节镜直视下修复 ATFL。若存在滑膜炎或瘢痕组织时，先用刨刀行滑膜切除或粘连松解术。

若使用非自动缝合过线器，过线器经工作入路进入关节腔，关节镜直视下穿过韧带，用抓线钳从辅助入路拉出镍钛合金套环（图 25-2）。将对折的高强度缝线穿过镍钛合金套环，双股缝线从辅助入路穿过韧带至前外侧入路，此时对折缝线的两端位于辅助入路，缝线对折部（缝线环）则位于前外侧入路。再用抓线钳将辅助入路内缝线两端经前外侧入路拉回，将缝线一端或两端穿过缝线环。拉动缝线两端，将缝线环引入关节内，环抱住韧带（图 25-3）。有些外科医师选择经皮穿过韧带，则无须建立辅助入路，经工作入路拉出镍钛合金套环即可。

若用自动缝合过线器穿过韧带，无须任何辅助入路。将高强度缝线放入自动夹钳中，对折缝线后得到一个缝线环和缝线两端。自动缝合过线器经前外侧入路进入关节后穿过韧带。取出夹钳，缝线环和缝线两端均在前外侧入路内。将缝线一端或两端穿过缝线环，拉动缝线末端，将缝线环引入关节内环抱住韧带。

经工作入路置入刨刀或刮匙，对 ATFL 腓骨侧止点行彻底清理（图 25-4）。确定植入锚钉的位置，位于下胫腓前韧带（anterior tibiofibular ligament，ATiFL）远端束腓骨止点的远端。为了复制 ATFL 的正常解剖止点，锚钉必须位于 ATiFL 远端束止点或紧靠止点远端（图 25-5）。经前外侧入路将钻头置于止点的中心，平行于足底平面和距骨外侧壁，从前向后钻孔（图 25-6）。经工作入路利用嵌塞技术将带缝线挤压钉（Pushlock）拧入骨道内（图 25-7）。拧紧挤压钉前，可调节缝线张力，一旦拧紧则无法调节。因此，建议在踝关节背屈、外翻位拧紧挤压钉。切断多余缝线（图 25-8），缝合切口，无须引流。

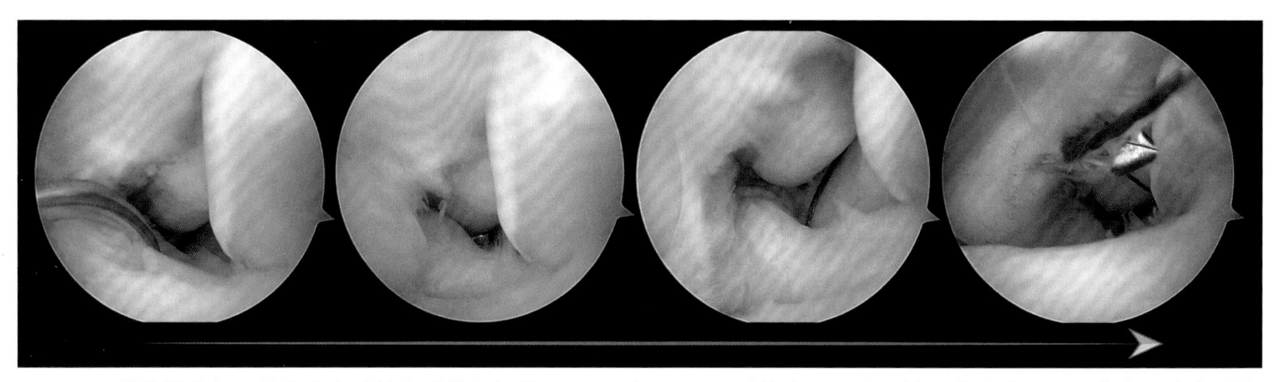

图 25-2 关节镜直视下使用非自动缝合过线器抓持 ATFL（右踝）。通过前内侧入路入镜，直达外侧沟。非自动缝合过线器通过前外侧入路进入关节。用抓线钳经前外侧辅助入路拉出镍钛合金套环

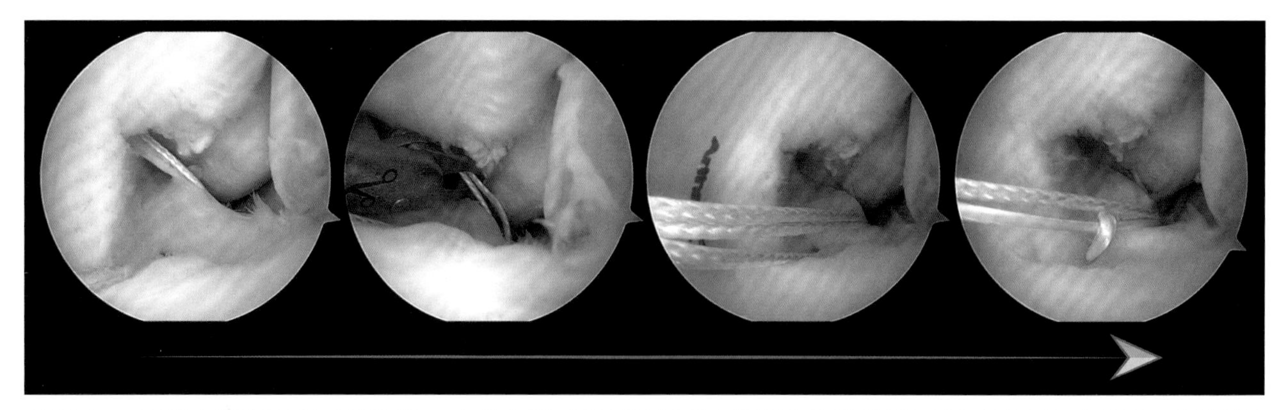

图 25-3 对折的高强度缝线穿过缝线环。在关节镜下用抓线钳将位于辅助入路的缝线两端经前外侧入路拉回。将缝线的一端穿过缝线环，通过拉动缝线将缝线环引入关节内环抱住韧带

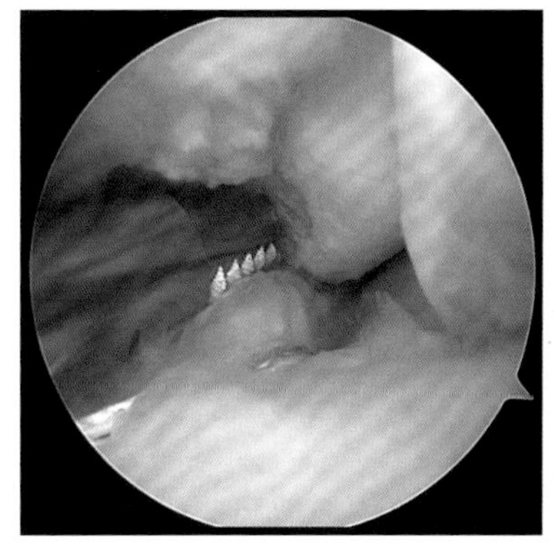

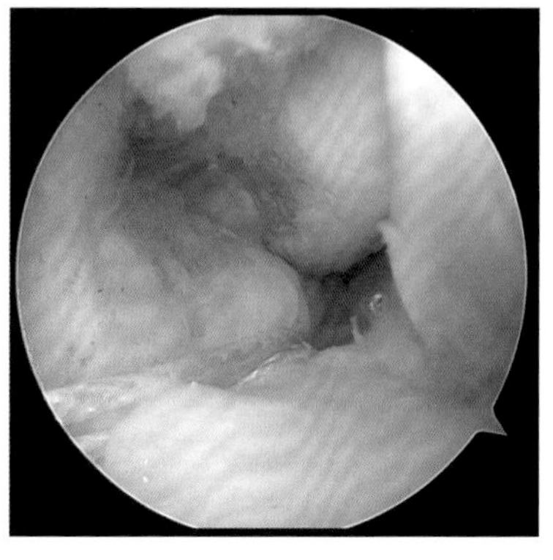

图 25-4 通过前外侧入路使用刨刀对 ATFL 腓骨止点进行清理

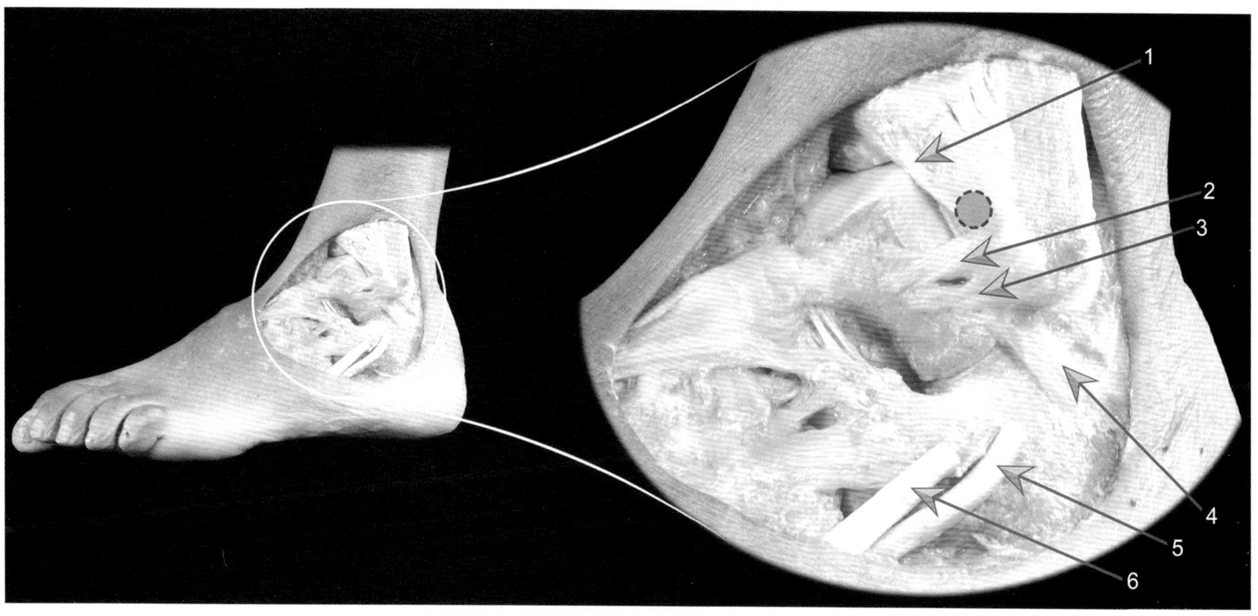

图 25-5　锚钉的解剖位置在外踝前方，在 ATiFL 远端束腓骨止点的远端（用灰色圆圈表示）。1. ATiFL 远端束；2. ATFL 上束；3. ATFL 下束；4. 跟腓韧带；5. 腓骨长肌腱（已切断）；6. 腓骨短肌腱（已切断）

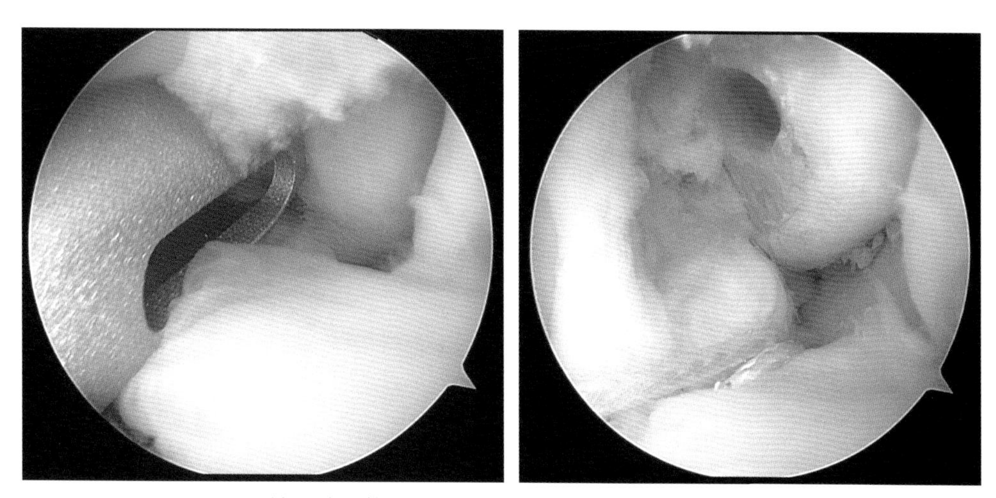

图 25-6　镜下确定锚钉位置，经前外侧入路置入带导向器的钻头

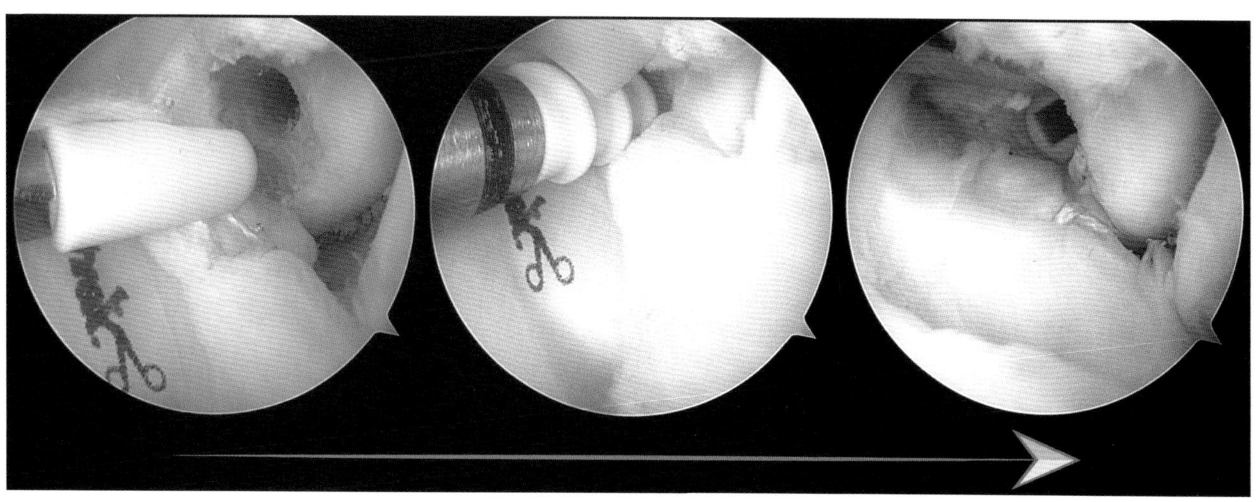

图 25-7　利用骨锚钉将环抱韧带的缝线拧入孔内，重新连接了 ATFL

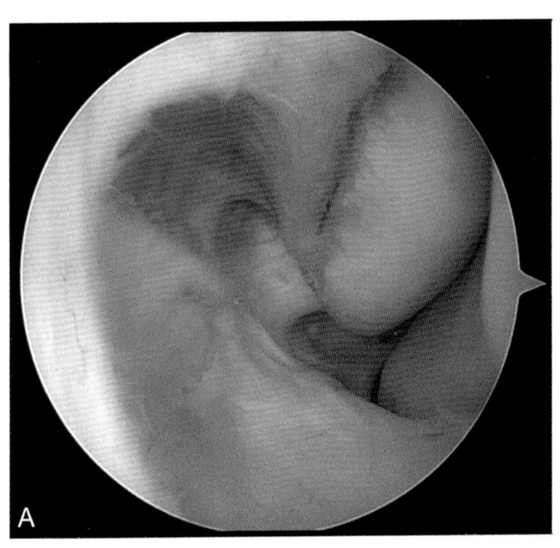

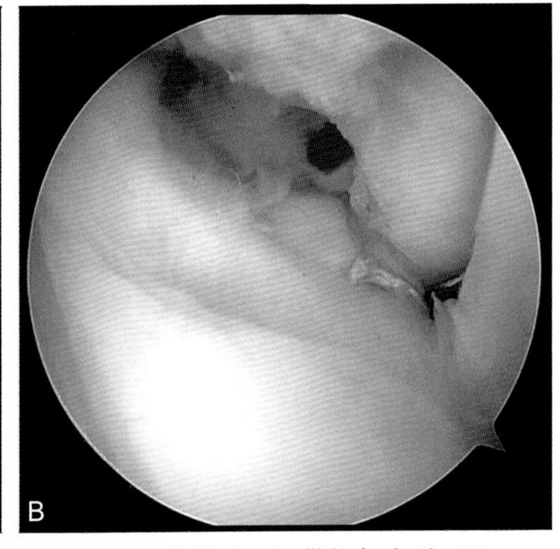

图 25-8 术前关节镜下 ATFL 部分损伤的视图（A）；全关节镜下韧带修复术后（B）

五、术后处理

术后 3 ～ 4 周穿戴可拆卸式步行靴。疼痛允许范围内部分负重，需使用拐杖。术后预防性抗凝治疗 10 ～ 15 天。

去除步行靴后，患者可行康复治疗，包括踝关节主被动活动、步态训练、加强踝关节背屈和跖屈、内外翻平衡和负重本体感觉。

术后 6 ～ 8 周恢复非碰触性运动，包括游泳、骑自行车和平地跑步。术后 3 个月左右重返运动，活动无限制。

六、经验、提示和陷阱

若外侧窝有滑膜炎或瘢痕组织，先在下胫腓关节处定位 ATiFL 远端束，清理病变组织后再向远端进一步探查。避免刨刀损伤韧带，切忌将刨刀窗朝向病变组织，慎用负压吸引。

缝合前需要确定韧带残端的情况，建议使用射频仔细清理韧带，而非刨刀。

缝线环抱住韧带拧入挤压钉前，需要游离韧带残端，用骨剥离子进行松解。

建议使用钻头保护套管，避免钻孔时损伤软组织。

七、结论和要点

此关节镜技术具有微创的优点，并具有同时处理关节内其他病变的潜力。此外，全关节镜下 ATFL 修复保留了自身韧带，韧带的力学和组织学特征也得以保持。与其他类型锚钉相比，采用无结缝合锚钉固定韧带减少了缝线操作的复杂性并避免了关节内打结，进而减少了手术操作时间。

（陶 旭 译 赵嘉国 校）

第 26 章
全关节镜下距腓前韧带修复术

Masato Takao

一、引言

踝关节外侧不稳定不像膝关节前交叉韧带损伤那样对体育活动造成严重的功能障碍，使用贴扎或软性踝支具就可较好地改善踝关节的功能。因此，许多运动员即使被诊断为踝关节外侧不稳定，仍可继续参加比赛。如果踝关节不稳定长期存在，关节软骨损伤发生率将显著增加。目前，踝关节外侧不稳定已被认为是踝关节骨关节炎的病因之一，外侧韧带损伤后合并踝关节骨关节炎的病例也比以往更常见。此外，运动员在跑步过程中足尖离地阶段无法获得静态稳定，不得不依靠收缩腓肠肌获得动态稳定，进而对运动成绩产生不利影响。因此，无特殊情况下均建议对踝关节外侧不稳定进行治疗。

本章描述了全关节镜下 ATFL 修复和 IER 加强术。

二、手术指征

手术方式的选择取决于术前应力超声对残余韧带质量的评估结果（图 26-1A 和 B）和术中关节镜下对超声评估结果的确认。如果 ATFL 残端质量较好，选择关节镜下 Broström 修复术（可同时行 IER 加强的 Gould 术）；如果韧带残端吸收，选择踝关节外侧韧带的解剖重建术（参见第 31 章）；如果存在较大撕脱骨块或全关节镜下修复有难度时，则改为切开 Broström 修复术。

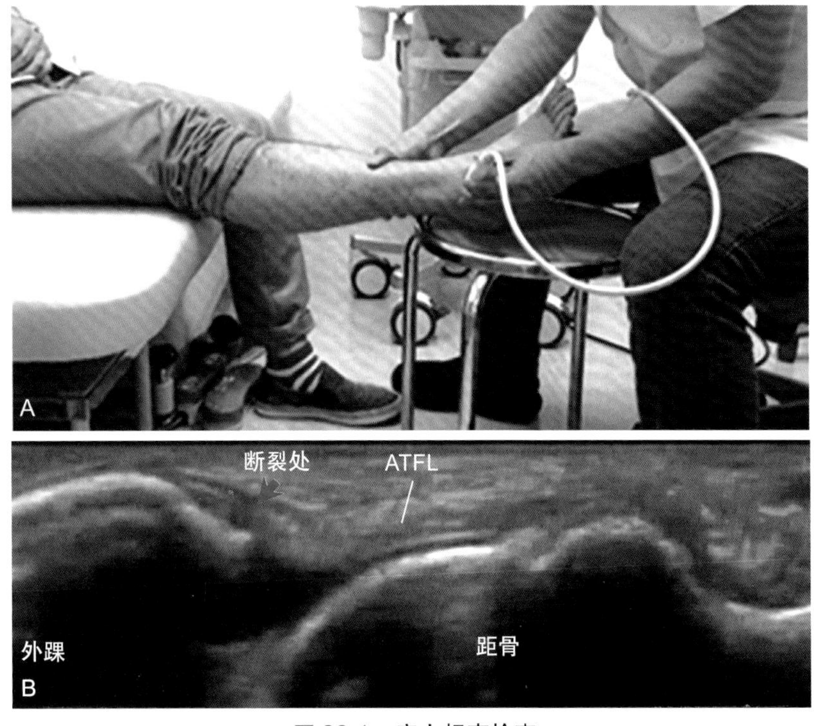

图 26-1　**应力超声检查**

A. 患者体位；B. 超声图

三、手术技术

（一）体位

患者取仰卧位，用腿架固定小腿（图 26-2）。不常规使用止血带，可将止血带捆在患肢大腿根部备用，当视野因出血而不清楚时选择性使用。

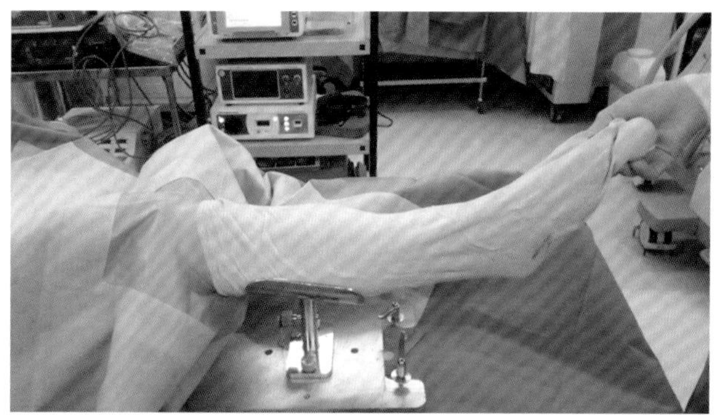

图 26-2 体位

（二）步骤 1：建立通道

内中线（medial midline，MML）入路作为观察通道，前外侧辅助（accessary anterolateral，AAL）入路作为工作通道。如果需要处理关节内病变可增加前外侧入路（anterolateral portals，AL）（图 26-3）。

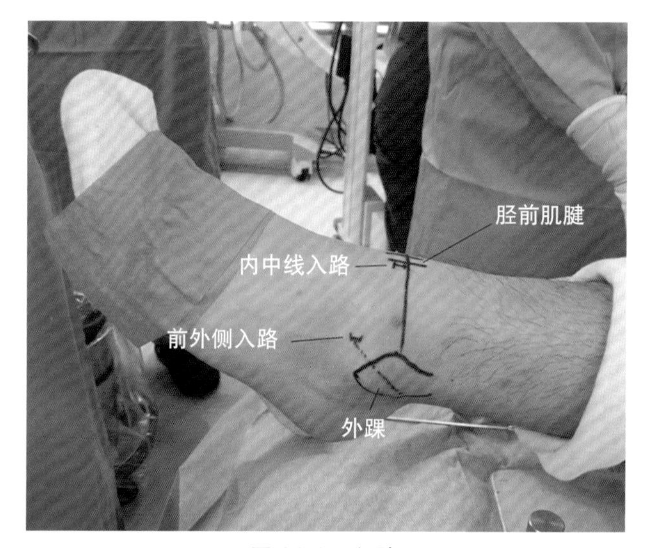

图 26-3 入路

（三）步骤 2：探查病变

通过 MML 入路置入 2.7mm 的 30° 镜关节镜，观察踝关节外侧沟。操作过程中轻微外翻踝关节以增加外侧间隙。将关节镜的光纤向上转动，把视野调至背侧（图 26-4A），可获得良好的视野（图 26-4B）。如果视野被增生的滑膜阻挡，使用 3.5mm 刨刀进行最低程度的清理，避免损伤关节囊和残留的韧带。

（四）步骤 3：植入带线锚钉

确定 ATFL 残端质量后植入带线锚钉，将残余韧带缝合至腓骨侧止点。在腓骨关节面尖部近端 5mm、关节面外缘外侧 5mm 处钻孔。植入带线锚钉，确认缝线可顺畅滑动（图 26-5）。

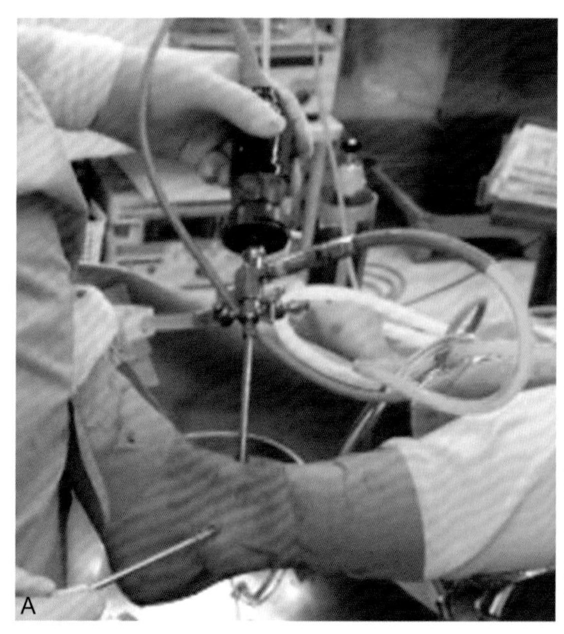

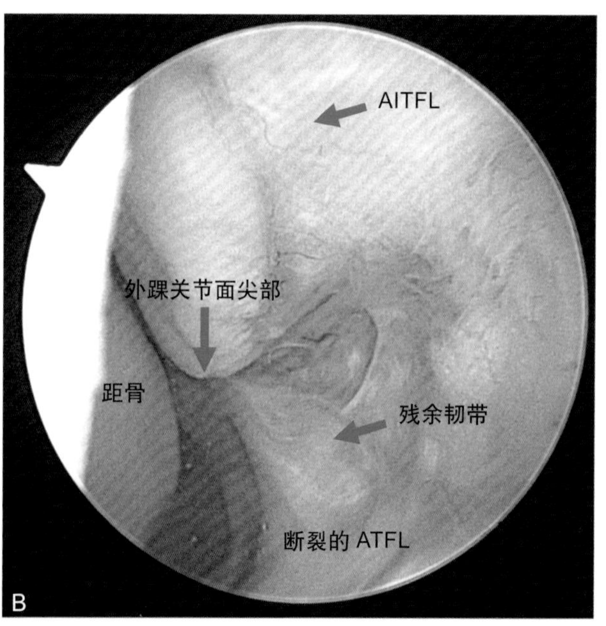

图 26-4 探查病变部位

A. 关节镜的位置；B. 关节镜视野下的 ATFL

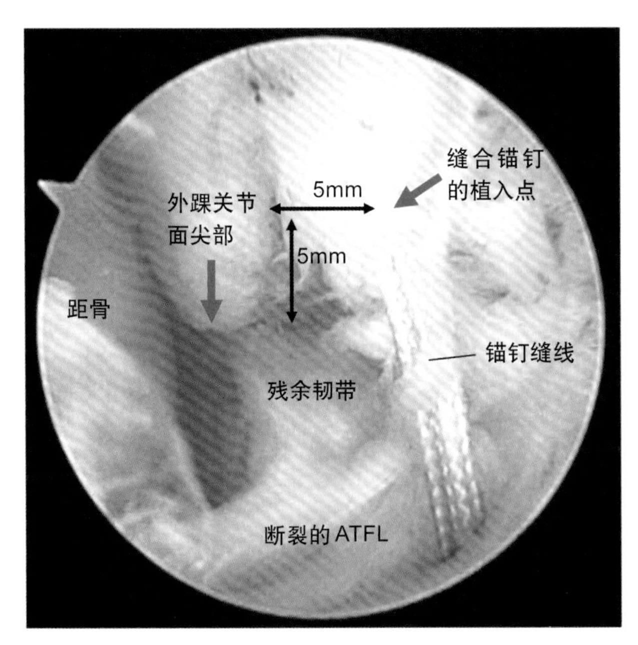

图 26-5　缝合 ATFL 的锚钉的位置

（五）步骤 4：缝合桥接技术

将 2-0 尼龙线穿过 18 号针头，针头经 AAL 入路从前向后穿过 ATFL 残端（图 26-6A）。通过顺时旋转针头数次，再反向旋转相同次数，来增加线环长度（图 26-6B）。经 AAL 入路置入探钩，将尼龙线从 AAL 入路拉出关节外，形成引线套环（图 26-6C）。

（六）步骤 5：缝合残余韧带：改良套索环缝合法

将锚钉其中一根缝线的远端 2/3 穿过引线套环（图 26-7A）。拉动引线两端，将此根缝线穿过残余韧带，形成缝线套环（图 26-7B）。缝线套环旋转半圈后，将锚钉的另一根缝线穿过缝线套环（图 26-7C）。再次旋转缝线套环，将第一根缝线以相同的方向穿过第二个缝线套环（图 26-7D），拉动第一根缝线末端，轻轻地收紧缝线套环（图 26-7E）。将踝关节处于 0° 中立位，用力拉动另一根缝线末端，使残余韧带呈卷曲状贴附在腓骨止点上，同时将线适当地滑入结中，并用力收紧线结（图 26-7F）。再打 3 个结后，使用剪线钳切断多余缝线。

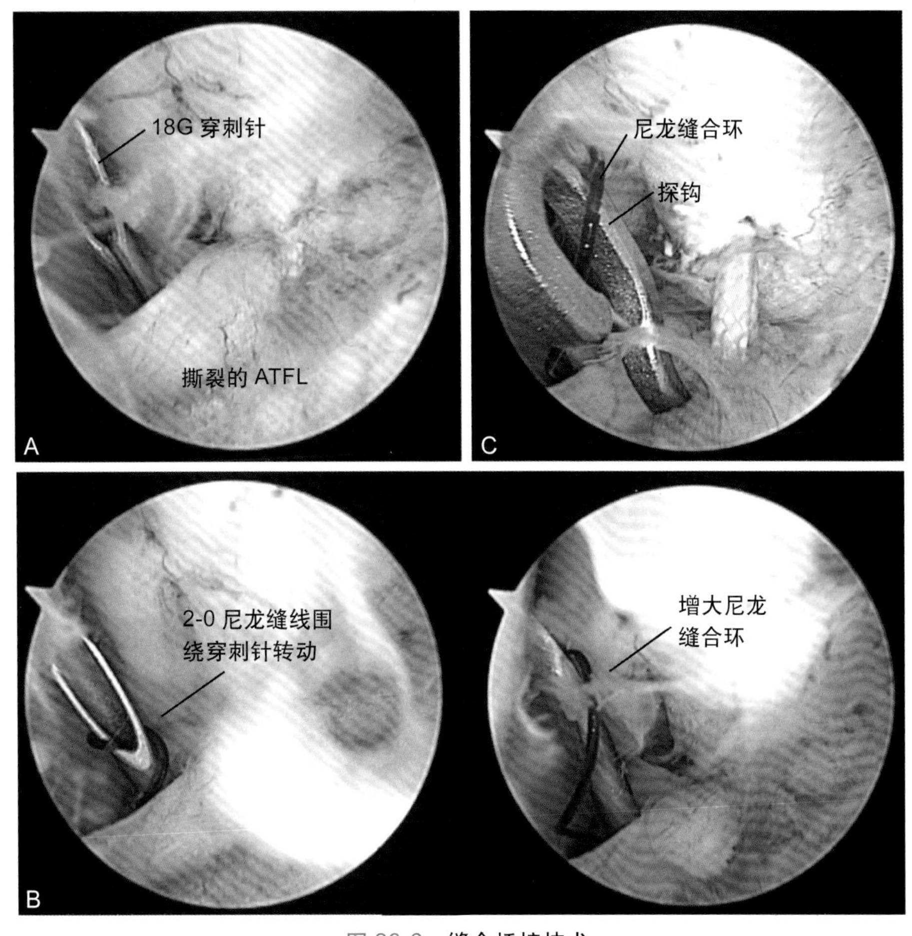

图 26-6　缝合桥接技术

A. 2-0 尼龙线穿过 18 号针头，针头经 AAL 入路穿过 ATFL 残端；B. 将针顺时旋转数次，再反向旋转相同次数，增加线环长度；C. 经 AAL 入路置入探钩，将尼龙线从 AAL 入路拉出关节外

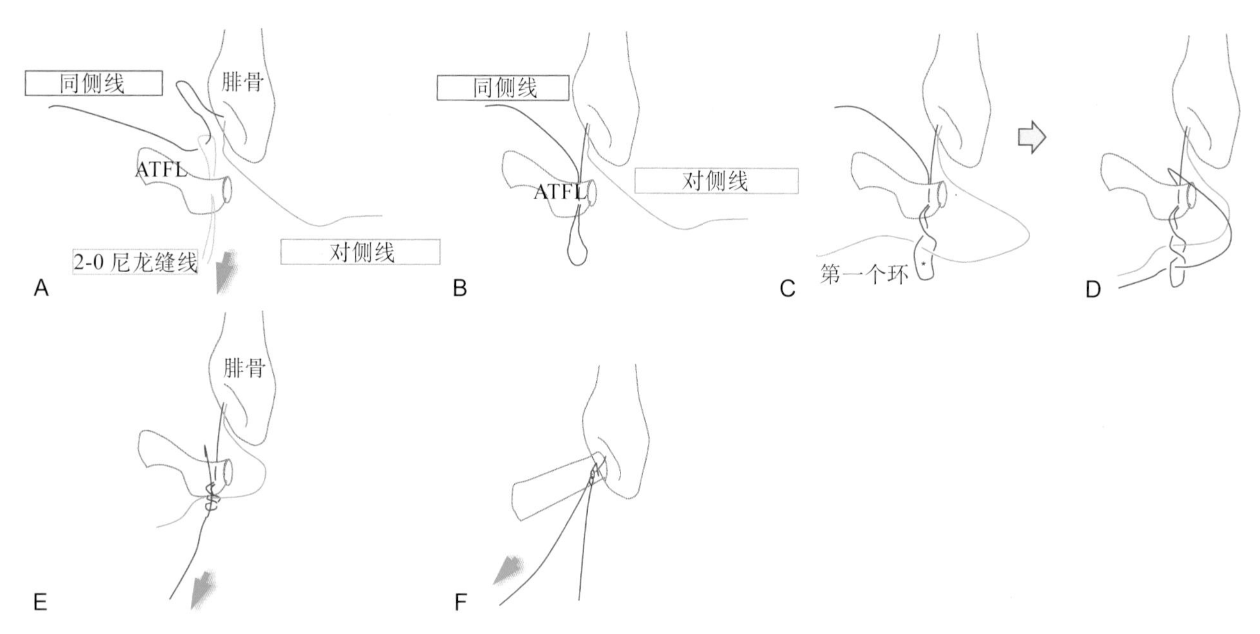

图 26-7 **改良套索环缝合法**

A. 将锚钉其中一根缝线的远端 2/3 穿过引线套环；B. 拉动引线两端，将此根锚钉缝线穿过残余韧带，形成缝线套环；C. 缝线套环旋转半圈后，将锚钉另一根缝线穿过缝线套环；D. 再次旋转缝线套环，将第一根锚钉缝线同向穿过第二个缝线套环；E. 拉动第一根缝线末端，轻轻地收紧缝线套环；F. 用力拉动另一根缝线末端，使残余韧带呈卷曲状贴附在腓骨止点上，同时将线适当地滑入结中，并用力收紧线结

ATFL 和 CFL 与距跟外侧韧带相连，共同止于腓骨（图 26-8A）。大多数踝关节外侧不稳定患者的韧带断裂位置靠近腓骨止点处（图 26-8B）。因此，单纯修复 ATFL 后，CFL 也会靠近腓骨止点，从而发挥作用（图 26-8C）。

（七）步骤 6：Gould 加强术

如果担心单纯关节镜下 Broström 修复韧带的强度不足，可联合 Gould 加强术。

在第一枚锚钉近端 5mm 处植入第二枚锚钉。因为 IER 的上缘接近 AAL 入路，因此经 AAL 入路用直蚊式钳或钝棒在浅筋膜和深层的 IER 之间进行钝性剥离（图 26-9A）。再用蚊式钳触及 IER 的上缘并夹住（图 26-9B），将第二枚锚钉中的一根缝线穿入半圆针（图 26-9B），经 AAL 入路从 IER 深面进针穿过 IER、皮下和皮肤（图 26-9C），从皮外抽出该缝线并取下半圆针（图 26-9D）。用蚊式钳经 AAL 入路从皮下夹住此根缝线，并将其从 AAL 入路抽出（图 26-9E）。缝线的另一端从 IER 深面进针穿过 IER 和皮下，从 AAL 入路穿出后打结。最好采用尽可能小的

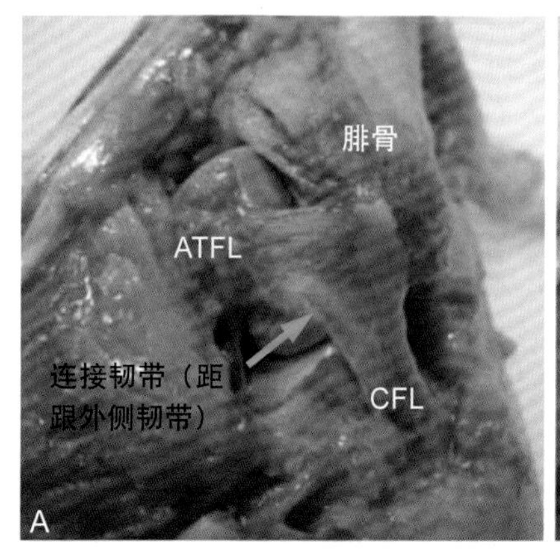

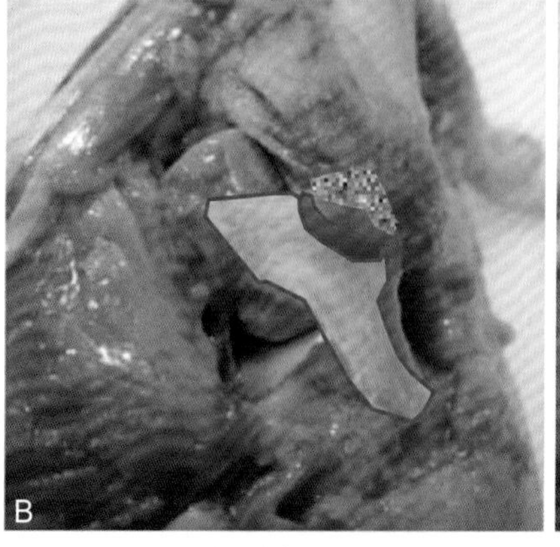

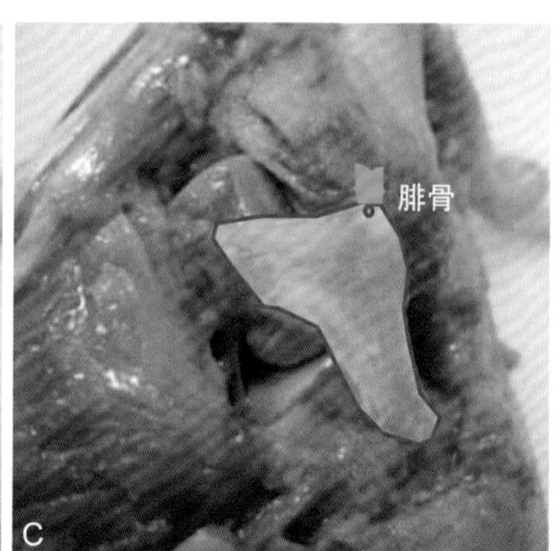

图 26-8 **外侧韧带复合体的解剖结构**

A. ATFL 和 CFL 与距跟外侧韧带连接，共同止于腓骨；B. 在大部分踝关节外侧不稳定病例中，韧带断裂位置靠近腓骨止点；C. 单纯修复 ATFL 后，CFL 会自动贴附于腓骨止点，进而很好地恢复原来功能

滑动结打结方法，防止术后线结刺激皮下组织（图 26-9F）。收紧滑结后，剪断多余缝线（图 26-9G）。完成 Gould 加强缝合后，打结过程中踝关节会增加 10° 背屈角度，收紧线结后踝关节将无法达到最大程度的被动跖屈（图 26-9H）。但几乎所有的患者在术后 4 周内会恢复到正常范围。由于 IER 在术后 4 周内松动，所以 Gould 加强术被视为 Broström 修复术临时加强方法。如果关节镜下 Broström 修复术获得了足够的稳定性就没必要行 Gould 加强术。

四、术后处理

术后用弹性绷带包扎 2 天，术后 1 天开始根据疼痛情况允许完全负重行走。术后 2 周起进行慢跑和本体感觉训练。术后 4 周恢复运动，无须外固定。

五、结论

全关节镜下 ATFL 修复和 IER 加强术，可允许患者更早地恢复到最初的运动水平，被推荐用于踝关节外侧不稳定的手术治疗，尤其适合运动员。

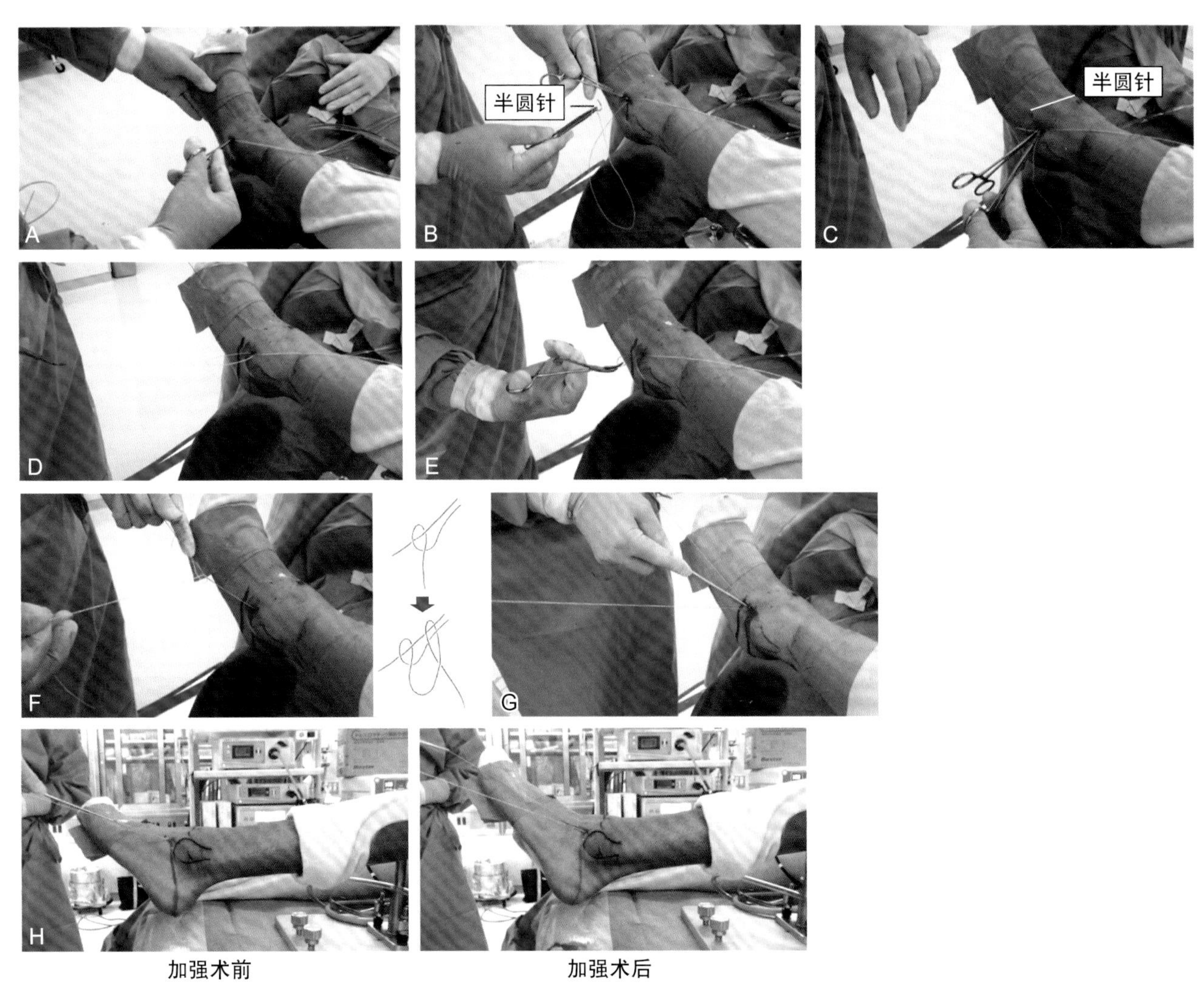

图 26-9　Gould 加强术

A. 使用蚊式钳或钝棒经 AAL 入路在浅筋膜和深层的 IER 之间进行钝性剥离；B. 用蚊式钳触及 IER 的上缘并夹住，将第二枚锚钉中的一根缝线穿入半圆针；C. 经 AAL 入路从 IER 深面进针穿过 IER、皮下和皮肤；D. 从皮外抽出该缝线并取下半圆针；E. 用蚊式钳经 AAL 入路从皮下夹住此根缝线，并将其从 AAL 入路抽出；F. 采用滑结技术；G. 收紧滑动结，剪断多余缝线；H. Gould 加强缝合完成后，打结过程中踝关节会增加 10° 背屈角度，收紧线结后踝关节无法达到最大程度的被动跖屈

（陶　旭　译　赵嘉国　校）

第 27 章
全关节镜下 Broström–Gould 技术

Stéphane Guillo，Haruki Odagiri，Thomas Bauer

一、引言

踝关节扭伤是最常见的运动损伤，在篮球和足球损伤中分别占 45% 和 31%。除了对踝关节功能要求高的运动员的严重扭伤，80% 的患者通过非手术治疗和功能训练都可以恢复到伤前的运动水平。但如果非手术治疗之后出现了关节慢性不稳定，则应考虑进行手术治疗。目前已经成熟的手术技术包括外侧副韧带修复术（Broström 术）和伸肌支持带加强修复术（Gould 术）。在过去的几年里，关节镜下关节囊热皱缩术、韧带修复术和韧带重建术被开发，是治疗踝关节不稳定可选择的方法。然而，目前还没有文献报道，关节镜技术真正地复制了伸肌支持带加强的传统 Broström-Gould 术。本章的目的是描述全关节镜下的 Broström-Gould 术。

二、手术指征

与切开手术一样，韧带修复作为一线治疗被推荐适用于仍有距腓前韧带的年轻患者。手术的禁忌征包括：超重、翻修手术或残余 ATFL 缺如，此时单纯修复手术不可能获得长期的稳定。

三、器械

该手术技术使用标准关节镜（4mm，30°）。可通过重力或不超过 40mmHg 的关节泵进行关节内灌注。

使用 4mm 刨刀或射频刀进行关节镜下解剖分离。理想情况下可以使用过线器，但也可以使用尼龙线和套管针。其他必要的手术设备包括缝合用的关节镜钳、推结器和剪线器（图 27-1）。

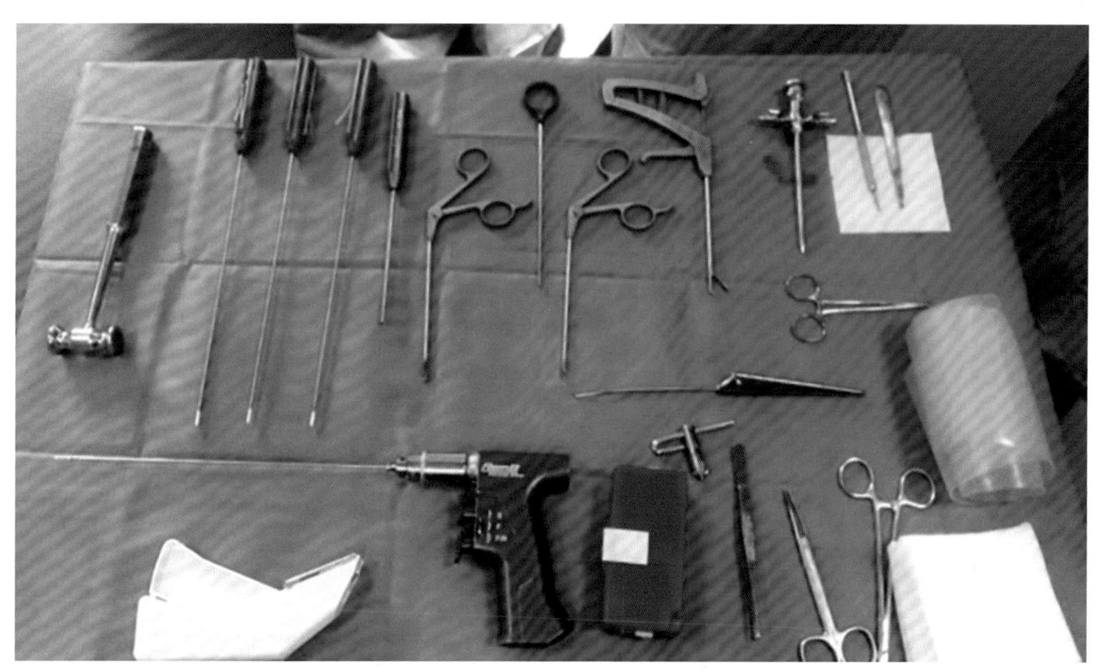

图 27-1　手术所需的工具

四、体位和手术入路

（一）体位

患者取侧卧位，同时骨盆略微向后倾斜，或处于 3/4 仰卧位。全身麻醉或区域麻醉后，在大腿近端应用止血带。外科医师应在术前明确该体位能够进行前方关节镜（体位 1）和外侧关节镜操作（体位 2）（图 27-2）。

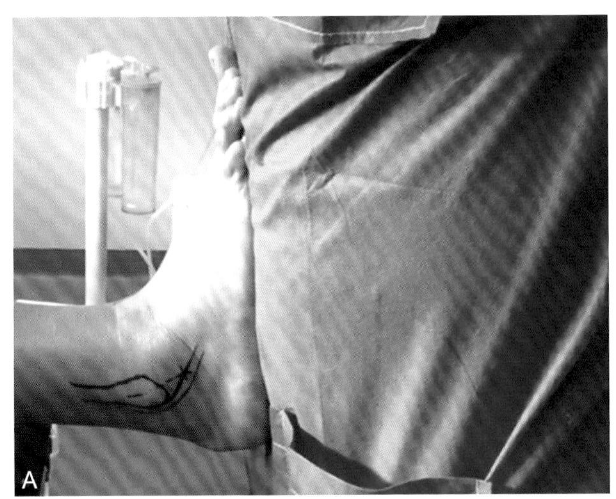

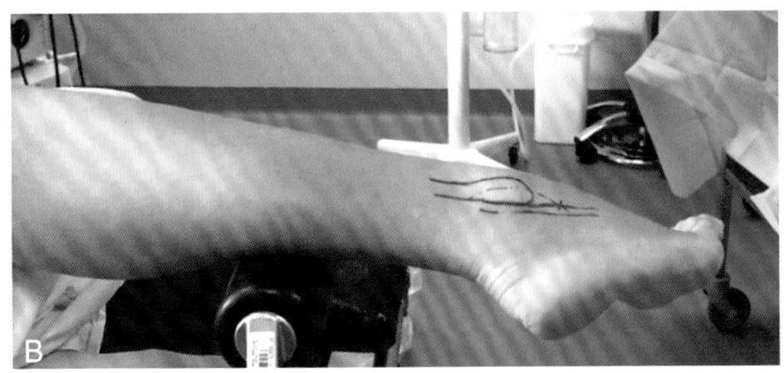

图 27-2　体位 1（A）和体位 2（B）

（二）体表标记识别和手术入路定位

该手术需要建立 3 个关节镜入路，在建立入路时用手术刀切开皮肤，然后用止血钳分离皮下组织。在踝关节处于过度背屈时建立前内侧入路（入路 1），尽可能靠近胫骨前肌腱。在切开时不需要注射生理盐水。第二个入路通过关节镜光线投影进行定位。当关节镜自入路 1 进入关节囊置于外侧间沟时，入路 2 位于关节镜的光斑和外踝前缘的中点（图 27-3）。在实际操作中，入路 2 比常规前外侧入路更远，而后者通常用于前踝关节镜探查。入路 3 可在第二阶段外侧关节镜下行 Gould 术时建立，它位于外踝尖和第五跖骨基底尖连线中点的上方 1cm 处（图 27-4）。

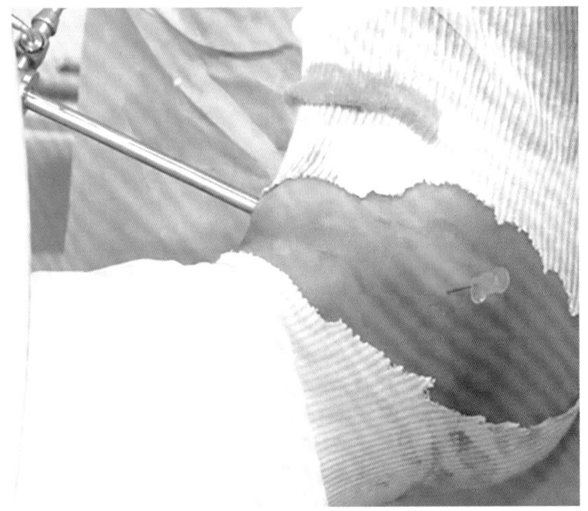

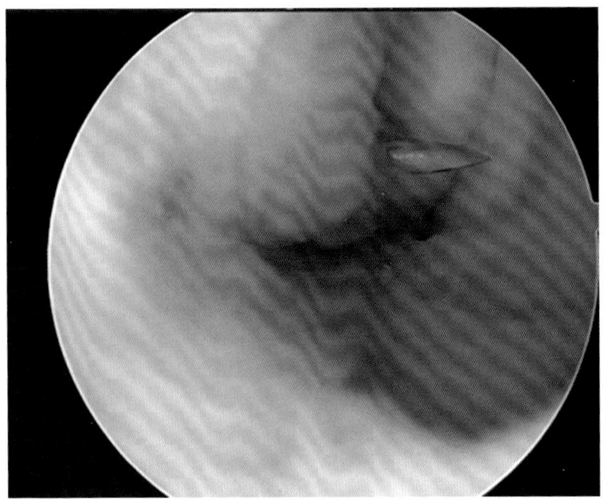

图 27-3　前外侧入路的定位

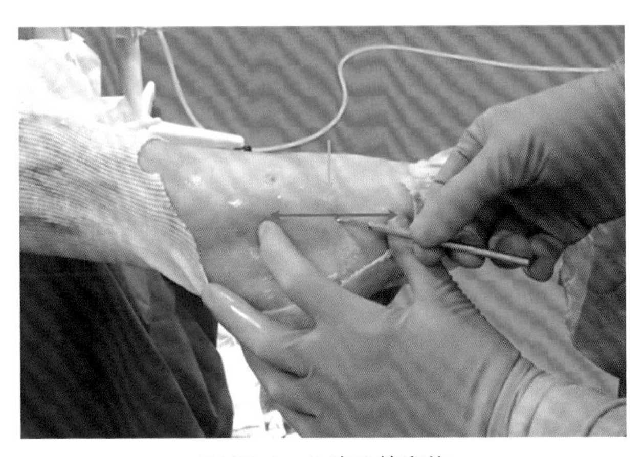

图 27-4　入路 3 的定位

五、第一步：前关节镜韧带修复术（Broström 术）

关节镜自入路 1 进入踝关节，此入路在建立时应尽量贴近胫骨前肌腱，以确保可以清晰地观察到胫距关节间隙、踝关节面和外侧沟。

当关节镜完全对准外侧沟时，其光斑和外踝之间的中点即为前外侧入路开口处。可以在此处用一根针刺入进行定位，针必须直接到达外踝前方和ATFL上方的外侧沟中（图27-3）。在此处用手术刀切开皮肤后，止血钳钝性分离，防止皮下神经损伤。在手术开始时，首先清理导致踝关节前外侧撞击的前踝增生滑膜、瘢痕组织和炎性增生。然后沿着踝关节面进行探查并清理骨软骨病变、关节内异物和骨赘（通常位于内侧）。该部位经常会出现瘢痕组织，在切除瘢痕后，首先要识别下胫腓前韧带的远端束（Basset韧带）（图27-5.1A）。沿着下胫腓前韧带向下外侧，可以看到ATFL的腓骨止点（图27-5.1B）。此时还要注意探查距骨颈以便获得更开阔的术野。然后在ATFL上方附近分离关节囊（图27-5.2），使用刨刀清理多余的软组织，以便完整显露从距骨到外踝止点的ATFL（图27-5.3）。将ATFL从腓骨止点处分离，并制备外踝前面（切除残余瘢痕组织和刨刀清理）。同样在ATFL止点上方，即下胫腓前韧带的远端束止点处制备。

在ATFL足印区水平，用磨钻对外踝前缘完成清创和腓骨的制备。腓骨止点的下部将固定ATFL残端，止点上部将固定IER（图27-6）。此时关节镜自入路1进入，通过入路2将第一枚带线锚钉植入ATFL止点区域。在ATFL修复和收紧之前，应用钳子夹住ATFL的残端，并向外踝方向拉伸ATFL组织，以评估残余韧带组织的质量和紧缩缝合的位置。小型过线器（Arthrex, Naples FL，USA）穿过ATFL组织形成缝线环（图27-7），并将此环留在体外。再将该缝线穿过这个缝合环。拉动这条缝线后，套索环会环抱住要被修复的ATFL。

六、第二步：外侧关节镜IER加强术（Gould术）

踝关节处于侧卧位（体位2），但通常情况下旋转至3/4即可。此时建立入路3，将关节镜的套管自皮下穿过，将支持带与皮下组织分离（图27-8）。在这一操作中，注意与皮神经分支保持一定的距离，它和与皮肤组织相连。随后，将关节镜自入路3进入，视野向上朝向入路2处。最后再将刨刀从入路2进入，从而完成准备工作。此时应注意之前制作的入路2通道和IER的术野良好。然后通过入路2植入第二枚带线锚钉（如果有必要同时植入第三枚带线锚钉，图27-9），它

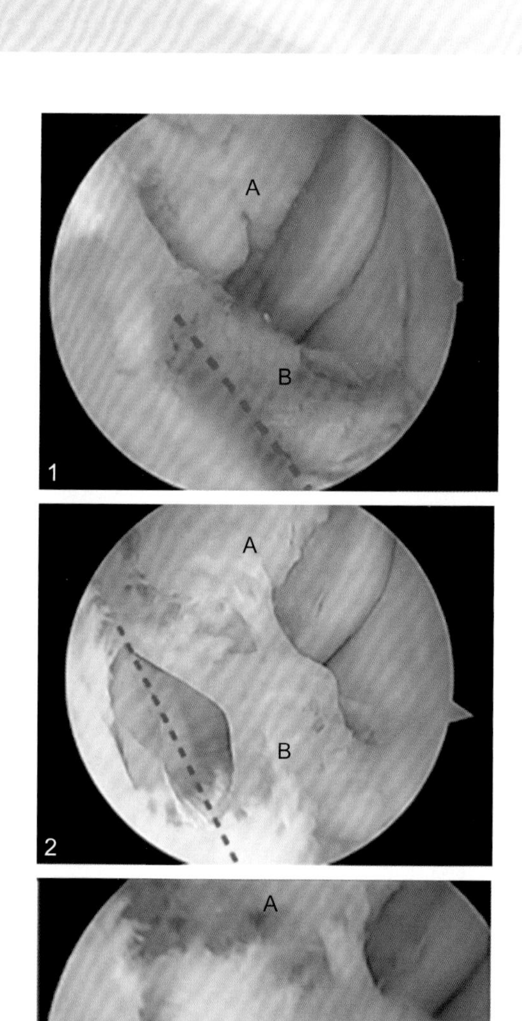

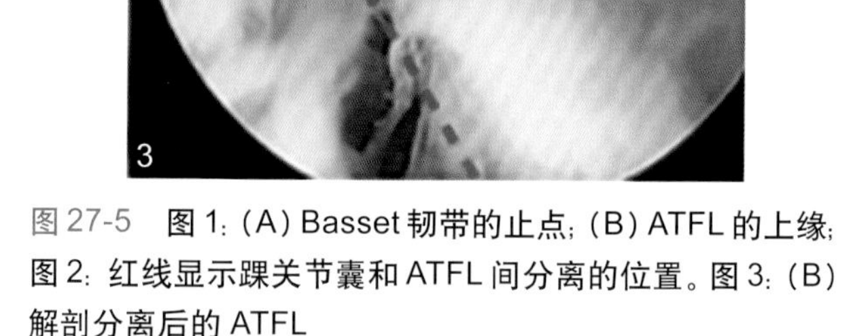

图27-5　图1：(A) Basset韧带的止点；(B) ATFL的上缘；图2：红线显示踝关节囊和ATFL间分离的位置。图3：(B) 解剖分离后的ATFL

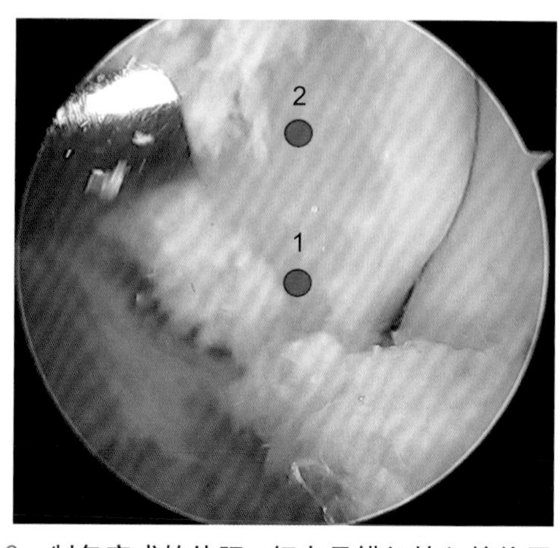

图27-6　制备完成的外踝。红点是锚钉植入的位置。点1：修复ATFL的锚钉位置；点2：Gould加强的锚钉位置

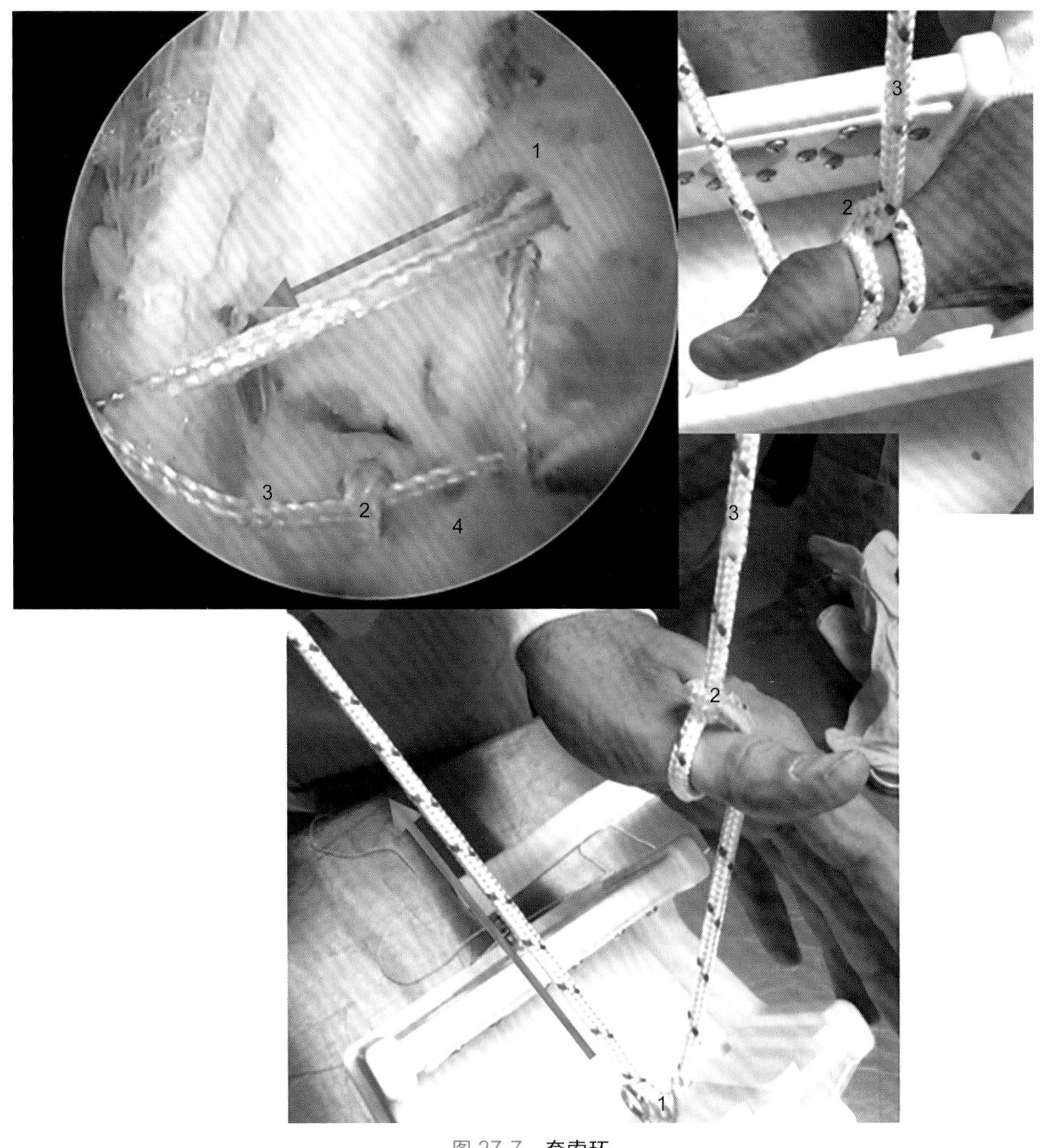

图 27-7　**套索环**

1. 锚钉植入处；2. 环；3. 穿过环的缝线；4. ATFL

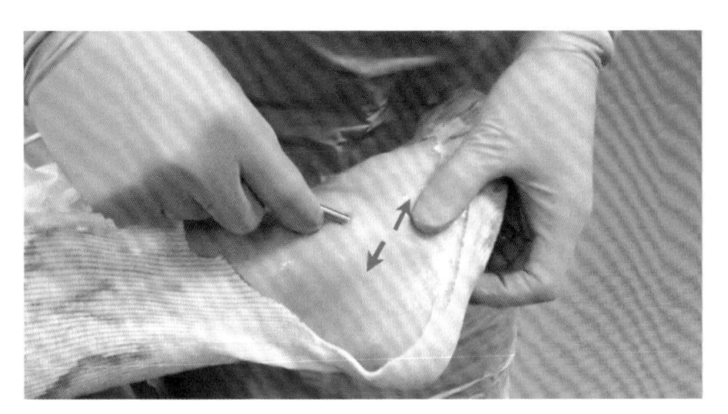

图 27-8　**皮肤和支持带之间空间的制备**

位于外踝前方第一枚带线锚钉的上方。植入后可以清晰地看到 IER、锚钉的 4 根缝线、准备好的外踝韧带止点以及距骨外侧面深方。

采用小型钳（Arthrex，Naples FL，USA）将锚钉的两条缝线（如果植入两枚锚钉 4 条缝线）穿过伸肌支持带(图 27-10),以便后续的褥式缝合。如果植入两枚锚钉，可以使用滑车技术来增加止点和韧带之间的接触面积（图 27-10）。这就相当于两对褥式缝合，在初始的修复术后进行支持带的加强（图 27-11）。在踝关节处于 90° 中立位时打紧线结。

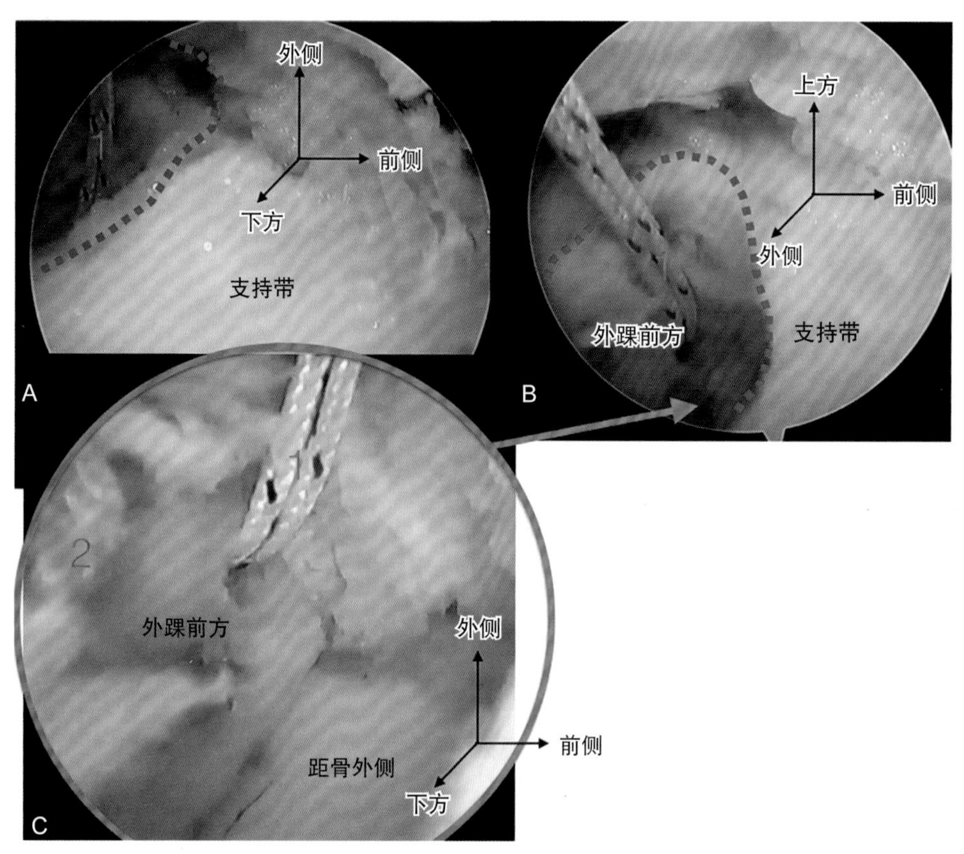

图 27-9 侧位踝关节镜下植入第二枚锚钉的位置（关节镜位于下方）

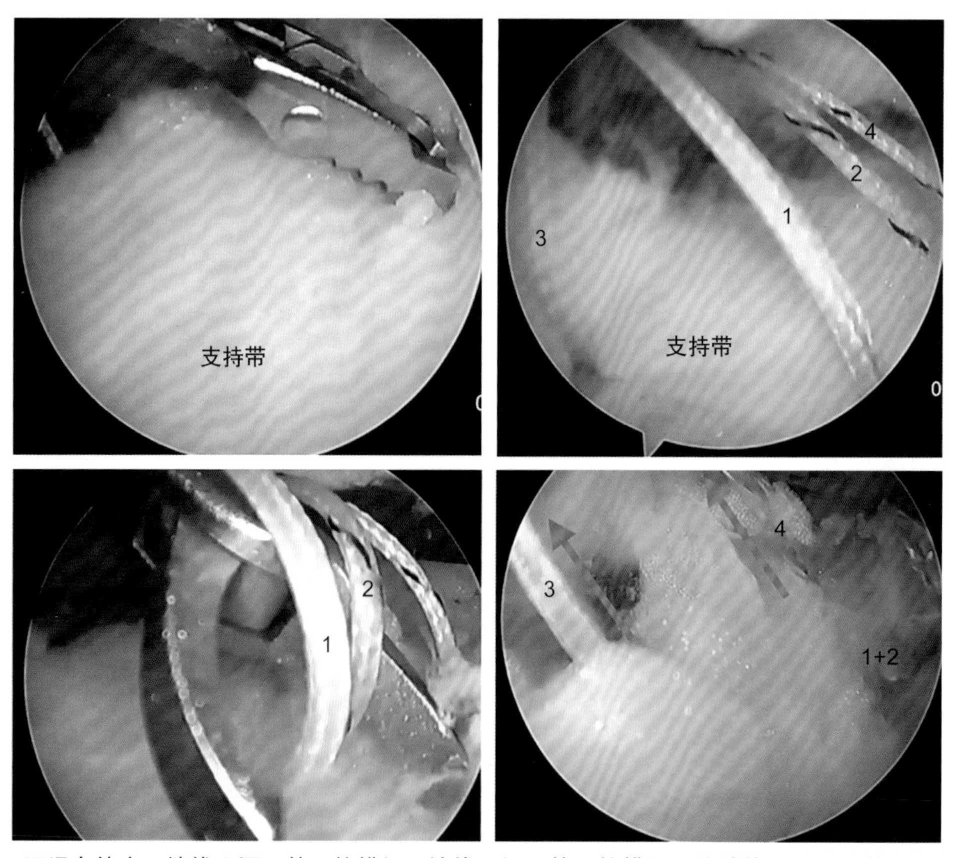

图 27-10 双滑车技术：缝线 1 源于第一枚锚钉；缝线 2 源于第二枚锚钉。将缝线 1 和 2 在体外系在一起后，拉动缝线 3 和 4，可将两个锚钉视作滑车。在此过程中缝线 1 和 2 形成的结逐渐靠近外踝的前方

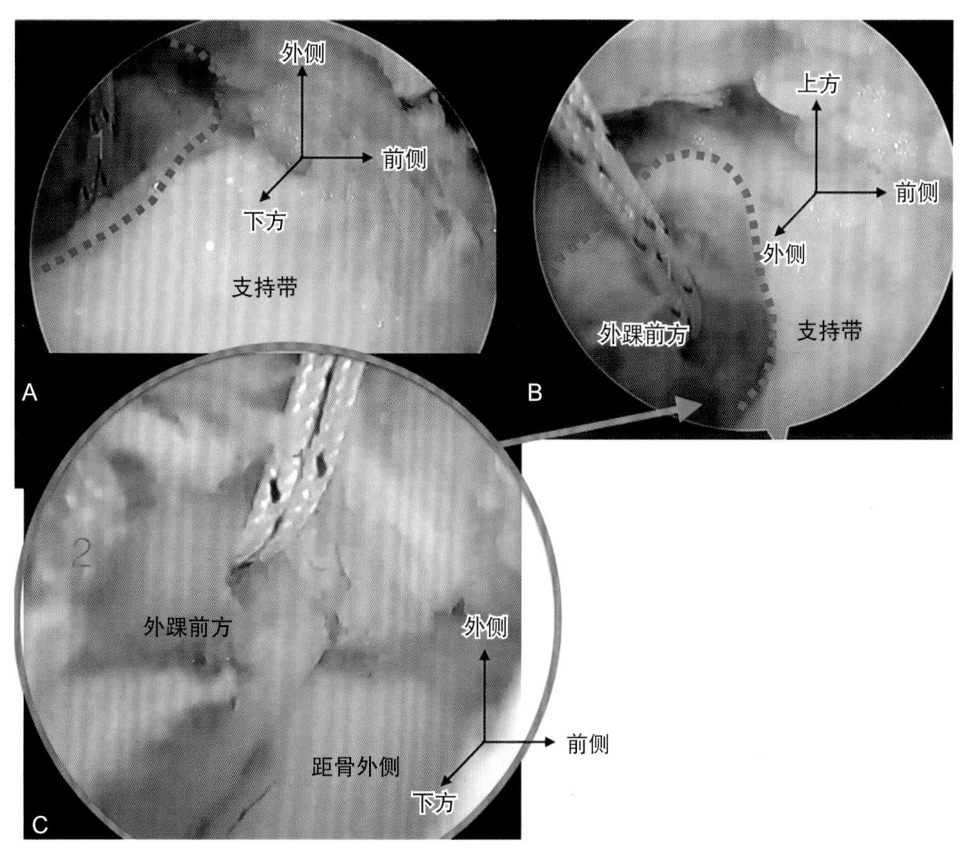

图 27-9 侧位踝关节镜下植入第二枚锚钉的位置（关节镜位于下方）

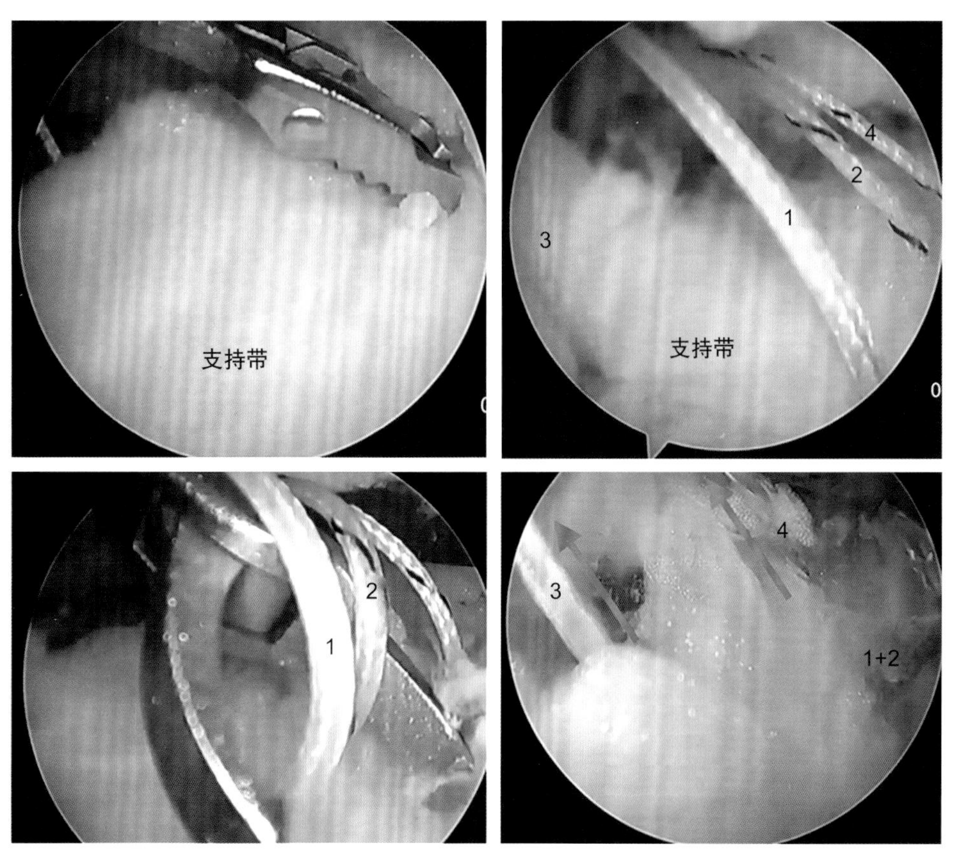

图 27-10 双滑车技术：缝线 1 源于第一枚锚钉；缝线 2 源于第二枚锚钉。将缝线 1 和 2 在体外系在一起后，拉动缝线 3 和 4，可将两个锚钉视作滑车。在此过程中缝线 1 和 2 形成的结逐渐靠近外踝的前方

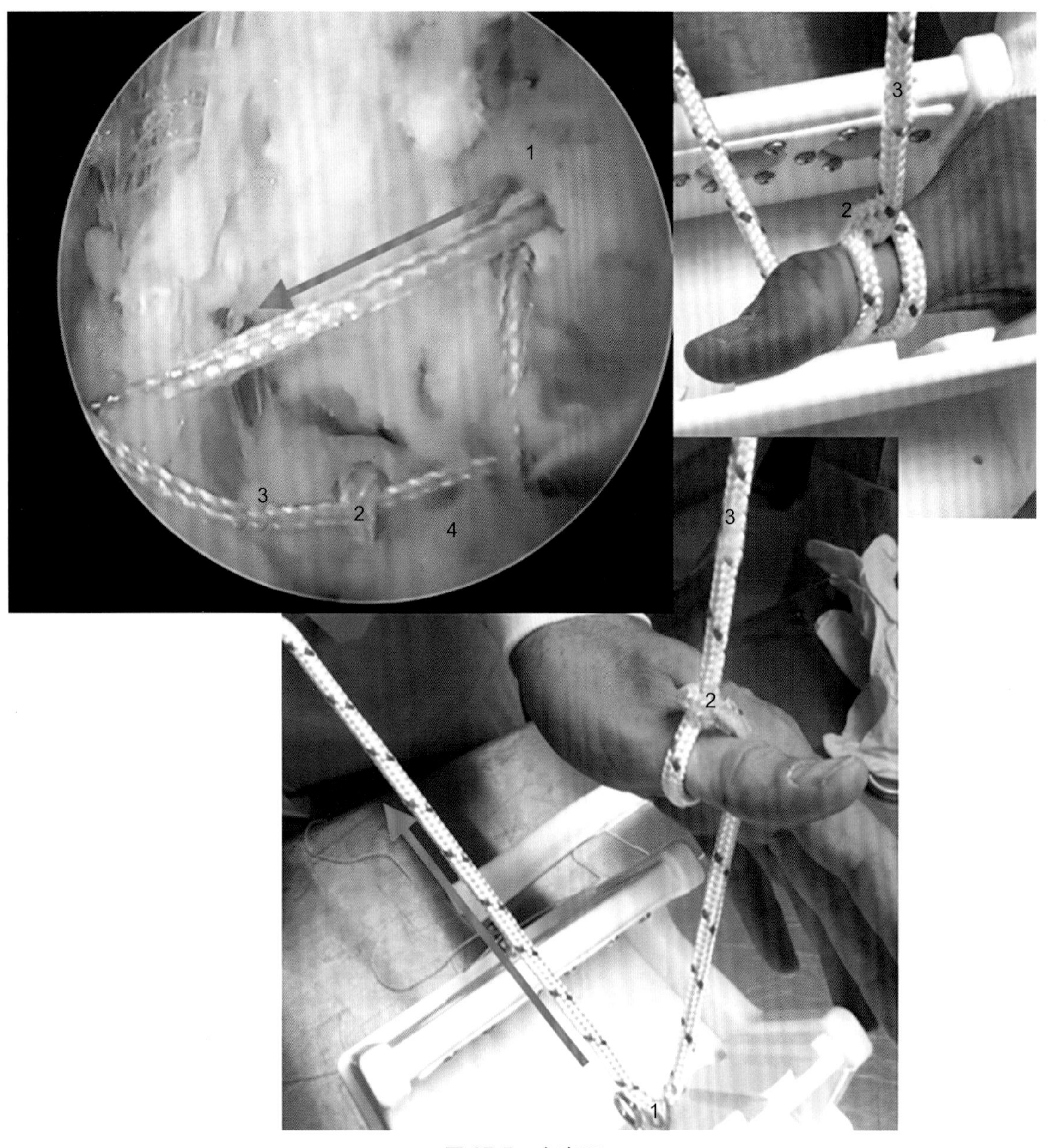

图 27-7 **套索环**

1. 锚钉植入处；2. 环；3. 穿过环的缝线；4. ATFL

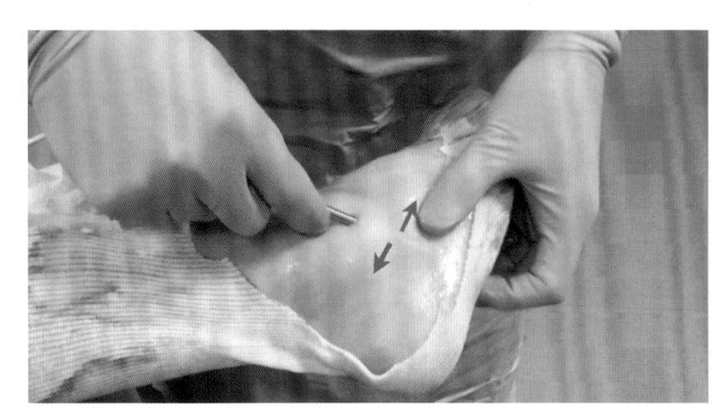

图 27-8 **皮肤和支持带之间空间的制备**

位于外踝前方第一枚带线锚钉的上方。植入后可以清晰地看到 IER、锚钉的 4 根缝线、准备好的外踝韧带止点以及距骨外侧面深方。

采用小型钳（Arthrex，Naples FL，USA）将锚钉的两条缝线（如果植入两枚锚钉 4 条缝线）穿过伸肌支持带(图 27-10),以便后续的褥式缝合。如果植入两枚锚钉，可以使用滑车技术来增加止点和韧带之间的接触面积（图 27-10）。这就相当于两对褥式缝合，在初始的修复术后进行支持带的加强（图 27-11）。在踝关节处于 90° 中立位时打紧线结。

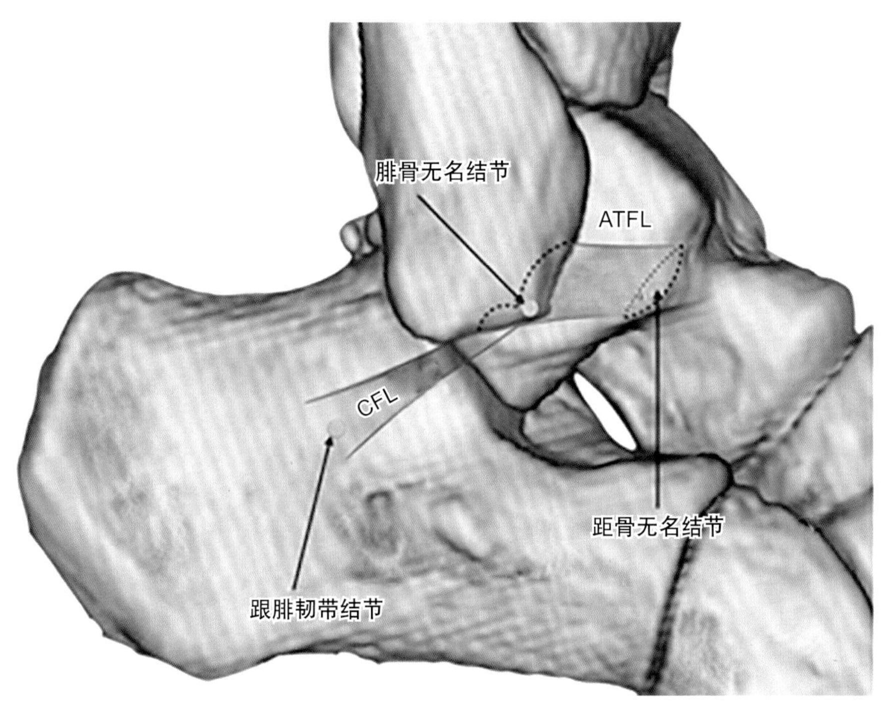

图 28-1　ATFL 和 CFL 足印区周围的骨性结节

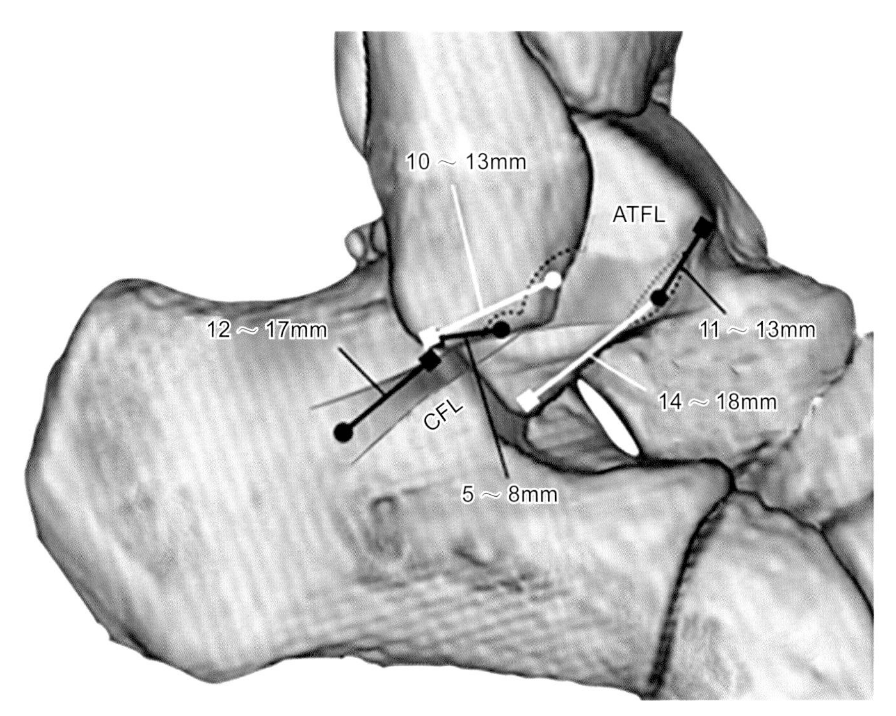

图 28-2　从解剖标志（方块）到 ATFL 和 CFL 足印区中心（圆点）的距离

ATFL 和 CFL 腓骨起点的足印中心分别位于 FOT 近端 3.7mm 和 FOT 远端 4.9mm 处。腓骨关节尖（覆盖腓骨软骨的最远端部分）位于 FOT 近端 1.3mm 处，也是切开手术或镜下手术中非常有价值的解剖学标志。此外，FOT 还是腓骨隧道的临床相关的标志点，通过触诊或影像很容易发现。腓骨尖也可以用作解剖学标志。ATFL 和 CFL 的足印中心分别位于距腓骨尖 10 ～ 13mm 和 5 ～ 8mm 的位置。

（四）CFL 的跟骨止点

CFL 的跟骨止点在跟骨外侧壁的确切位置很难定位。Laidlaw 等报道，CFL 止于一个小结节即跟腓韧带结节（tuberculum ligamenti calcaneofibularis，TLC），它位于跟骨外侧壁的腓骨结节后顶点的后上方。该结节在 43% 的人群中呈现出明确的结节。此前的尸体研究表明，33.3% 的标本中存在 TLC，25.0% 的标本通过触诊或透视可检测到 TLC。当该结节存在时，跟骨上的 CFL 足印中心位于距 TLC 1.6mm 处，但 TLC 不是临床相关标志。距下关节的后关节面能被作为解剖学标志。CFL 的止点位于距下关节面中点的垂直线上 12 ～ 17mm 处。

三、ATFL 和 CFL 重建术中骨道的位置

（一）引言

有几种方法常用于将重建的韧带固定到骨中。在早期的技术中经常使用弯曲的骨道，但这种方式容易使骨桥断裂。使用界面钉或骨锚钉可以避免这种风险。界面钉的固定强度明显高于骨锚钉，该技术常用于前交叉韧带重建。新型体积更小的固定装置的开发促使这种固定技术得到了广泛应用。

（二）距骨隧道

距骨隧道的入口应位于韧带的解剖止点，该止点位于距骨三角形无软骨区域的正下方，紧靠距骨外侧关节面的前方。该骨道可以朝向多个方向。距骨的位置较深且形状不规则，在钻取骨道时应遵循以下原则。

1. 骨道应尽可能深，并且位于骨的中心位置，以确保安全和良好的固定效果。

2. 避免穿透皮质，防止直接损伤关节或软组织。

3. 靠近骨表面的骨道可能导致骨折，并且移植物脱出的风险也更高。

最近的一项研究在三维模型中对比了向距骨颈、内踝前顶点、内踝远端顶点和内踝后顶点等不同外部标志的虚拟距骨隧道。

不建议使用朝向距骨颈的骨道，因为即使骨道的深度很浅，也会增加距骨颈骨折的风险。此外，ATFL 的止点紧邻跗骨窦的凸面上，向距骨颈的另一侧钻孔会导致钻头与骨表面形成锐角，增加钻头滑动或骨道入口骨折的风险。任何方向上深度为 25mm 或 30mm 的骨道都显著增加贯穿距骨的风险。

推荐两个方向的骨道（图 28-3）。研究结果表明指向内踝后顶点的盲端骨道是最安全的。但是不能贯穿距骨，以避免损伤后方的神经血管束，此外，隧道的直径应限制在 5mm，深度限制在 20mm。

另外，如果选择贯穿距骨隧道，骨道应指向内踝的最远端。在这种情况下，使用导针把缝线的一端拉出骨道，缝线可以将移植物的末端拉入骨道。

（三）腓骨隧道

由于 ATFL 和 CFL 在腓骨上的止点位置融合在一起，建议在腓骨上只建立一个共同骨道来固定这两条新韧带。另外，两个单独的骨道会增加骨折和固定相关问题的风险。腓骨隧道的入口应该位于解剖学止点，正确的止点位置已在本章前面描述。不同的骨道方向和直径可供选择（图 28-4）。更长的骨道和更大直径有利于良好的固定。由于腓骨体积相对小，骨道的最大长度和直径是有限的。文献中报道了一些骨道的方向和直径，其中一些文献中采用了横向骨道，而另一些则使用了更加倾斜的骨道。Guillo 等描述了一种向上后方的倾斜骨道，到达腓骨后方皮质，距离腓骨尖的近端 3 ～ 5cm 处。

最近，我们在研究了不同的骨道走行方案后推荐使用更为倾斜的骨道。斜行骨道更长、更安全，同时具有良好的固定效果。垂直骨道可能导致腓骨尖撕脱性骨折。如果选择垂直隧道，外科医师应该去选择一个更靠近端的腓骨止点（非解剖的），这样骨道才可能足够长。此外，外踝远端的后内侧有一个凹陷的结构，即外踝窝。窝的上部呈筛状，有多个血管孔，下段是 PTFL 的起点。倾斜骨道对该区域筛状骨表面的损伤风险较小（图 28-5）。这需要更多的研究来进行详细论证。

第28章
踝关节韧带重建骨道定位的解剖

Frederick Michels，Kentaro Matsui，Filip Stockmans

一、引言

近年来，治疗踝关节不稳定的手术技术有两种演变趋势。首先，正如在外科学其他分支中所看到的那样，手术正朝着微创技术发展。这种演变催生了内镜、内镜辅助、经皮和小切口等新的手术技术。更小的切口减少了术区软组织损伤，但也限制了手术视野的观察。另外一种演变趋势是更加注重符合解剖学的手术方式，试图恢复正常关节力学模式。由于过度限制胫距和距下关节活动，非解剖重建术往往会导致关节活动受限，因此这种方式已逐渐不再推荐使用。

这两种趋势都要求术者更加扎实地掌握正常和变异解剖学结构的理论知识，尤其是对于内镜入路的选择、镜下韧带的识别、韧带止点的定位、韧带固定技术、骨道位置的选择，以及与周围解剖结构的关系等。在本章中，我们将对其中一些方面进行论述，以便于改进手术技术。

二、利用骨骼表面标志定位ATFL和CFL起止点

（一）引言

据报道，许多用于治疗CAI的切开解剖修复或重建技术取得了良好的临床结果。这些技术大多使用骨锚钉或骨道在解剖止点固定ATFL和CFL，而无须切开显露。因此，这些技术需要术者更清楚地了解ATFL和CFL的解剖结构，以确保达到解剖修复或重建的目的。ATFL连接腓骨和距骨，由单束或多束组成。在解剖研究中61.6%为单束，35.7%为双束，2.7%为三束。其中上束在韧带重建中往往被视为最重要的结构。CFL连接腓骨和跟骨，66%的CFL为实心索状结构，34%的CFL为扁平扇形结构。68%的CFL为关节囊外结构，32%的CFL是关节囊加固结构。

（二）ATFL的距骨止点

ATFL止于距骨体的外侧，即外侧关节面前方。ATFL上束的止点正好位于距骨三角区下方。Matsui的研究指出，距骨无名结节（talar obscure tubercle，TOT）位于距骨止点周围（图28-1）。这项解剖研究发现ATFL距骨止点的足印中心距离TOT 1.4mm（范围0.1～3.2mm），但TOT仅存在于58.3%的标本中，其中57.1%的标本可通过触诊或X线发现。TOT靠近ATFL距骨足印中心，因此可作为ATFL距骨止点的良好参考点，但有时在临床上不具有相关性。在这种情况下，采用另外一种方法来定义距骨上的足印中心，该足印中心位于距骨体前外侧（AL）角11～13mm处，或距骨体下外侧（IL）角14～18mm处，或距骨IL角至ATFL足印中心的距离约占距骨体前外侧（距骨体从AL到IL角的距离）总长度的60%（图28-2）。

（三）ATFL和CFL的腓骨起点

ATFL和CFL起始于远端腓骨前缘的下部，位于腓骨关节软骨的外侧。CFL的腓骨止点低于ATFL下束的止点。Buzzi等描述了一个圆形结节即腓骨无名结节（fibular obscure tubercle，FOT），通常位于腓骨尖前方几毫米处。FOT大致对应于腓骨远端关节面的远侧顶点，而腓骨本身的顶点（腓骨尖）则向远侧和后侧突出，对应于踝后窝的顶点。尸体研究表明，FOT存在于所有标本中，通过触诊或影像方法可100%检测到。

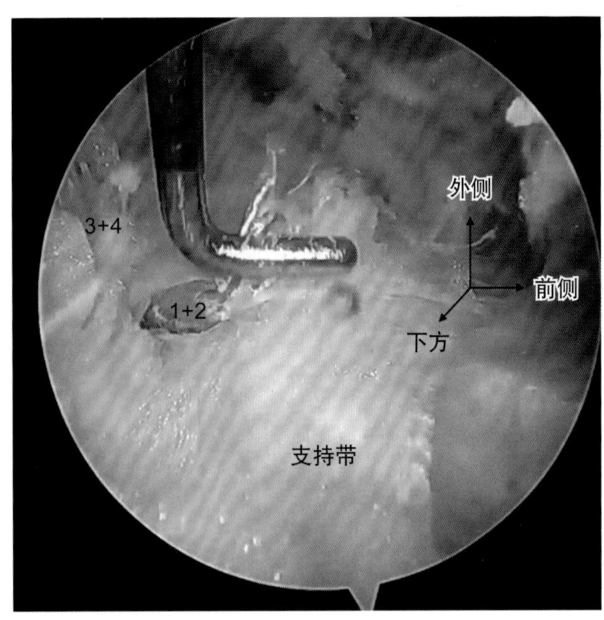

图 27-11　**最终外观**

七、术后处理

术后使用可拆卸支具固定患肢 15 天，根据患者疼痛的程度允许负重。术后前 3 周应通过冰敷和抬高患肢来预防炎症反应和水肿，然后开始康复。

八、结论

Broström 解剖修复技术在 20 世纪 60 年代被报道。它将 ATFL 和 CFL 重新连接至外踝韧带止点。但很快发现 Broström 手术不足以提供足够的强度，随后改良手术被报道用于韧带的紧缩缝合和“加强”修复。这就是为什么当今推荐 Broström 修复和 Gould 支持带加强术作为韧带修复的首选治疗。近期有学者报道了关节镜下的 ATFL 修复术。有些技术仅仅进行韧带缝合修复，而另外一些技术使用经皮或微创的方式进行支持带加强，但这可能会导致神经损伤。在本书中我们描述了一种全关节镜下 Broström 修复和 Gould 加强的手术方式，且每一步都可以在关节镜下操作。还需要注意的是，尽管看起来骨性止点清理和新鲜化是实现韧带生物愈合的基本要素，但截至目前，关于关节镜技术的报道都没有提及它的必要性。ATFL 骨性止点新鲜化在切开手术中被推荐为一线的操作，因此我们认为很有可能在关节镜下也需要进行止点的新鲜化。这种可靠的技术可通过侧位踝关节镜实现。后续研究应进一步证实此微创 Broström-Gould 技术的可靠性、可重复性及并发症等情况。

（江　东　译　赵嘉国　校）

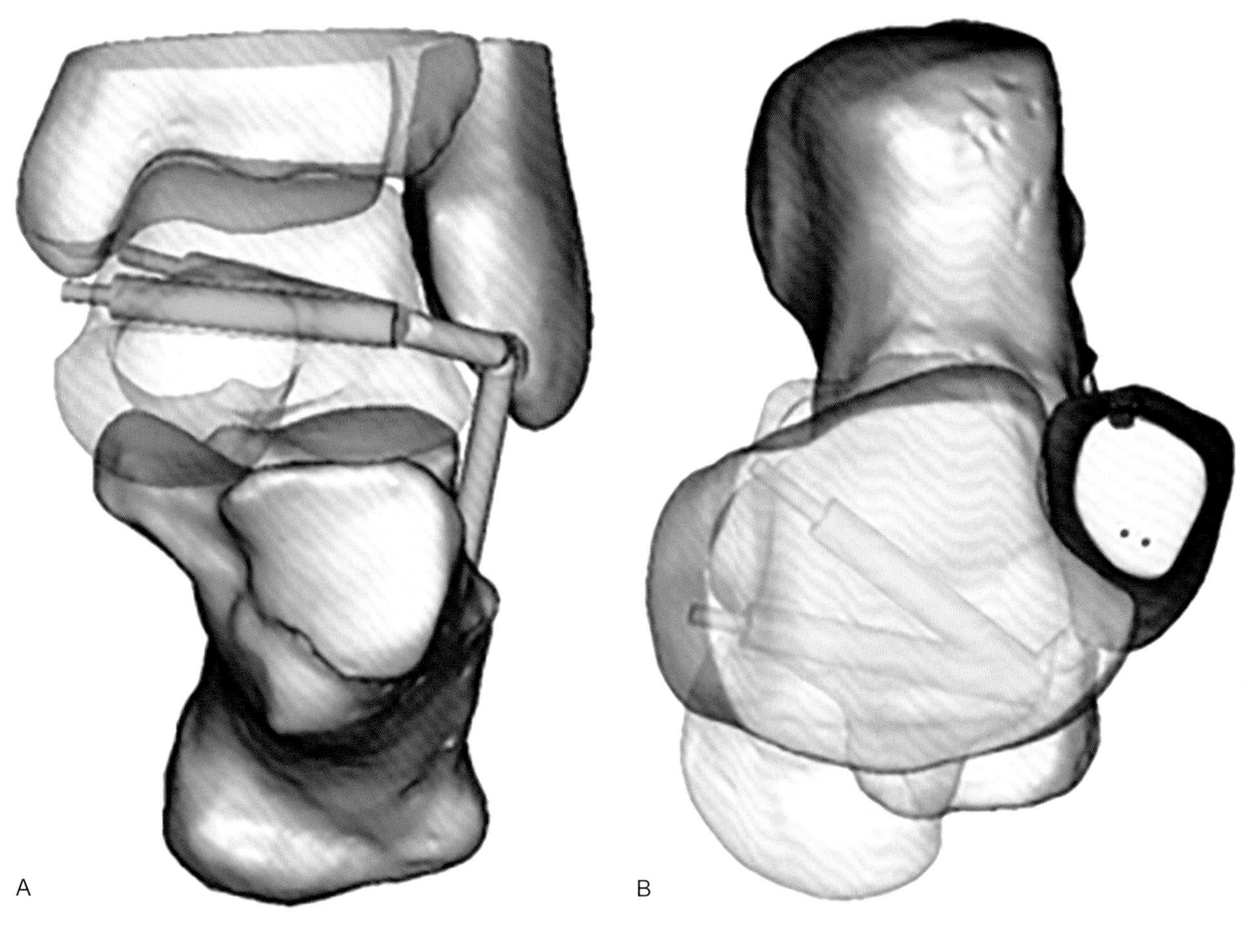

图 28-3　距骨隧道的最佳选择：朝向内踝远端顶点的贯穿距骨隧道，或朝向内踝后顶点的盲端骨道
A. 前视图；B. 俯视图

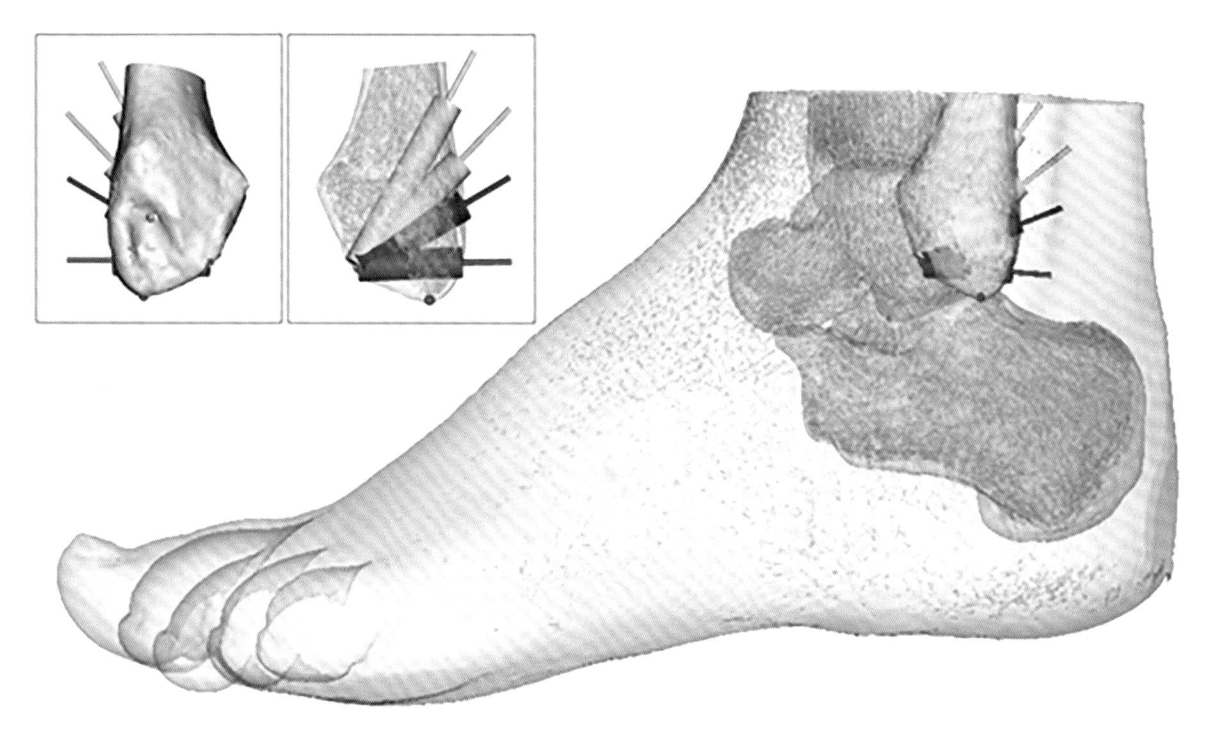

图 28-4　不同骨道位置和腓骨纵轴的关系

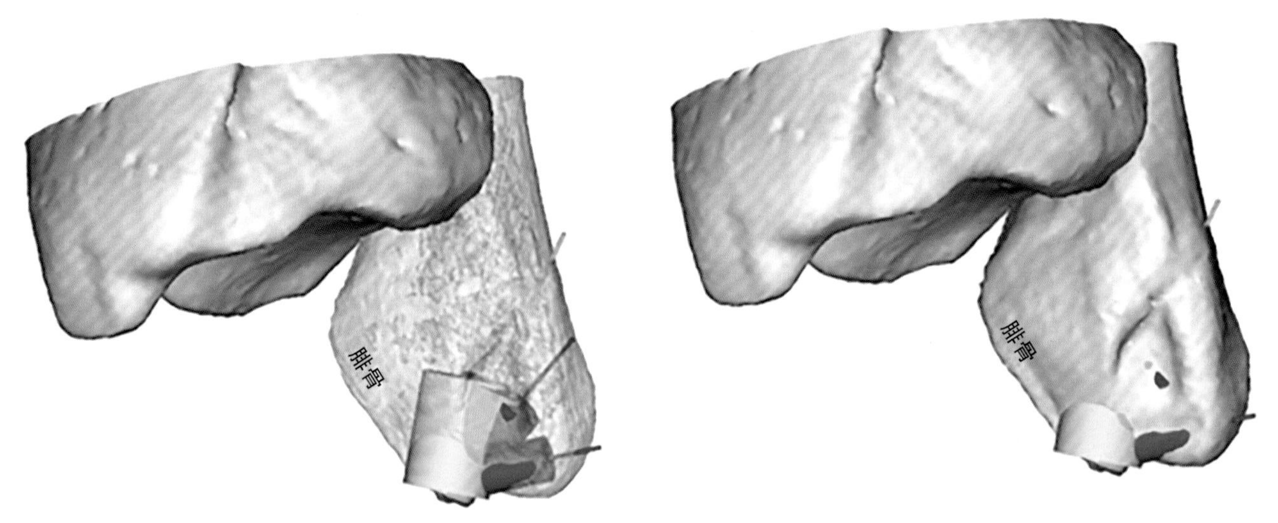

图 28-5 外踝窝后内侧视图，以及与不同骨道位置的关系。在穿透后方骨皮质之前，越倾斜的骨道越允许有更大的直径

（四）跟骨隧道

在建立跟骨隧道时，骨道的长度和直径通常不是问题，但骨道出口可能非常接近神经血管束（图 28-6）。我们对 22 具标本进行了解剖研究，确定了跟骨结节上后缘和下前缘相关的 4 个方形区域（图 28-7）。其中下后象限是最安全的区域，离神经血管束最远。因此，跟骨结节能被作为解剖标志。根据这些发现，跟骨隧道应该指向跟骨结节的后内侧边缘。

距骨密度比跟骨密度大，这导致跟骨隧道的界面钉需要更大的规格。为了避免突出和刺激腓骨肌腱，螺钉应置于骨表面以下。由于 CFL 的解剖止点位于腓骨肌腱后面，在植入螺钉过程中和植入后都需要有良好的术野。在建立骨道时，应将腓骨肌腱拉到一边。彩色螺钉比半透明螺钉更有利于检查。

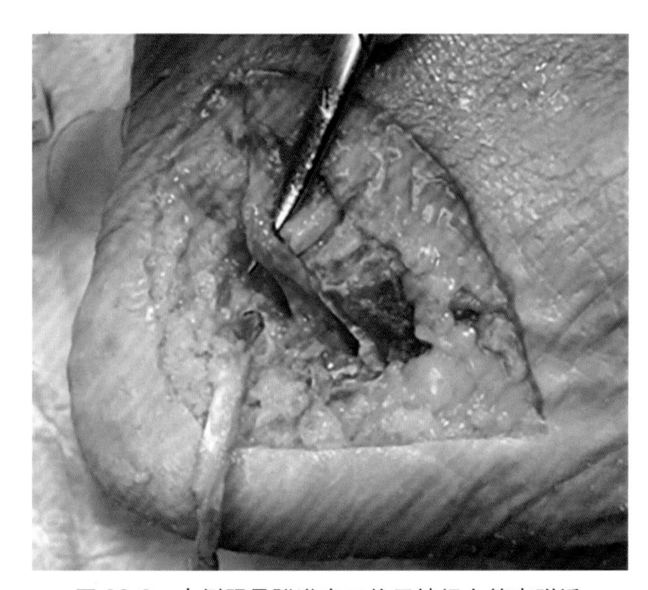

图 28-6 内侧跟骨隧道出口位于神经血管束附近

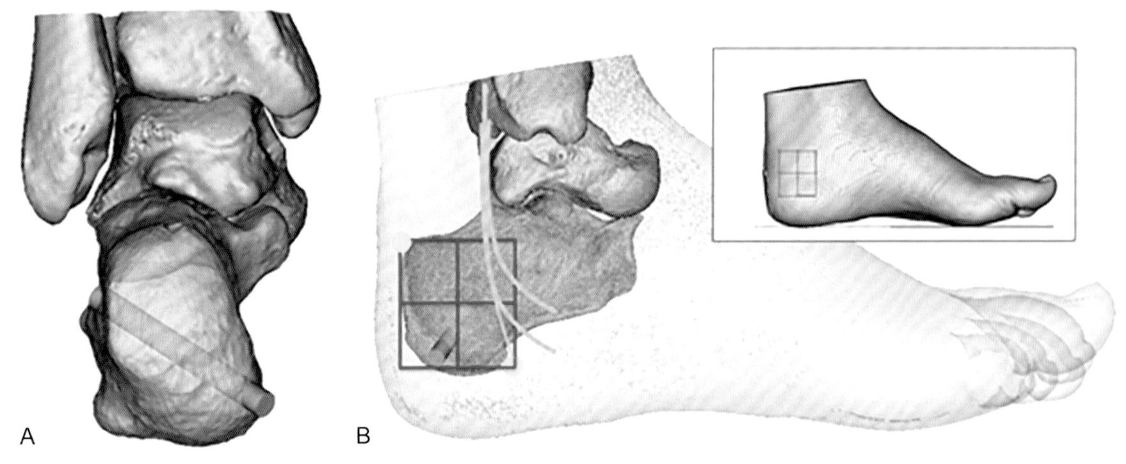

图 28-7 A. 跟骨隧道后视图；B. 跟骨隧道内侧视图

（江 东 译 赵嘉国 校）

第 29 章
关节镜下距腓前韧带解剖重建术

Youichi Yasui, Wataru Miyamoto, Kentaro Matsui, Shinya Miki, Maya Kubo, Hélder Pereira, Masato Takao

一、引言

本章中介绍的关节镜下 ATFL 解剖重建术与关节镜 AntiRoLL 术（第 31 章）是相似的术式。两者的主要区别是移植物的形态。

本章简要描述一种关节镜下 ATFL 解剖重建的外科术式，同时，探讨何时以及如何选择单纯 ATFL 重建或 ATFL 与 CFL 同时重建。

二、手术技术

（一）体位

患者仰卧于手术台上，同侧髋关节呈屈曲体位（图 29-1）。有时会使用大腿止血带，但并非常规使用。

（二）步骤一：手术入路

通常采用内中线入路、前外侧辅助入路和距下入路（图 29-2），但是无论选择哪种，都应当在切开前标记腓浅神经，以降低医源性神经损伤的风险。

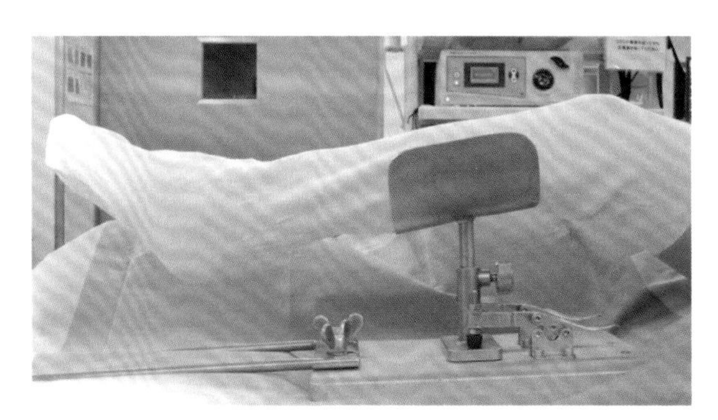

图 29-1 患侧的术中体位

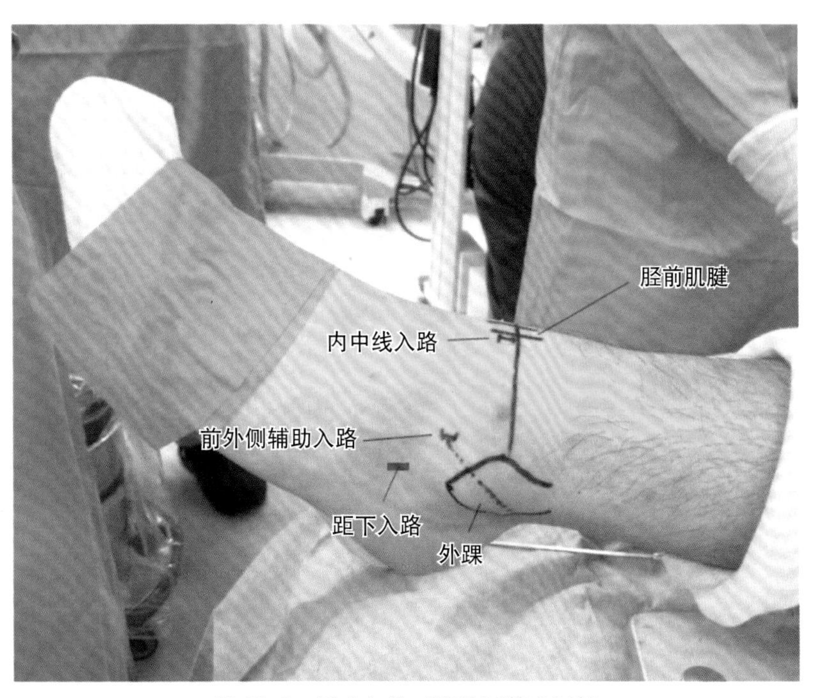

图 29-2 手术入路（图片同第 31 章）

（三）步骤二：关节内病变的系统诊断性检查

ATFL 损伤常伴随踝关节内病变（如滑膜炎、骨赘、韧带损伤）。这些损伤应当在 ATFL 重建前妥善处理。必要时也可以为治疗关节内病变而增加额外的手术入路。

（四）步骤三：自体股薄肌腱制作移植物

从同侧膝关节处获取自体股薄肌腱。对于关节镜下 ATFL 重建术，移植物的长度应当为 90mm，并将肌腱从 45mm 处折叠以形成双股移植物（图 29-3）。

（五）步骤四：距骨和腓骨止点建立骨道（图 29-4A、B）

腓骨和距骨隧道建立方式与 AntiRoLL 相似。在关节镜下 ATFL 重建中无须建立跟骨隧道。

（六）步骤五：将移植肌腱引入骨道并用界面钉固定（图 29-4C、D）

这一步与 AntiRoLL 相似。经关节镜入路引入移植肌腱后，用界面钉固定腓骨止点。然后在中立位固定距骨止点。

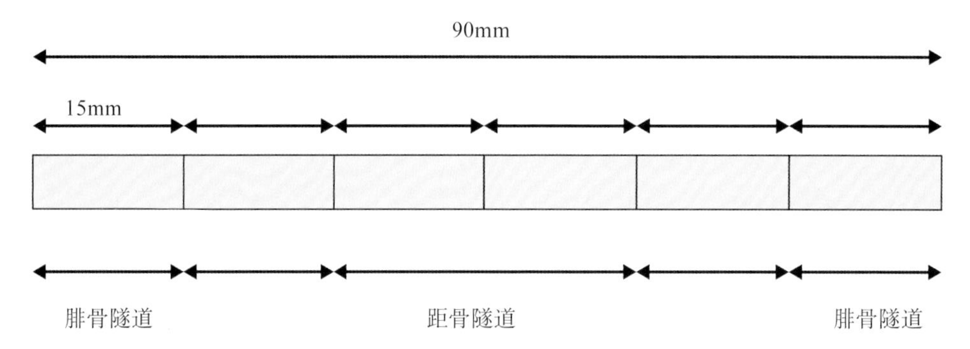

图 29-3 自体股薄肌腱在 45mm 处对折形成双股移植肌腱，将非折叠端引入腓骨隧道

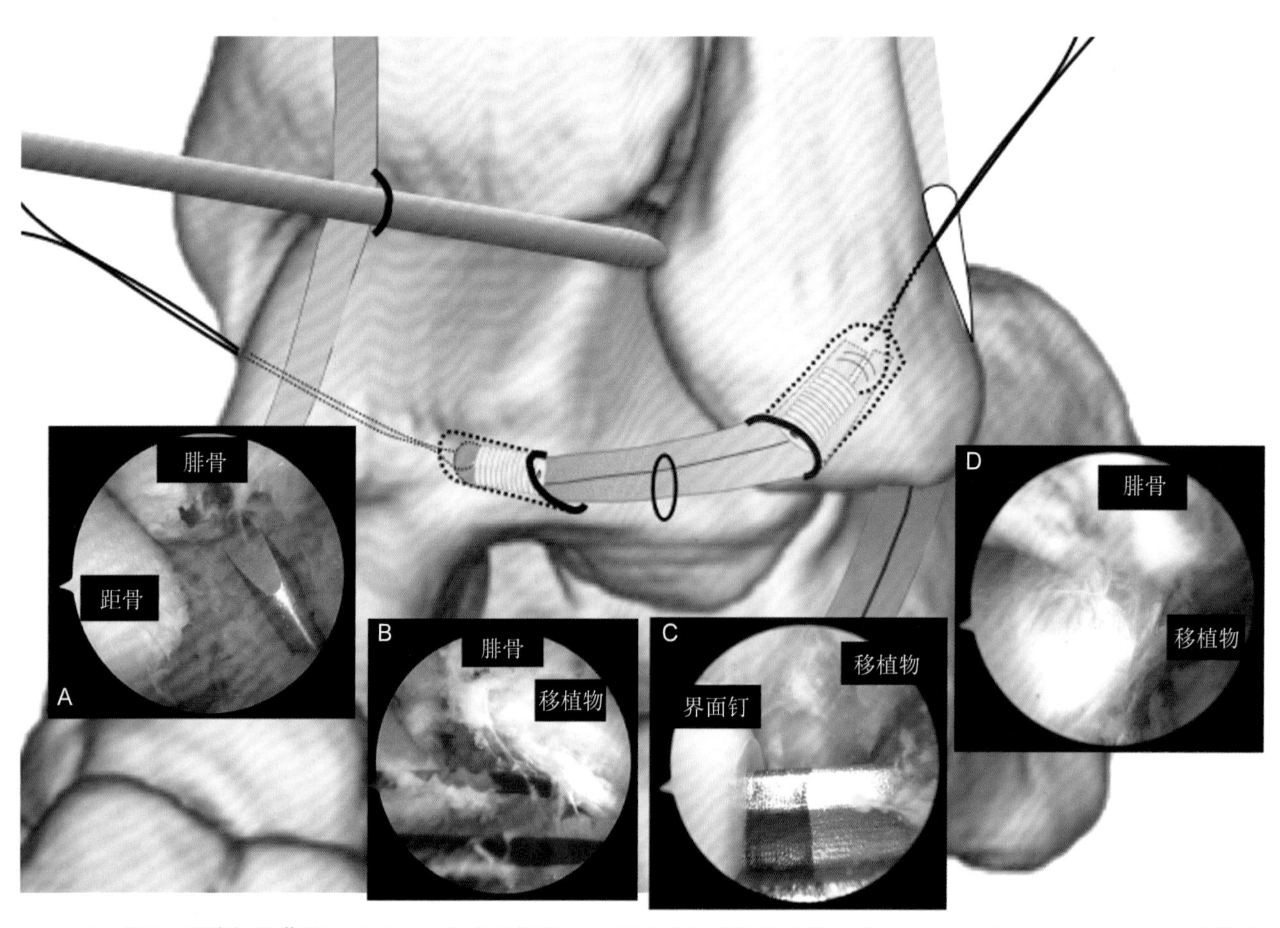

图 29-4 ATFL 重建与关节镜下 Anti-RoLL 术式相似；A. 经手术入路将导针钻入腓骨内；B. 采用 Inside-out 技术将移植物引入关节囊内；C. 使用界面钉固定移植物；D. 重建 ATFL 后的形态

三、术后处理

在术后 2 天内使用弹性绷带进行简单固定。从术后第 1 天起患者就可以根据疼痛情况完全负重。患者可以在术后 6 ～ 8 周重返体育运动或更多的日常活动。

四、单纯 ATFL 重建还是 ATFL 与 CFL 同时重建

大多数 CLAI 患者只有单纯 ATFL 损伤，20% 的患者 ATFL 和 CFL 同时损伤。目前已存在多种治疗此类损伤的手术方式。然而无论是微创手术还是切开手术，对于单纯 ATFL 重建还是 ATFL 和 CFL 两者同时重建仍未达成共识。在既往研究中，CFL 的解剖仍不明确。由 Edema 等进行的一项解剖研究调查了 ATFL 和 CFL 之间的关系，他们研究了 81 具标本，发现 ATFL 和 CFL 的止点存在多种类型，且两条韧带的止点存在关联。他们提出止点类型和两者解剖位置关联的不同，可能会导致踝关节控制功能有所差异。

CFL 对于踝关节和距下关节的作用仍存在争议。既往文献报道，CFL 在距下关节的稳定性中发挥主要作用，然而最近一些研究者认为跟距骨间韧带或项韧带是主要的稳定韧带。Wang 等对 42 例跟骨骨折行切开复位内固定的患者进行研究，发现在切断 CFL 后患者的距下关节没有出现不稳定的情况。Kim 等最近的研究提出关节囊前韧带对距下关节的稳定起到最主要的作用。

在临床实践中，CFL 损伤的临床和影像学诊断都有一定难度。CLAI 所表现的临床症状与距下关节不稳定十分相似。迄今为止，没有明确的临床评估方法来鉴别踝关节外侧不稳定和距下关节不稳定。在影像学诊断中，应力 X 线、MRI 和超声已经普遍用于检查 CFL 损伤。其中，应力 X 线检测距下关节不稳定具有动态性。最近，Lee 等研发了一种新的徒手旋后 - 前抽屉应力 X 线检查方式，可以同时探查距下关节和踝关节不稳定。然而，正如前文所述，由于不确定 CFL 的作用，应力 X 线检查 CFL 的价值仍然不大。

治疗 ATFL 和 CFL 损伤的解剖重建术式大体上可以分为 3 种：单纯 ATFL 重建，ATFL 重建联合局部组织加强，以及 ATFL 和 CFL 同时重建。尽管有大量临床证据报道几种术式都具有良好的临床疗效，但哪种术式效果最佳仍存在争议。

总之，基于现有的临床证据，并非所有病例都需要手术治疗伴随的 CFL 损伤。需要进一步研究来阐明何时以及如何选择单纯 ATFL 重建或 ATFL 与 CFL 同时重建。

五、要点

1. 关节镜下 ATFL 解剖重建手术技术与 AntiRoLL 类似。他们最主要的差异在于移植肌腱的形态。

2. 对于单纯 ATFL 损伤，关节镜下 ATFL 解剖重建是一种潜在的微创治疗方法。

3. 需要进一步研究来阐明何时以及如何选择单纯 ATFL 重建或 ATFL 与 CFL 同时重建。

（江　东　译　赵嘉国　校）

第 30 章

关节镜下踝关节外侧韧带解剖重建术

Joao Teixeira，Haruki Odagiri，Ronny Lopes，Thomas Bauer，Stéphane Guillo

一、引言

踝关节扭伤是最常见的运动损伤，保守功能性治疗往往能达到良好的治疗效果。然而，这些扭伤中 10% ～ 20% 会发展为 CAI，出现不同的临床症状（反复扭伤、踝关节前外侧撞击及引起减少或停止体育运动的慢性不适等）。CAI 还能造成短时间内出现软骨损伤并导致早期胫距关节炎。因此，CAI 外科治疗的重点是稳定踝关节以恢复正常关节运动力学模式，同时减少关节退变的发生。许多治疗 CAI 的手术方法已被报道，并且这些手术大致可以被总结为两大类，即韧带修复和韧带重建。韧带修复，即通过加强或非加强的方式将韧带重新拉紧，在中长期的随访中获得了良好的效果，因此韧带修复是首选的手术方式。然而，对于残余韧带质量差或肥胖的患者，以及高要求的运动员，仅仅进行韧带修复是不够的。以上情况则有必要对 ATFL 和 CFL 进行韧带重建。非解剖重建曾经是最受关注的术式且相关的研究也最多。该术式可获得良好的早期预后，但长期随访结果显示非解剖重建能够导致距下关节僵硬和关节退变。因此，解剖重建得以发展，有望恢复踝关节的生理模式。近年来关节镜下解剖重建技术不断发展，其可靠的重建质量和安全性得到证实。因此，关节镜成为 CAI 治疗中不可或缺的工具。在诊断方面，关节镜可以进行精准的损伤评估以指导选择最适宜的韧带稳定技术；在治疗方面，关节镜为治疗相关合并损伤、实施镜下韧带修复或解剖重建提供了可能。本章总结了关节镜下 ATFL 和 CFL 的解剖重建技术。

二、手术指征

应该始终在规范的非手术治疗（如本体感觉康复训练和足底矫形器的使用）失败后再考虑手术治疗慢性外侧踝关节不稳定。总体来说，如果有手术指征应总是优先考虑 ATFL 修复。但是在下列情况下建议直接行韧带重建。

1. ATFL 修复失败。
2. 严重肥胖。
3. 先天性全身韧带松弛征。
4. ATFL 和支持带的严重退变。
5. 高要求的专业运动人群。

三、手术技术

（一）器材

本手术使用标准 30° 的 4mm 关节镜系统。关节松弛有利于全面探查胫距关节和距腓间隙。液体灌注可仅依靠重力，而不需要专门的液体灌注系统。准备 4.5mm 的刨刀（软组织切割刀）。

（二）体位

患者取 3/4 仰卧位。同时内旋患肢显露踝关节的外侧面以便于进行重建手术。这种体位还允许外旋下肢并同时屈膝，方便获取股薄肌移植物。必要时可用侧卧位装置固定患者。踝关节伸出手术台的边缘以便于踝背屈和跖屈（图 30-1）。

（三）获取股薄肌

股薄肌被获取后，将其放置于生理盐水中。移植物的长度应控制在 12cm 左右（4cm 作为 ATFL 移植物，5cm 作为 CFL 移植物，2 ～ 3cm 用于穿入腓骨）。剔除肌腱上的肌肉等组织并编织肌腱末端。

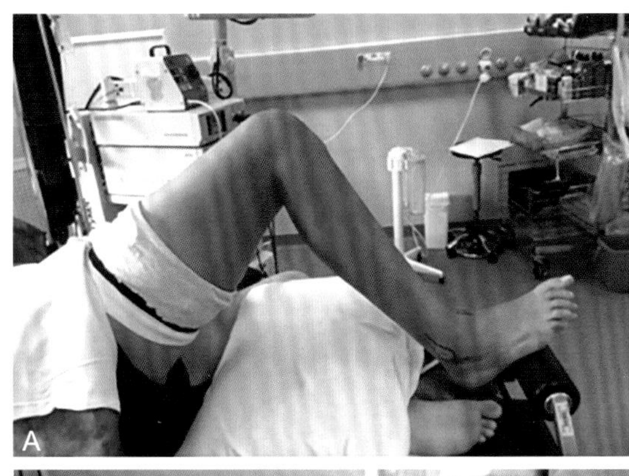
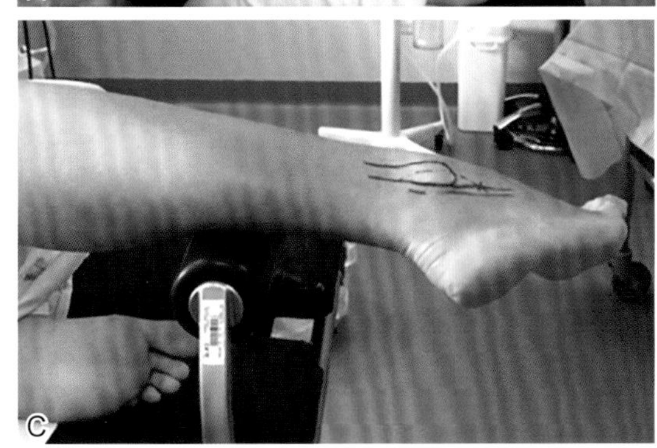
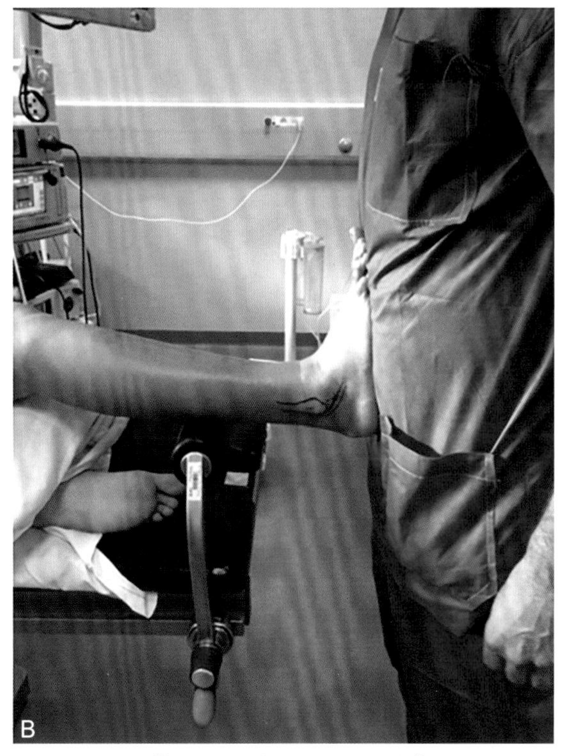

图 30-1　A. 体位 1：获取股薄肌腱；B. 体位 2：前踝关节镜；C. 体位 3：外侧关节镜

（四）定位识别

该手术通常需要 3 个入路。前内侧入路是最先建立的入路（P1）。建立该入路时踝关节应处于最大程度的背屈状态，以便在胫前肌内侧获得最开阔的横向空间。与跖屈位相比，胫前肌在背屈时处于更内侧的位置。踝关节背屈的状态为关节镜下操作提供了更开阔的工作空间并且能够保护软骨。第二个入路是前外侧辅助入路（P2），比起常规前外侧入路更靠近外侧和远端。入路 2 没有在皮肤上进行标记，当关节镜经入路 1 准确置入外侧沟时，使用透照法它被显示在体表。建立该入路时术者可以使用针头将其定位在将要建立的距骨隧道的轴线上（图 30-2）。

入路 3（P3）即跗骨窦入路，位于两条线的交叉点。第一条线相当于腓骨短肌的上缘。第二条线对应腓骨隧道，该线与腓骨长轴交角约为 10°（图 30-3）。这种侧方入路可以在关节之外，为外侧韧带复合体提供了全面完整的镜下视野。

（五）步骤 1：关节镜探查踝关节和韧带

术者将关节镜置于前内侧入路（P1），要点是使踝关节处于背屈位并将关节镜置于胫骨前肌内侧缘。该入路的正确定位确保了外侧沟视野的完整。通过透照法建立入路 2（P2），用针头将前外侧入路定位于距骨隧道同一轴线上，该入路比传统的前外侧踝关节入路更靠远端。解剖分离通常使用刨刀，并采取统一的方案。我们首先切除前外侧经常出现的撞击组织以显露下胫腓前韧带的远端束（anterior tibiofibular ligament，ATiFL 或 Basset 韧带），沿着最远端的韧带纤维继续分离组织直至 ATiFL 的腓骨止点。ATFL 的止点紧邻 ATiFL 止点的下方，很容被看到。ATFL 的距骨止点很容易剥离显露，最后使用刨刀切除残余的 ATFL，完成止点区域的制备。

（六）步骤 2：建立跟骨隧道和腓骨隧道

患者呈侧卧位。将关节镜由入路 2 置入以获得更好的外侧沟视野。关节镜下对后足外侧解剖分离，从外侧沟开始，逐渐到跟腓韧带的足印区。经入路 3 使用 Halstead 钳进行工作区域的准备，然后通过该入路使用刨刀继续解剖分离。经入路 2 置入关节镜，并置于外侧沟内显示外踝和距骨外侧表面（图 30-4）。在外侧从顶部到底部进行解剖分离。解剖标志是距下关节线和位于外侧和远端的腓骨肌腱。残余的 CFL 很容易被看到，因为它与腓骨肌腱相交叉。沿着 CFL 的韧带纤维探查直到其跟骨止点（图 30-5）。将导针经入路 3 放置于 CFL 的跟骨止点处，并将该针向跟骨的内、

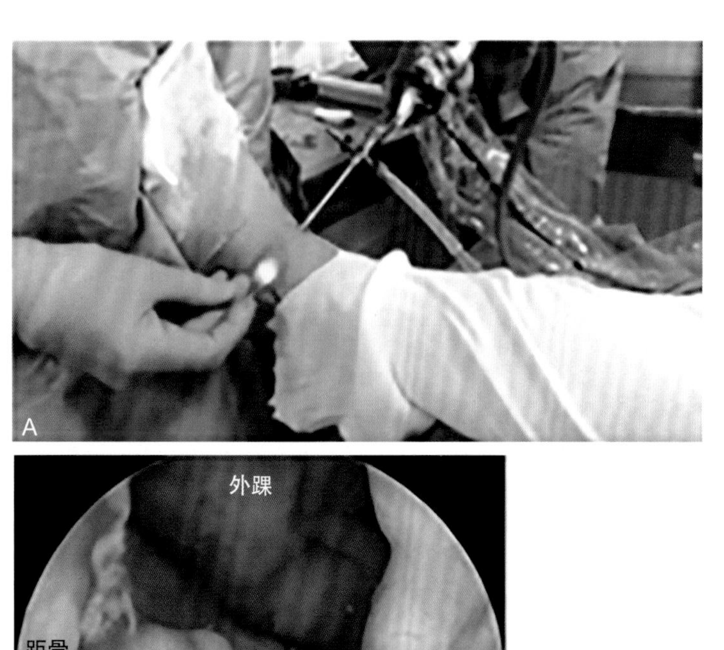

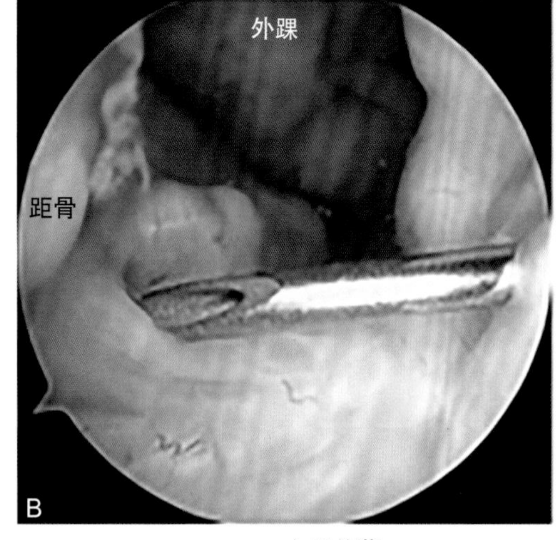

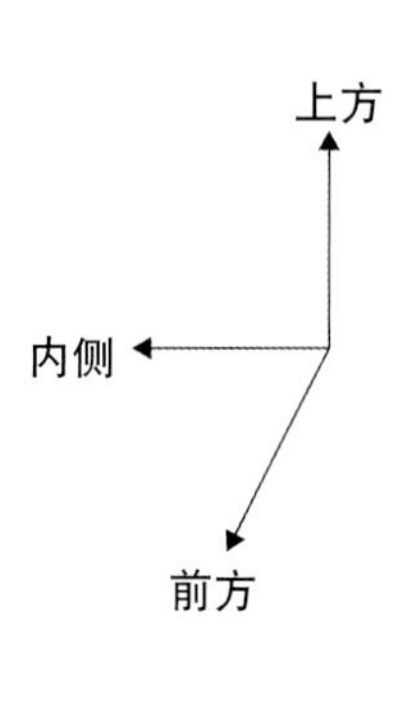

左踝关节

图 30-2 A. 外观；B. 入路 2 的定位，它必须指向将要建立的距骨隧道

后、远侧钻入并在足跟的后内侧穿出。然后使用直径 5mm 或 6mm 的空心钻沿着该针扩孔，建立跟骨隧道，最后引入导线。

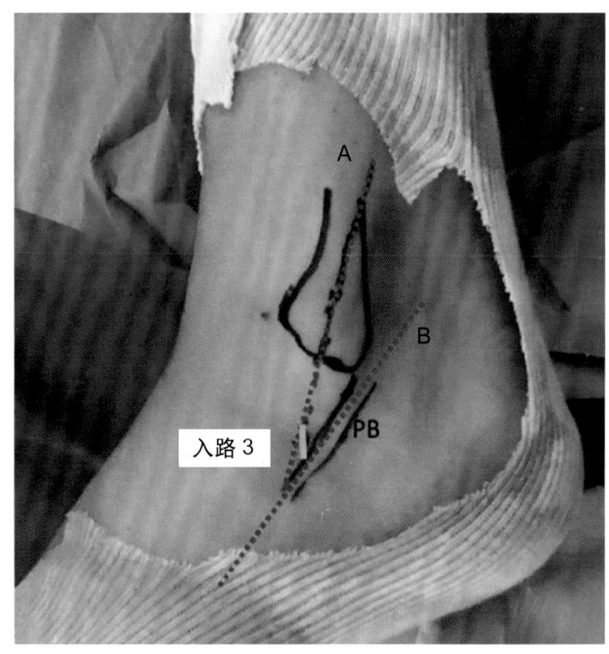

图 30-3 入路 3（两条线的交点）：一条线是腓骨短肌上缘（线 B），另一条线是腓骨隧道轴线（线 A）

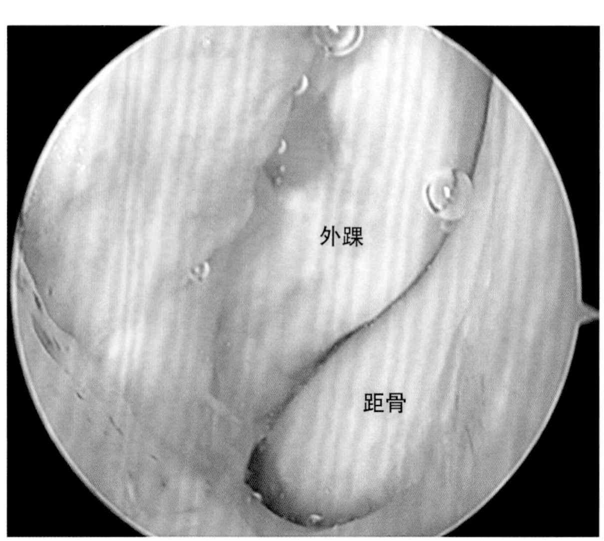

图 30-4 关节镜下的外侧沟。在外侧关节镜视野下从上到下清理外踝前侧的软组织

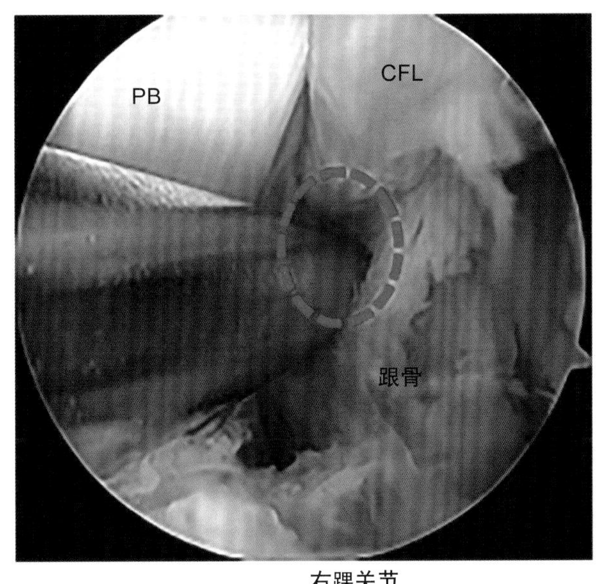

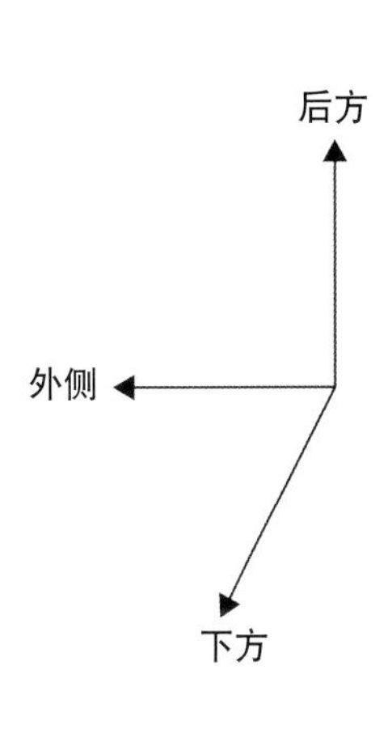

图 30-5 关节镜下红圈所示为 CFL 跟骨止点。关节镜经入路 2 进入，向下显示左侧腓骨短肌（PB）和右侧跟骨之间的空间

清理外踝远端，该部位的骨道必须定位在 ATFL 和 CFL 止点之间。该点的解剖标记位于被称为无名结节的小隆起处，无名结节标志着外踝前方骨皮质的方向发生了轻微的变化（图 30-6）。该区域太靠近远端，因而只有在关节镜位于入路 2 时才能够显示清楚。当关节镜位于入路 1 时不能清楚显示该区域，这样会导致腓骨隧道太靠近肢体近端。将导针经入路 3 置于该区域，沿着腓骨轴线向上和向后，稍微偏外。为确保导针准确定位，我们需要用骨凿做一个小凹痕。此外，如果该针没有在关节镜的观察下穿入外踝，可以在皮肤表面描绘外踝和骨道的轮廓，这样有助于我们完成这一步骤。随后使用 4.5mm 的空心钻贯通骨道，注意保护腓骨肌腱。然后使用 6mm 的钻自腓骨止点钻入 15mm 的深度，这是为了在手术的最后阶段便于调节移植物的张力。

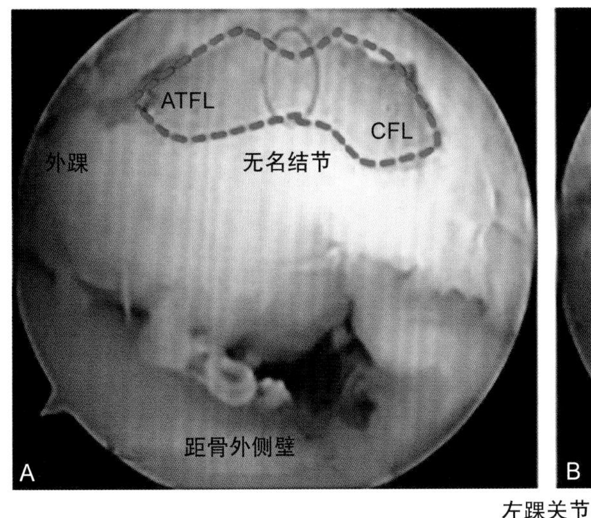

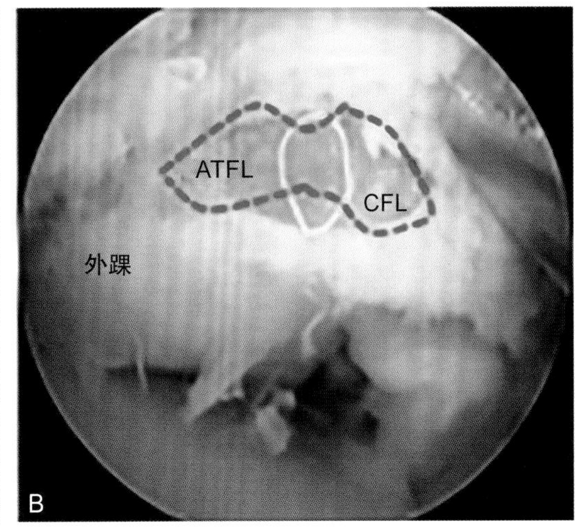

图 30-6 关节镜经入路 2 显示外踝韧带足印区视图。红色圈表示 ATFL 和 CFL 足印区。灰色圈表示无名结节的定位（A）；黄色圈表示磨钻在无名结节处磨出的凹痕（目的是确保导针的准确定位）（B）

（七）步骤 3：建立距骨隧道

距骨隧道通过入路 2 被建立，可根据外科医师的偏好和视野的清晰度把关节镜经入路 1 或入路 3 进入关节。ATFL 的距骨止点位于距骨颈的上外侧缘，在距骨穹窿前部外侧缘的无软骨三角区的下方（图 30-7）。将导针通过入路 2 于距骨止点指向距骨体的中心，避免损伤距骨颈上方的骨皮质和下方的跗骨窦。随后使用 5mm 或 6mm 的空心钻经该导针钻入 2cm，建立一个盲端骨道。

（八）步骤 4：固定移植物

所有的固定操作均经入路 2 进行。因此需要从跟骨隧道和腓骨隧道穿过两条导线自入路 2 引出。随后经入路 2 将移植肌腱的一端引入距骨隧道，并使用生物肌腱固定螺钉（Arthrex，Munich）固定（图 30-8）。界面钉的直径是 5.5mm，并确保固定过程在关节镜直视下完成。

然后需要完成移植物的准备。对移植物进行 3 处标记：第一处标记距离距骨隧道口 1.5cm，第二处距离第一条标记 2cm，第三处则距离第二处标记 4.5cm（图 30-8）。将移植肌腱在末端用牵引线缝合。

随后经入路 2 使用导线将带袢钢板穿过腓骨隧道，并在直视下将其置于外踝后侧的骨皮质。然后将移植物穿过带袢钢板的线环中，通过拉动线环将其定位于前两处标记之间。关节镜于入路 3 观察并确保没有周围组织干扰。将线环逐渐拉紧从而把移植物固定于腓骨隧道的入口处（图 30-9）。在此操作中，移植物在跟骨隧道的出口处被拉紧，并保持踝关节 90° 背屈中立位。由于张力可能改变移植物的位置，移植物应必须定位于腓骨隧道入口，也正因如此，在跟骨端固定前，务必重新检查移植物位于腓骨隧道入口的位置。

（九）步骤 5：跟骨端固定与移植物张力的调整

界面钉被用于跟骨端的固定（跟骨的骨质形态是多孔的，因此通常选用比骨道直径大的螺钉）。在移植物维持适度张力的状态下，螺钉经入路 3 被植入。关节镜由入路 2 进入关节，确保螺钉置入准确，并确认移植物位于腓骨隧道入口满意的位置（图 30-10）。

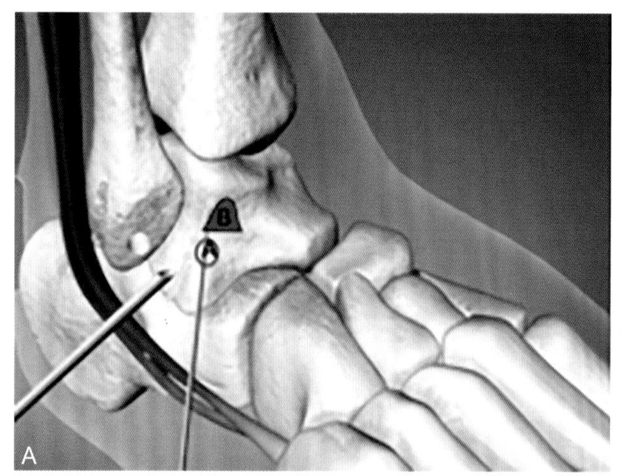

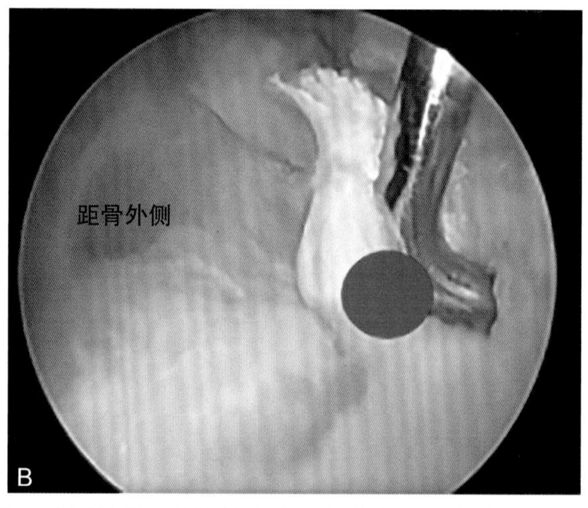

图 30-7 距骨隧道的定位（A）。无软骨区域（B）的下方，外侧关节面前缘的中点。红点表示骨道的位置

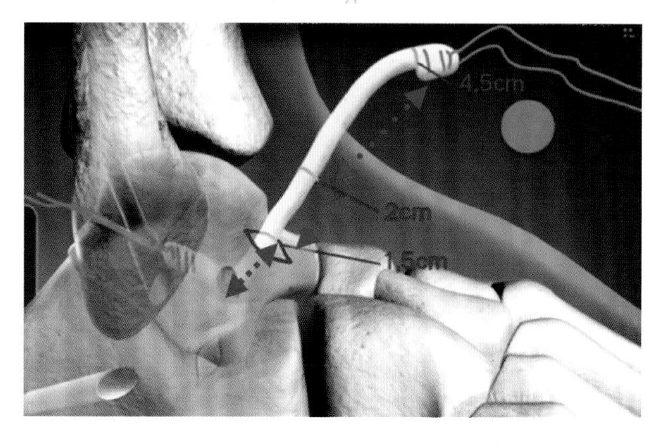

图 30-8 移植物被固定于距骨隧道后，对其在不同的区域水平进行标记：ATFL 为 1.5cm，腓骨隧道为 2cm，CFL 为 4.5cm

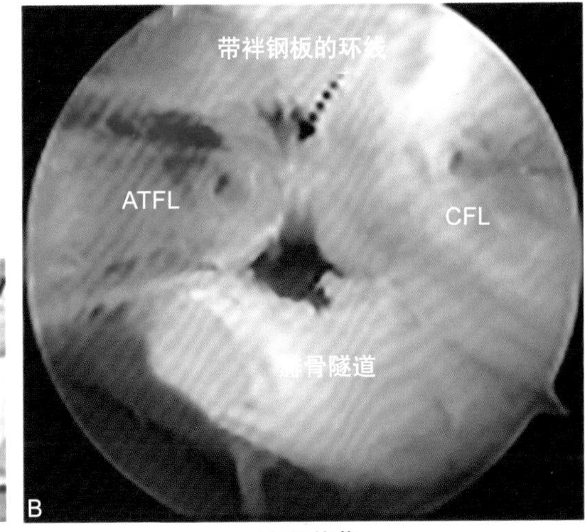

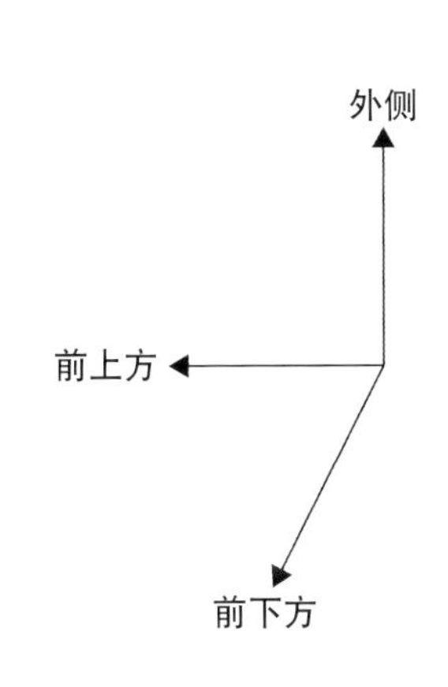

图 30-9　箭头表示牵引移植物通过腓骨隧道的带袢钢板的导线。三角形表示临时穿过距骨的移植物导线。牵引此线可以增加 ATFL 移植物的长度。在拧入跟骨螺钉之前，应在关节镜下检查重建 ATFL 的张力和移植物在腓骨隧道入口的位置

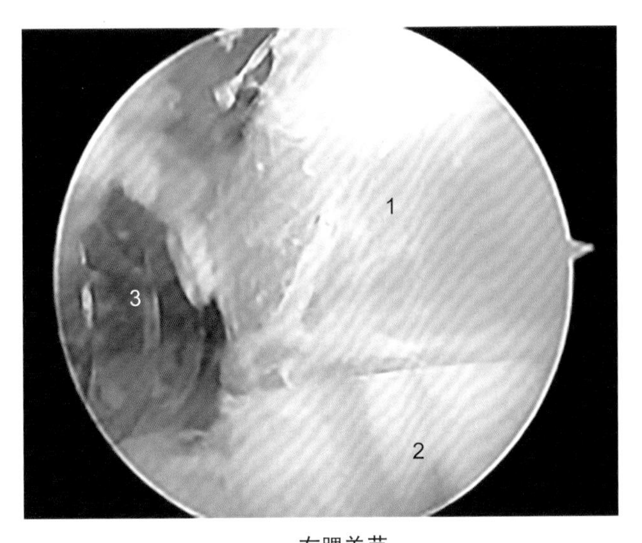

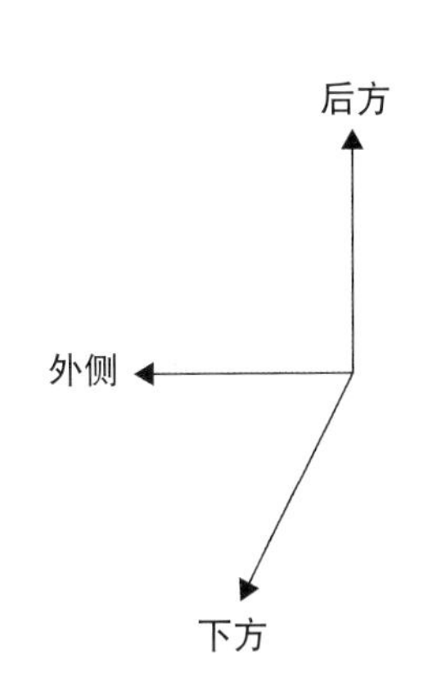

图 30-10　跟骨隧道内的螺钉

1. CFL；2. 距下关节；3. 螺钉

跟骨端固定后，移植物通过带袢钢板的牵引线被拉紧，从而使移植物进入腓骨隧道。最后拉紧 ATFL 和 CFL，注意必须在踝关节处于中立位时进行张力的调节。调整韧带张力是最后一步，因此要避免在跟骨固定前将移植物完全拉入腓骨隧道，以防止腓骨隧道内没有足够的空间，进而影响后续张力的调整，最终影响功能结果（图 30-11）。

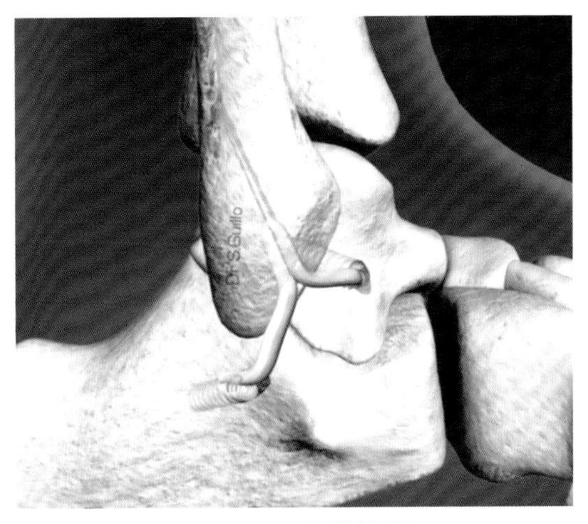

图 30-11　最终外观

四、经皮建立跟骨隧道的技术选择

R. Lopes 等（Ref Lopes R，Decante C，Geffroy L，Brulefert K，Noailles T. Arthroscopic anatomical reconstruction of the lateral ankle ligaments: A technical simplification. Orthop Traumatol Surg Res 2016; 102: S317-S322）描述了一种简化的经皮建立跟骨隧道的方法用于固定 CFL 远端。这项技术的原理是通过初步的尸体研究发现的，该研究阐明了外踝和 CFL 远端足印区之间的关系。在这项技术中，皮肤切口位于外踝后下方 1cm 处（图 30-12）。通过切口和剥离筋膜到达骨表面，导针定位后再建立跟骨隧道（图 30-13）。

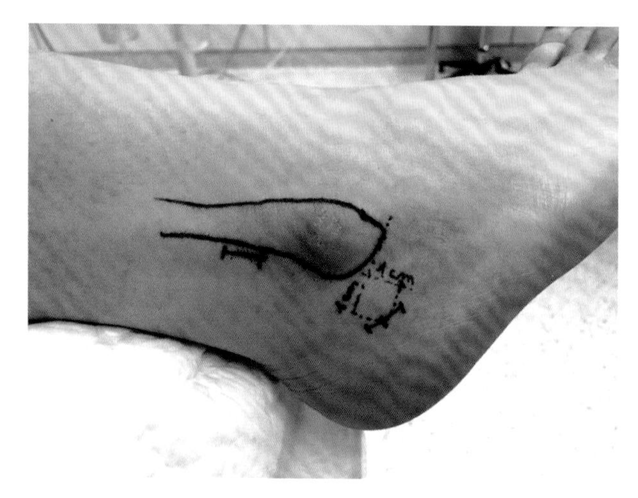

图 30-12 经皮跟骨隧道的标记

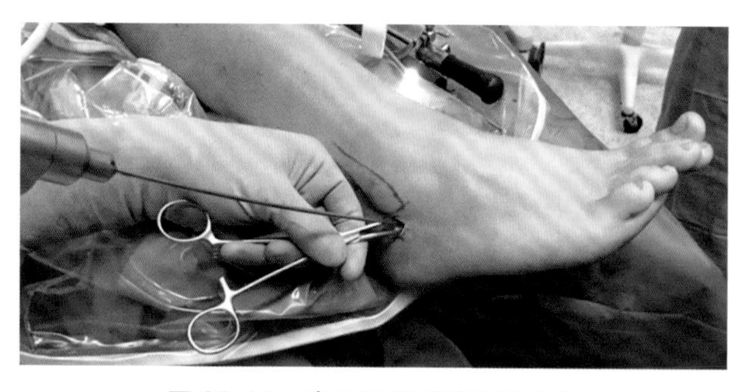

图 30-13 建立骨道时钻孔的方向

五、辅助入路：肌腱镜

一些 CAI 患者会同时合并腓骨肌腱炎，甚至会存在腓骨肌腱断裂的情况。肌腱镜可以对腓骨肌腱进行探查，在这些病例中起到重要的作用。腓骨肌腱镜需要通过第四个入路进行，可以在步骤 2 之后进行建立。入路的皮肤切口与腓骨肌腱相对应，在外踝尖近端 1 ～ 2cm 处。切开之后注意显露腓骨肌上支持带。然后行纵行切口，并借助 Halstead 钳进入腱鞘内。将关节镜从近端伸向远端，可以清晰看到两条肌腱和中间的分隔，这标志着腓骨长短肌腱鞘的起始部。在这个分隔前方和腓骨短肌腱的上方，我们可以看到跗骨窦的入口，在更近端处则是 CFL 的止点。解剖分离可以从跗骨窦开始，并最终显露 CFL、距下关节和可能存在的腓骨肌腱炎。

六、术后处理

术后治疗能够在门诊进行。患者在术后 4 ～ 6 周通过可拆卸夹板固定踝关节。在最初 15 天，部分负重、抬高患肢和冰敷被推荐来减轻踝关节水肿和炎症反应。术后第 2 周逐渐开始康复锻炼。术后 12 周可以考虑恢复运动，术后 6 个月可恢复竞技性比赛。

七、结论

关节镜下采用股薄肌腱解剖重建踝关节外侧副韧带是一项可靠的技术。这项技术适用于外侧副韧带缺如而无法进行 Broström-Gould 手术的病例。外侧踝关节镜可以完整且可靠地进行 ATFL 和 CFL 的解剖分离。与切开技术相比，ATFL 和 CFL 的解剖重建在关节镜下解剖定位更加准确。本章中五步技术的详细描述使得该方法具有可复制性。虽然这一微创技术的学习曲线（主要是镜下解剖定位的识别）较短，但在手术前准确识别镜下解剖标志是合理且重要的。起辅助作用的专用内植物的发展进一步简化了手术流程并确保了手术的安全。多中心临床研究表明此技术具有良好的可重复性和较少的并发症，因此该技术在镜下踝关节韧带解剖手术中具有重要地位。

（江 东 译 赵嘉国 校）

第 31 章

关节镜下 AntiRoLL 技术

Masato Takao，Mark Glazebrook

“AntiRoLL”是 Mark Glazebrook 创造的词，他将“踝关节外侧韧带解剖重建”中的字母（anatomical reconstruction of the lateral ligament of the ankle）提取排列而成。有两种类型的 AntiRoLL，分别是关节镜下 AntiRoLL（A-AntiRoLL）和经皮切开 AntiRoLL（P-AntiRoLL，见第 17 章）。在这一章里，我们将介绍 A-AntiRoLL。

一、手术指征

术者应在术前通过应力超声评估残余韧带的质量，并在术中通过关节镜评估以明确是否需要韧带重建（见第 26 章）。当残余组织中没有韧带纤维，以及关节内存在其他病损时 [包括骨软骨损伤和（或）术前确诊的前踝撞击征]，我们会选择 A-AntiRoLL。如果没有关节内病变，最好进行更简单的 P- AntiRoLL（第 17 章）。

AntiRoLL 共分 4 步：①建立手术入路；②做出 Y 形移植物；③在腓骨、距骨和跟骨内建立骨道；④将 Y 形移植物穿进骨道中并用界面钉固定。

二、手术技术

（一）体位

采取仰卧位，将腿放在腿架上（第 26 章）。一般不常规应用止血带，但是应将其捆到大腿上，以备术野出血不清楚时使用。

（二）步骤 1：建立手术入路

采用内中线入路（medial midline，MML）、前外侧辅助入路（accessary anterolateral，AAL）和距下入路（subtalar，ST）（图 31-1）。当关节内损伤需要治疗时，我们会增加前外侧入路（anterolateral，AL）。

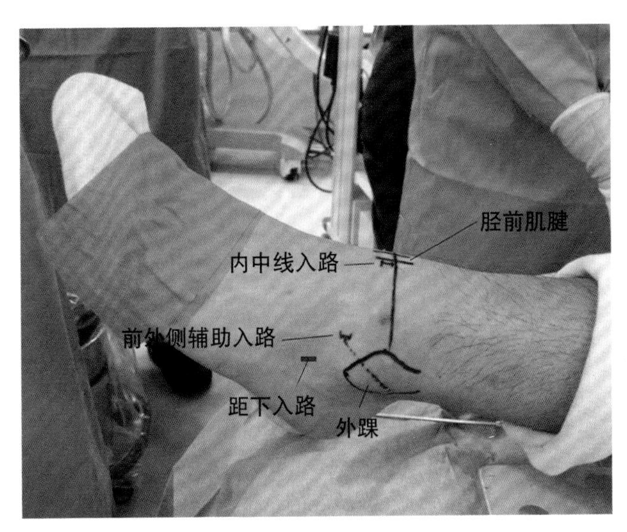

图 31-1 手术入路

（三）步骤 2：制作 Y 形移植物

自体股薄肌腱于同侧膝关节处获取（图 31-2A）。将肌腱每隔 15mm 做一次标记，共需要 135mm 长的肌腱作为移植物（图 31-2B）。接下来在距离肌腱一端 60mm 处将其对折，并在此处穿一根导线，然后用 3-0 的可吸收缝线在距对折点 15mm 处将两股肌腱缝合在一起（图 31-2C）。最后在距离肌腱两端 15mm 处分别对折，同样分别穿一根导线并用 3-0 的可吸收缝线缝合（图 31-2D）。Y 形移植物较短的一端作为 ATFL，较长的一端作为 CFL（图 31-2E）。

（四）步骤 3：在韧带止点处建立骨道

腓骨、距骨和跟骨隧道的定位是通过体表的骨性标记来实现（图 31-3A）。

在建立腓骨隧道的时候，MML 是观察入路，ST 是工作入路（图 31-3B）。腓骨隧道的标志点

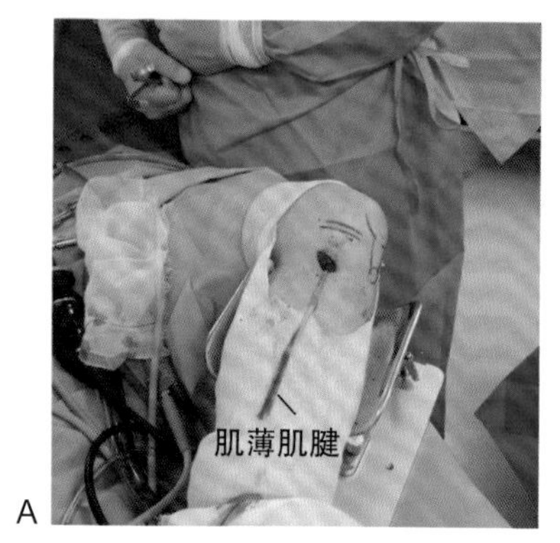

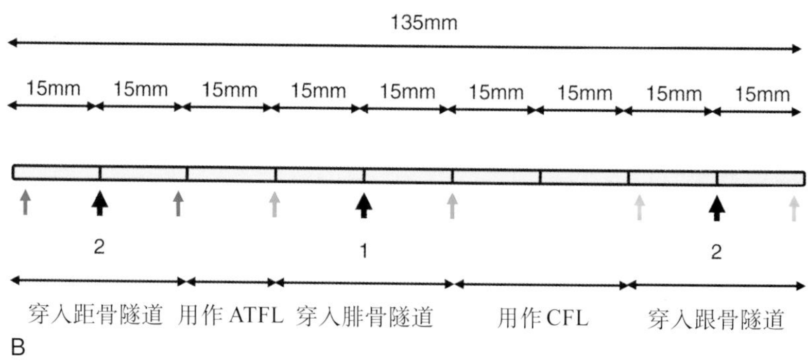

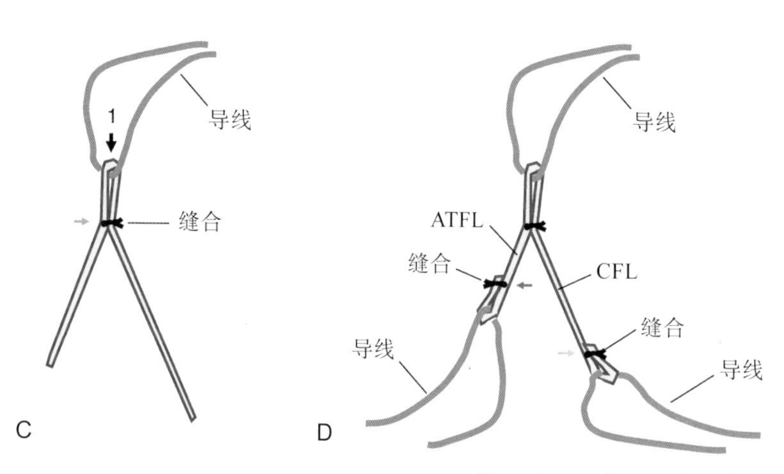

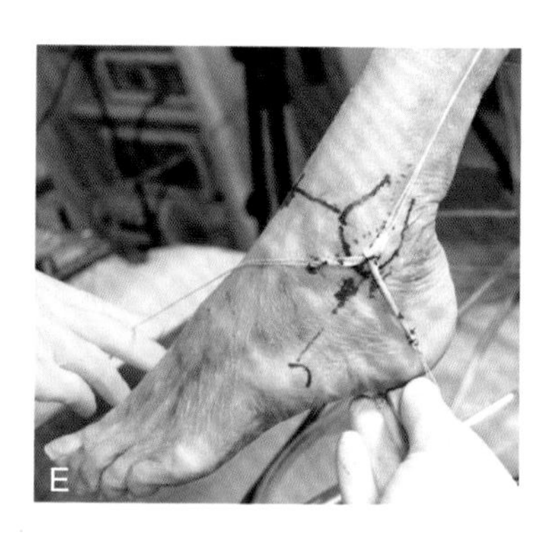

图 31-2 **制作 Y 形移植物**

A. 取同侧膝关节的股薄肌腱作为自体移植物。B. 在获取的移植物上标记。每 15mm 标记一次，共需要 135mm 长的肌腱。黑箭头：折叠的点；绿箭头：腓骨隧道的标记性缝合处；蓝箭头：距骨隧道的标记性缝合处，黄箭头：跟骨隧道的标记性缝合处。C. 在距离末端 60mm 处，将导线从折叠处穿过，然后用 3-0 的可吸收缝线在距离折叠处 15mm 的位置缝合。D. 在剩余的两端，分别折叠 15mm 长的肌腱，将导线从折叠处穿过，然后用 3-0 的可吸收缝线在距离折叠处 15mm 的位置缝合。E. Y 形肌腱移植物较短的一端作为 ATFL，较长的一端作为 CFL

是位于 ATFL 和 CFL 足印区交界处的腓骨无名结节（fibular obscure tubercle，FOT）（图 31-3C）。在用刨刀清理残余的 ATFL 显露 FOT 之后，通过 ST 入路，将空芯钻的导针经 FOT 的中心点与腓骨长轴成 30° 向腓骨近端后方钻透对侧皮质，最终穿透小腿皮肤（图 31-3B）。接下来用直径 6mm 空芯钻扩孔，深度是 20mm。最后用导针将导线引入骨道（图 31-3D）。

在建立距骨隧道的时候，MML 是观察入路，AAL 是工作入路（图 31-3E）。距骨隧道的解剖标志是距骨体上的前外侧角和下外侧角（图 31-3A）。在距骨体上述两个角的连线上，距离前外侧角向下约 40% 处的点是 ATFL 在距骨足印区的中心。不过在实际情况中，大多数病例在距骨上还附着残余的 ATFL 纤维，这里是理想的骨道标志。将导针通过 AAL 入路从距骨足印区的中心向内踝尖方向钻入（图 31-3F），最终穿透皮肤。接下来用直径 6mm 的空心钻扩孔，深度是 20mm（图 31-3E）。最后用导针将导线引入骨道。

在建立跟骨隧道的时候，ST 是观察入路，AAL 是工作入路（图 31-3G）。跟骨隧道的标志是距下关节后关节面（图 31-3H）。沿该关节面的垂直平分线向下 17mm 处为 CFL 跟骨足印区的中心。不过在实际情况中，腓骨肌腱刚好覆盖在 CFL 止点处。为了避免损伤腓骨肌腱，我们将骨道定位在腓骨肌腱鞘的近端，约在后关节面下方 10mm 处（图 31-3A。将导针经 AAL 入路向跟骨后角的方向钻入，并穿出足跟后方的皮肤（图 31-3G）。然后用直径 6mm 的空芯钻扩孔，深度是 20mm。最后用导针将导线引入骨道。

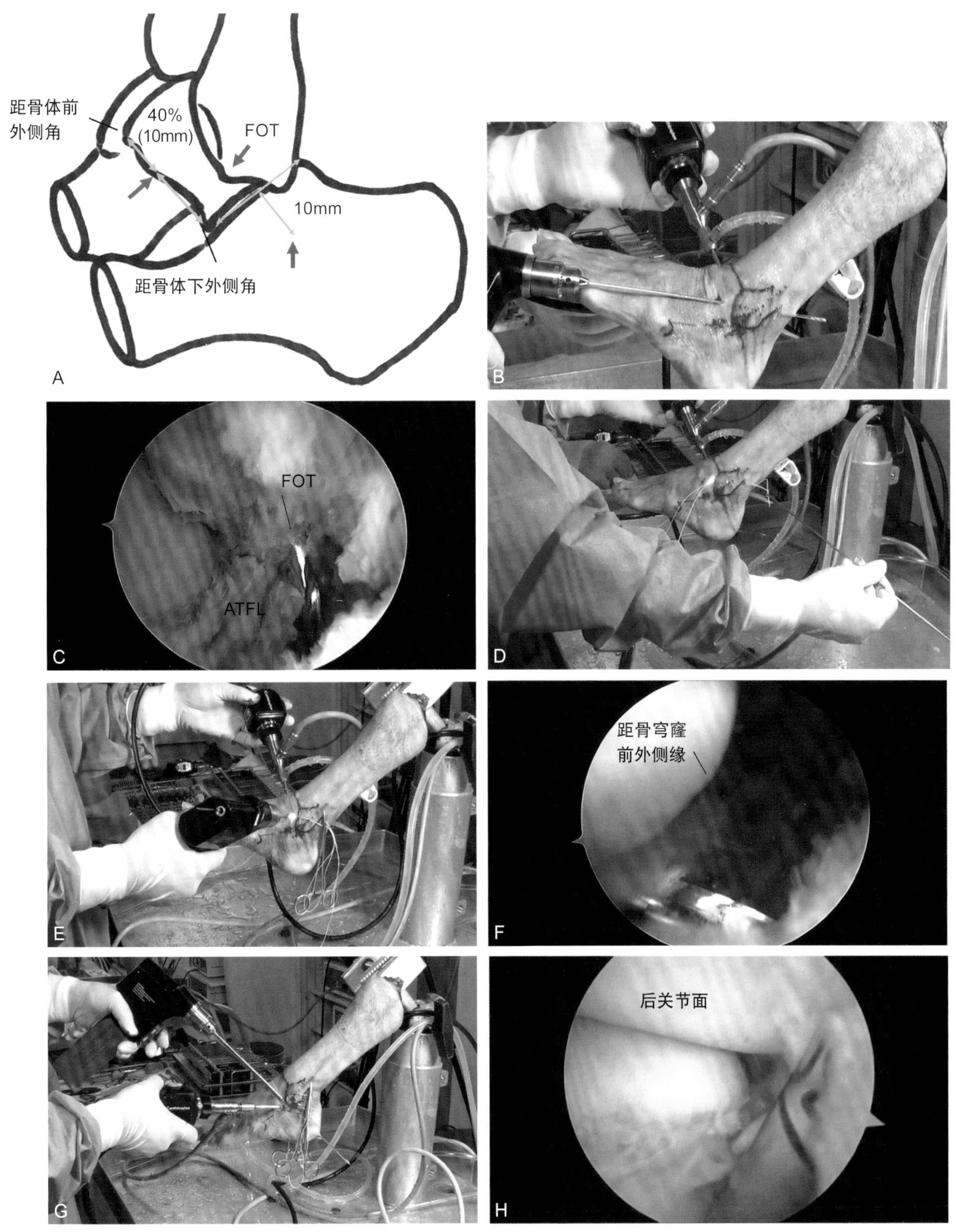

图 31-3　**建立腓骨、距骨、跟骨隧道**

A. 各个骨道的标志点。腓骨隧道的标志点是在 ATFL 和 CFL 足印区交界处的腓骨无名结节。距骨隧道位于距骨体前外侧角和下外侧角的连线上，距骨体的前外侧角下方约 40% 处是 ATFL 在距骨足印区的中心。跟骨隧道在距下关节后关节面的垂直平分线上，为了避免损伤腓骨肌腱将标记点定位在后关节面下方 10mm 处。B. 在建立腓骨隧道时，MML 是观察入路，ST 是工作入路。C. 关节镜下视野的 FOT。D. 用直径 6mm 空芯钻扩孔，深度是 20mm，然后用导针将导线引入骨道。E. 在建立距骨隧道时，MML 是观察入路，AAL 是工作入路。F. 关节镜下视野的 ATFL 在距骨上的残留的韧带纤维。G. 在建立跟骨隧道时，ST 是观察入路，AAL 是工作入路。H. 跟骨隧道在距下关节后关节面的垂直平分线上，后关节面下方 10mm 处是跟骨隧道的标记点（译者注见后文）

此时，腓骨隧道的导线经ST入路穿入关节内。术者经AAL入路用钳子在关节内钳持腓骨隧道内的导线并从AAL入路引出。这样一来，所有导线都通过AAL入路。

（五）步骤4：将Y形移植物穿入骨道并用界面钉固定

Y形移植物被引入骨道，固定的顺序是腓骨、距骨、跟骨。非常重要的一点是在移植物被引入骨道之前，在骨道内先插入一枚界面钉导丝，因为这样可以防止界面钉损伤移植物。

通过MML入路观察腓骨隧道，Y形移植物的腓骨端沿着导线采用inside-out技术被引入腓骨隧道，直到距离对折点15mm的缝合处水平（图31-4A和B）。采用直径6mm，长度15mm或20mm的界面钉将移植物固定在骨道内（图31-4C和D）。

通过MML入路观察距骨隧道，Y形移植物的距骨端沿着导线采用inside-out技术被引入距骨隧道，直到距离对折点15mm的缝合处水平。当踝关节处于0°中立位时，手动拉紧移植物导线，并采用直径6mm，长度15mm或20mm的界面钉将移植物固定在骨道内（图31-4E）。

通过ST入路观察跟骨隧道，Y形移植物的跟骨端沿着导线采用inside-out技术被引入跟骨隧道，直到距离对折点15mm的缝合处水平。当踝关节处于0°中立位时，手动拉紧移植物导线，并采用直径6mm，长度15mm或20mm的界面钉将移植物固定在骨道内（图31-4F）。

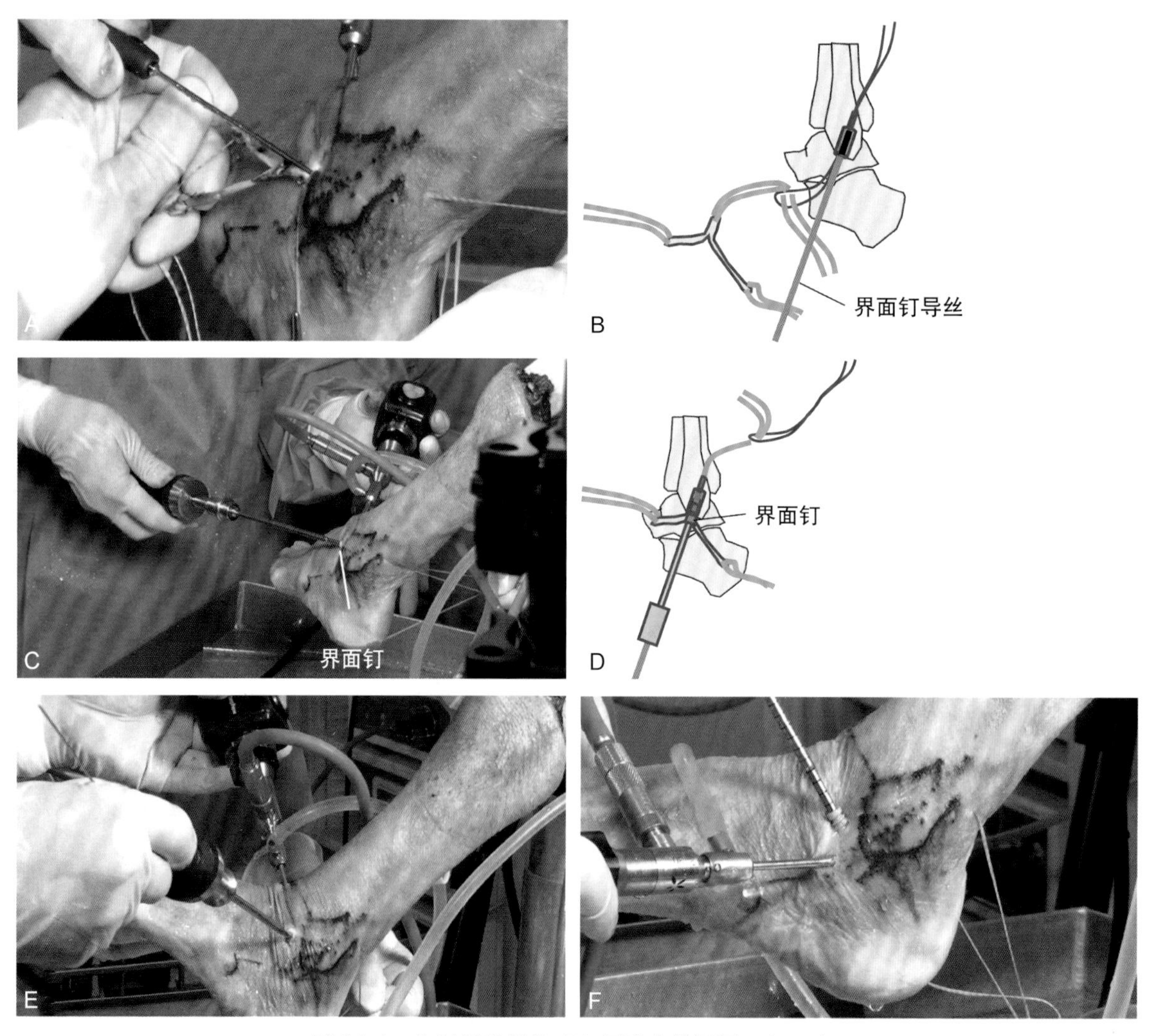

图31-4 将Y形移植物穿入骨道中并用界面钉固定

A和B. 通过MML入路观察腓骨隧道，Y形移植物的腓骨端沿着导线采用inside-out技术被引入腓骨隧道，直到距离对折点15mm的两条肌腱的缝合处水平；C和D. 采用直径6mm，长度15mm或20mm的界面钉将移植物固定在骨道内；E、F. 将移植物固定到距骨（E）和跟骨（F）的骨道内。当踝关节处于0°中立位时，手动拉紧移植物导线，并采用直径6mm，长度15mm或20mm的界面钉将移植物固定在骨道内所有导线都可以在贴近皮肤处剪断一端，并且另一端很容易被拉出。

三、术后处理

术后 2 天内使用弹性绷带。术后第 2 天根据疼痛情况可以完全负重行走。腱骨愈合逐渐增加了的生物结合的强度，在术后 4 周左右几乎可以接近正常强度。相应地，术后 4 周开始进行慢跑和本体感觉训练，术后 6 ～ 8 周应在无保护下恢复运动。

四、结论

关节镜下 AntiRoLL 是一种通过关节镜实现的微创踝关节外侧韧带解剖重建技术。如果 CAI 患者踝关节韧带纤维缺如，并且合并关节内其他病变包括骨软骨损伤和（或）前踝关节撞击征，作者推荐外科医师使用这种手术方式。

译者注：图 31-3B 和 D 显示建立腓骨隧道的工作入路是 AAL 入路，而并非文字描述的 ST 入路，图片内容与文字描述不一致。因此译者联系了本章的原著作者 Masato Takao。经 Masato Takao 确认，关节镜 / 经皮 /AntiRoLL 技术中，MML 是观察入路，AAL 和 ST 是工作入路。近年来逐渐发展为两个入路，ST 是唯一的工作入路，而该图很有可能是过渡时期的照片。

（江　东　译　赵嘉国　校）

第 32 章
运用跖肌腱解剖重建外侧韧带技术

Pedro Diniz，Diego Quintero，Lautaro Ezpeleta，Nasef Abdelatif，Jorge Batista，Hélder Pereira

一、引言

当外侧韧带缺如或者残余韧带质量很差的时候，解剖重建是比较好的选择。重建手术需用到移植物，文献中报道过多种移植物可供选择。正如所有的移植手术一样，需要考虑供区损伤，比如应用腓骨肌腱，本身就可能影响踝关节功能。这就促使我们要去尝试其他移植物，包括异体移植材料和踝关节以外的自体移植物。

跖肌腱被用于外侧韧带重建是一种可行的方法。它易于切取，并且常被用于包括跟腱、腓骨肌腱支持带和手部长屈肌腱在内的重建手术。

二、解剖

跖肌平均 1.5cm × 10cm 大小，位于腓肠肌外侧头的深层内侧，腘血管和胫神经的外侧。跖肌大部分的功能是很弱的屈踝关节的作用，并参与踝关节内翻。

跖肌腱走行于腓肠肌和比目鱼肌之间（图 32-1），在远端内侧，平行于跟腱走行，止于跟骨或跟腱（图 32-2）。平均长度 24.7 ～ 35cm，宽度 1.9 ～ 4.1mm。

有研究者指出 7.7% ～ 19.2% 的人群跖肌腱缺如，但是 van Sterkenburg 等在一项解剖研究中发现所用 107 例下肢标本中，虽然有些存在变异，但是所有标本均存在跖肌腱。该研究中，11 例标本的跖肌腱和跟腱紧密连接，但近端是分离的并且可以追溯到跖肌。总体而言，跖肌腱被确认存在 9 种不同类型的止点。

一项由 Daseler 和 Anson 完成的经典研究中，纳入 701 例下肢，跖肌腱止点被分为 4 种类型。

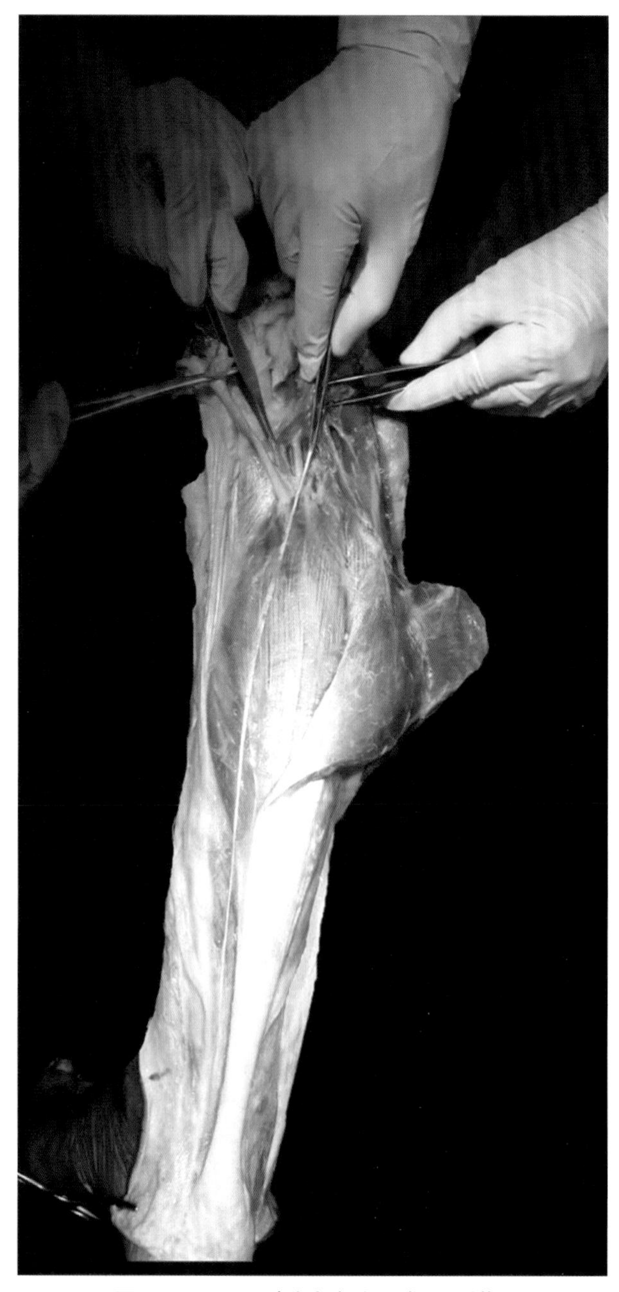

图 32-1　跖肌腱全长解剖（镊子所指）

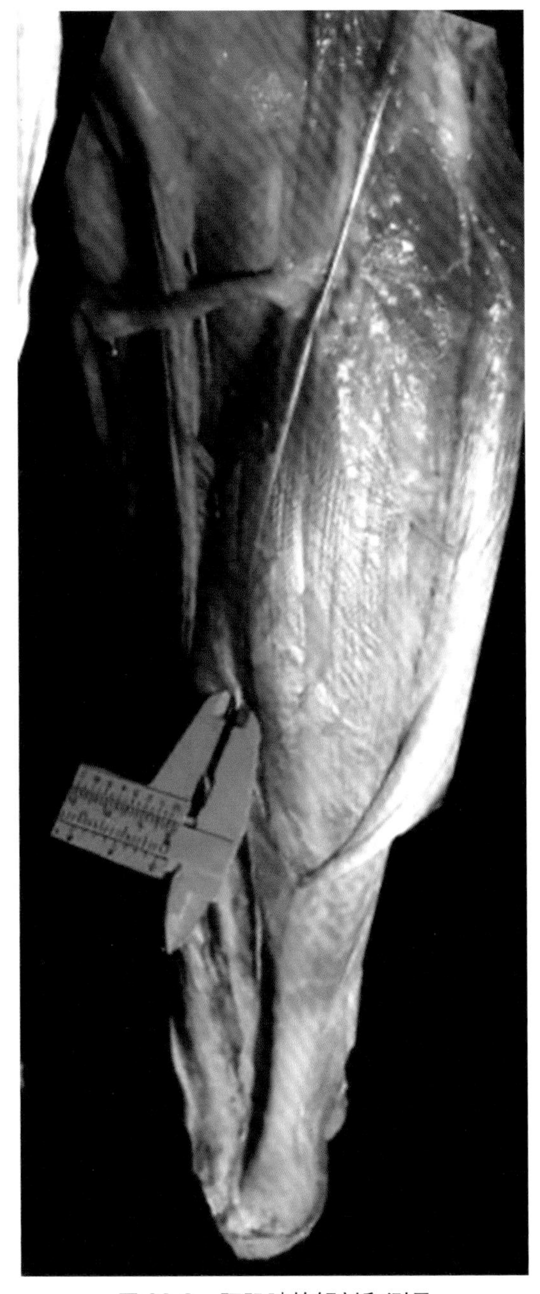

图 32-2　跖肌腱的解剖和测量

1 型：扇形止于跟骨结节上方的内侧面，紧邻跟腱。

2 型：扇形止点，也可能延伸至支持带，在跟腱边缘前方 0.5 ～ 2.5cm 处。

3 型：宽大的止点，位于跟腱末端内侧。

4 型：跖肌腱直接并入跟腱止点的近端内侧缘。

三、生物力学特点

Jackson 等检测了 2 股和 4 股跖肌腱结构的生物力学特征。35 例新鲜冷冻的尸体标本，平均年龄 66 岁（43 ～ 89 岁）。所有结构均至少有 20mm 的功能长度。4 股结构的抗拉强度为 205.8N±68.2N，刚度为 133.1N/mm±46.3N/mm。单股结构抗拉强度为 66.9N±26.3N，刚度为 43.8N/mm±14.7N/mm。

ATFL 最大失效负荷为 138.9 N±23.5N ～ 160.9N±72.2N。Broström 方法修复以后即时强度为 68 ～ 79N。这些研究结果均表明跖肌腱是重建外侧韧带较好的选择。

跖肌腱作为移植物的理论基础

- 在 van Sterkenburg 等的一项解剖学研究中，所有标本都存在跖肌腱。
- 四股跖肌腱的生物力学强度要高于原生 ATFL 或 Broström 修复后的韧带。
- 跖肌腱的定位和完整性可用磁共振或超声来检查。

四、手术技术

（一）适应证

外侧韧带重建适用于CAI的非手术治疗失败，并且韧带质量差不能解剖修复的患者。

（二）术前计划

详尽的病史采集和查体，特别要关注关节过度松弛、同时存在的其他病理改变，以及肢体力线问题。

术者应当意识到有跟腱病变的患者可能会累及跖肌腱。磁共振或超声检查，可用于术前检查跖肌腱的位置和质量（图 32-3）。

（三）获取

本文介绍两种获取跖肌腱的方法，也可采用关节镜辅助下切取跖肌腱（图 32-4 和图 32-5）。

1. *近端切取*　Pangenstert 等介绍了近端切取技术。应用这项技术，在内踝尖上方 25 ～ 30cm 小腿三头肌内侧做一 2cm 纵行皮肤切口。钝性分离皮下组织至筋膜，注意不要伤及隐神经和隐静脉。然后纵行切开筋膜，在腓肠肌和比目鱼肌之间用手指钝性分离。触及跖肌腱，用手指或神经牵开器分离肌腱，然后用血管钳固定肌腱，切断后用锁边技术缝合。再用 4mm 钝性肌腱切取器套入肌腱，并在保持肌腱张力的情况下向前推进。到达踝关节水平时，向内侧旋转肌腱切取器切取肌腱。

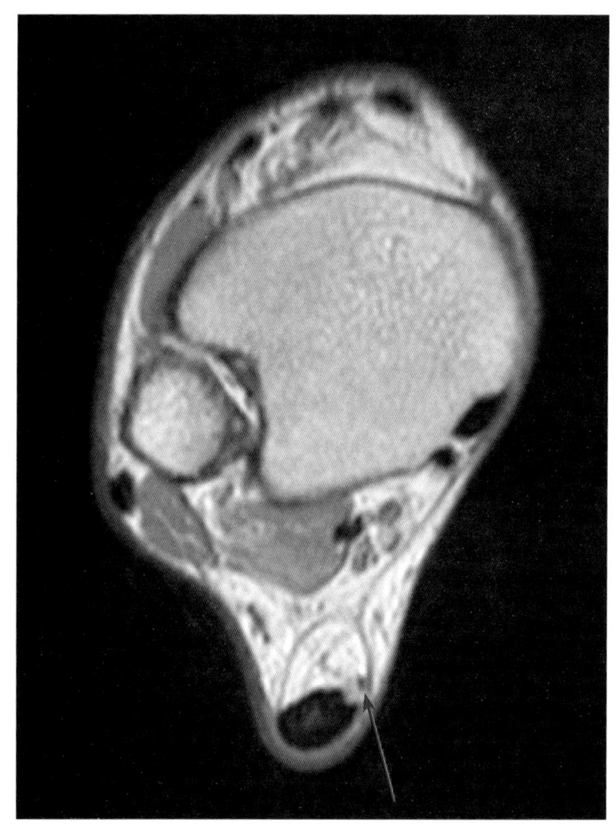

图 32-3 MRI 轴位像显示踇肌腱（红箭头）

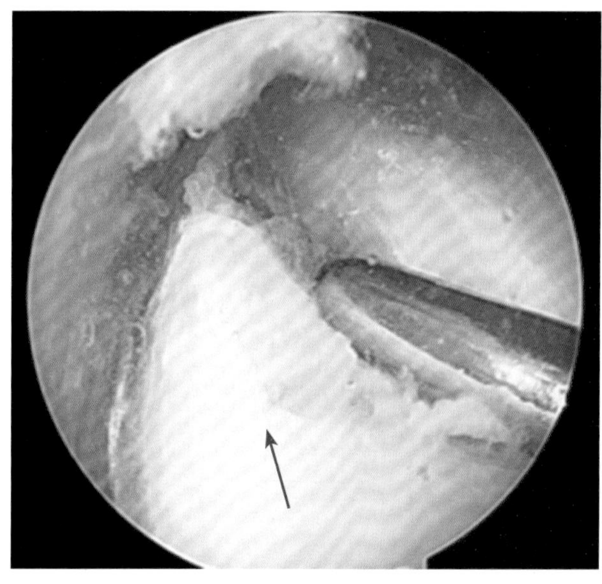

图 32-4 内镜下显示踇肌腱与跟腱的内侧缘分离

2. *远端切取* 远端切取技术由 Jackson 等介绍。采用此技术，作者通过远端小切口切取了 9 具标本中 7 具踇肌腱，切口长度平均 2.9（2.5 ～ 3.5）cm。剩下的两具标本采用向近端扩大的切口切取。

在这项技术中，从跟骨后内侧做切口，找到踇肌腱，将其从止点切下，用连续锁边缝合将游离端固定，再用 4.0mm 的肌腱切取器切取踇肌腱。在该系列中，作者报道了一例踇肌腱与跟腱存在未松解的粘连带，因而取出的踇肌腱明显较短，但其长度仍然足以进行四股结构的重建。

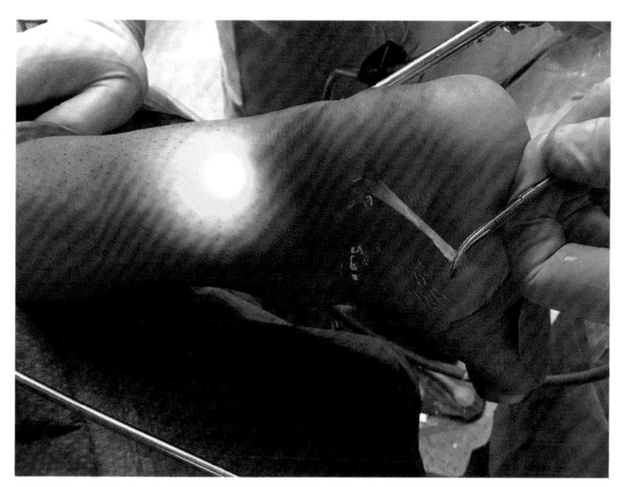

图 32-5 内镜下切取踇肌腱

（四）外侧韧带重建

本书的其他章节中描述了多种应用肌腱移植进行外侧韧带的解剖重建技术。在此，我们介绍 Hua 等的方法（图 32-6）。

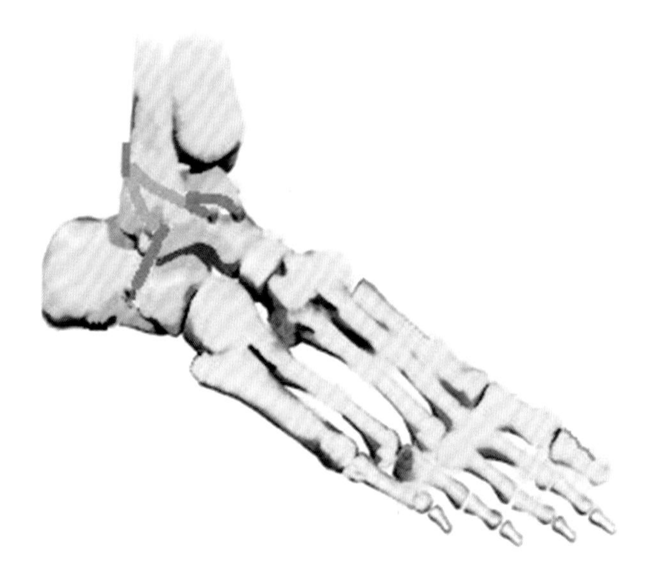

图 32-6 按照 Hua 等的所述，使用踇肌腱重建 ATFL 和 CFL

踝关节镜探查结束后，从外踝尖向 ATFL 距骨止点做一皮肤直切口。显露外踝及其前方 ATFL 和 CFL 的腓骨端止点。在这一平面，从外踝后方另做一纵行直切口。

自外踝远端前方距离腓骨尖 7mm 和 13mm

处，使用 3.5mm 钻从外踝的远 - 前到近 - 后方向斜行分别钻两条相互平行的骨道。在距下关节近端 18mm 软骨边缘处，靠近 ATFL 距骨止点钻两条相互交汇相通的 3.5mm 骨道。

在第一个切口的下方，平行做第三个切口，显露跟骨结节，并向内侧钻入导针。用 6mm 空心钻头扩孔，深度是 25mm。移植物的一端引入跟骨隧道，并用 7mm 界面钉固定。将移植物穿过腓骨肌腱下方，向后穿过下方的腓骨隧道，再向前穿过上方的腓骨隧道，最后穿过距骨的两个骨道。

踝关节全范围活动 20 次以确定其活动范围，调整移植肌腱的张力。踝关节中立位时将移植肌腱游离端与其自身缝合。依次关闭切口。做前抽屉试验和距骨倾斜试验以最终确认。无菌敷料覆盖包扎，夹板外固定于中立位。

五、术后处理

术后当天患者即可出院，除非患者同时接受了其他手术比如截骨，担心出院后疼痛的问题。

术后 7 ～ 10 天复查，拆除缝线。如果担心切口愈合问题，也可以 14 ～ 20 天拆线。拆除夹板后，患者可以佩戴短腿支具。术后当天即可允许做踝关节周围肌肉的等长收缩练习。

六、结果

Hintermann 和 Rengli 发表了一项纳入了 48 例患者(52 踝)的病例系列，平均年龄 28.6(16 ～ 46)岁，32 踝是男性，20 踝是女性。50 踝完成了最终的随访，随访时间平均 3.5（1 ～ 10）年。AOFAS 平均 97.9（90 ～ 100）分。39 踝功能为优（78%），良 9 例，一般 2 例，差 0 例。所有患者背屈和跖屈均无限制，2 例患者有轻度的旋后受限。48 例患者中有 45 例对踝关节稳定性感到满意。随着时间的推移，功能并没有变差。

七、要点

1. 跖肌腱可作为外侧韧带重建的一种选择。磁共振成像或超声可以用来确定肌腱的位置和完整性。跖肌腱可以通过微创技术从近端或远端获取。

2. 本文介绍了近端和远端两种获取跖肌腱的方法，也可以在关节镜的辅助下进行切取。前文已经描述了几种使用肌腱进行解剖性踝关节外侧韧带重建的技术，这些技术也可以将跖肌腱作为移植物。

（王俊涛 译 赵嘉国 徐桂军 校）

第 33 章

急性踝关节外侧韧带损伤后康复和韧带手术后康复

Christopher Pearce，Anthony Perera

一、引言

踝关节扭伤是最常见运动损伤。在英国，每天约有 5600 例就诊，占急诊科就诊总数的 3% ～ 5%。在美国，这一数字是每天 3 万例或每年 200 万例，而实际踝关节扭伤的病例要远远高于这一数字。据估计，有高达 55% 的患者不会就医。在一项纳入了前瞻性流行病学研究的系统综述和荟萃分析中，Doherty 等发现，女性、低龄、室内和球场运动的运动员是踝关节扭伤风险最高的群体。大部分踝关节扭伤不需要手术即能康复，但是 20% 的患者会发展为 CAI，高达 34% 的患者会在初次扭伤的 3 年内再次扭伤。然而初次扭伤的严重程度和后续的 CAI 并没有相关性，因此其他因素导致了这些损伤的最终结局。未经准确诊断和充分治疗，踝关节损伤可发展为 CAI、骨关节炎或其他永久性后遗症。

二、功能性康复

传统上，严重的踝关节韧带损伤需要长时间（4 周）在支具保护下限制负重。近来，积极的功能锻炼在骨和运动损伤的很多领域产生了显而易见的良好效果。运动员，尤其是职业运动员，需要在确保安全的情况下尽快恢复比赛。同时学者们也普遍意识到制动增加了并发症的发生，比如血栓栓塞事件、神经肌肉失调和慢性局部疼痛综合征。治疗的平衡已经倾向于更早的运动和负重。更有甚者，就算是健康人群，短时间的关节固定也会导致功能退化。

一些关于急性损伤和非手术治疗 CAI 神经肌肉康复方面的研究被发表。积极功能锻炼的重要目标之一是增强踝关节活跃的稳定能力来控制可能发生的创伤性踝关节内翻性活动。踝关节外翻肌无力是 CAI 的主要危险因素之一。另外一项主要目标是恢复本体感觉的敏感度。自从 1965 年 Freeman 最初论文发表来，本体感觉训练已成为踝关节外侧不稳定康复的主要部分。恢复本体感觉的敏感度可以减少功能丧失、无力的症状，以及减少再次受伤的风险并改善姿势控制。Thonnard 阐明健康受试者在不平坦的地面行走、跑步和起跳着地时，踝外翻肌肉有 80 ～ 100 毫秒的预激活（足接触地面之前激活）。这种预激活填补了外翻肌肉 75 毫秒的机电延迟（即肌肉激活和产生肌力之间的延迟），保证了足落地时有效的外翻力。踝关节韧带损伤之后这种预激活丧失，如果想重新获得这种能力并重返赛场，一般需要手术干预。

高级别证据支持功能性康复。Kerkhoffs 等在 2002 年完成了一项 Cochrane 综述和 Meta 分析，对 21 项试验中的 2184 例成人急性踝关节外侧韧带损伤患者固定和功能康复比较的结果进行分析。他们发现在 7 个结局指标上功能康复优于固定治疗，差异具有统计学意义。最值得注意的是，长期来看更多的患者恢复了运动，接受功能康复的患者恢复工作和运动更快。尽管有少部分患者通过应力 X 线检查发现存在客观不稳定，但是接受功能锻炼治疗的患者感到更加满意。最近的另一项系统综述也发现主动康复比固定治疗有同样的上述优点。

Kerkhoffs 等在另一篇 Cochrane 综述中指出，弹性绷带的使用比贴扎的并发症少，但与半刚性踝关节支具相比，使用弹性绷带恢复工作和运动更晚，且出现不稳定的人数更多。与半刚性踝关节支具、弹性绷带或贴扎相比，系带踝关节支具在短期内能有效减少肿胀。

三、术后康复

医师在制订踝关节韧带术后康复方案时，必须考虑的因素包括初始修复的强度或重建后韧带固定到骨的强度。该强度应接近负重或踝关节活动时韧带所受的强度，这可以使韧带或者肌腱与骨愈合。对愈合强度和神经肌肉控制客观评价后确保患者安全地恢复运动，从而防止再次受伤。

骨骼和韧带结构的负荷对正常动态平衡十分重要。在动物模型中已经证实，应力消失会降低韧带及其止点的力学性能，缺乏负荷也不利于腱骨愈合。

骨 - 肌腱或骨 - 韧带界面的正常组织学解剖依次是骨、矿化纤维软骨、未矿化纤维软骨、肌腱或韧带的四区梯度。每个区域的力学性能不同，因此，这种从坚硬骨结构到弹性韧带逐渐变化的过渡式排列限制了应力在止点任何一个区域的集中。这种过渡式止点重建至关重要，因为没有它，止点的强度会减弱一个数量级。踝关节韧带手术，无论是直接修复韧带至骨（如改良的 Broström-Gould 手术），还是使用肌腱移植进行重建，骨修复的强度都受所采用的康复方案的影响。负荷过大会破坏修复的止点，而负荷不足则会导致分解的代谢环境，两者之间需要达到平衡。

肩袖缝合至肱骨止点（类似于改良的 Broström 手术将 ATFL 和 CFL 修复到腓骨的情况）和前交叉韧带重建（类似于踝关节的肌腱移植）的动物研究，比较了不同术后活动策略的修复强度。这些研究的证据清楚地表明，为了获得最佳的修复效果，需要一些机械刺激。如果没有正确的力学 - 生物环境，肌腱到骨的四区梯度就无法建立，纤维血管（瘢痕）组织反而在间隙形成，修复强度要减弱一个量级。

上述研究可以看出，骨 - 肌腱 / 韧带界面最强的修复可通过短时间的固定（使术后急性炎症得到缓解），然后控制机械负荷来实现。许多足踝外科医师喜欢使用短期（10 ～ 14 天）固定和抬高肢体，使伤口很好地愈合而不出现并发症。他们担心手术后即刻过度肿胀和水肿可能导致缝线张力，随后的皮肤缺血以及可能导致感染的伤口渗漏。尽管如此，关于踝关节韧带手术的研究中，并没有关于任何即刻术后负重增加伤口并发症的报道。

（王俊涛　译　赵嘉国　徐桂军　校）

第 34 章 基于目标的康复方案

Noelene G. Davey

一、引言

本章为踝关节韧带解剖修复或重建稳定手术的 CAI 患者提供了术前和术后康复指导。我们讨论了术前康复的概念，术前康复也被称为预康复。预康复有改善手术结果的潜力，但目前它还没有常规应用于踝关节手术。随后，欧洲运动创伤、膝关节外科和关节镜学会 - 足踝学会（ESSKA-AFAS）踝关节不稳定协作组提出的术后方案以易于理解的形式呈现，并附有设法解决功能障碍的方法举例。

二、术前康复

Guillo 等总结了目前关于踝关节不稳定手术不良预后的潜在预测因素的证据。但在撰写本文时，还没有研究去探讨术前康复方案（也被称为预康复）可能对结果产生的影响。

在膝关节方面，一项针对前交叉韧带重建手术的系统评价发现，虽然膝关节屈伸范围减小或股四头肌肌力减弱预示着手术效果欠佳，但术前康复改善了这些结果。踝关节稳定手术具有很好的效果，在 15 年的随访中，80% 患者的报告结果为良好或优秀，94% 的患者恢复运动。但对预康复效果的研究将会引起人们的关注，它有可能进一步改善术后效果。

大多数 CAI 患者在接受手术前都已经进行过一段时间的保守性康复治疗，但是预康复的不同之处在于，它不仅使患者对手术做好了生理和心理上的准备，而且还为开展术后康复做好了必要的准备。

预康复应包括以下内容。

1. 一种易于管理的常规锻炼方法，其目的是维持在保守康复治疗期间的任何收益。

2. 预康复应包括下肢近端肌力锻炼，因为踝关节扭伤后，同侧髋部肌力会减弱。如果髋部肌力得到改善，踝关节再次损伤的风险也会降低。

3. 术后方案预览，解释与组织愈合和重塑阶段相关的时间表，以及恢复正常神经肌肉功能所需的时间。短期和长期目标也可以参照这些时间框架来设定。

4. 物理治疗可能要在石膏移除后才能开始，因此患者应审阅术后即刻阶段的康复指导，确保他们清楚早期康复的重要性，以便最大程度地减少由于石膏固定和关节源性肌肉抑制（arthrogenic muscle inhibition，AMI）引起的肌肉萎缩。

5. 了解患者的期望值，消极的术前期望可以预示较差的结果。

6. 为术后康复期做心理准备。

——鼓励积极和坚韧的态度。例如，“专注你能做的事，而不是你不能做的事”。

——预先告诉他们，让他们做好应对挫折的准备，并安抚他们这是正常的。例如，在脱掉足靴时或第一次尝试慢跑后，经常会出现疼痛和肿胀。

——试着把这段时间看作是一个潜在的机会。例如，利用这段时间来增加全身肌肉质量，改进游泳技术，学习新技能或培养新的爱好。

预康复也允许有时间完成下面的事情：

1. 收集基线数据和测量结果。

2. 筛查可能对结果产生不利影响的因素，如健康知识匮乏、情绪障碍和心理社会因素。

3. 养成良好的康复习惯，并与理疗师建立融洽的关系。

4. 考虑参加正规的运动心理学课程，因为这可以提高成功回归运动的可能性，并可以降低再次受伤的风险。

三、术后康复

ESSKA-AFAS 踝关节不稳定协作组制订的踝关节稳定术后康复方案可以保护手术修复，恢复正常的肌肉骨骼功能，并对愈合中的组织施加适当负荷，以最大程度实现组织的重塑过程。然而，恢复正常的踝关节肌肉骨骼功能不仅仅是恢复关节的活动范围和力量；一些功能如平衡和本体感觉，是"感受器 - 运动反馈系统"，这意味着它们依赖于运动和感觉功能的恢复。因此，感觉障碍必须设法解决，以便最大程度地恢复踝关节稳定手术后的功能。例如，CAI 患者足底敏感性经常会降低，从而损害平衡，因此，为了完全恢复平衡，感觉障碍必须解决。

该方案以易于理解的形式呈现，并展示可以用来解决功能障碍的措施案例。只有实现了当前阶段的目标且达到了要求的标准，才允许进入下一个康复阶段。

（一）术后即刻阶段

术后 0 到 10 ～ 14 天
- 石膏固定，禁止负重

本阶段目标
- 尽量减少感觉障碍
- 尽量减少局部和近端肌肉萎缩

1. 感觉康复　按摩和触摸暴露的皮肤区域，以尽量减少足部和踝部躯体感觉皮层的萎缩。包括足底表面，因为 CAI 患者经常出现足底感觉减退。

2. 运动康复

（1）保持近端髋部力量，以降低反复踝关节扭伤的风险，并改善下肢运动控制能力。

（2）通过心理练习和活动对侧踝关节，进而减少躯体运动皮层代表区的丧失。如果可以，通过石膏的窗口对肌腱施加振动。

（3）各个方向的等长收缩（推压 / 按压石膏内侧），尤其是外翻，也可以进行"足部短缩"内在肌锻炼。

（4）加强对侧下肢力量训练，因为未锻炼的固定侧患肢也会从健侧力量训练中获益，增加了的 7% ～ 8% 的自主力量。

（5）减轻疼痛和肿胀（将足部抬高到臀部以上），以尽量减少 AMI 所引起的无力。

AMI 是关节感觉感受器传入通路（上行神经信号）的过度放电。AMI 可由疼痛、肿胀、松弛、僵硬或关节传入神经的结构损伤引起。AMI 会导致传出（下行）神经信号抑制，导致表现为无力的肌源性抑制。AMI 可以通过如下方式进行调节：
- 关节深度冷敷（20 分钟）。
- 减轻疼痛（镇痛药、非甾体抗炎药、神经肌肉电刺激和呼吸放松技术）。
- 减轻肿胀（抬高患足高于髋部甚至高于心脏）。
- 恢复正常的关节活动范围。

（二）术后阶段

2 ～ 6 周
- 佩戴膝下行走靴完全负重，6 周以内禁止无保护行走。
- 允许患者脱下靴子进行主动背屈和跖屈，和 10° ～ 15° 范围内轻度的内翻 / 外翻。

本阶段目标
- 在允许范围内恢复活动范围（如果同时进行了其他手术，某些活动可能有禁忌）。
- 尽量减少感觉障碍。
- 尽量减少局部和近端肌肉萎缩。

1. 感觉康复（去掉足靴，坐在椅子上）

● 按摩足底或沿着地毯上有纹理的表面摩擦足底，以提供感觉输入。

● 将足上下轻拍，并确保足平着触地没有内翻。

● 踩体重秤并施加压力，不要超过体重的 50%，大腿不能离开椅子（图 34-1）。

2. 运动康复

（1）卸去石膏后，每天冰敷 2 次，每次 20 分钟，以便使内部关节变凉。这样就减少了来源于关节的传入流，从而减少了 AMI，AMI 与废用性肌萎缩一起导致了肌无力。

（2）在不同背屈和跖屈角度进行外翻等长收缩，用毛巾将足保持在中立（或中线）的位置（图 34-2）。

（3）坐位提踵（图 34-3A）。确保高质量完成活动——不允许踝关节内翻（图 34-3B），内翻是关节位置觉欠佳或功能性腓骨肌无力的迹象。

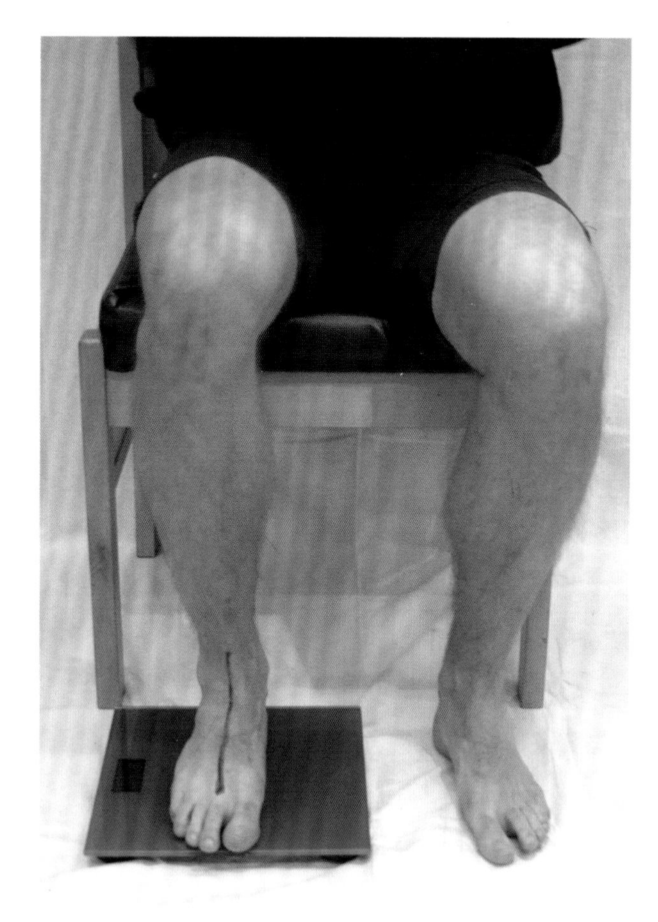

图 34-1　通过体重秤在足底施加机械压力并获得视觉反馈。施加的压力不要超过体重的 50%，大腿一定不要离开椅子

（4）足跟抵住书或台阶的边缘进行跖屈抗阻练习，同时保持后足呈中立位（图 34-4）。逐步增加阻力和重复次数，并确保收缩的离心阶段也得到很好的控制。随后提高速度。同样要控制回到背屈位的上抬阶段。

（三）早期康复阶段

6 周以后

- 不使用足靴或支具，完全负重。
- 固定式自行车锻炼。

本阶段目标

- 恢复正常步态。
- 机械运动——恢复活动范围。
- 感觉——改善本体感觉（平衡和关节位置觉）。
- 运动——增加肌力，尤其是外翻肌的力量。
- 改善动态姿势控制。

1. 感觉康复　使用体重秤来反馈是否施加于双足的压力是相等的。由于足底机械性感受的降低，手术侧肢体的负重通常也会相应地减少。体重秤也能被用于练习身体重心转移（图 34-5）。

2. 本体感觉康复

（1）平衡

— CAI 患者对轻触和轻压的足底敏感度降低，穿袜子后进一步降低了足底敏感度。因此，在刚开始的几个月里，患者应尽可能赤足做平衡练习，

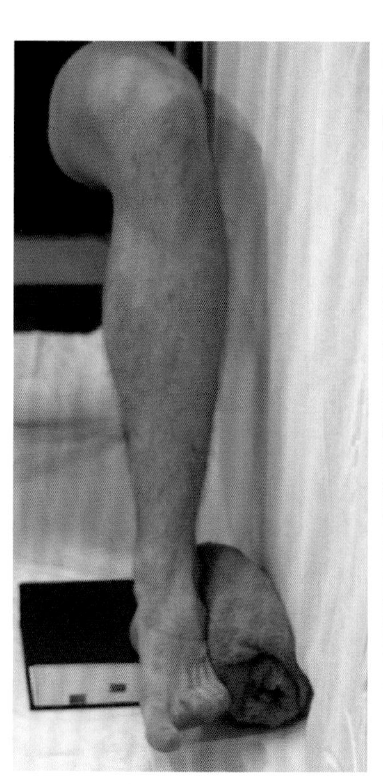

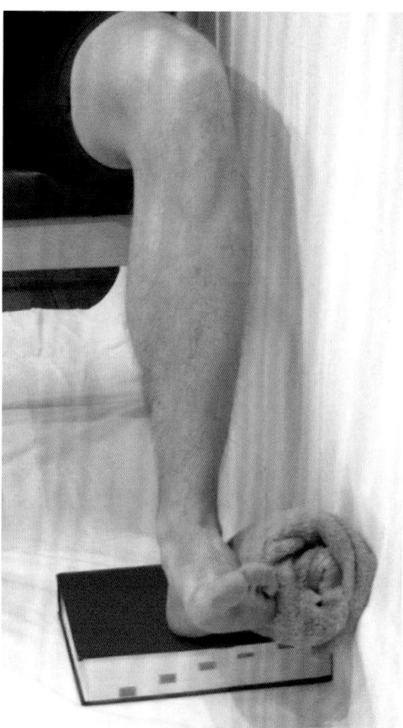

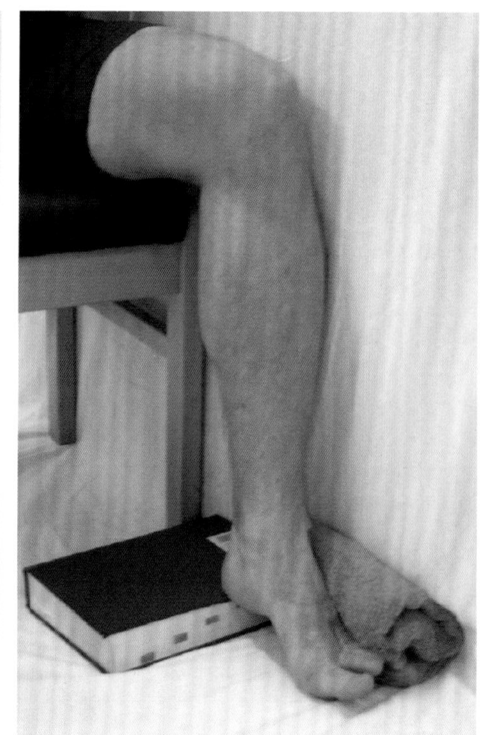

图 34-2　在不同的背屈和跖屈角度练习等长外翻收缩

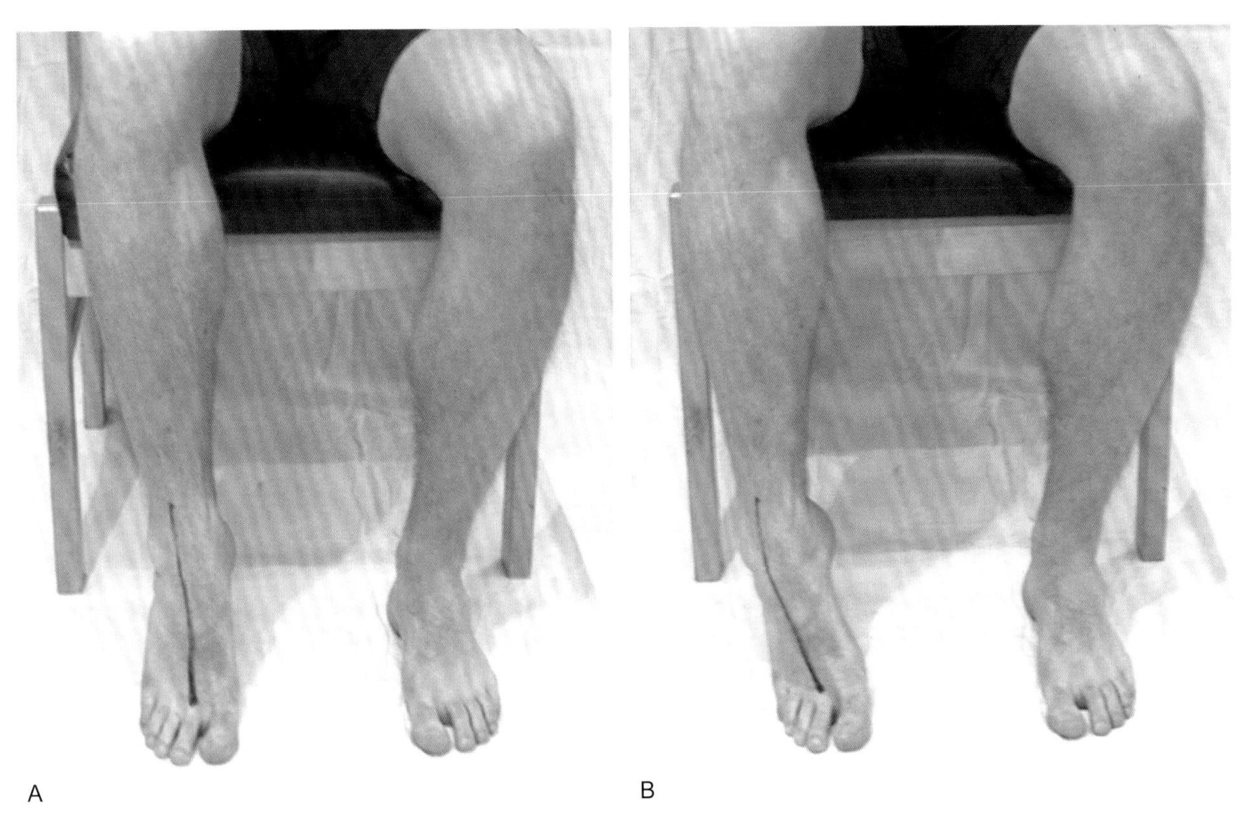

图 34-3 A. 坐位提踵且对线良好（通过第二跖骨头负重）；B. 坐位提踵显示对线不良；内翻且第 3/4 跖骨头负重

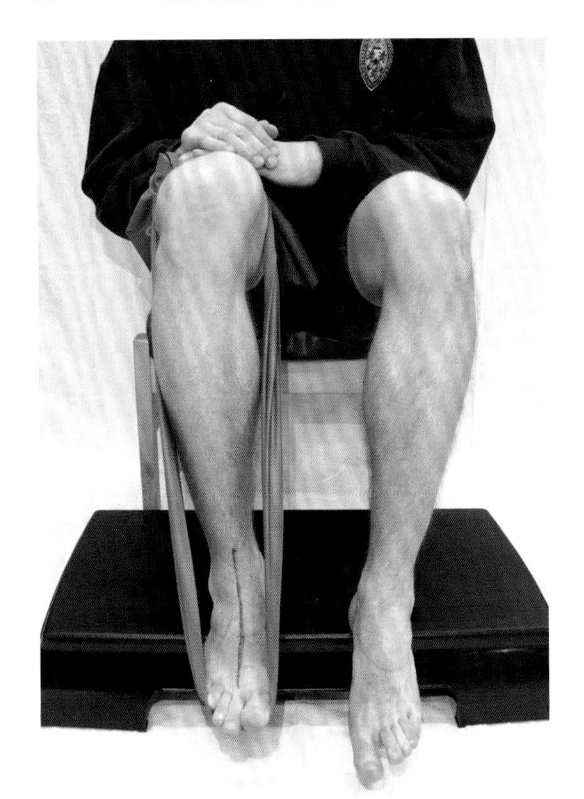

图 34-4 抗阻跖屈的同时控制后足位置

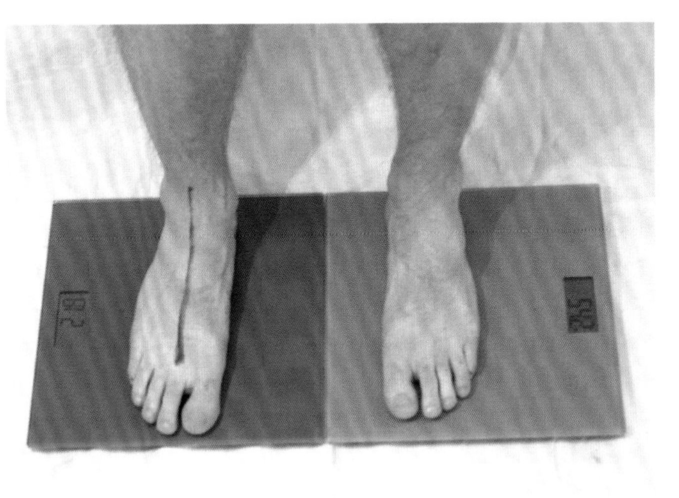

图 34-5 利用体重秤练习身体重心转移并提供反馈

这样有助于增加从周围接收到的感觉信息。

— 增加认知要求会降低 CAI 患者的姿势稳定性，所以使用这一点来增加难度。例如，在平衡训练的同时，从 100 开始隔 7 倒数，或者拼写困难的单词。

— 在不稳定的表面上进行平衡练习确实会减

少打软腿的频率，但这些练习并不针对踝关节本体感觉。针对距下关节 Henke 轴（在此位置发生内翻性扭伤）的后足专用踝关节失稳装置，确实改善了踝关节本体感觉，增加了腓骨肌的振幅和反应时间。

— 逐渐增加平衡锻炼的难度，见表 34-1。

踝关节内翻扭伤发生在距下关节 Henke 轴周围。有研究表明，在不稳定表面上进行的传统康复训练并不针对后足轴，也不会增加踝关节本体感觉活动，但后足专用的踝关节失稳装置改善了踝关节本体感觉并激活外翻肌。这些靴子或凉鞋式样的装置可以在康复训练时穿戴，如星形偏移平衡测试（star excursion balance test，SEBT）、平衡训练和跳跃训练等。

（2）关节位置觉（joint position sense，JPS）：CAI 患者的 JPS 减弱。根据对颈椎挥鞭样损伤和前交叉韧带缺失的膝关节的本体感觉研究，您可以尝试这些新想法来改善 JPS。

— 将激光笔绑在足上，移动踝部，使激光笔投射在墙上的光点沿着墙上粘贴的形状和随意涂鸦的图片进行描绘。试着阻挡视觉输入，使他们看不到自己的脚，比如在膝上放置纸板。

— 使用倾斜仪智能手机 App，定位患者的踝关节，并测量关节角度。让患者放松，然后试着将踝关节返回到相同的位置，然后用测斜仪测量其准确度。他们是超过了还是没有达到？给予反馈并重复。

— 使用这些原则创建您自己的 JPS 练习。例如，让患者站在有标记的地板上。闭上眼，让他们跨步离开然后直接迈步回到原地。他们是否偏离了目标？给予反馈并不断重复，直到表现改善。各个方向上进行练习。

3. 运动康复

（1）加强所有的肌肉群，特别是在 CAI 患者中薄弱的外翻肌群。

（2）肌力训练非常实用和具体：通过加强全关节活动范围，进展到更快的速度和在直立负重姿势下进行训练。

（3）继续增加阻力和耐力，在力量和耐力训练之间进行变换。

（4）从双足提踵过渡到单足提踵（从 0° 背屈到完全跖屈），然后站在台阶边缘以便加强全范围活动（从背屈 15° ～ 20° 到跖屈 30° ～ 40°）（图 34-6）。确保维持良好的后足力线，不允许踝关节呈内翻位（图 34-6D）。

（5）恢复良好的活动质量（尽量减少躯干和手臂的代偿活动）。

（6）使用后足踝关节失稳装置可以增加腓骨肌的激活。

（7）恢复全部髋部力量和近端控制力。

加强同侧髋部肌肉力量可以减少再次损伤的风险。

表 34-1 逐渐增加平衡训练的难度

最简单	更难
平坦稳定的平面	不平坦、不稳定或者移动的平面 后足专用失稳装置
膝关节伸直、踝关节 0° 位	不同角度的屈膝、踝背屈、跖屈
直视前方	头部转向上 / 下 / 侧方，改变头部的位置并训练前庭系统
睁眼	闭眼，2 ～ 3 秒，H 形轨迹眼球运动
安静的环境	嘈杂的环境
良好的照明	黑暗或照明不良、频闪照明
无同时进行的其他任务	有同时进行的其他任务，例如接球
无认知要求	增加认知要求
无外部干扰	不可预测的外部干扰
	上述方面的各种组合

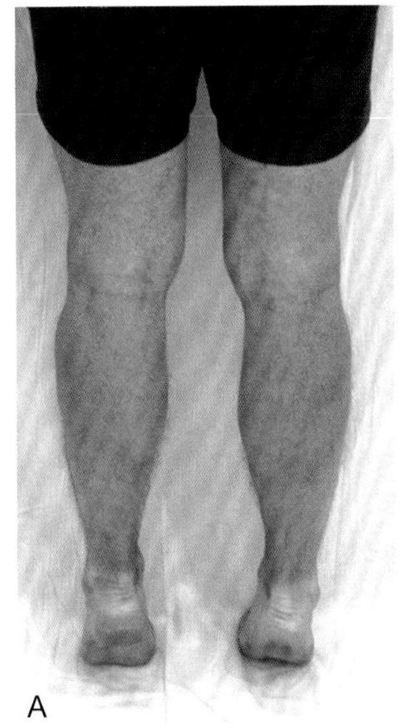

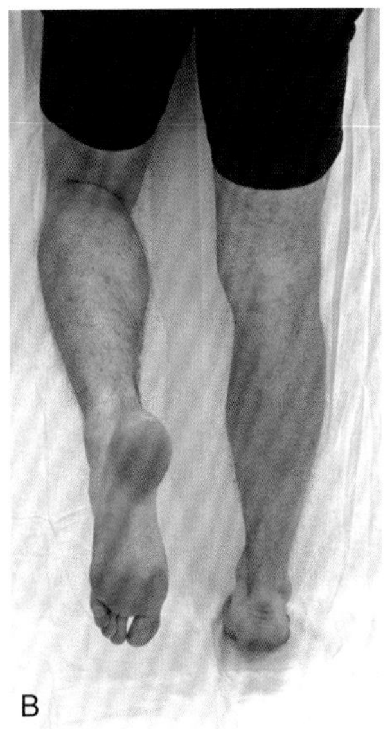

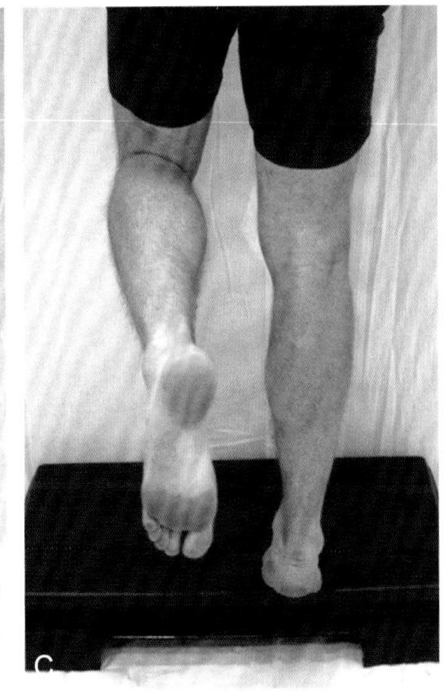

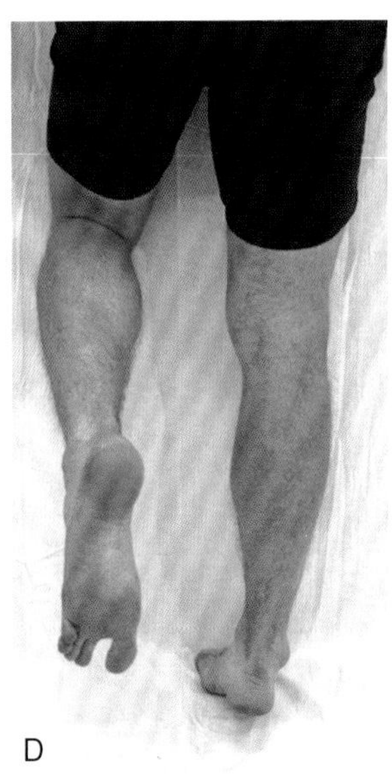

图 34-6 **提踵**

A. 双足提踵；B. 单足提踵，表现出良好的力线（重心通过第二跖骨）；C. 足跟超过台阶或者书的边缘，然后再单足提踵全范围肌力锻炼；D. 单足提踵表现出力线不良（内翻且通过第三和第四跖骨负重）

4. *动态姿势控制的康复* 动态姿势控制练习包括如下方面。

（1）SEBT 和简化的 Y 形偏移平衡测试（Y excursion balance test，YEBT）即可用于评估动态姿势控制障碍的程度也可作为改善姿势控制的锻炼方法。

（2）投掷、击打和抓持任务。

（四）后期康复阶段

8 ～ 12 周

进展到该阶段的标准（只有达到这些标准才可进入该阶段）

- 肌力至少恢复到健侧的 90%。
- 良好的静态平衡能力。
- 改变方向或转向时无痛的正常步态。

该阶段的目标

- 直线慢跑——参考慢跑进度和疼痛规则指导。
- 如果患者可以连续完成 25 次单腿提踵，就能够开启强化训练。从双腿跳跃开始，逐步过渡到单腿跳跃训练。
- 推进动态姿势控制练习。

动态姿势控制的康复：双腿和单腿跳跃落地训练。CAI 患者经常会出现足外侧缘着地 / 过度内翻，这样增加了再次损伤的风险。为了重新训练一种不同的活动模式，对“平足着地”给予口头反馈。训练难度的提高可通过双腿和单腿跳跃落地训练与投掷和接球练习相结合的方式来完成。

（五）重返运动阶段

12 ～ 16 周

进展到该阶段的标准

- 功能性动态姿势控制测试 [SEBT（或 YEBT）和跳跃测试] 的准确性超过 90%。

该阶段的目标

- 慢跑→提速→改变方向→直线奔跑→快速改变方向。
- 灵敏性训练。
- 接近第 16 周时，独立进行某项运动专项训练→一对一→团队训练。为了降低再次损伤的风险，在团队训练期间起预防作用的支具或贴扎被建议使用。

动态系统理论是一个有用的工具，可以帮助您确定针对每名患者康复需求的具体变量。通过重返运动阶段的康复，患者的功能障碍应该是最小的，康复的重点现在转移到设法解决与任务相关的需求和环境要求。患者应根据自己准确完成动作和练习的能力，按照自己的节奏进步。

1. 任务

（1）灵敏性训练。进展到多方向、复杂模式和快速的训练，例如锥形跑和绳梯训练。

（2）进展到动态姿势控制的跳跃落地练习，增加难度、复杂性和针对某项运动的专项训练。例如，篮球或排球运动员可以从逐渐增加跳跃高度并跳下，单脚落地。

（3）针对某项运动的专项训练。

2. 环境

（1）嘈杂或繁忙的环境增加了患者的完成难度，因为中枢系统需要额外处理注意力，使他们不得不在现实场景中完成一些练习。

（2）在其他有难度的环境中训练，如具有挑战性的地面（鹅卵石或粗糙或泥泞的场地）或在光照不足条件下练习。

（3）在疲劳状态下进行训练，以模拟可能对成绩产生不利影响的情况（例如，在比赛的最后1/4）。

（4）不可预测的干扰，以模拟与其他运动员的触碰。

（5）面对尽可能多的条件和情况，最好先在康复环境中面对困难，而不是在比赛中。

（六）重返竞技运动

16周以后

重返竞技运动的标准：

- 没有动态姿势控制障碍。
- 远近端肢体力量完全恢复，且有良好的运动质量。
- 能够完全参与训练，症状没有任何增加。
- 运动员自我感觉已经准备好了。

在重新参加比赛时，建议使用起预防作用的支具或贴扎，这样可以降低再次损伤的风险，或在再次发生内翻性扭伤时降低损伤的程度。

四、要点

1. CAI是由多种病理因素所导致，因此在踝关节稳定手术后，患者需要多方面的康复锻炼措施。机械、运动和感觉障碍都需要通过全面的术后康复计划加以恢复，以达到最优的效果，并使患者顺利地恢复活动和运动。

2. 预康复能否进一步改善手术效果是一件值得关注的事情。然而，目前该方案强调术后即刻开始早期干预的重要性，并遵循进入下一康复阶段的标准，这样患者会更快地康复。总之，重返运动阶段必须提供足够有挑战性的任务和环境，以达到最优的康复效果，并降低以后再次损伤的风险。

（张　蕾　李　棋　徐桂军　译
赵嘉国　校）

第35章 慢性踝关节不稳定的康复新进展

Romain Terrier，Yves Tourné，Brice Picot，Nicolas Forestier

一、背景

目前慢性踝关节不稳定的康复方法。

（一）踝关节不稳定的康复现状

国际共识建议在处理疼痛、肿胀，以及恢复关节活动度的同时，应早期进行神经肌肉重塑的锻炼。创伤导致的肌肉和本体感觉功能障碍（固定后进一步加重）必须通过感觉运动重塑进行功能性训练来恢复主动的关节保护系统。这就意味着需要加强踝关节周围维持稳定的外翻肌力和踝关节本体感觉。

尽管缺乏标准化康复方案，但绝大多数理疗师使用的方法和工具在其特征上是相似的。传统做法是在非负重的姿势下，由理疗师使用徒手抗阻或使用电刺激装置来加强腓骨肌肉的力量。一些理疗师用弹力带对外翻肌肉进行抗阻训练。在本体感觉恢复训练中，患者在康复治疗师指导下，通过在产生多方向失稳装置上保持平衡来达到训练本体感觉的目的。该系列方法是基于45年前Freeman和他的同事所描述的反射回路优化概念，包括摇摆板、蹦床、泡沫支撑或Dotte秋千等。康复治疗师很少使用单向失稳工具（如Vaast表、propriofoot等）。这里简要介绍的方法和工具很好地展示了大多数急性踝关节扭伤或CAI患者所遵循的神经肌肉康复路径。因此，从复发率的角度来质疑这些方法的效果是恰当的。

（二）传统康复治疗方法的效果如何？

功能性治疗被认为是CAI近20年来最合适的治疗方法。然而众多研究表明，当使用这些最常用的方法进行治疗时，如果以扭伤复发率来评判其效果，却显得有些复杂和微妙。

传统康复方法的分析结果令人非常失望。Herte的研究认为目前的方法对防止踝关节再次扭伤毫无作用，且复发率通常高于30%，甚至可能达到73%。该作者还指出，外侧踝关节扭伤的第一个危险因素就是既往踝关节扭伤史。这意味着在进行康复治疗后，最初的关节保护水平并没有恢复。多项研究报道，20多年来在运动人群中神经肌肉康复治疗后的复发率为70%～80%。一项来自萨瓦大学的研究持续了3年，该研究每年对200多名年轻运动员进行问卷调查，结果显示在没有进行过任何物理治疗和进行过物理治疗的两组，复发率类似（均超过50%）。

最后，Postle等的Meta分析指出，通过不稳定的表面训练本体感觉这一康复手段，尚未被证实对预防踝关节扭伤复发有效。总之，虽然神经肌肉康复是必要的，但我们也必须考虑如何提高并改善康复治疗效果。在本章中，我们将在提高本体感觉敏锐度、加强肌肉力量和神经肌肉重塑等方面的现有科学知识的基础上，尝试制订详细的规范来优化踝关节不稳定的功能康复。常用的方法极其有限的有效性均基于陈旧的理念，并且没有被更新，因此目前特别适合开展此项工作。

二、康复方法的优化

（一）优化踝关节本体感觉训练

1. 为什么将本体感觉康复纳入踝关节不稳定的治疗中 当韧带组织结构损伤时，例如踝关节外侧副韧带的一束或多束损伤，本体感觉就可能受到影响。损伤会造成关节囊-韧带被拉长，从而导致机械感受器的功能减弱。此外，创伤后的

制动（包括严格制动或部分制动）虽然有助于韧带愈合，但也会增加本体感觉的丧失。创伤后早期的痛觉刺激和关节周围水肿，也会导致本体感觉功能减弱。因此，从Freeman等的研究开始，有效地恢复本体感觉功能已成为标准踝关节扭伤康复方案中的重要部分。这就是高质量的本体感觉锻炼对踝关节康复至关重要的原因。

良好而敏锐的本体感觉能使人在任何情况下都能准确地判断自己足踝的位置，且不需要直视观察足踝的位置。特别是在关键阶段如跳跃触地或跑步足跟触地时，良好的本体感觉可以使踝关节很好地适应恰当的位置。中枢神经系统会迅速而准确地将本体感觉与踝关节的运动整合起来，并感知踝关节潜在危险的活动（比如快速的踝内翻），进而迅速做出关节保护反应，比如减少踝关节负荷，同时激活腓骨肌。

高质量的本体感觉信息主动地（前馈）整合到初始的运动指令，从而保护踝关节。例如，当跳跃时如果本体感觉检测到踝关节内翻，就通过整合初始运动指令，在足触地前激活腓骨肌，从而将踝关节调整到中立位且保持其稳定。这种保护性控制的激活是基于可靠且准确的本体感觉数据的整合。

我们很清楚地是踝关节扭伤后本体感觉的恢复是其康复的基本要素。因此我们现在应调查治疗师经常采用的方法是否存在不足之处。

2. 常用的方法缺乏特异性 在以往康复过程中，物理治疗师会使用多种前文提到的方法，来模拟踝关节多向失稳的情况。本体感觉训练建立在踝关节失稳概念的基础上。目前所使用的方法有较大的局限性，主要是由于造成踝关节多向失稳的因素从损伤机制中被去除了。也就是说，后足内、外翻活动，以及前、后足之间的分离活动很少能在评估中被再现。当发生扭伤时，患足不可能出现完全的打软腿。因此，任何潜在的踝关节异常活动中，中足的力偶均可能存在一定的差异，而这种力偶正是本体感觉信号的重要来源，不应被忽略。因此，以前所采用的方法在踝关节本体感觉敏锐度方面缺乏足够的特异性。Kiers等最近的研究结果也证实了这一点。作者使用由肌腱振动（人工肌梭放电）所引起的本体感觉中断来研究不同来源的本体感觉数据。他们的实验与之前的研究结果一致，即在不稳定的多向平面上检测平衡功能时并不能激发踝关节的本体感觉功能。事实上，这些方法所激发的本体感觉信息主要是来自腰椎和前庭。这些数据表明，患者在不稳定平台上姿势平衡能力的改善，实际上并不是踝关节本体感觉功能改善的结果。换言之，患者不需要恢复踝关节本体感觉的敏锐度，就可以在不稳定平面上维持良好的平衡。Bernier和Perrin的结果也证实了这一点，他们观察到，受试者在不稳定平面上进行康复训练，重新位置测试评估时，他们姿势控制的改善与本体感觉灵敏度无关。

综上所述，常规方法缺乏特异性，无法有效提高踝关节本体感觉灵敏度。此外，实验无法在运动中进行测试（如行走、跑步、变向或爬楼梯等），而踝关节扭伤却总是发生在上述这些运动中，这也是这些常用方法的主要局限性。最后，虽然我们建议尽早进行本体感觉训练，但由于康复过程中无法对失稳幅度进行调整，因此患者在功能康复早期就不可能使用这些方法。这也是传统康复方法的另一项不足之处。

3. 如何赋予本体感觉训练所明确需要的特异性？ 本体感觉训练过程应尽可能模拟受伤时的情况，但同时必须确保环境足够安全。这意味着一项必不可少的工作，就是本体感觉训练的优化和有效地发现有可能损伤踝关节的活动。Vanbiervliet指出，机械感受器的自然位置就是发挥生理运动的最佳位置。当踝关节沿距下关节生理轴（Henke轴）出现突然失稳的时候，与沿矢状轴失稳相比，腓骨肌所需的反应时间更短。这一结果强烈地表明，沿着生理轴的信号，通过外周本体感受器对踝关节活动状态判断的提升，来优化感觉运动回路。此外，研究数据证明，单足站立时维持身体平衡会给腓骨肌肉增加一定的负荷，尤其是在Henke轴周围出现失稳。这也引发了较大的争论，即是否需要有针对性地模拟踝关节失稳的情况，来优化踝关节本体感觉的锻炼方案。最终与Kiers等的研究一致，我们的团队（与加拿大魁北克的拉瓦尔大学的GRAME合作，即运动分析与人体工程学研究小组）最近证实，在特殊设计的失稳工具上进行锻炼能够维持平衡。该工具的特征受到后足功能性解剖的启发，通过固定跖骨可以获取踝关节周围的本体感觉信息，并激活腓骨肌。

（二）优化踝关节外翻肌的强化训练

正如本体感觉训练一样，肌肉锻炼也是一种特定过程的训练。这一事实为物理治疗师们所熟知，并且被各种出版物支持，但是大部分都是几十年前的出版物。肌肉锻炼过程的特殊性在于最终的效果会受制于康复过程中锻炼的环境或者对环境的适应。这些环境与多种因素相关。

与其他关节相比，踝关节从肌力训练中会获得更多的活动幅度。如果我们希望腓骨肌能在整个活动幅度内启动一个保护性的外翻力矩，那么我们就应该尽可能以踝关节最大的生理幅度进行训练。

腓骨肌强化训练的目的是，在可能出现踝关节损伤的情况下，这些肌肉能够产生外翻的力量进而有效地保护并稳定踝关节。需要被支撑的负荷相当于患者的体重加上跳跃着地或跑步时足跟触地产生的动能。而低负荷状态下的肌力锻炼不能有效地增加最大力量。因此，腓骨肌强化训练时，在康复治疗的后期至少应该施加与患者体重相等的负荷。

肌肉强化训练特定于肌群的收缩模式。腓骨肌在离心模式（控制踝内翻活动）和向心模式（产生踝外翻活动）时均能保护踝关节避免扭伤。此外，Stauber 研究显示，在相同活动幅度的情况下，离心模式训练对肌肉力量的增加优于向心训练。最近，Collado 等在初次踝关节外侧韧带扭伤患者中进行腓骨肌强化训练，证实了上述原理。因此，所有这些数据表明，在踝关节不稳定的处理上，尤其是那些在负重支撑中表现出踝关节内翻控制障碍（离心）的患者，有必要增加向心强化训练和腓骨肌离心强化训练。

特定姿势下的肌肉强化训练，即完成特定动作，尤其在锻炼过程中从其他动作中转换到所需的姿势和动作。由此结论表明，负重训练时内外翻的锻炼于腓骨肌的强化对有着重要意义。如果患者单足支撑，这种负重训练还具有对抗身体体重的优势。

总之，优化腓骨肌强化训练是踝关节扭伤或 CAI 功能康复的重要部分。为了达到这个目标，物理治疗师必须确保：

（1）通过内翻 / 外翻来训练腓骨肌。

（2）尽可能以关节最大生理活动幅度训练。

（3）对腓骨肌施加足够的负荷进行训练，使其在可能出现外伤的情况下能够产生真正的稳定踝关节的外翻力矩。

（4）腓骨肌向心和离心收缩的整合模式。

（5）在尽可能模拟受伤机制的情况下训练，即负重站姿和尽可能地移动或跳跃着地。

（三）神经肌肉重塑整合

在前文里，我们定义了踝关节本体感觉灵敏度和腓骨肌强化训练优化的主要特征。这两个方面是踝关节功能康复的核心，但并不是目的。事实上，这两方面是重塑神经肌肉并发挥保护关节作用的先决条件，也是相互补充。神经肌肉重塑这个过程包括本体感觉信息输入和运动信息输出，这两部分能够激活强大肌肉系统，最终发展并整合有效保护关节的神经肌肉策略。要做到这一点，患者应该在模拟扭伤机制的状况下训练，但必须保证安全。这些状况必须包括各种运动状态，其困难程度应逐渐增加，并最终接近患者平时的运动需求，比如体育活动。两种有效的踝关节保护策略是：①腓骨肌预激活，防止踝关节内翻时失稳；②体重卸载，避免突然失稳时发生踝扭伤。

1. 腓骨肌的预激活 CAI 患者表现为运动时外翻肌肉激活障碍。事实上，在步态周期中，不稳定踝关节的腓骨肌激活程度小于健康的踝关节。此外，与健康受试者相比，CAI 受试者在跳跃着地时腓骨肌的预激活水平较低（预激活，即在足触地前 100 毫秒时激活）。即便是本体感觉和肌肉力量已经得到满意的恢复后，腓骨肌的这种预激活障碍，也会使患者仍处于CAI 风险中。事实上，腓骨肌预激活（足触地前的激活）是保护踝关节的主要神经肌肉策略。那么，如果中枢神经系统不能及时激活腓骨肌来保护踝关节，为什么还要加强训练有效的外翻力矩呢？

Thonnard 在 1988 年证明，踝关节扭伤只需 30 毫秒，而完成激活腓骨肌的反馈回路需要 60 ～ 70 毫秒。这个反馈回路是指从踝关节失稳开始到腓骨肌肌电信号激活之间的潜伏期，即腓骨肌反应时间（peroneal reaction time，PRT）。Konradsen 报道，在踝关节失稳后约 150 毫秒出现踝外翻力矩。这意味着腓骨肌激活后约需要 80 毫秒来启动保护踝关节的力矩。这种额外的延迟即腓骨肌的电 - 机械延迟（electromechanical delay，EMD），是肌肉激活和产生力量之间必不可少的时间。这些不可避免的事件出现顺序如图 35-1 所示。面对这些发现，通过感觉运动反馈回路激活腓骨肌似乎并不是最佳的关节保护机制。

此外，Thonnard 的研究表明，当执行一些特殊的限制踝关节活动时，如下楼或向下跳，腓骨肌总是在足跟着地前被激活。所以，在足接触地面之前，反馈回路障碍似乎能够被踝关节的稳定所抵消。这种锁定情况是腓骨肌预激活的结果。因此，功能康复应侧重于恢复运动程序的完整性，这些程序将腓骨肌的早期激活纳入踝关节扭伤的各种危险活动中。

如图 35-2 所示，Foresttier 和 Toschi 的研究结果显示，受试者足跟着地前腓骨肌激活的平均时间为 77 毫秒。这些受试者穿着能导致后足失稳的靴子行走，这种靴子会使受试者的踝关节处于内翻失稳状态。然而腓骨肌的预激活可以在足跟触地前消除关节失稳，因此受试者能够正常行走。事实上，为了达到这一点，腓骨肌预激活的开始时间应该与其 EMD 时间一致，即 75 ～ 80 毫秒。在足跟触地前，腓骨肌预激活能提供后足稳定，而不需要改变行走模式，这是因为腓骨肌力和负荷同时产生。因此，在安全的环境中模拟失稳的损伤机制能刺激腓骨肌预激活。近期，美国弗吉尼亚大学的 Pr Hertel 团队也验证了 Forestier 和 Toschi 的研究结果。

值得注意的是，如果后足发生非常明显的失稳情况（如足踏在人行道的路边石上），尽管 80 毫秒的预激活时间允许在足跟触地的同时产生踝外翻肌收缩，但此种情况却不足以防止后足失稳。然而，这种腓骨肌预激活可通过增加肌肉刚度，缩短腓骨肌反应时间和 EMD 时间。

鉴于上述发现，我们有理由提出一个重要的问题，即无论运动的性质和速度如何（跑步、横向跳跃、跳跃着陆等），中枢神经系统在足跟触地之前 80 毫秒，如何将腓骨肌激活顺序整合到初始运动程序？这个问题的答案在于中枢神经系统有预判能力。中枢神经系统通过有效的记忆拷贝（即复制初级运动皮质产生的运动指令，并传递到其他皮质区域和小脑），能够预测未来动作的感知后果，并主动完善他们（即前馈）。Schmidt 广泛地描述了有效记忆拷贝的概念，这是内部模型理论中主要的神经生理学理论支柱。

具体来说，大跨步行走这一动作产生的运动指令，可使中枢神经系统能够预测足着地的时间

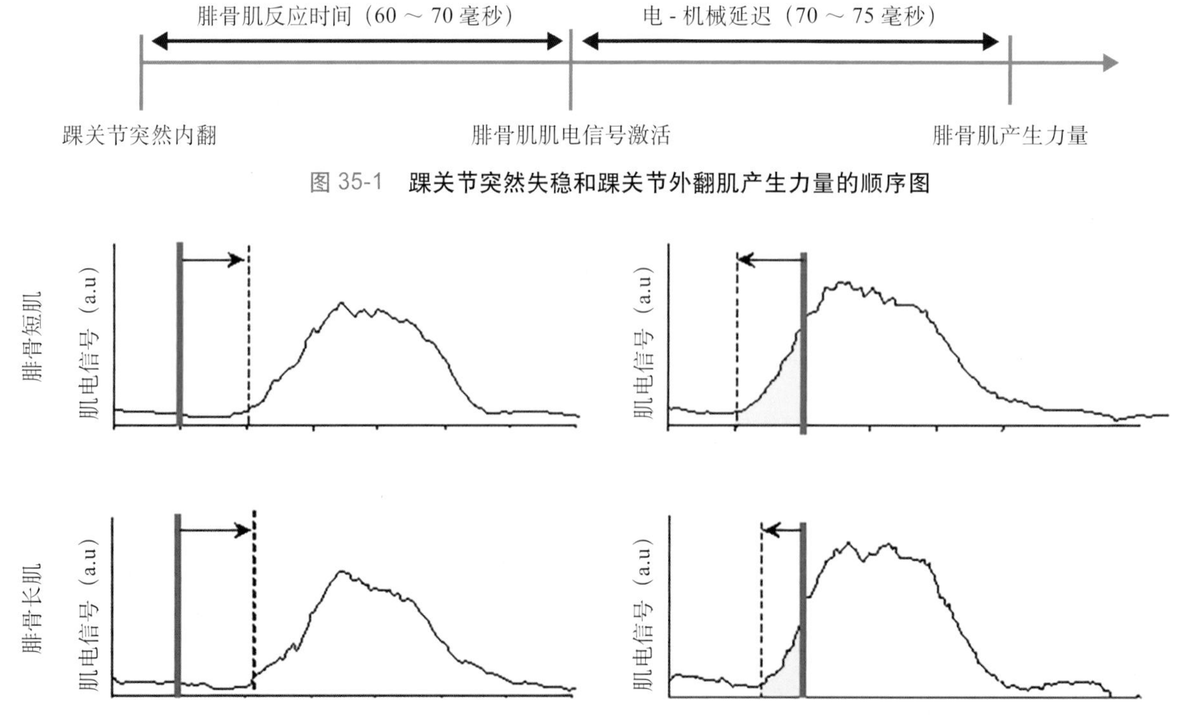

图 35-1 踝关节突然失稳和踝关节外翻肌产生力量的顺序图

图 35-2 采用可导致后足失稳靴子行走时，腓骨肌预激活的图示。左图：正常行走；右图：后足失稳状态下行走；上图：腓骨短肌活动；下图：腓骨长肌活动。垂直红线表示足跟触地的时间点；黑色虚线表示腓骨肌激活时间点（引自 Forestier and Toschi）

并主动整合，在足跟触地前约 80 毫秒主动地发出腓骨肌预激活指令（即在任何来自潜在踝关节失稳的感觉反馈之前）。此外，中枢神经系统还依靠感觉信息的整合，来确定这种预激活对关节保护是否有必要。这些数据对确定踝关节扭伤的潜在危险很有价值，它们既可以是视觉的（例如，不稳定的地面、树根、碎石）也可以是本体感觉（例如，在足离地时会出现踝关节内翻）。从上述讨论的角度来说，本体感觉的恢复是功能性康复的一个主要挑战。

总之，在踝关节功能康复中，一定要让腓骨肌力量恢复到满意的程度。同时，本体感觉灵敏度的恢复对于感觉整合也至关重要，感觉整合可以检测到危险情况，例如足触地前踝关节处于内翻位。这些感觉的输入可以训练保护关节的前馈运动整合，如腓骨肌的预激活。为了恢复腓骨肌预激活的能力，需要进行神经 - 肌肉重塑训练，具体特点如下。

（1）尽可能模拟踝关节受伤（内翻）时的后足失稳情况。

（2）通过完成几个步骤以及连续跳跃等，患者在运动中动态练习。事实上，行为神经科学已经反复证明，单一活动中（离散的，如单纯的跳跃）的运动整合与连续活动中（如跳跃后再跑）的运动整合有很大的不同。但是踝关节扭伤一般发生在连续活动中，如跑步（连续的大步走）或行走时变向等。理想情况下，依赖于腓骨肌预激活的重塑能力应该在持续、失稳的动态练习中加强，如步行、跑步或横向跳跃等。其中，患者后足下方的失稳装置看起来是非常重要的。

（3）在康复的早期阶段患者就开始训练肌肉预激活能力。换句话说，患者应该以动态、约束较少的模式下锻炼，例如首先进行行走训练（同时确保产生了腓骨肌预激活，如此便意味着可使踝关节失稳）。

（4）患者在各种动态活动中训练腓骨肌预激活能力，来适应康复的进展期。换句话说，康复必须涵盖患者经常面临的所有情况，因此训练应该从早期步行开始，逐渐到患者最需要参加的运动（根据他们需要进行的体育活动）。

2. *体重卸载策略*　我们必须牢记，踝关节内翻是一种生理运动，因此即使幅度很大也不会造成损伤。大幅度的踝内翻和体重负荷两者的结合才造成了损伤。考虑到这一点，Schmitt 等提出，在踝内翻突然失稳的情况下受伤风险的临界时刻对应于失稳后的最大负荷。这些作者们还提出，腓骨肌肌电信号的激活与上述临界时刻之间的延迟（尽管他们没有实际计算数值）对于在突然失稳情况下评估外翻肌积极保护踝关节的能力非常有意义。换句话说，如果这种延迟长于腓骨肌肌电信号的激活（肌肉激活和力量产生之间的延迟，见图 35-1），那么腓骨肌能够在受伤关键时刻主动稳定住失稳的踝关节。

为了解决这个关键问题，我们团队开展了一项研究来测量踝关节突然内翻后腓骨肌激活和最大负荷之间的延迟时间。此研究的必要前提是尽可能模拟受伤机制，从而来复制这种突然的失稳。为了做到这一点，受试者在设备上单足站立，这个设备通过一个由电磁铁控制的连接器，在距下关节激发突然的踝内翻。研究中必须确保产生的内翻速度接近踝扭伤时的真实受伤机制。为此，我们可参考 Fong 等和 Kristianslund 等最近的数据，他们报道了真实踝关节扭伤时的内翻速度峰值分别约为每秒 623° 和每秒 559°。

对于内翻速度峰值高于每秒 550° 的测试，我们计算了腓骨肌激活和失稳支撑最大载荷之间的时间（即临界时刻）。从该分析中可以清楚地看出，这个延迟时间（平均为 90 毫秒）始终长于腓骨肌的电 - 机械延迟时间即 75 毫秒。该结果有力地表明，腓骨肌有能力在踝关节突然内翻时积极保护踝关节，这使我们能够理解，在发生突然失稳的情况下，踝关节扭伤是可以避免的。然而，我们必须了解制订哪些训练策略来确保肌肉激活和最大负荷之间有足够的延迟。

在之前提出的研究中，对垂直应力概述分析强调了卸载策略的系统应用。卸载踝关节负荷可以延迟临界时刻（即载荷峰值）的到来。Konradsen 最先阐述了这种缓解机制可能在踝关节突然内翻时，发挥了保护踝关节的关键作用。他甚至认为卸载可能是自主行为的结果，是对踝关节失稳的整体反应。同样地，Santos 和 Liu 分析了踝关节未受伤的受试者对其小腿外侧间室施加伤害性刺激时的姿势反应。值得注意的是，只有在疼痛刺激时患者的踝关节处于内翻状态时，才会发生卸载负荷的反应。这些卸载负荷的反应是髋 - 膝 - 踝三个关节同时屈曲的结果。同样的刺激作用于同样的受试者，此时他们的踝关节处于中立位置，但是没有诱导出任何姿势反应。尽管上述研究是通过实验获得的，并没有重现踝关节扭伤机制，但这项结果是支持卸载策略作为一种保护踝关节的自主方法的有力论据。

如果结果显示，康复能够优化卸载策略的应用，那么这个知识点对康复治疗师来说就值得关注了。Konradsen 提出这个观点，他认为卸载策略作为“主动的肌肉防御机制，以应对突然踝关节失稳，很可能对训练做出积极的反应”。此外，Santos 等报道，当伤害性刺激应用于受试者的小腿外侧间室时，卸载策略在踝关节处于内翻状态时出现了更大的幅度；与健康受试者相比，在 CAI 受试者中卸载策略生效更快。作者将这一结果解释为一种学习现象的表达，这种现象来自于经常发生的现实生活情景，即 CAI 受试者在反复发生踝关节失稳事件中所遭受的情况。

最后，现有的科学数据使我们可以认为卸载策略是一种有效的踝关节保护机制。当踝关节稳定性存在缺陷时，这也是最后的防御措施。此外，这些积极的关节保护策略的使用也可以通过训练来优化，这给康复治疗师提供了康复方案的实践视角。在这方面最相关的训练是，在康复的最后阶段且所有其他的康复目标已经达成，在确保环境安全的情况下，让患者处于模拟受伤机制的情况。具体而言，以相当于踝关节受伤时的速度，产生突然的踝内翻，同时提供机械保护，防止患者反应不足时发生损伤（安全的环境）。

（四）Myolux™ 概念的介绍

先前制定的踝关节不稳定神经肌肉康复的优化方案，代表了我们团队的实际规范，我们的目的是提供更有效的替代方案。在这些规范的基础上，我们进行了反思，从而开发出了 Myolux™ 的概念。图 35-3 显示了负责功能康复的专业人员目前可以使用的设备。

一方面，Myolux Medik e-volution 配备了后足关节架，这种装备受后足功能解剖学（Henke 轴）启发：距骨是固定的，在内翻或外翻中产生失稳。我们还安装了惯性测量单元，并开发了一种特定软件，允许在非负重和负重（图 35-4）条件下进行本体感觉损伤评估（即位置觉）及特定刺激和演化。

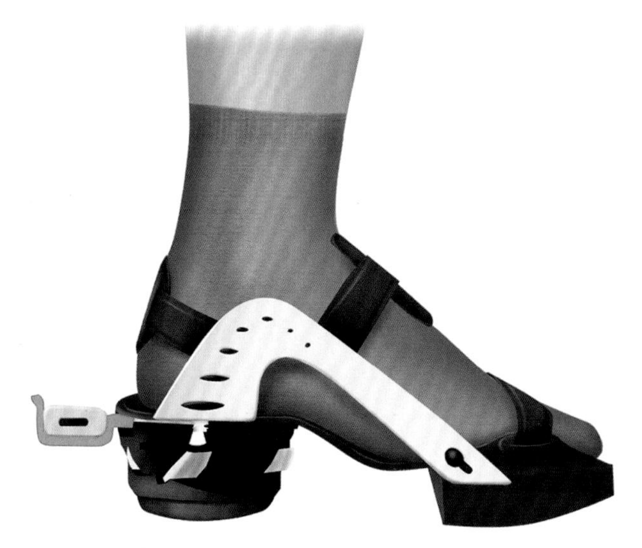

图 35-3 Myolux Medik e-volution 图

设置后足不同失稳幅度和前足稳定或失稳的状态（可选的跖骨支撑固定）允许在受伤处理过程中增加训练难度。这种装置允许康复专业人员去优化本体感觉训练。踝关节是肌肉系统能够控制失稳的唯一关节，因此该装置可对踝关节进行特定和有针对性的训练。我们的团队（来自加拿大魁北克的拉瓦尔大学运动分析与人体工程学研究组 GRAME）与 Kiers 等的合作研究最近证明，这种失稳装置上的平衡训练尤其能够唤起踝关节周围本体感觉信息，其目的是腓骨肌激活。

Myolux Medik e-volution 也优化外翻肌力的评估和加强，因为在渐进式康复训练后期，允许踝关节以最大生理幅度、向心和离心模式进行针对性负重锻炼。有研究也证明这种方案优于徒手肌肉抗阻训练或电刺激。此外，我们团队为外翻肌力评估确定了功能参数。患者只需在负重条件下控制踝关节内翻，而不超过 60°/s 的阈值即可（图 35-5）。Myolux Medik e-volution 软件通过如图 35-6 所示的直观界面，允许本体感觉和外翻性能的评估和随访。

最后，在动态中训练为腓骨肌预激活的产生和自动化策略提供了可能性。此外，在增加负重、外翻肌强化训练过程中由肌肉疲劳所导致的突然失稳，或治疗师手法所导致失稳，能够产生与真实踝扭伤角速度峰值相类似的踝内翻。这种在安全环境中模拟真实踝扭伤运动学特征（包括轨迹和速度）的能力使患者能够训练踝关节卸载策略。

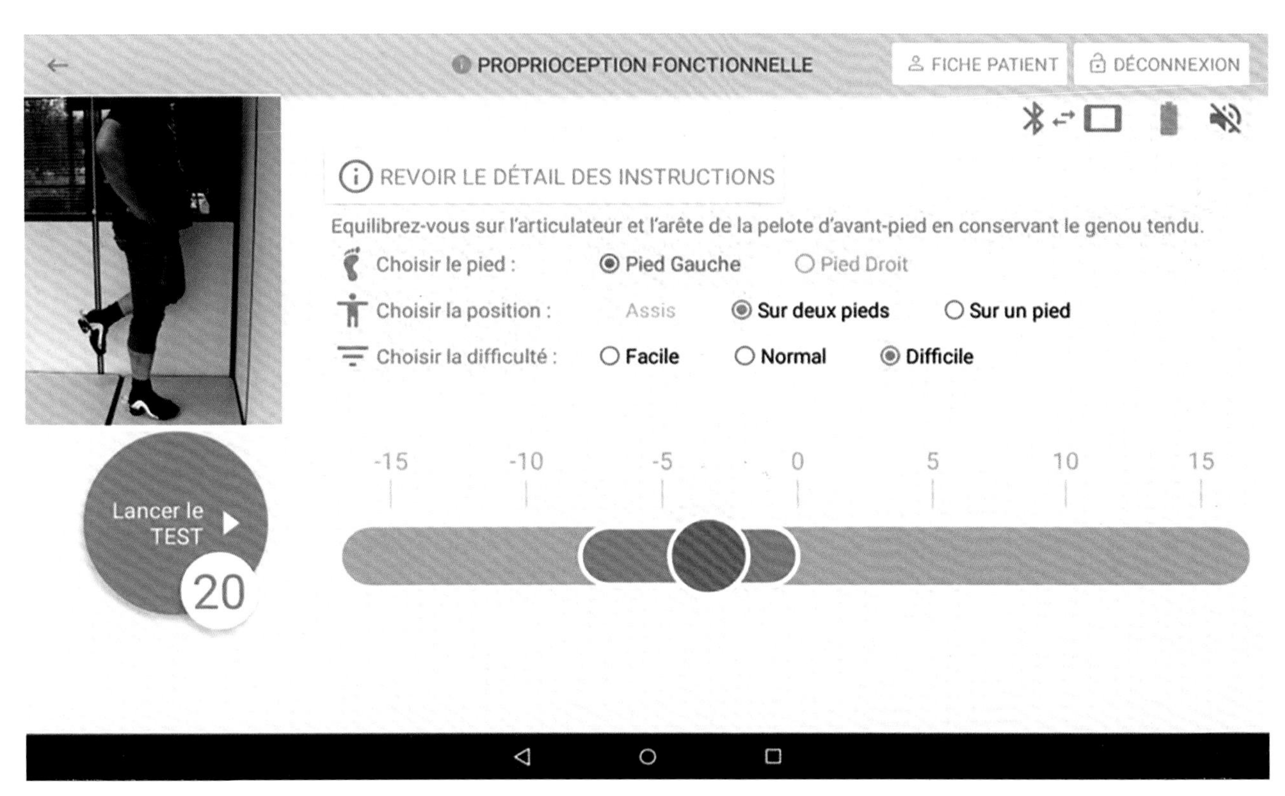

图 35-4　使用 Myolux Medik e-volution 设备进行踝关节本体感觉评估和刺激。患者必须将代表后足位置的橙色球保持在绿色区域内

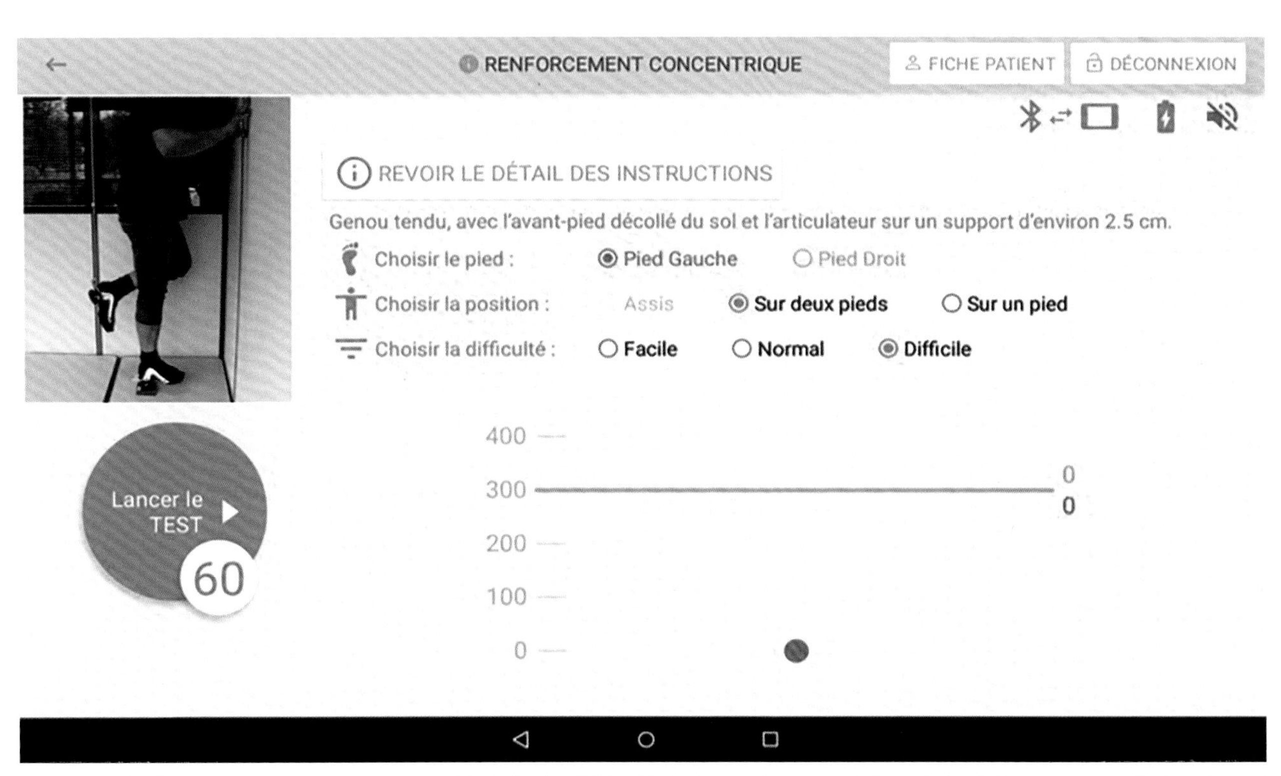

图 35-5　使用 Myolux Medik e-volution 设备评估和刺激踝关节外翻离心力。患者必须在负重状态下控制踝关节内翻，保持角速度低于 60° /s

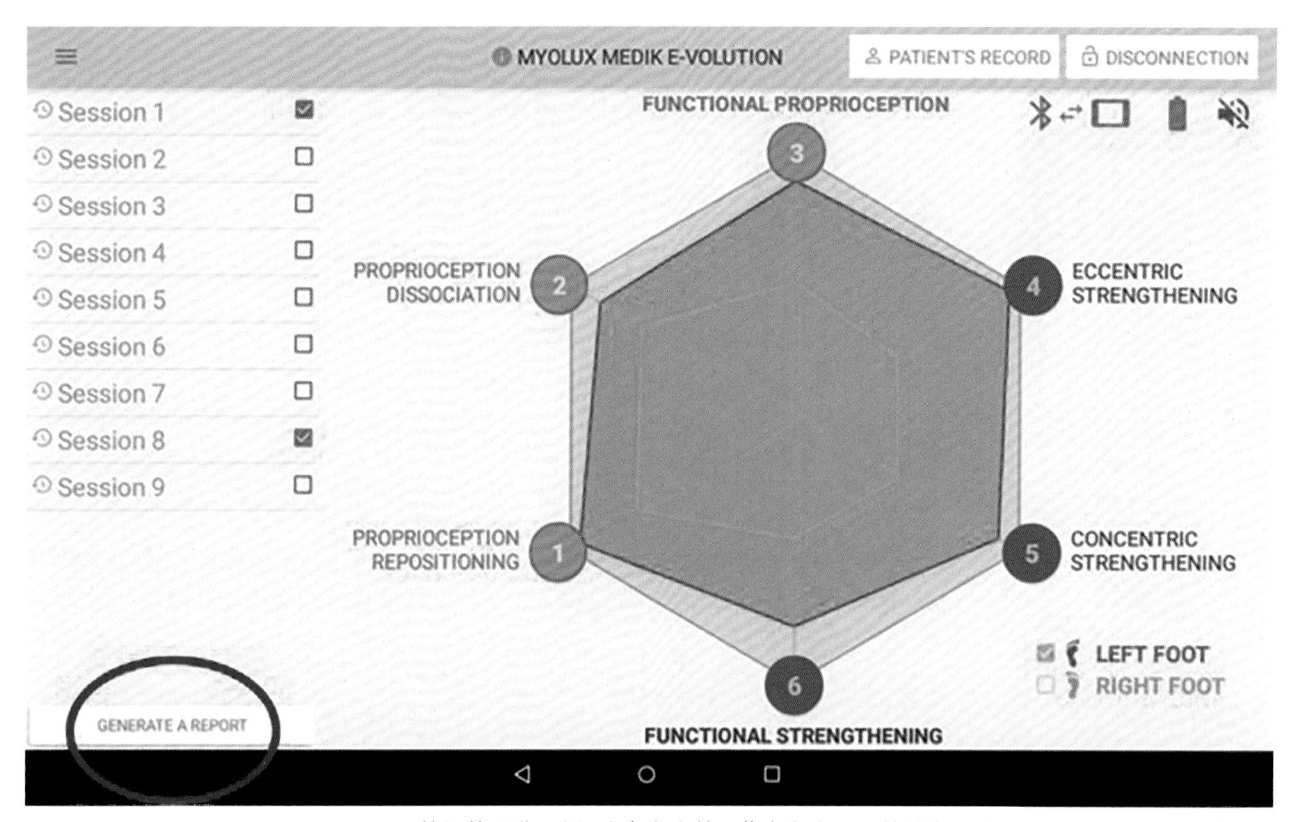

图 35-6 Myolux Medik e-Revolution 的评估屏幕示例。该患者在第 1 节中存在明显的外翻肌力不足（4-5-6），在第 8 节中，肌力明显改善

上述功能使 Myolux™ 设备及其相关康复方案能够优化踝关节不稳定的治疗。一项初步的临床研究报道，受试者们进行了 10 节康复治疗后，18 个月后踝扭伤复发率为 12%。而在每月进行一次强化治疗的人群中，复发率降至 3%。这些结果远低于在文献中报道并在本章引言中提到的踝扭伤复发率。基于上述结果，我们认为踝关节主动保护常规训练的意义必须被看到。正是基于这种理念，Myolux Soft 被开发来供患者独立使用（图 35-7）。

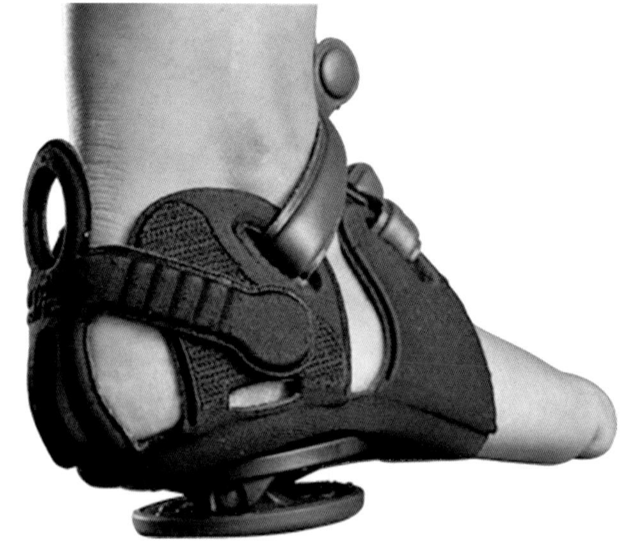

图 35-7 Myolux Soft™ 设备示意图

目前这项工作与美国弗吉尼亚大学 Hertel 教授的团队合作并正进行一项多中心的、随机、对照临床研究。

（五）踝关节运动控制评估

现有证据表明，动态姿势控制测试（星形偏移平衡测试、Y 形偏移平衡测试）被越来越多地用于评估下肢运动控制和恢复情况。此测试很容易在场地上实施，数据收集（足触及的距离用下肢长度的百分比来表示）也无须任何特殊材料。然而，正如我们所强调的，该测试并非特定于某个关节。我们的团队研究表明，当患者佩戴改良的设备时，患者在 Y 形偏移平衡测试的表现可以展现出他们特定的踝关节运动控制障碍。这种设备由特殊的后足失稳装置组成（图 35-8）。我们已经证明 82% 下肢长度的阈值，能够将健康受试者与 CAI 患者区分开。我们团队强烈建议使用这一有价值且易于实施的测试来评估康复过程中的踝关节运动控制表现。

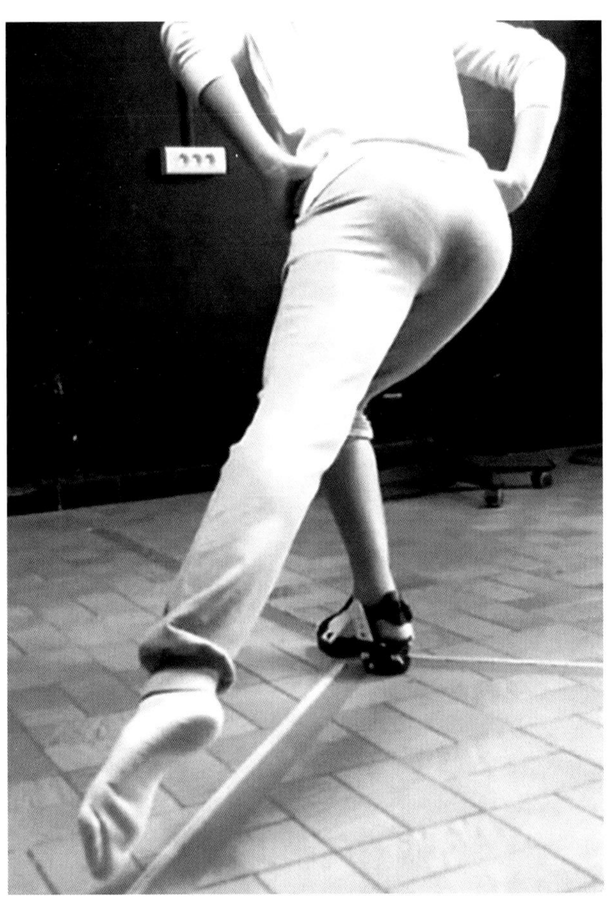

图 35-8　改良的 Y 形偏移平衡测试的设备。被测试的右踝关节安装特定的后足生理失稳装置（此处为 Myolux™ 装置）

三、踝关节韧带成形术后康复的建议

我们的团队提出了针对韧带成形术后踝关节不稳定的康复方案。如图 35-9 所示，固定 30 天（严格的固定，然后使用可移除的石膏部分负重）以促进组织愈合后，建议进行 6 周的积极康复训练。该过程可分为 3 个阶段，每个阶段 15 天。

如图 35-9 所示，循序渐进的康复非常重要，每个阶段都有具体的康复目标。在第一阶段，皮肤护理和镇痛是主要关注点。此阶段主要进行腓肠肌拉伸和肌肉“被动”运动（即电刺激），也可能实施与肌腱振动相关本体感觉刺激。在第二阶段，恢复本体感觉敏感度是主要目标。第三阶段是恢复近端和远端肌肉功能。在第二阶段末期评估本体感觉敏感度，在第三阶段末期评估踝关节外翻肌的肌力，这两点很重要。本章上文提到了容易操作的功能评估流程。此外，我们强烈推荐通过改良（不稳定）Y 形偏移平衡测试来评估动态姿势控制的表现，并将其作为决定患者“回归运动”与否的标准。

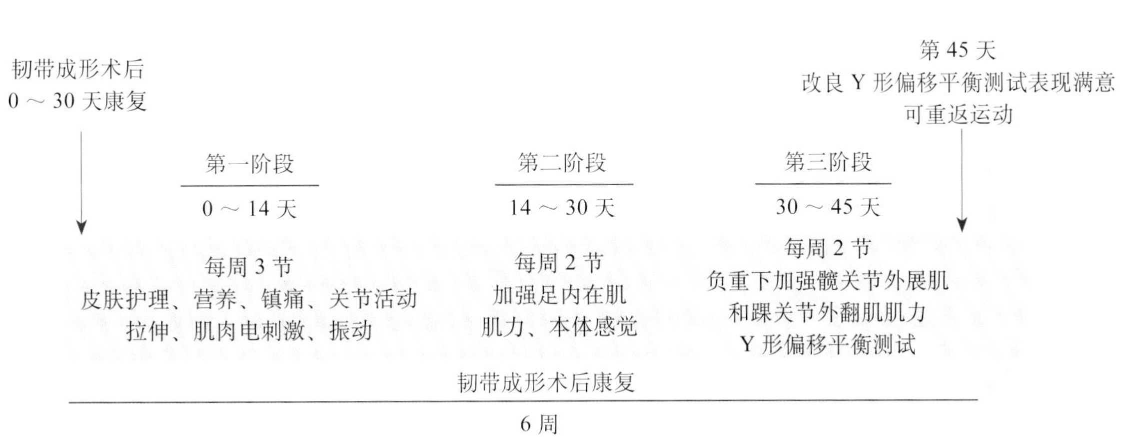

图 35-9　踝关节韧带成形术后康复主要阶段示意图

（左京京　李　棋　译
赵嘉国　徐桂军　张明珠　校）

4

第四部分　与踝关节不稳定相关的其他方面

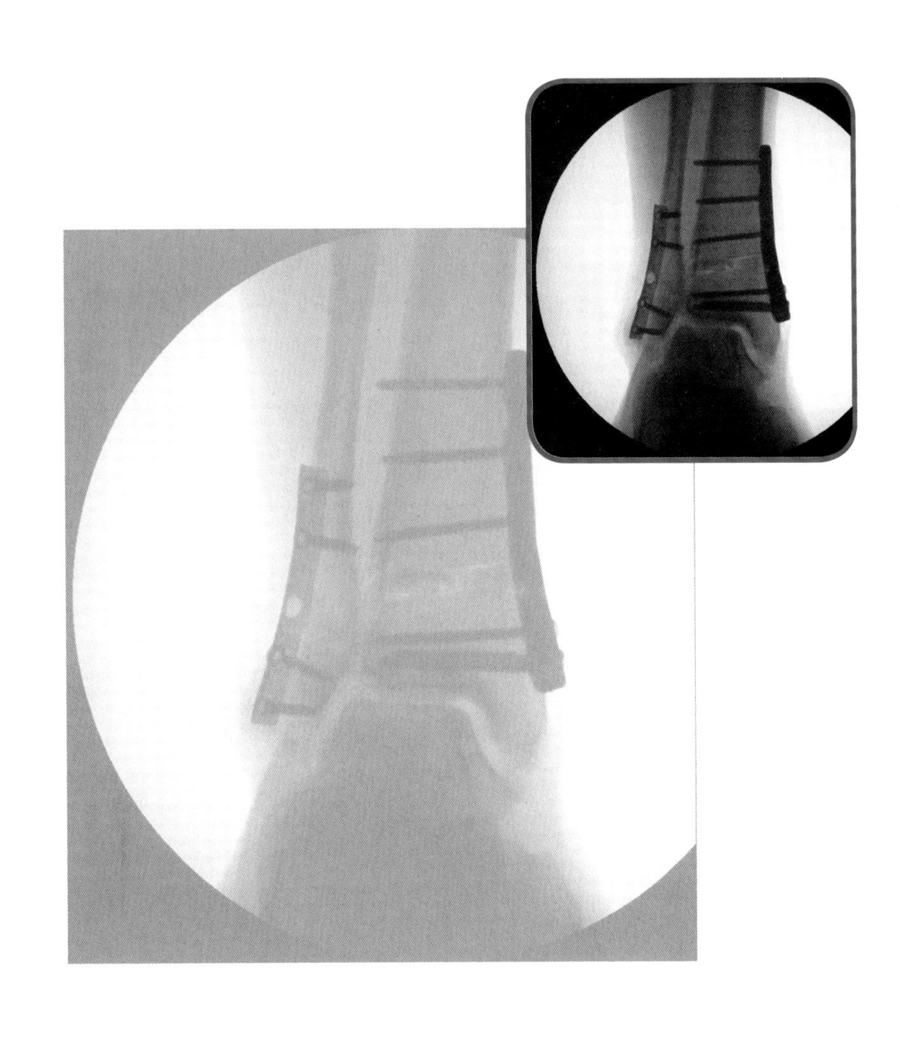

第 36 章
踝关节不稳定与下肢力线

Jorge Pablo Batista，Hélder Pereira

踝关节外侧韧带复合体损伤是最常见的运动相关损伤之一。一般来说，通过康复方案和药物治疗，外侧韧带损伤预后良好；然而，近 30% 的患者会出现慢性外侧不稳定的后遗症。

Hawkins 在 1987 年首次描述了关节镜在踝关节韧带修复中的应用。

在过去的 15 年中，有许多技术可对 CAI 患者的踝关节外侧副韧带进行手术修复或重建。

切开、镜下或经皮手术已在世界各地普及。然而，直接韧带修复或重建通常不与踝下或踝上截骨术相结合使用。

手术治疗有症状的 CAI 可以选择不同的技术：解剖修复、解剖重建和非解剖手术。Broström 术是外侧韧带的经典修复术式，在某些情况下与 Gould 手术联合使用，Gould 手术是 IER 加强术。这些技术（解剖修复）仍然被认为是治疗存在症状 CAI 的金标准。尽管改良 Broström 术被广泛用于 CAI 的手术治疗，但随着这种韧带直接修复手术经验的积累，学者们也提出一些禁忌证，包括既往手术失败、长期存在的踝关节不稳定、全身韧带松弛或超重。许多外科医师建议对踝关节外侧韧带明显变薄或初次手术失败的 CAI 患者，使用同种异体肌腱或自体肌腱重建踝关节外侧韧带，并指出单纯直接韧带修复预期效果不佳。

最近，几位作者报道了关节镜辅助外侧副韧带修复的良好效果，他们中的大多数人也试图通过使用 IER 来加强修复，但也发现在技术的角度上，操作很困难，并且增加了手术时间。

还有一个问题是，使用 IER 加强修复并不是严格意义上的解剖修复，它的跟骨附着点比 CFL 的跟骨附着点靠前约 10 mm，可能会限制踝关节的跖屈活动。因此，使用 IER 加强外侧副韧带修复的必要性值得商榷。

腓浅神经相关并发症在踝关节镜手术和经皮手术中均有报道。

腓浅神经或腓肠神经的神经炎，以及突出的锚结或缝合结引起的疼痛或不适是经皮重建术中最常见的并发症。

众所周知，这些技术在踝关节不稳定患者中取得了良好的效果。但是，对于许多与创伤和特发性高弓内翻畸形相关的严重 CAI 患者，非手术治疗和支具矫正治疗并没有取得可接受的效果。

在这些情况下，如果匹配异常得不到矫正，即使修复韧带，患者也会发展为踝关节炎（osteoarthritis，OA）。问题在于，与髋或膝关节终末期退行性骨关节炎患者相比，这些创伤后骨关节炎和特发性高弓内翻畸形的患者通常活动良好且年轻。这些下肢畸形合并 CAI 患者的最佳治疗方案是通过镜下手术治疗韧带损伤结合保关节手术。这些手术包括关节清理术、骨软骨表面置换术和矫正截骨术（踝上或踝下截骨术），以避免将来进行踝关节融合术或全踝关节置换术等牺牲关节的手术。

Valderrabano 等对 33 例踝关节韧带损伤后 OA 患者进行了病因学、临床和影像学评估。大多数患者（85%）有踝关节外侧韧带损伤，15% 有内侧或内外侧韧带损伤。韧带损伤发展为终末期踝关节 OA 的平均时间是 34.3 年。在这项研究中，运动中的踝关节外侧扭伤是导致创伤性踝关节 OA 的主要原因，并伴有明显的后足内翻。

踝上或踝下截骨术用于矫正成人下肢、踝关节和后足畸形，以延长踝关节的寿命，避免踝关节融合或置换。这些手术旨在重新调整下肢力线，并重新分配踝关节的载荷，从而改善下肢的生物力学。

一、踝上截骨术

该手术用于矫正踝关节上方或下方的畸形，以及与关节内内翻或外翻畸形相关的踝关节病（图 36-1）。当患者站立时，踝关节的受力中心在内翻时会发生内移，外翻时则外移。关节内的受力则会通过小腿三头肌的作用而被放大。内翻畸形患者的胫骨后肌和小腿三头肌可能成为内翻肌，外翻畸形患者的小腿三头肌可能成为外翻肌，从而对后足施加额外的致畸力量。

对于胫骨或后足内翻畸形的患者，可以使用截骨术纠正力线不良并防止退行性变的发展；对于踝关节骨关节炎的患者，可以改变关节受力，并将载荷转移到正常的关节软骨。

踝上截骨术的目的是在冠状面和矢状面上使下肢负重轴位于胫距关节和距下关节的中心，以便调整后足力线，并改善小腿三头肌力量的方向。踝上截骨术也是矫正反复出现的 CAI 或先天性胫骨远端内翻相关的关节内内翻畸形非常有价值的辅助手段（表 36-1）。

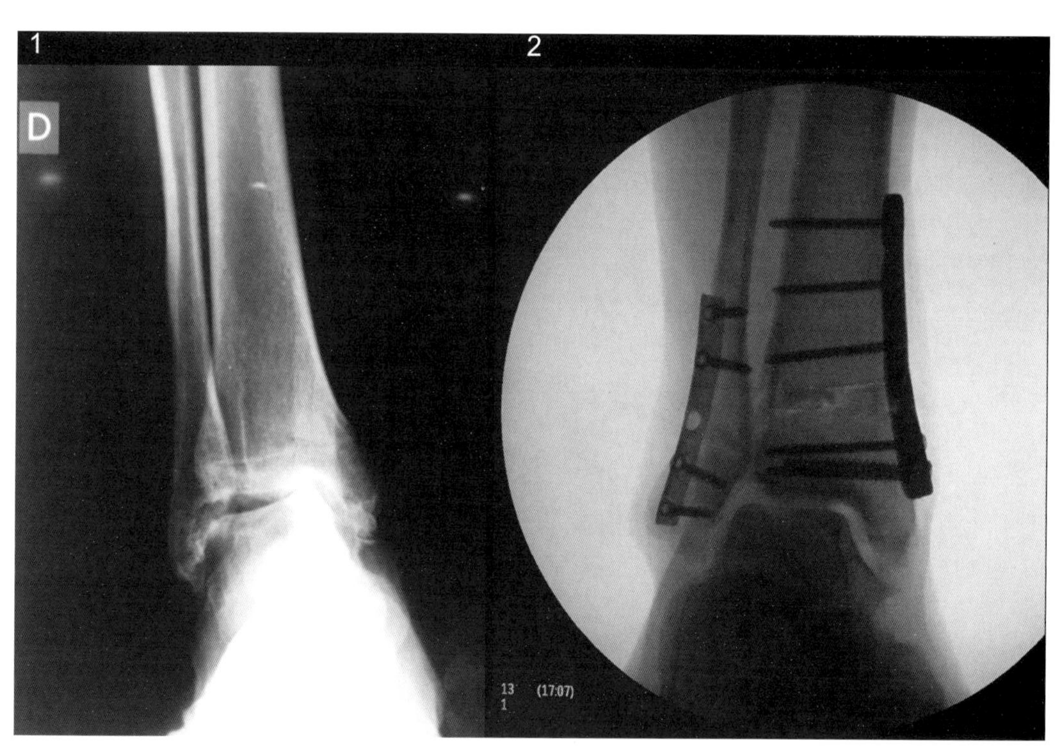

图 36-1　踝上胫腓骨截骨患者的术前和术后正位 X 线片

表 36-1　踝上截骨术的适应证与禁忌证

适应证	禁忌证
● 非对称性踝关节内翻或外翻，且累及的胫距关节面未超过 50% 的踝关节炎，或胫距关节面未受累	**绝对禁忌证**
● 胫距关节内侧或外侧骨软骨损伤	● 严重踝关节炎，胫距关节面累及范围≥ 50%
● 骺生长停滞	● 严重的后足不稳定
● 自身免疫性关节病	● 急性 / 慢性感染
● 胫骨骨折畸形愈合	● 严重的血管功能障碍
● 全踝关节置换前的力线矫正	● 严重的神经功能障碍
● 胫距关节融合后畸形愈合	● 神经性疾病
● 残留的瘫痪性畸形	**相对禁忌证**
● 先天性马蹄内翻足后遗症	● 患者依从性差

续表

适应证	禁忌证
● 血友病性关节病	● 老年患者 ● 中重度骨质疏松 ● 吸烟 ● DVT ● 慢性皮肤病或软组织缺损

（一）适应证

CAI 患者踝上截骨的主要适应证：有症状的不稳定合并非对称性踝关节内翻，同时无踝关节炎或退变不超过胫距关节面 50% 的踝关节炎。

在治疗终末期踝关节炎时，踝上截骨也可用于踝关节置换或融合术的力线矫正。

（二）禁忌证

未进行韧带修复或重建的后足不稳定是绝对禁忌证。换句话说，如果我们计划对后足不稳定的患者进行踝上截骨术，就必须修复或重建外侧韧带。

患肢严重血管和神经功能障碍、炎性疾病、神经关节病、急性或慢性踝关节感染是绝对禁忌证。患者＞ 65 岁和吸烟是踝上截骨术的相对禁忌证。

二、踝下截骨术

对于有症状的足部和踝关节力线异常的患者，跟骨截骨在恢复后足生物力学方面起着重要作用（图 36-2）。通过跟骨体进行的截骨不仅重新调整跟骨后结节的位置，还纠正了跟腱的拉力方向，使其成为矫正力，而不是致畸力。

不同类型的后方跟骨截骨术用于矫正跟骨力线。跟骨截骨术是一种关节外手术，用于矫正高弓内翻畸形和平足外翻畸形，通常通过外侧入路进行。

这种手术的并发症很少见，但伤口裂开、延迟愈合，以及截骨部位的软组织或腓骨肌腱纤维化可能会发生，且已有报道。20 世纪 50 年代，Dwyer 普及了跟骨截骨术，用于纠正高弓内翻足的力线。最初的描述是外侧闭合楔形截骨，矫正足至中立或外翻位。楔形骨块尽量向近端接近后关节面。

有症状的足踝力线异常的患者可通过跟骨截骨术缓解症状，该截骨术可以改善和恢复后足生

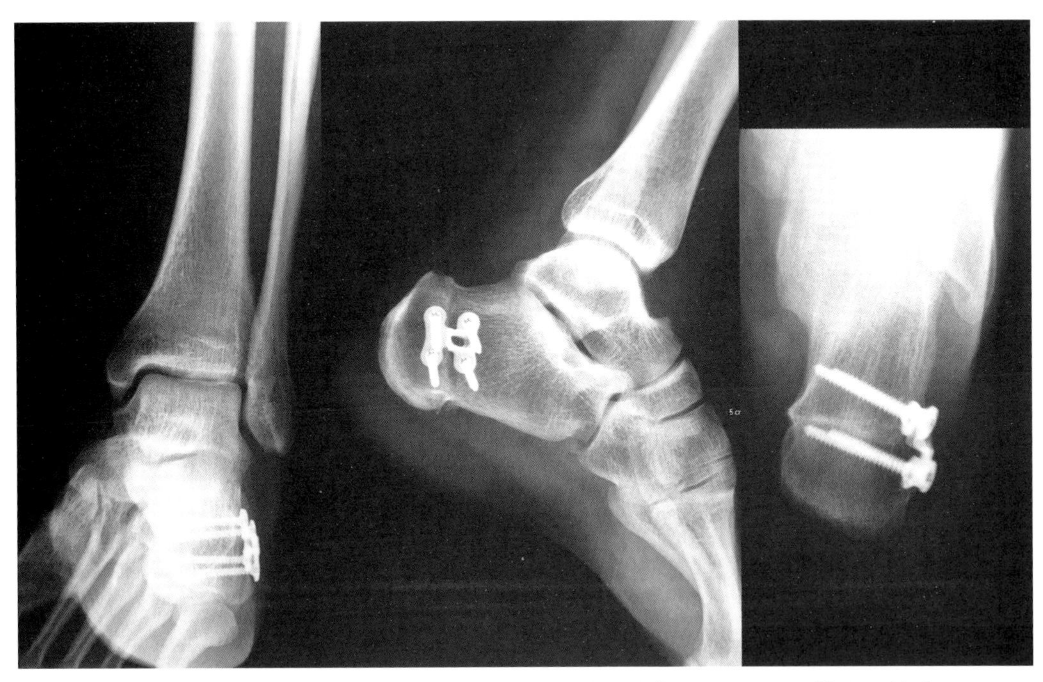

图 36-2 踝下（跟骨）截骨台阶钢板固定后的踝关节正侧位和跟骨轴位 X 线片

物力学。

在大多数情况下，切开或关节镜技术进行闭合楔形截骨术（Dwyer）或单平面平移截骨术（滑移截骨术），与前踝关节镜手术联合应用，用于治疗关节内相关病变，但不修复或重建损伤的韧带（表 36-2）。

（一）适应证

跟骨矫正截骨术的主要适应证：跟骨力线异常且距下关节柔软，所导致的高弓内翻足或扁平外翻足畸形。

对于 CAI 患者，建议采用关节镜或切开手术修复损伤的韧带。

（二）禁忌证

跟骨截骨术的主要禁忌证是已存在距下关节炎。对于距下关节炎，距下关节融合术可以减轻疼痛，也可以避免关节外截骨术。

相对禁忌证包括吸烟、糖尿病、周围血管疾病、肥胖和皮肤条件差等。

三、镜下 ATFL 修复联合踝上 / 踝下截骨术

CAI 已被认为是发生踝关节炎的一个病因。长期踝关节不匹配或不稳定可能会增加踝关节接触应力，超过踝关节自我修复或适应的能力。跟骨或胫骨远端过度内翻或外翻改变关节接触特征和踝关节水平的韧带张力，因此可能导致踝关节炎（图 36-1）。

1986 年，Morscher 发表了为数不多的几篇文章之一，其中他根据 Dwyer 的观点，建议对旋后型损伤后伴有病理性跟骨内翻而非生理性跟骨外翻的 CAI 患者，进行下胫腓联合成形术和跟骨截骨术。

根据下肢畸形情况，镜下踝关节外侧韧带修复联合踝上或踝下截骨术可提供非常好的患者满意率。

积极的结果包括完全恢复以前的日常活动，在一些情况下，恢复体育活动。这种联合手术旨在恢复足够的稳定性，并纠正严重踝关节外侧韧带损伤和力线不良 / 畸形患者的高弓内翻畸形。上述情况仅采用直接韧带修复的效果较差（表 36-3）。

（一）适应证

这种联合手术的适应证：创伤后和（或）特发性高弓内翻畸形的严重 CAI，且经非手术治疗或支具治疗无效的患者。

表 36-2　踝下截骨术（Dwyer/ 外侧跟骨滑移截骨术）的适应证和禁忌证

适应证	禁忌证
• 高弓内翻足	**绝对禁忌证**
• 扁平外翻足	• 严重踝关节炎，胫距关节软骨损伤累及范围＞ 50%
	• 距下关节炎
	• 不可复性后足不稳定
• 胫距关节内侧或外侧骨软骨损伤	• 特发性或创伤后的胫骨远端内翻
• 踝关节炎，且胫距关节软骨损伤累及范围＜ 50%	• 急性 / 慢性感染
• 严重慢性踝关节不稳	• 严重的血管功能障碍
• 踝关节不稳手术失败	• 严重的神经功能障碍
	• 神经性疾病
• 残留的瘫痪性畸形	**相对禁忌证**
	• 患者依从性差
	• 老年患者（＞ 65 ～ 70 岁）
	• 中重度骨质疏松
	• 吸烟
	• DVT
	• 慢性皮肤病或软组织缺损

表 36-3　镜下 ATFL 修复联合踝下截骨术（Dwyer/ 外侧跟骨滑移截骨术）的适应证和禁忌证

适应证	禁忌证
● 高弓内翻足（后足畸形）	绝对禁忌证
● 中重度 CAI	● 严重踝关节炎，胫距关节面软骨损伤累及范围 > 50%
	● 距下关节炎
	● 不可复性后足不稳定
● 胫距关节内侧或外侧骨软骨损伤	● 特发性或创伤后的胫骨远端内翻
● 非手术治疗或支具矫正治疗失败	● 急性 / 慢性感染
● 踝关节炎，且胫距关节软骨损伤累及范围 < 50%	● 严重的血管功能障碍
● 踝关节不稳手术失败	● 严重的神经功能障碍
	● 神经性疾病
	相对禁忌证
	● 患者依从性差
	● 老年患者（> 65 ～ 70 岁）
	● 中重度骨质疏松
	● 吸烟
	● DVT
	● 慢性皮肤病或软组织缺损

（二）禁忌证

绝对禁忌证：距下关节炎。相对禁忌证：不可复性后足不稳定、深部或浅部感染、下肢神经血管功能障碍、Charcot 关节病、严重骨质疏松症、老年患者、糖尿病和吸烟。

四、术前评估

（一）临床评估

手术方案始于对患者的临床查体。

术前的临床与影像学检查用于评估患者的机械性不稳定与相应的病理改变。

必须对患者站立 / 负重位的下肢力线情况进行临床评估（图 36-3）。此外，在某些情况下，患者提踵时畸形会加剧，为了评估畸形是否受到胫骨后肌腱收缩或跟腱偏心牵拉的影响，必须要意识到这一点。触诊踝关节外侧间隙和外侧韧带区域时的触痛和压痛在本病中很常见。

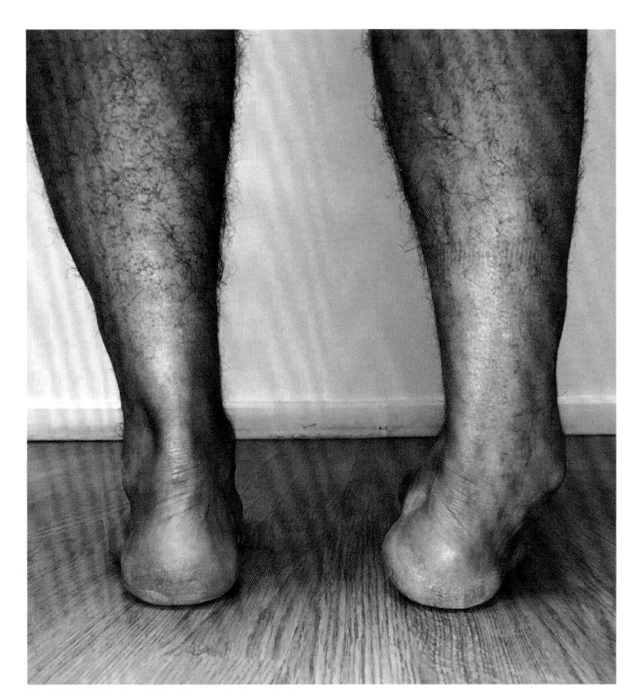

图 36-3　患者右侧后足存在严重的力线异常

患者在负重期间，以走路、跑步或跳跃时，疼痛加剧。当患者坐位时，评估踝关节内侧和外侧的稳定性。评估内翻应力试验、前抽屉试验和整体下肢力线，注意可能导致后足力线不良的任何膝关节或胫骨畸形。

测量关节的被动和主动活动范围非常重要，旨在评估和确定背屈或跖屈的受限角度。

（二）影像学评估

肢体矫正计划从双侧下肢的全长 X 线片评估开始。对足部和踝关节行正位和侧位 X 线检查，以排除可能由踝关节扭伤引起的撕脱骨折、踝关节或距骨陈旧性骨折。采用 20° 和 45° 的 Saltzman 位片评估所有患者术前和术后肢体的力线情况。

术前计划最重要的方面是评估畸形的来源。从髋部到足部对下肢进行全面的临床和影像学评估对于确定畸形是非常必要的。对于术前计划，建议使用负重的踝关节正侧位片计算手术需要矫正角度。量化踝上内翻或外翻畸形最重要的影像学参数之一是胫骨远端内侧角或胫骨远端关节面角（tibial ankle surface angle，TAS）。前后位 X 线片上的胫骨远端关节面与胫骨机械轴形成 90°（86° ～ 93°）的角度，称为胫骨远端关节面角（TAS）。在侧位片上，该角度称为胫骨侧位关节面角（tibial lateral surface angle，TLS），正常平均为 80°（78° ～ 82°）（图 36-4）。当进行远端截骨术时，外科医师应将 TAS 和 TLS 恢复到与对侧肢体相匹配的正常值。

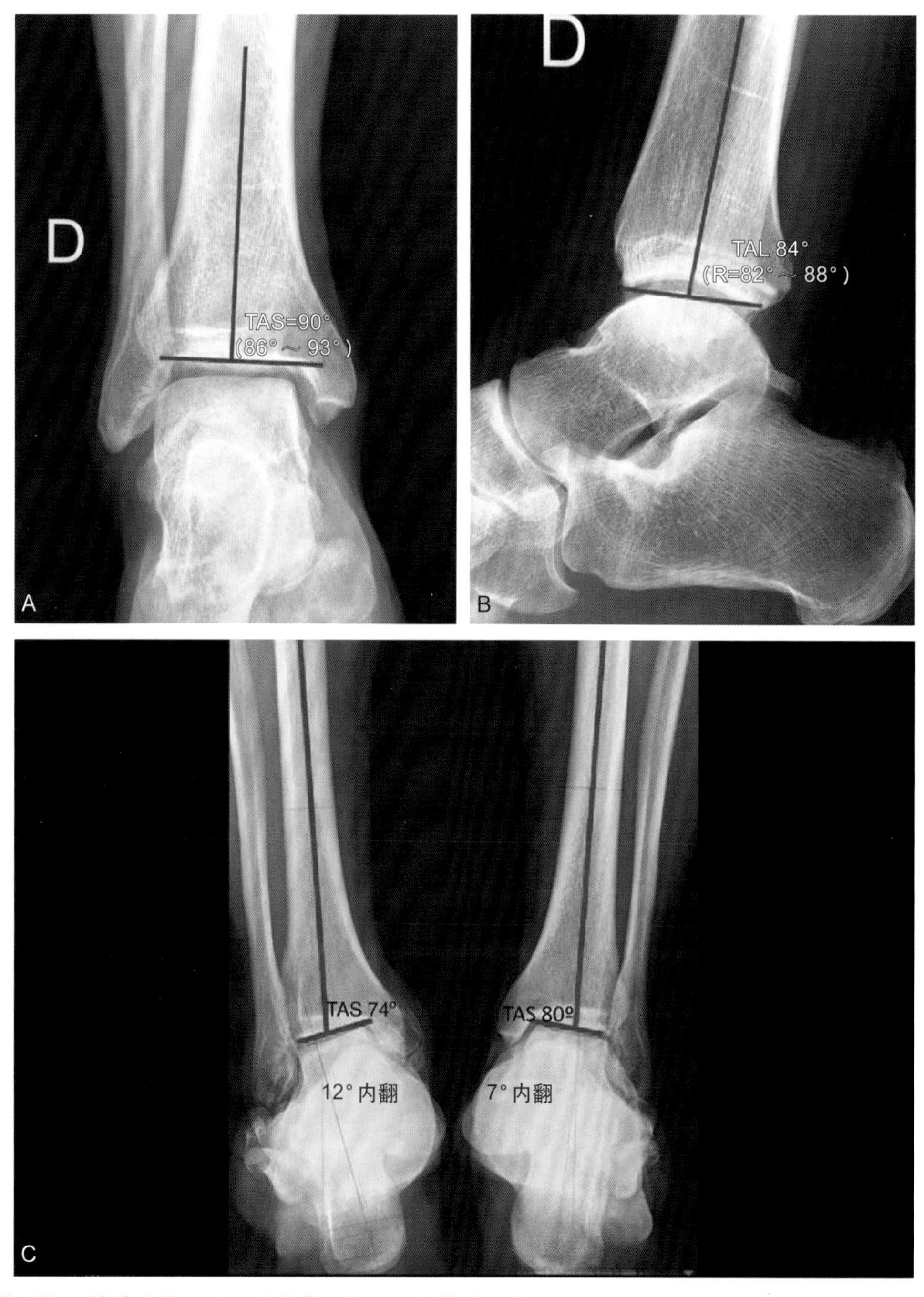

图 36-4　A. 前后位 X 线片上的胫骨远端关节面与胫骨机械轴形成 90°（86° ～ 93°）的角度，称为胫骨远端关节面角（TAS）；B. 在侧位片上，该角度称为胫骨侧位关节面角（TLS），正常值平均为 80°（78° ～ 82°）；C. 前后位 X 线片提示胫骨远端关节面角（TAS）异常

多平面畸形不是本章的主题，但通常涉及冠状面和矢状面。这种复杂的病例可能导致踝内翻、外翻、跖屈、背屈、平移和旋转等畸形的组合，在这些病例中，通过测量旋转与畸形中心（CORA）来评估与描述畸形类型。

术前计划应考虑的另一个影像学参数是距骨倾斜。距骨倾斜的定义为胫骨远端关节面角（TAS）和胫距角（正常值 91.5° ±1.2°）之间的差值。在正常踝关节，距骨倾斜应小于 4°。

跟骨外侧壁的角度可以用来评估跟骨力线不良（例如，踝下畸形）。Hintermann 建议拍摄 20° 和 45° 的 Saltzman 位片，用于评估后足力线（图 36-5）。

CT 扫描或 MRI 不是必需的。然而，它可用于确诊相关的关节内病理特征，确定所需的附加手术方式，如关节内游离体、韧带功能不全或肌腱病变 。在病因不明的后足关节病病例中，SPECT-CT 的使用可以简化这些复杂病例的病因分析，因为该检查能够提示疼痛的来源（图 36-6）。

五、手术技术

（一）前踝关节镜（两个入路镜下修复 ATFL）

将患者置于仰卧位，髋关节和膝关节均伸直，踝关节位于手术台末端，以便在手术期间进行踝关节屈伸活动。同侧止血带加压至 300mmHg。常用全身麻醉或蛛网膜下腔麻醉。前踝关节镜检查仅使用 van Dijk 教授描述的经典前内侧和前外侧入路（图 36-7）。

在关节镜手术过程中，不需要常规使用踝关节牵引。通过前内侧入路进入 4mm 的 30° 关节镜。踝关节位于最大背屈位置，以放松关节囊，并获得外侧间隙的最佳视野。

在这个位置上，前外侧入路通过从内侧入镜的透照来确定，同时避免损伤腓浅神经。我们通过此入路显露胫距关节前侧并处理相关病理改变（滑膜炎、骨软骨病变、胫骨骨刺、骨赘和距骨增生）（图 36-8）。

在重新固定韧带之前，应确定 ATFL 是否出现部分或完全损伤，以及 CFL 是否断裂（图 36-9）。残存的 ATFL 应在关节镜下直接进行修复。

用刨刀或刮匙通过前外侧入路对外侧副韧带的腓骨附着点进行清理。

通过锚钉的开口器在腓骨远端韧带附着点位置钻孔。钻孔从前向后，平行于足底和腓骨关节面（图 36-10）。Mini Scorpion 过线器（Arthrex，Naples，FL，USA）、2-0 或 0 号不可吸收缝线和 4.5mm 无结锚钉（图 36-11）用于修复韧带。

通过前外侧入路，在关节镜直视下 Mini

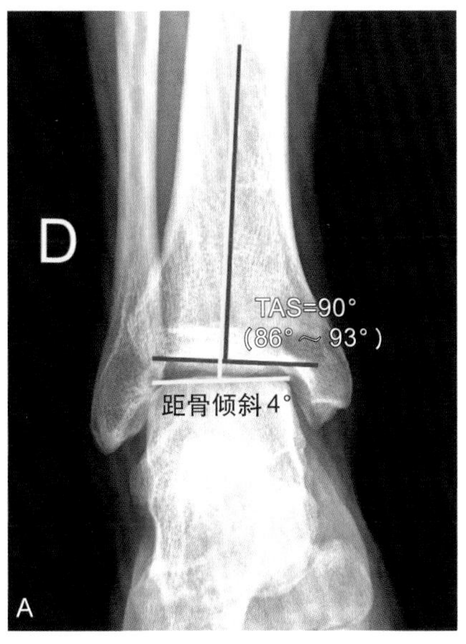

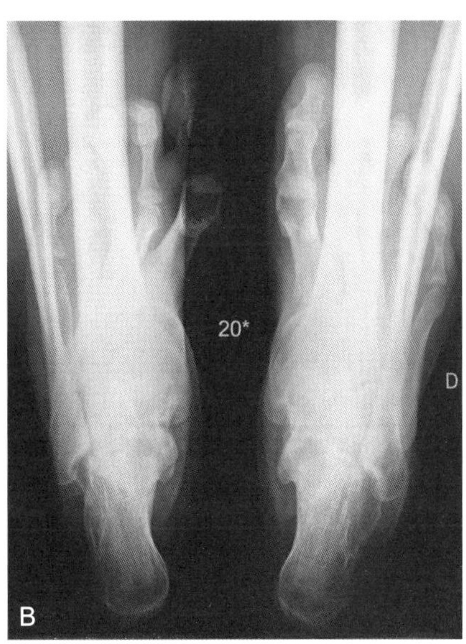

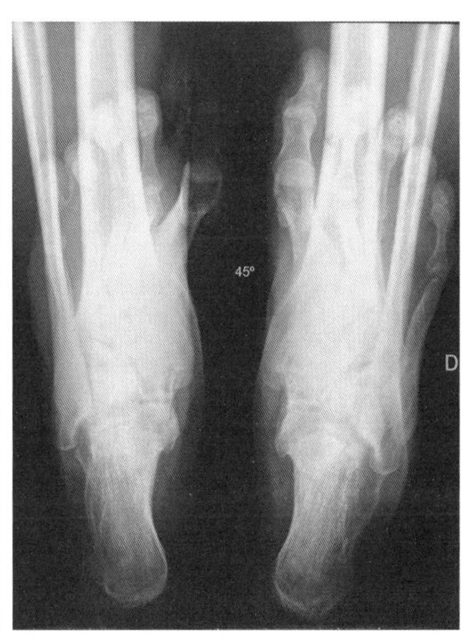

图 36-5 A. 右踝前后位 X 线片上测量距骨倾斜（胫距角正常值 91.5° ±1.2°）。在正常踝关节中，距骨倾斜应小于 4°；B. 20° 和 45° 的 Saltzman 位片，用于评估后足力线

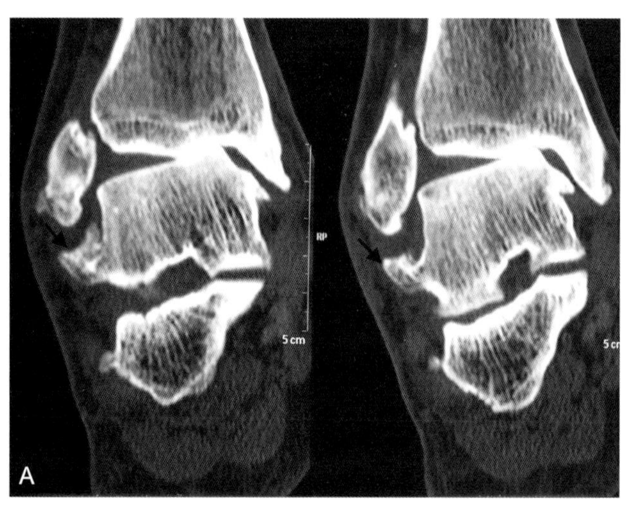
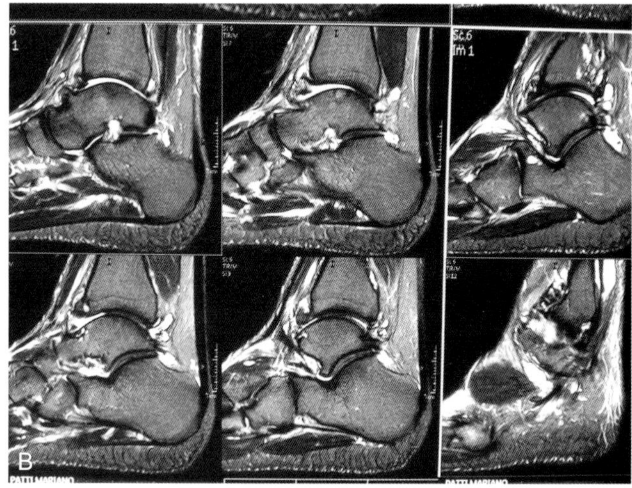

图 36-6　A. 踝关节 CT 扫描显示突出的距骨外侧骨赘和距骨倾斜；B. MRI 显示胫骨和距骨骨赘、游离体和软骨下囊性改变

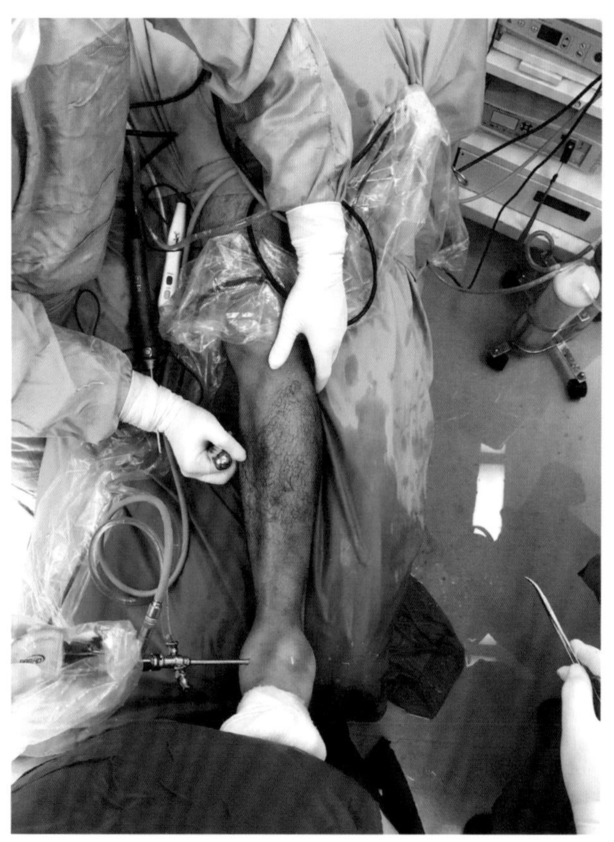

图 36-7　患者置于仰卧位，髋关节和膝关节均伸直，踝关节位于手术台边缘，以便在手术过程中进行踝关节屈伸活动

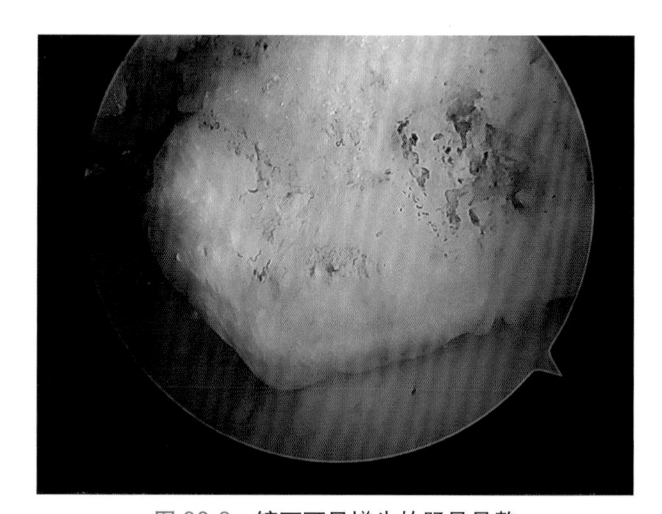

图 36-8　镜下可见增生的胫骨骨赘

Scorpion 过线器将双线从外侧向内侧穿过残余 ATFL。再用 Mini Scorpion 抓钳将缝线向后拉。拉回缝线，以确保残存组织结实并可用。缝合线穿过无结锚上部的孔。注意只有在固定锚钉之前才可以调整缝合线的张力。一旦锚钉固定，缝合线的张力就无法改变。用专用的镜下剪刀剪掉残余缝线（图 36-12）。

（二）跟骨截骨

对于踝下畸形的患者，我们建议在镜下 ATFL 修复术中增加这一术式。跟骨平移截骨术可以通过跟骨体的简单横向截骨来重新调整足部三点支撑的后部。为了矫正后足内翻，跟骨结节可以向外侧移位。建议在踝关节完全跖屈时平移跟骨结节，如此可以放松跟腱。

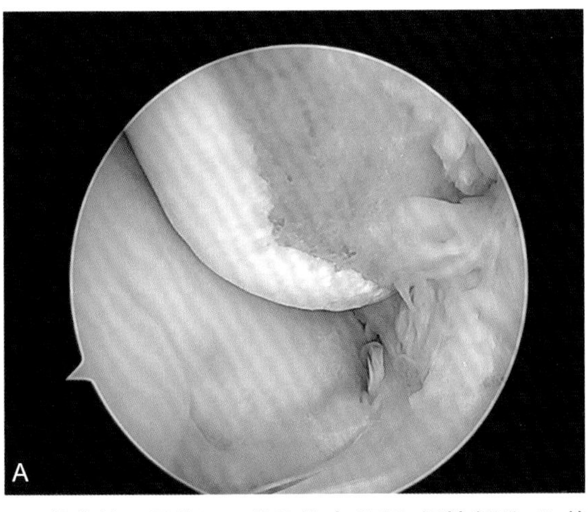
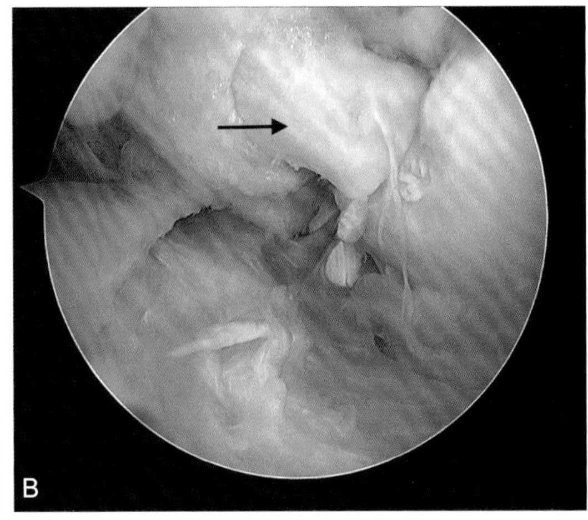

图 36-9　A. 关节镜下图像显示外踝沟内 ATFL 慢性断裂；B. 关节镜下显示外侧间隙有腓骨骨赘（黑箭头）和 CFL 慢性断裂。在深层可见腓骨肌腱

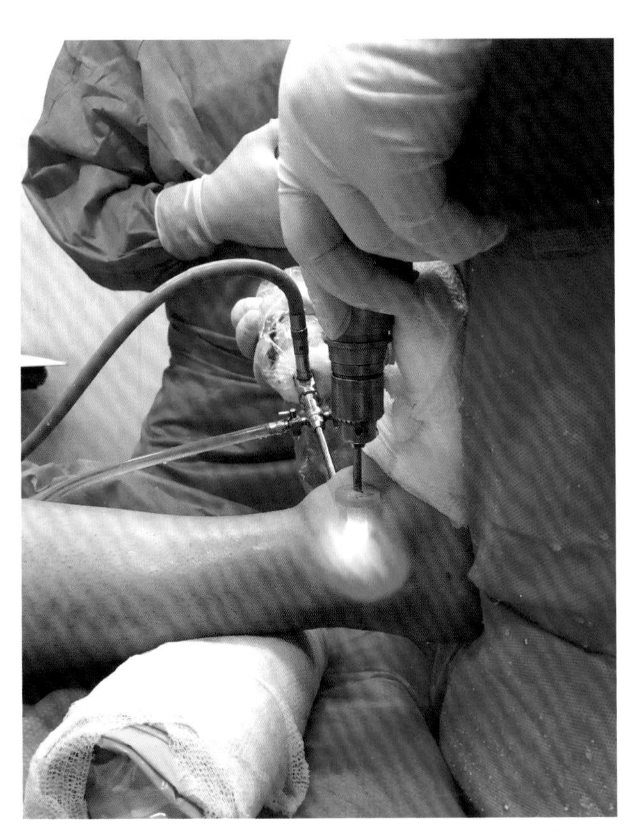

图 36-10　从前向后钻孔，平行于足底和腓骨关节面

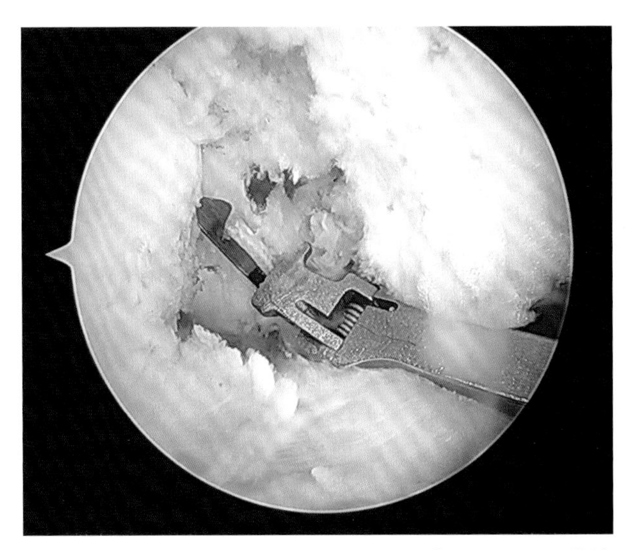

图 36-11　Mini Scorpion 过线器、2-0 或 0 号不可吸收缝线和 4.5mm 无结锚钉用于修复韧带

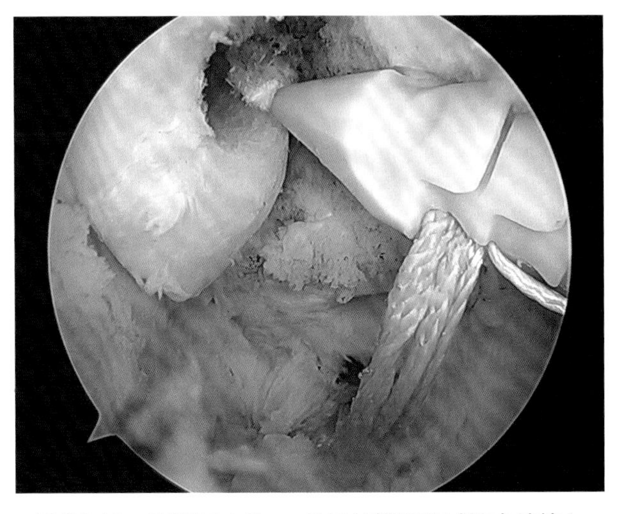

图 36-12　直视下 4.5mm 的无结锚钉通过锤击被植入

镜下完成 ATFL 修复后，可以将患者重新调整为侧卧位，或将同侧髋部下方垫高，从而方便将患肢进行内旋。截骨术可采用两种入路：可延长的外侧小 L 形切口和斜切口。对于跟骨外侧手术入路中的斜切口，解剖学和创伤文献中已对神经损伤进行了充分的研究，其损伤可导致足跟腓肠神经沿线的短暂或永久性刺激，从而形成神经瘤和远端感觉障碍。

我们更喜欢可延长的外侧小L形切口，保留全厚皮瓣，从而显露外侧跟骨皮质（图36-13）。这种切口保护了跟骨外侧动脉的完整性，降低了边缘缺血、感染和伤口裂开的风险。Talusan及其同事定义了一个“安全区”，该安全区是从跟骨后上顶点和足底筋膜起点之间的连线向前至11 mm之间的区域。切口应直接在安全区域前缘结节的中部（图36-14）。有几种不同的跟骨截骨术用于矫正后足内翻。Dwyer最初描述了从跟骨外侧壁上移除楔形块，同时保留内侧作为骨膜铰链的完整性。这种截骨术本质上是稳定的，可以用最少的固定。侧向移位可获得更大的矫正和足够的稳定性。在固定之前，根据后足畸形程度，去除5～10mm楔形骨块。它使足跟的负重部分向外侧移位，同时使足底表面外翻。Carmont认为，当足跟外侧边缘负荷过大时，这种技术是有优势的。

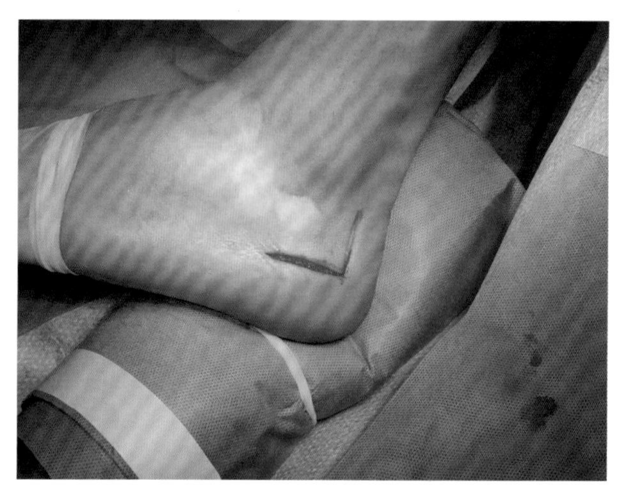

图36-13 可延长的外侧小L形切口，保留全厚皮瓣，从而显露外侧跟骨皮质

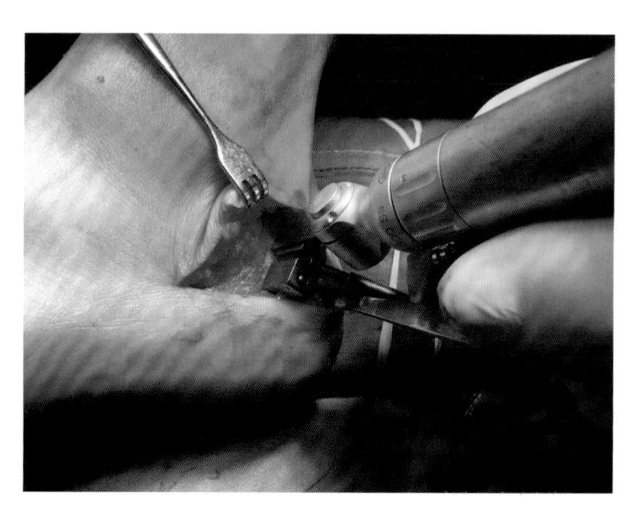

图36-14 跟骨截骨应在安全区内进行，即从跟骨后上顶点和足底筋膜起点之间的连线向前至11mm之间的区域

另一种可以采用的方法是跟骨外侧滑移截骨术。单平面平移截骨术最先用摆锯进行，然后用骨凿完成。注意避免锯片过度穿透内侧皮质，进而损伤内侧神经血管。然后用板式撑开器轻轻撑开截骨线。截骨端用台阶钢板或两枚空芯螺钉固定，然后关闭切口（图36-15）。

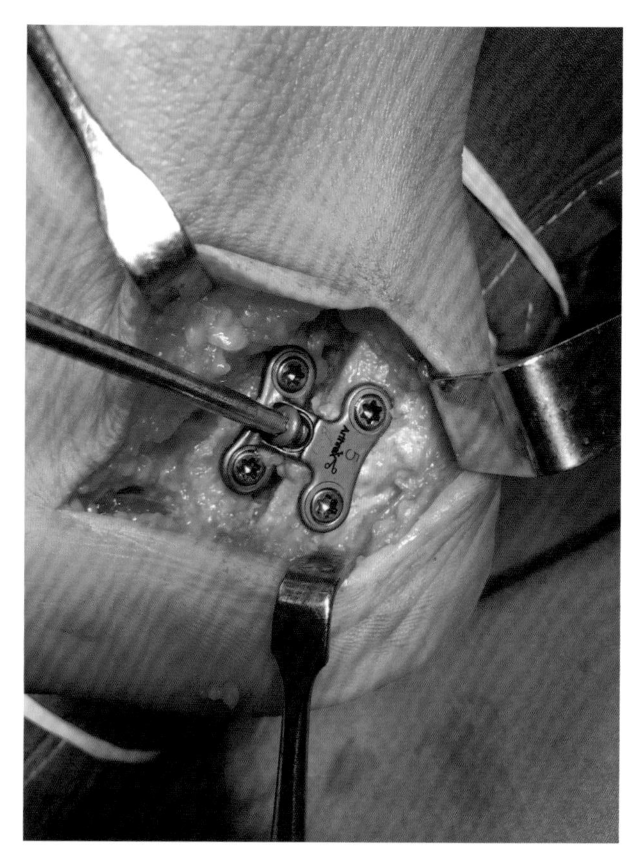

图36-15 通过台阶钢板固定跟骨截骨

所有患者均需使用弹性绷带和行走靴，使踝关节保持90°，并维持6周。使用拐杖3周。两周内避免负重。术后14天，患者部分负重，此后逐渐允许完全负重。

对于30岁以上患者，常规预防血栓治疗。

鼓励患者术后进行平衡训练和本体感觉训练。在开始体育活动之前，当患者出现踝关节不稳定和无力感时，建议他们推迟体育活动，并鼓励他们集中更多的精力进行平衡训练和腓骨肌强化训练。

临床研究表明，跟骨截骨取得了良好的效果，其中大部分病例联合了其他手术。Kraus描述了一种改良的外侧闭合楔形技术结合外侧平移，以最大程度地减少楔形切除术后的跟骨缩短，并用这种联合技术获得了非常好的结果。

我们的团队报道了 11 例严重 CAI 合并内翻畸形的患者，采用踝下截骨联合镜下 ATFL 修复术，取得了良好的效果，并发症的发生率也很低。

Barg 和 Valderrabano 对 31 例患者行 Dwyer 截骨术，呈现了非常好的结果。所有患者都存在严重的高弓内翻畸形，术前跟骨力矩臂长度是 17.9mm ± 3.3mm，术后显著改善至 1.6mm ± 5.9mm，AOFAS 评分明显提高，疼痛缓解显著。

跟骨截骨最重要的并发症包括矫正不足、骨不连，以及腓肠神经和皮肤的局部并发症。跗管综合征也与跟骨侧移截骨术相关，这些患者的平移幅度更大，跟骨结节前移更多。

一些外科医师建议在这些手术后松解足底筋膜，以避免术后足底筋膜疼痛。

过度矫正是一种不常见的并发症，仅报道一例平足外翻患者通过跟骨内移截骨术过度矫正导致内翻。螺钉尾帽在后结节下方可能会引起疼痛，是内固定相关疼痛的潜在来源。

（三）踝上截骨

患者取仰卧位，同侧应用充气止血带，加压至 300mmHg。髋关节和膝关节均伸直，踝关节位于手术台的末端，以便在手术过程中进行屈伸活动。通过跖屈和背屈活动关节，我们可以很容易地触诊到前关节线，并标记。应获得满意的侧位透视图像。

踝内翻畸形可能与 CAI 有关，畸形可以位于胫骨、跟骨或关节内。

对于踝上内翻畸形患者，医师可以选择两种手术方式：内侧开放楔形截骨术和外侧闭合楔形截骨术（矫正内翻截骨术）。

截骨术式的选择需要仔细评估多种因素。外科医师应该知道每种术式的优势和劣势，进而帮助每名患者选择最佳的手术方式。

外侧截骨术很难操作，因为离腓骨很近，并且有术后腓骨肌无力的风险，因此通常避免选择该术式。然而，当内翻角度大于 10° ～ 12° 时，建议采用外侧闭合楔形截骨术。在大多数情况下，我们更喜欢内侧开放楔形截骨术。

在进行胫骨截骨术之前，对所有患者常规进行前踝关节镜检查，以评估关节软骨退变是否大于或小于 50%（图 36-16）。如有必要，取出游离体，并对前踝关节撞击进行清理。一些患者可以进行镜下 ATFL 修复或关节镜下股薄肌腱韧带重建。

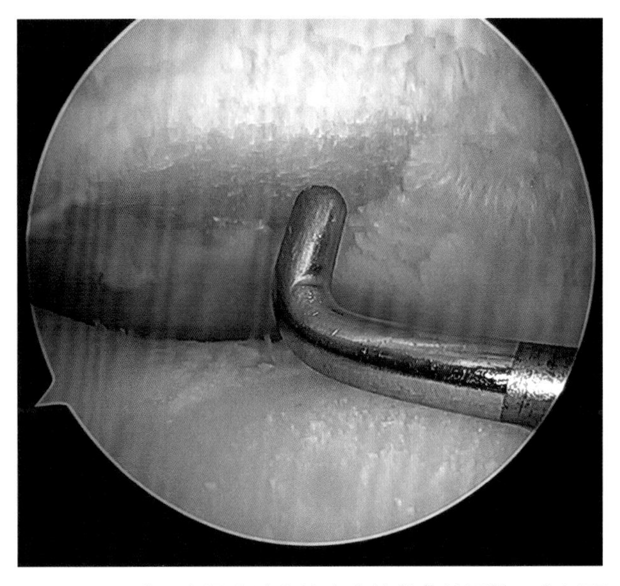

图 36-16　**后足内翻畸形 CAI 患者的关节镜图像。内侧距骨和胫骨关节面软骨缺损**

内翻畸形小于 10° 的病例可采用内侧开放楔形截骨术。

沿内踝中央做一长 8 ～ 10cm 的纵向切口，切口与胫骨嵴平行。隐神经和大隐静脉通常位于切口前方，但可能需要处理分支。全厚皮瓣在避免损伤神经血管方面最为可靠。切开胫后肌腱鞘，以便向后牵拉肌腱并显露胫骨远端。胫骨充分显露后，必须保护软组织结构避免医源性损伤。术中透视，用一枚克氏针进行定位并引导锯片，另一枚克氏针平行于关节面放置，以作为矫正时的参考。

使用宽锯片，在水冲洗下进行截骨，以减少截骨过程中的热损伤。截骨术可使用骨凿或骨刀进行（图 36-17）。应清楚地显露截骨端，因为皮质每张开 1 mm 的距离对应 1.3° 的畸形矫正。

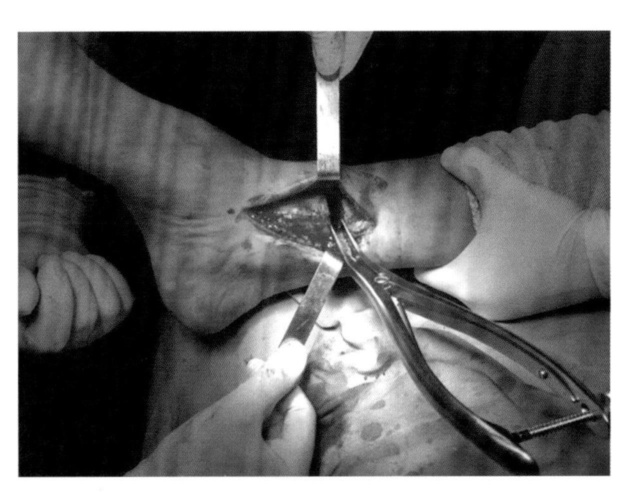

图 36-17　**使用宽锯片在水冲洗下进行截骨，以减少截骨过程中的热损伤。可使用骨凿或骨刀进行截骨**

外侧皮质通常被保留以增强截骨术的内在稳定性，因此保留腓骨不会妨碍理想的胫骨矫正。

可以用同种异体骨或取自同侧髂骨的自体骨移植填充骨间隙。使用 T 形 3.5mm 的锁定加压钢板和角度稳定螺钉固定截骨部位。固定的稳定性对结果至关重要（图 36-18）。

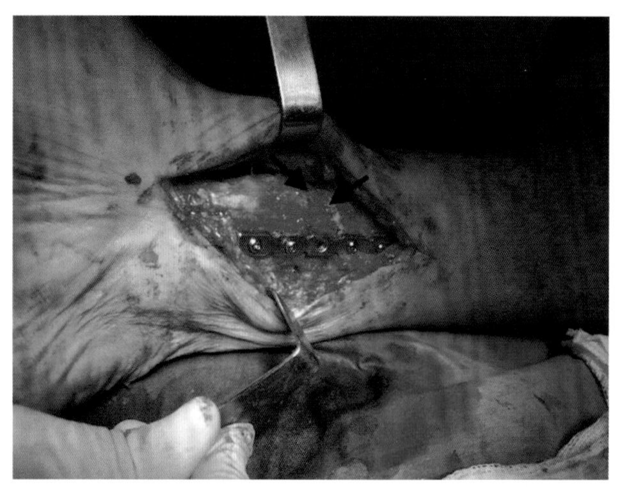

图 36-18　**截骨缝隙被取自同侧髂骨的自体骨（黑色箭头）填充。T 形 3.5mm 的锁定加压钢板和角度稳定螺钉被用于固定截骨部位**

一般来说，如果腓骨和胫骨存在相同的畸形，则应在胫腓骨的同一水平处进行截骨。

我们建议对胫骨畸形进行评估，并确定胫腓骨都开放楔形截骨还是胫骨开放楔形截骨联合腓骨闭合楔形截骨。

当使用平移 / 成角截骨术时，腓骨的截骨平面应该比胫骨稍远。如果没有腓骨畸形，且胫骨畸形需要矫正胫骨远端关节面，使之朝向腓骨，则腓骨不需要截骨，因为在复位过程中不会受到影响。

术后固定 4 ～ 6 周，严格非负重，不常规使用引流。根据软组织肿胀程度，在 2 ～ 3 周拆除缝线。踝上截骨术的并发症很少见，踝关节活动范围减小和僵硬最为常见。骨不连、延迟愈合、持续疼痛、伤口并发症、浅层或深部晚期感染、神经损伤、骨折、深静脉血栓形成和骨筋膜室综合征是这些手术的一些并发症。伤口愈合问题和感染可通过静脉注射抗生素和（或）外科清创和冲洗来治疗。术中并发症可能包括神经血管结构和肌腱损伤，需要外科手术入路的解剖学知识。

（赵宏谋　译　赵嘉国　张明珠　校）

第 37 章
踝关节不稳定与腓肠肌紧张

Pierre Barouk

一、引言

许多足部疾病与腓肠肌紧张有关。有些疾病是继发于前足负荷过重包括踇外翻、锤状趾、跖骨痛、Morton 神经瘤、Lisfranc 关节炎；也有些是继发于腱肌结构紧张包括足底腱膜炎、跟腱病、网球腿、小腿痉挛和紧张；还有继发于马蹄足引起的腰椎过度前凸等。

我们在既往发表的专题论文中指出，踝关节不稳定与腓肠肌紧张存在相关性。

二、临床评估

通常使用 Silfverskiold 试验评估腓肠肌紧张。

评估时，后足必须处于中立位，并且必须保持胫前肌放松。第二和第三跖骨头下方的压力必须较轻，约为 2kg（图 37-1）。从足的侧面进行观察。被动背屈受限表示腓肠肌紧张。

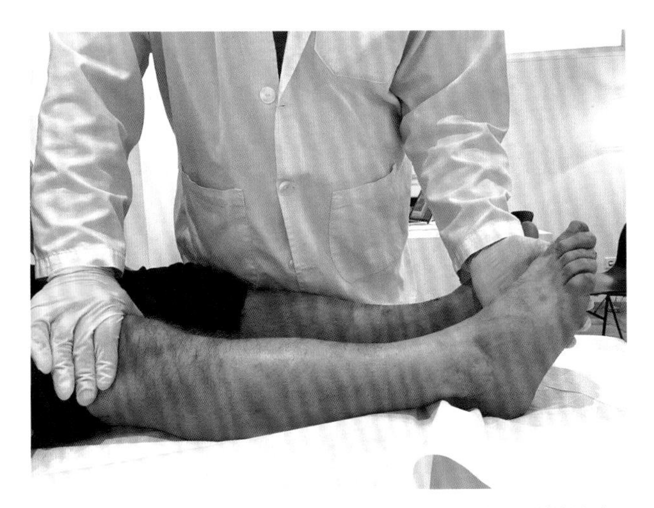

图 37-1 检查时将后足置于中立位，保持胫前肌放松状态，均匀的外力施加于第二和第三跖骨头下方

三、踝关节不稳定分类

我们注意到不稳定的感觉（主观不稳定）和反复踝关节扭伤的真正不稳定（客观不稳定）之间存在差异。

（一）主观不稳定

这是一种不稳定的感觉。这种不稳定的印象表现为一种恐惧，一种失去平衡甚至跌倒的印象。这些现象不会导致扭伤。出现这种情况的患者很少会去看足踝外科医师。问诊至关重要。通过询问患者，能够识别出这些经常被忽视的细节与表现。

在 354 例近端腓肠肌延长病例（主要结合前足手术）中，在术前向患者提问："您感觉到腿不稳定吗？"。52.5% 的患者回答"是"。在经历近端腓肠肌延长手术后，这种不稳定最终在 79% 的病例中消失，改善者占 19%。因此，在 98% 的病例中，腓肠肌延长对主观不稳定有积极的作用。

（二）客观不稳定

客观不稳定是由真正的踝关节扭伤后出现反复的外侧韧带损伤所致。客观和主观不稳定性之间的界线通常很小。与主观不稳定的患者相比，反复扭伤可能由更重要的腓肠肌紧张或韧带松弛，或更"危险"的运动所引起。

在上述病例系列中，27% 的患者存在反复踝关节扭伤的表现。其中 5 例患者的主要就诊原因是反复出现的踝关节扭伤，但反复扭伤不是其他患者就诊的主诉。腓肠肌延长后，仅有 3% 的患者存在踝关节不稳定。最初因踝关节不稳定就诊的 5 例患者，在接受腓肠肌延长治疗后，没有出现进一步地踝关节扭伤。

这些结果鼓励我们去诊断和治疗每一位踝关节不稳定患者可能存在的腓肠肌紧张。

四、生物力学因素

我们试图通过几种解释来阐述腓肠肌紧张和踝关节不稳定之间的关系。

（一）距骨

踝关节在跖屈内翻时，距骨的位置是不稳定的关键点。在步态周期的足趾离地阶段，当膝关节处于伸展状态时，腓肠肌最大限度地收缩，位于 Cazaux 描述的 C 区或 x 点（图 37-2）。

如果腓肠肌较短，则不能完全达到背屈。距骨保持在跖屈位，由于距骨后方较窄，距骨没有被锁定在踝穴内（图 37-3 和图 37-4）。

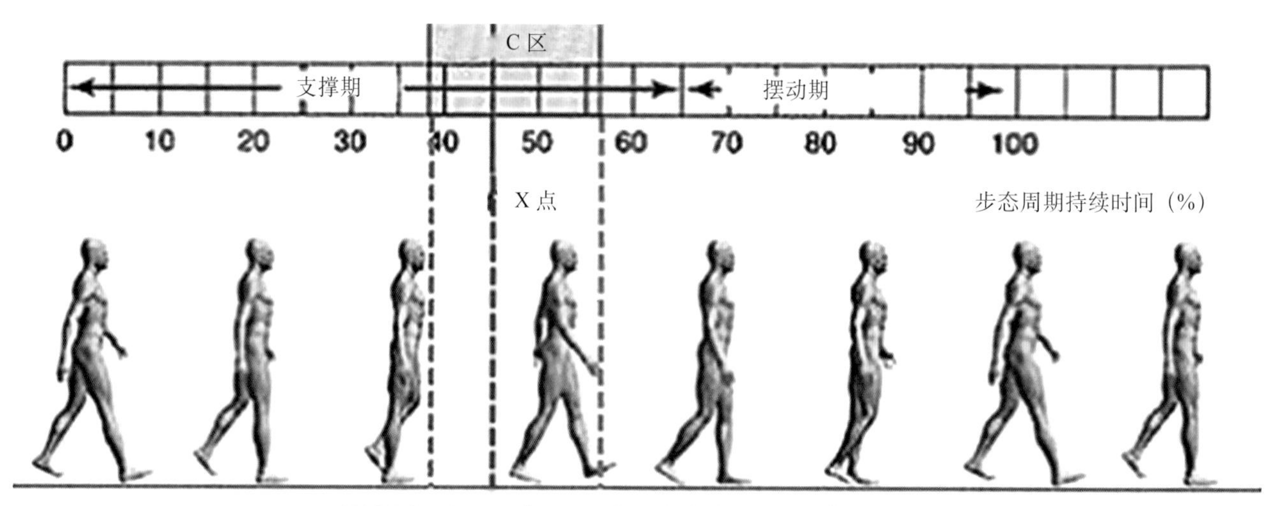

图 37-2　C 区：腓肠肌最大程度地收缩（踝关节跖屈时）

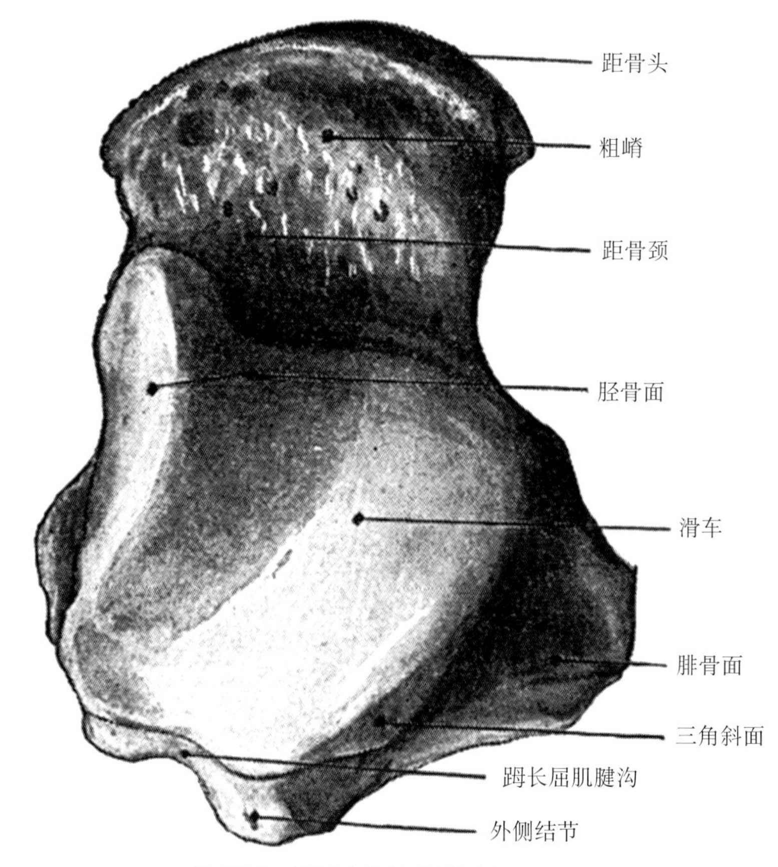

图 37-3　距骨穹窿的前侧更宽

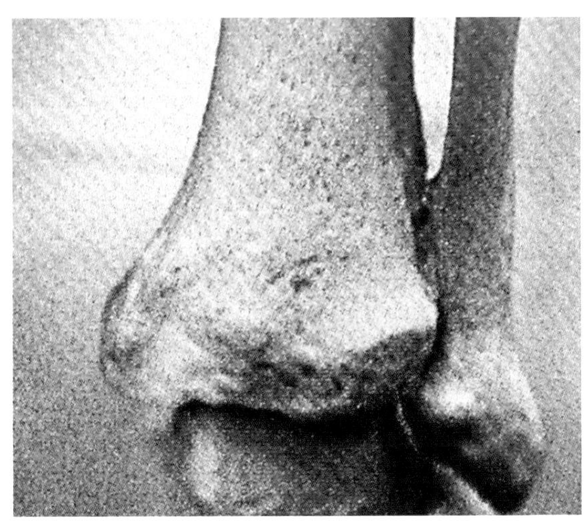
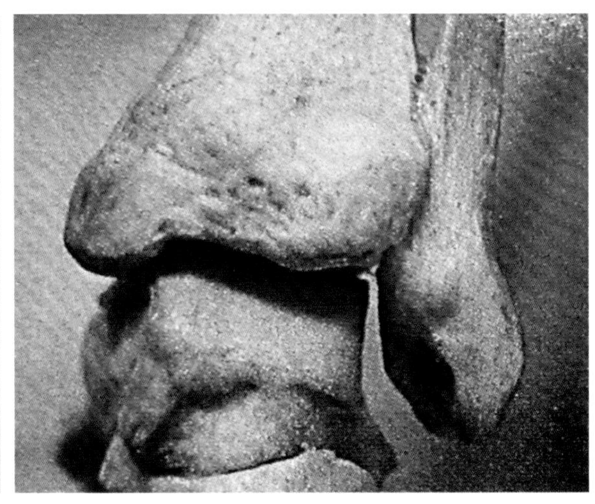

图 37-4　**踝关节跖屈时，外踝间隙明显增宽**

（二）外翻

几位研究者都观察到，当腓肠肌紧张时，后足外翻比内翻多。当膝关节伸展时，背屈范围不足迫使跟骨侧向滑动以获得一些代偿性的背屈。而且，当“中立”位置处于外翻时，外翻增加。根据 Kowalski 的报道，这种外翻会导致腓骨短肌的力量减弱，进而腓骨短肌就不能发挥拮抗内翻应力的稳定踝关节的作用。

因此呈现出自相矛盾的状态：后足外翻（以平足为特征），同时内翻不稳定。这是典型的腓肠肌紧张。图 37-5 为一名反复踝关节扭伤且腓肠肌紧张的患者，其后足外翻，但鞋内翻变形。

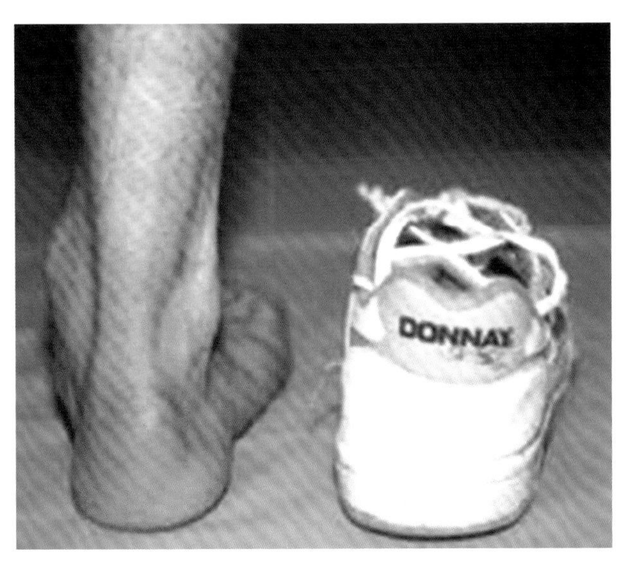

图 37-5　**后足外翻，但鞋子是内翻变形**

在 Barouk 的病例系列中，术前严重的患者，腓肠肌延长后外翻增加。术前较轻的患者，则没有变化。少数的后足内翻病例没有变化，疗效较差与不稳定相关。

（三）足底接触区

跖屈会减小足底接触面积，也会导致不稳定。

五、讨论

我们在实践中观察到踝关节不稳定与腓肠肌紧张的关系。患者来我们这里主要是因为前足的问题，通过询问，我们可以发现存在反复出现的踝关节不稳定的病史。

我们认为它始于主观不稳定，一旦韧带（主要是 ATFL）拉长而不是断裂，不稳定就会增加，成为客观不稳定。对于我们来说，很多踝关节不稳定是由腓肠肌紧张造成的，尤其是那些后足外翻的患者。腓肠肌紧张的治疗是至关重要的，因为最先处理病因是合乎逻辑的。在我们的病例系列中，我们成功地对 5 例患者进行了腓肠肌近端松解术，没有行任何韧带重建。自那时以来，已经成功完成了几例患者。如果存在距骨内翻匹配不良和韧带完全撕裂，也可同时进行腓肠肌松解与韧带重建。同时处理病因和其导致的病变看起来是合理的。由于近端腓肠肌延长被认为是无害的，因此如果同时出现腓肠肌紧张和踝关节不稳定（韧带损伤）时，在韧带重建之前可以先进行腓肠肌松解手术。

我们不清楚踝关节不稳定人群中腓肠肌紧张的发生率。这是未来的一个研究方向。我们希望会有一种可复制的设备来测量腓肠肌紧张的程度。

物理疗法也可以用来延长腓肠肌，但我们更相信无害的手术延长，并且有超过2000例手术的经验。

我们的技术很简单：

患者取俯卧位。切口位于腘窝屈曲褶皱处，内侧凹陷偏外1cm，其长度约为3cm（图37-6）。根据Hamilton和Solan的解剖学研究，在这个水平上，没有易被损伤的血管或神经。牵开皮下脂肪，显露腿部后筋膜。沿腿的轴线切开，就在皮下，内侧腓肠肌被一层薄腱膜覆盖，并以一层不同厚度的脂肪层为标志。肌腱位于内侧，向前延伸（图37-7）。所有白色纤维都用剪刀剪断（图37-8）。我们将踝关节背屈时，用手指检查肌肉是否不再有张力。术后无须固定。

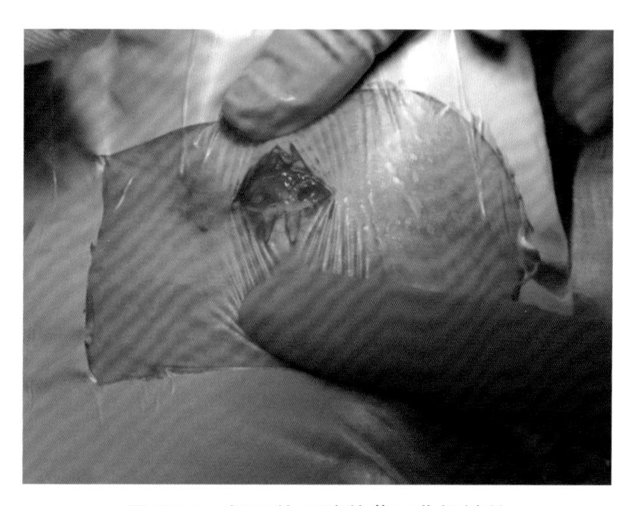

图37-6 切口位于膝关节屈曲褶皱处

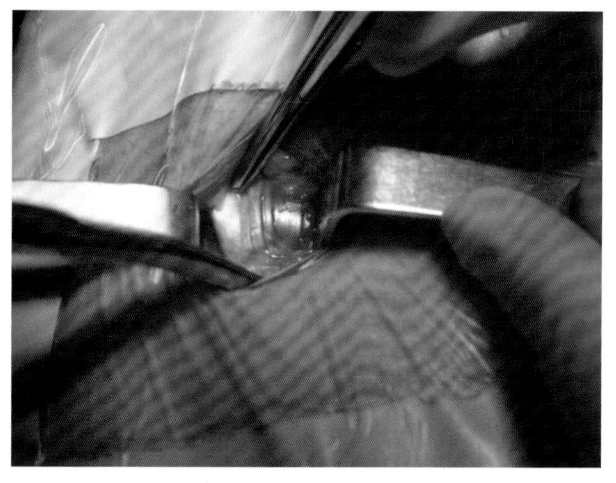

图37-7 内侧腓肠肌的腱性结构在肌肉的内侧和前部增厚

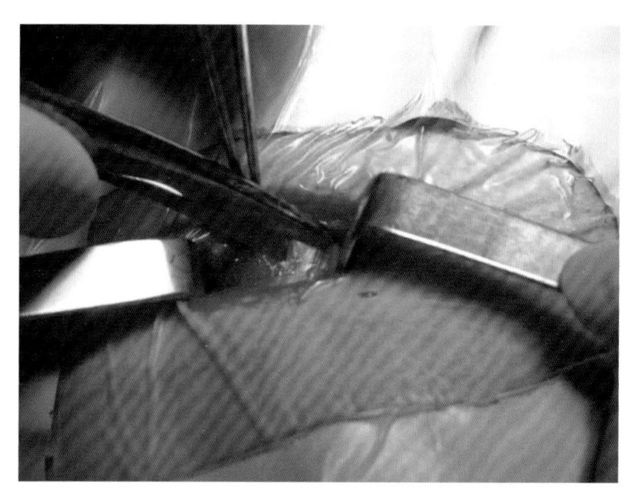

图37-8 剪断内侧腓肠肌的白色纤维结构

六、结论

我们经常发现腓肠肌紧张时会出现踝关节不稳定症状。当医师治疗踝关节不稳定时低估了这种联系。我们提出了一种简单有效的手术方法（近端腓肠肌内侧松解），可单独或当需要时与韧带重建联合进行。应该系统评估是否存在腓肠肌紧张。进一步研究，应该去评估踝关节不稳定患者群体中腓肠肌紧张的发生率和腓肠肌延长的效果。

（赵宏谋 译 赵嘉国 张明珠 孙悦 校）

第38章
踝关节不稳定与合并病理改变

Hélder Pereira，Pieter D'Hooghe，Kenneth J. Hunt，Akos Kynsburg，A. Pereira de Castro，Henrique Jones

一、引言

踝关节扭伤是一种可以导致踝关节功能障碍的常见损伤，是运动中最常见的损伤（运动员或普通人群）。然而，无论指南还是循证医学都缺少返回运动状态方面的研究。某些姿势（如方向的突然改变）、不适合鞋型、行走于崎岖地面、跳跃或跌倒落地等因素可能会超过踝关节的机械阻力，从而导致踝关节受伤。

踝关节急性扭伤最常见的损伤机制是内翻，通常发生在跳跃或扭转之后足外侧缘触地，也可能发生于足固定在地面但身体继续扭转。

这种机制会突然增加内翻和内侧旋转力量，伴随足的背屈或跖屈，产生足够大的负荷导致外侧韧带断裂、产生游离体、骨软骨损伤、前踝或后踝撞击甚至其他韧带与肌腱损伤（图38-1）。此时，ATFL往往最先损伤（图38-2），随着内翻与扭转力量加大，CFL也可能撕裂。单纯ATFL损伤发生率约为65%，ATFL与CFL同时损伤发生率约20%。PTFL在内翻机制的扭伤中很少损伤（图38-1）。在踝关节内翻性扭伤中，踝关节外侧韧带完全断裂发生率接近10%～15%。然而其中50%伴随关节其他损伤，例如踝关节内侧韧带损伤、下胫腓联合损伤、游离体和骨软骨缺损（osteochondral defects，OCD）（图38-1）。

在发展成CLAI后会进一步出现或加重其他

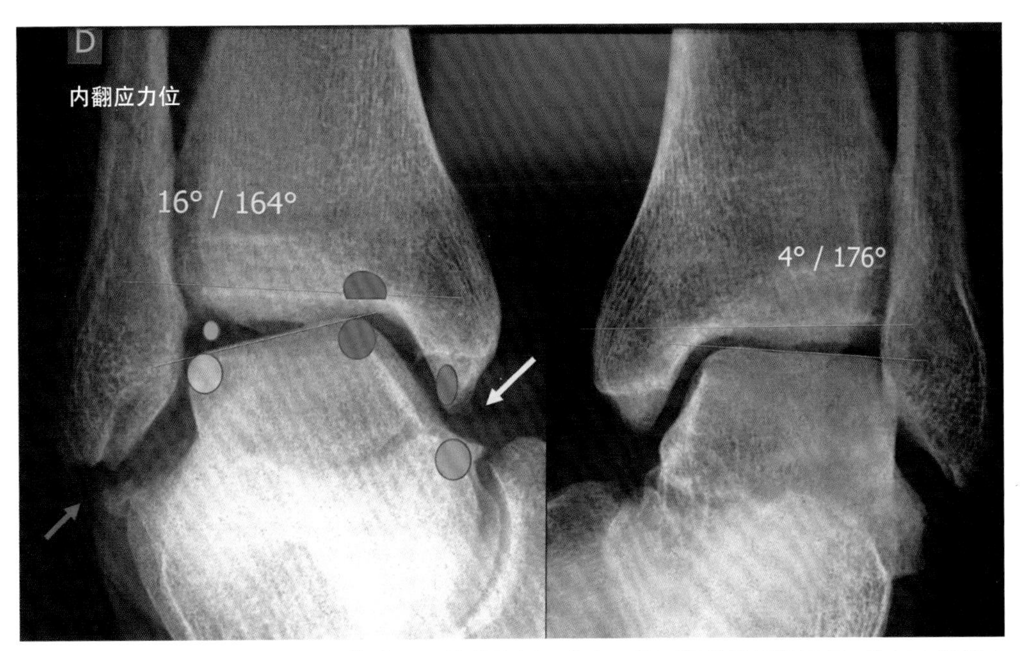

图38-1 右踝关节可见不对称，内翻应力X线表示踝关节外侧不稳定。其可能的后果被显示，比如内侧撞击（橙色-“接吻损伤”），前内侧撞击（蓝色-“接吻损伤”），和外侧距骨撞击（黄色）。所有这些都可导致骨刺形成、骨软骨损伤或游离体（绿色）

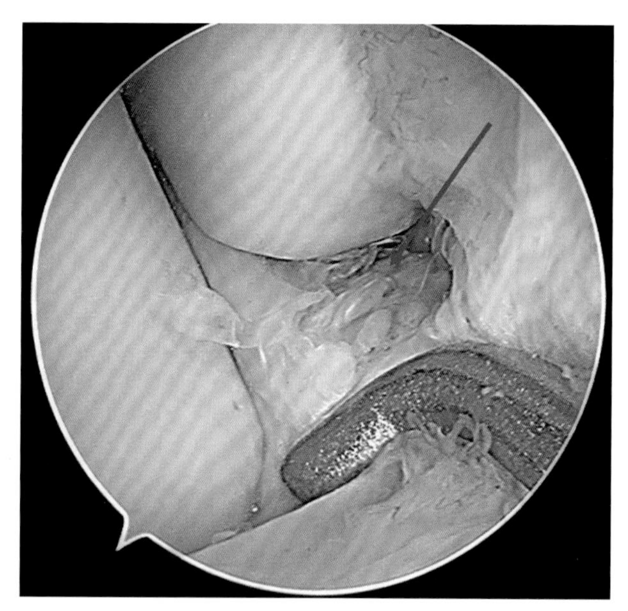

图38-2　关节镜下显示ATFL残端与腓骨分离图(红箭头)

病变，如OCD、踝关节撞击、滑膜炎和创伤性关节炎。而且CLAI会导致关节生物力学的改变，进而增加踝关节扭伤的概率。

反复的“微创伤”将会增加软骨、骨软骨的退变及前踝和（或）后踝撞击的发生率。在非手术治疗失败的情况下，反复扭伤的患者可以通过踝关节稳定手术进行有效的治疗。手术治疗的目的是恢复踝关节生物力学，提高临床效果。为了尽量减少手术创伤，应在韧带手术的同时处理其他合并损伤。关节镜技术的发展和优化，能够至少达到与切开手术相似的结果，同时还可以治疗大部分合并的病理改变。因此，这种方法越来越受欢迎。

二、从踝关节扭伤到CLAI

虽然对踝关节扭伤的自然病程还不完全了解，但踝穴的内在稳定性和匹配性对完全、单独ATFL损伤有良好预判能力。当这种匹配性丧失时，意味着ATFL存在损伤的可能性。尽管大多数病例通过保守的方式得到有效治疗，但一些学者认为，在某些病例中（如精英运动员），早期手术干预可以作为首选治疗方案。治疗的目的是更早地重返赛场，同时识别出所有可能出现的其他伴随损伤，而这些损伤在早期影像学检查中不容易被发现。

尽管进行了严格的非手术治疗，但仍有20%～30%的患者会发展为CLAI，出现持续性症状（持续性疼痛、担心再次损伤而限制踝关节活动、打软腿的感觉和反复扭伤）。指导专业运动员或运动爱好者重返运动的明确标准在文献中报道较少，并没有客观的指南来明确他们是否可以重返运动。

CLAI源于许多功能性和机械性因素。这些因素包括本体感觉障碍、反射障碍或（腓骨）肌无力。因此，需要一项注重本体感觉、神经肌肉控制和平衡训练的细致康复方案。在良好的功能康复治疗的基础上，成功率可达80%。

如果非手术治疗失败则需要手术治疗。治疗CLAI的手术选择包括“解剖”和非解剖修复／重建。最新的研究结果表明非解剖手术与最差的预后效果和更高的并发症发生率相关。

目前，还没有证据表明在治疗CLAI时，某一特定手术方式优于其他手术方式。

然而，由于关节镜修复／重建技术可以获得较理想的结果，所以它正在不断发展和进步。关节镜技术可以降低手术并发症的发生率，缩短康复时间。关节镜技术除了能稳定踝关节外，还能治疗其他伴随的关节内病变。然而，我们必须强调的是关节镜是一种工具而不是一种执念，其目的是通过各种必要的手段或根据外科医师的经验有效地治疗患者。

踝关节外侧不稳定

- 踝关节内翻性扭伤是最常见的运动相关性损伤。
- 常见的外侧韧带损伤机制（踝关节扭伤）：足的外侧边缘着地，或足固定在地面但身体继续扭转。
- 单纯ATFL损伤的病例占65%，而ATFL和CFL同时损伤的病例约占20%。
- 即使经过正确的非手术治疗，约20%的患者仍会发展为慢性踝关节外侧不稳定。
- 非手术治疗失败后，解剖修复或重建技术取得了良好效果。
- 关节镜／内镜能够同时处理外侧副韧带损伤和相关病变（如游离体、骨软骨损伤、内侧韧带损伤、下胫腓前韧带远端束损伤、肌腱损伤）。

三、游离体、踝关节软骨损伤与CLAI

根据定义，OCD是一种涉及关节透明软骨及其软骨下骨的病变（图38-3）。OCD的首个分类由Berndt和Harty在20世纪50年代末提出，其他分类已逐渐被放弃。

OCD 通常由单个或多个创伤性事件引起，但也包括非创伤性和特发性踝关节 OCD。Raikin 和 Elias 提出的解剖网格理论在距骨和胫骨平台中应用的有效性已经得到证明。最初的缺损可能只是剪切应力造成的表面软骨损伤，但在高冲击力作用下，可能会造成 OCD 甚至骨缺损。软骨下骨囊肿的形成通常与病变的发展有关（图 38-4）。这种囊肿与反复出现的踝关节深部疼痛有关，从而导致踝关节功能进一步受限。大多数距骨 OCD 位于距骨前外侧或后内侧穹窿处。踝关节周围 OCDs 通常呈浅椭圆形，最常见于剪切力损伤。相反，踝关节中央的病变通常较深，呈杯状，主要由扭转撞击和轴向负荷造成。踝关节 OCD 的病因和发病机制尚不完全清楚，仍有待研究。

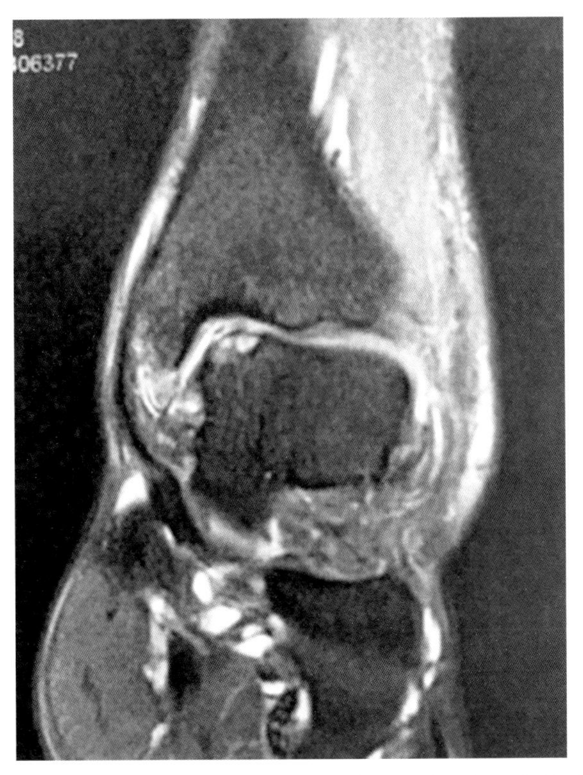

图 38-3　MRI 显示伴有软骨剥脱的距骨软骨损伤和继发于撞击所产生的骨髓水肿

通常创伤是距骨 OCD 最重要的原因。93% ～ 98% 的外侧距骨缺损和 61% ～ 70% 的内侧距骨缺损由创伤引起。OCD 的病因可分为非创伤性和创伤性两种。遗传和血管的问题可能是引起缺血和继发性坏死的病因。10% 的 OCD 患者是双侧病变。此外，在同卵双胞胎和兄弟姐妹中也发现了 OCD。外伤性软骨损伤分为 3 种类型：微损伤或钝性损伤、软骨碎裂和骨软骨骨折。

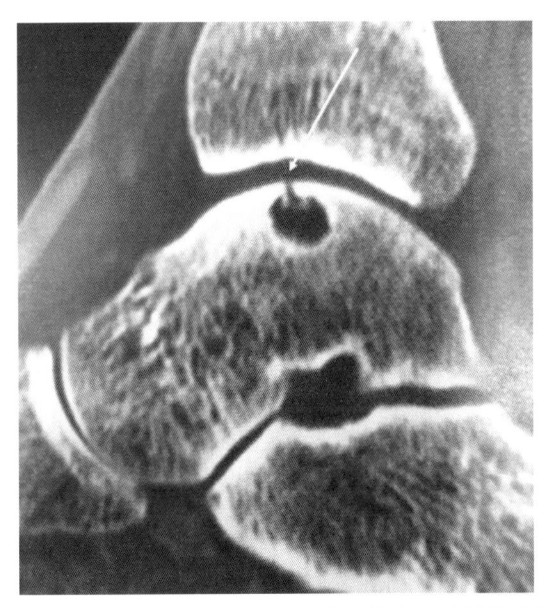

图 38-4　距骨骨软骨损伤。距骨穹窿的皮质连续性中断，这可能与导致囊性变的静水压力有关

OCD 有可能是急性发作或慢性发作。然而，软骨下囊肿的形成需要较缓慢的发展。目前还不清楚为什么一些 OCD 无症状，然而有症状的患者有明显相似的特征如疼痛（通常因负重而加重），MRI 表现为骨水肿，并最终发展为软骨下囊性病变。理解这一病理生理学对预防进一步的关节退行性改变有重要意义。

踝关节扭伤在外伤性 OCD 的病因学中起着举足轻重的作用，而且它很可能是导致这些损伤的最常见的外伤性因素。考虑到解剖学及踝关节固有的匹配形态，在踝关节扭伤时，一旦距骨在“踝穴”内部扭转，内部结构发生变化。覆盖在距骨上的软骨可能会被直接撞击损伤，导致真正的 OCD、骨挫伤、软骨破裂或分层。剪切力可能导致覆盖在表面的软骨分离，可能会产生游离体，或者部分软骨在原位较稳定（图 38-5）。

在尸体上测试时，研究人员通过用力内翻背屈踝关节，再现了外侧踝关节 OCD 的形成情况：当足内翻时，距骨穹窿的外侧边缘被挤压到腓骨上，当外侧韧带断裂时，可引起软骨撕脱（图 38-6）。当施加更大的内翻力时，距骨在踝穴的冠状面发生侧方旋转，从而将距骨外侧缘撞击并压缩在腓骨关节面上。在这种机制下，一部分距骨边缘分层剥脱导致了外侧 OCD。在强力跖屈踝关节且距骨相对于胫骨前移的状态下，内翻和内旋距骨就能造成内侧损伤。

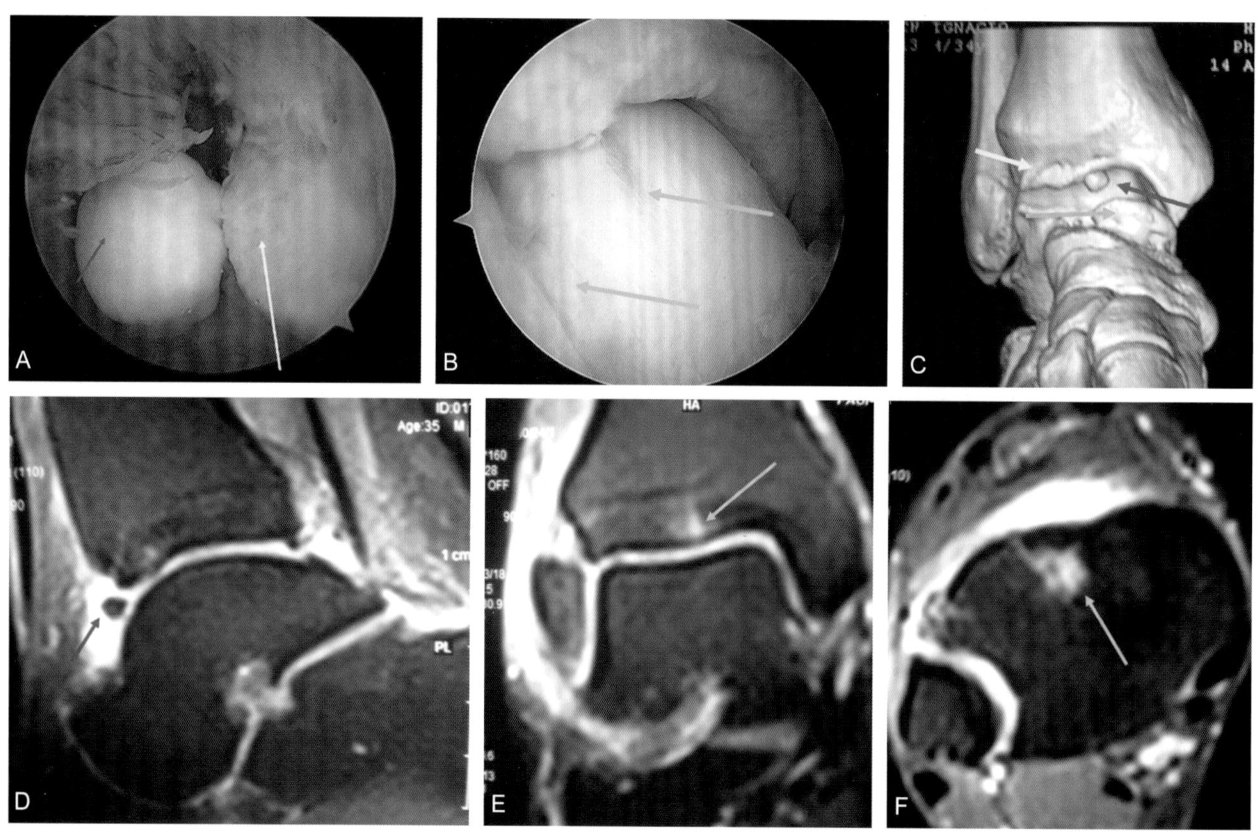

图 38-5 A. 游离体（红箭头）与软骨撞击和损伤（黄箭头）；B. 游离体引起的距骨软骨纵向缺损（绿箭头）；C. CT 3D 图像显示游离体（红箭头）和与前踝撞击相关的距骨（浅蓝箭头）和胫骨（黄箭头）骨刺；D ~ F. MRI：显示游离体（红箭头）和撞击所致胫骨水肿（橙箭头）

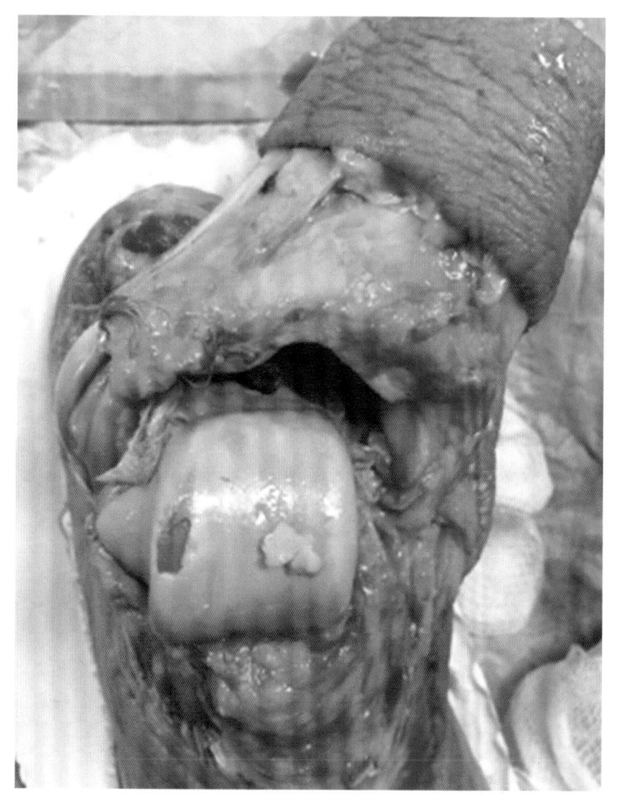

图 38-6 尸体模型显示继发于踝关节内翻的距骨外侧软骨损伤

因此，我们可以假设大多数踝关节 OCD 和 CLAI 之间存在密切联系，而 CLAI 正是本文讨论的主题。

有时 OCD 是无症状的，是踝关节检查时的偶然发现，也包括运动员人群。

无症状和（或）轻度症状的 OCD 通常可以非手术治疗，建议进行临床和（或）影像学随访。非手术治疗包括生物制品（生长因子、透明质酸、干细胞）、物理治疗、休息或制动（如步行靴）。

在非手术治疗失败后，有症状的踝关节 OCD 可以采用手术治疗，手术方法的选择取决于损伤的特征和患者的具体情况如期望值（图 38-7）。目前对于原发性或继发性踝关节 OCD，文献中还没有关于某一种手术方法优于其他治疗方法的明确共识。

术前计划最为重要，一般应该包括负重位 X 线用于评估力线和关节周围的全面情况。CT 是非常重要的检查，它是评估病损下方骨缺损大小的更为可行的方法。在 MRI 图像中，由于水肿的影响，骨缺损的大小能够被高估（主要在 T_2 序列）。MRI T_2 序列显示的水肿提示损伤周围有活动性病变。此外，跖屈位或背屈位的踝关节 CT 侧位像

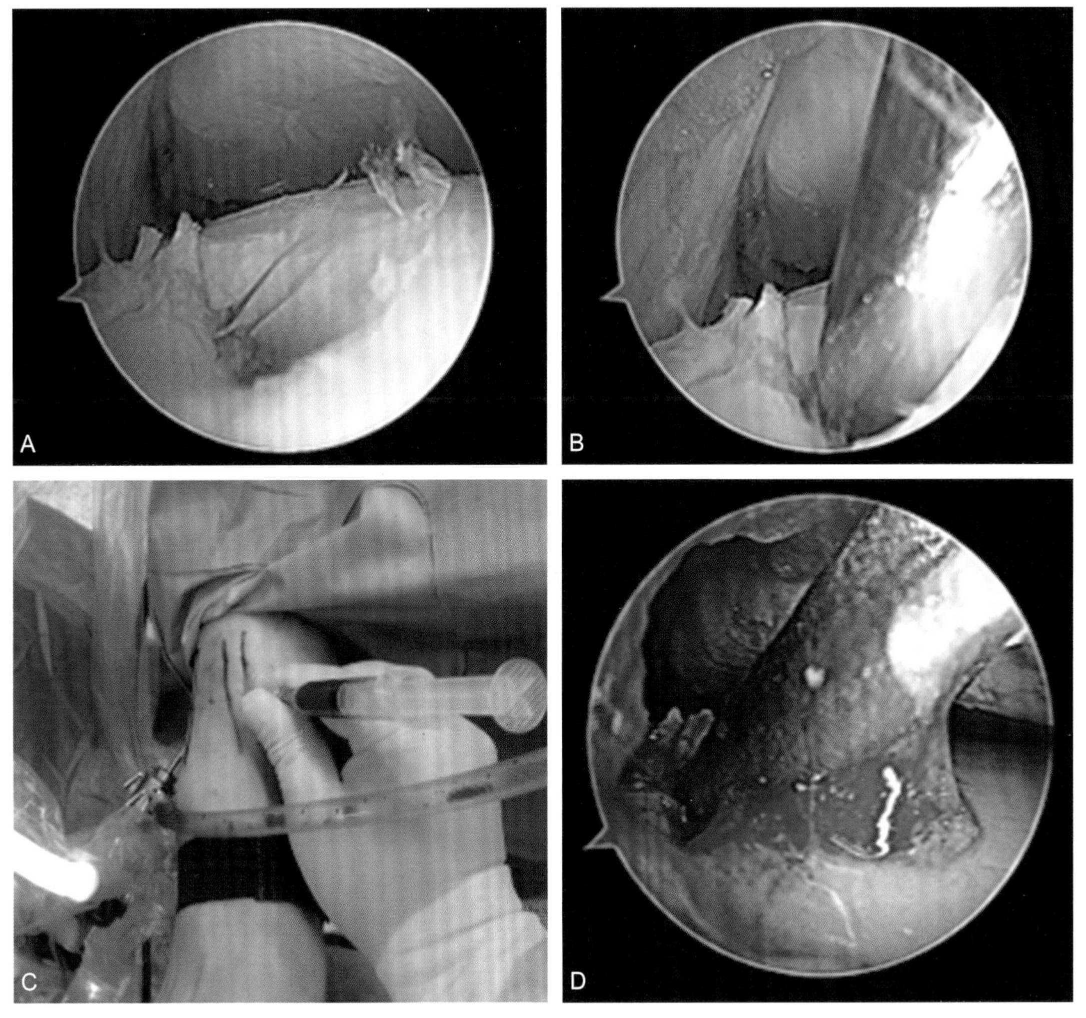

图 38-7　A. 距骨软骨损伤；B. 微骨折；C 和 D. 局部注射嵌入干细胞的黏附水凝胶（试验性治疗）

有助于确定采用关节镜前方入路还是后方入路。在一些病例中，需要通过内踝截骨术来治疗距骨内侧缺损，或通过外侧韧带止点切断，处理完外侧缺损后，再重新修复韧带。

关节镜是目前治疗前方或后方区域 OCD 最常用的方法（图 38-7）。其并发症的发生率非常低，不使用固定的牵开器时发生率更低。

考虑到缺乏某一种手术方法具有更明显优势的相关证据，大部分学者会选择损伤性较小的术式。关节镜手术通常不太容易出现并发症，并且对于原发或继发性病变的费用均较低。最终治疗方案也会考虑患者的整体状况与损伤特点。

任何踝关节 OCD 都应该尽可能地固定在适当的位置（足够的大小和能被用于固定的底层骨）。我们应该始终考虑所谓的“移除、钻孔、填充、固定”技术（无论切开还是关节镜技术），尽可能地保留原生组织和透明软骨。这项技术可描述为：

移除：缺损部分。

钻孔：微骨折或骨髓刺激。

填充：缺损处植骨填充。

固定：用金属或生物可吸收螺钉或针来固定小骨块。

在 15mm 以下的 OCD 中，骨髓刺激技术的目的是刺激软骨下骨内间充质干细胞和生长因子，其中最常用方法是微骨折。通过建立 / 增强这些具有生物活性物质的通道，这些技术的最终目的是促进纤维软骨的新生并覆盖于缺损的表面，在 5 年随访中成功率约 85%。考虑到其较好的临床效果和很小的创伤性，这种方法也可以考虑用于较大的损伤（不适合固定或继发性损伤）。

较大的囊性病变（距骨或胫骨）可通过逆行钻孔治疗。该技术旨在降低囊肿内的压力，如果病情需要和操作允许，可以用骨移植物或替代物填充于缺损处。

自体骨软骨移植技术可用于治疗踝关节OCD，包括从膝关节取骨软骨塞来填充踝关节缺损。尽管一些学者发表了高成功率的结果，但是最近的一项系统综述显示，其可能伴有过高的并发症发生率。许多学者认为自体骨软骨移植手术具有特定的适应证，如较大的OCD或继发性损伤（初次手术失败之后）。

细胞疗法、支架以及水凝胶和（或）生长因子，可单独使用或作为“经典”手术的加强治疗。虽然这种疗法越来越受欢迎，似乎是“有前景的方法”，但是到目前为止，与既往描述的技术相比，这些疗法在一些关键结局指标方面，并没有显现出临床优势。鉴于这种情况及其较昂贵的花费，这些生物治疗可以考虑被应用于加强修复的备选方法、某些翻修手术，以及常规手术无法修复的巨大损伤。即便如此，这些技术仍被认为是“试验性的”，应开展对照研究，以提高我们对其效果的认知。富血小板血浆（不同方法和特征的自体生长因子的混合物）（图38-7）在骨科和软骨治疗领域，被应用于特殊病例。尽管它是安全的，但是仍然存在一些争议。尽管如此，先进的组织工程和再生医学方法给未来治疗提供了新的选择，得到了广泛的研究和开发。

当生物愈合失败时，距骨内侧穹窿部分置换在短期至中期随访中取得了积极的结果。该假体是最近专为初次手术失败的OCD设计的金属植入物（HomeCAP®）。

截骨术通过矫正力线（跟骨滑移或踝上截骨）仍然是显著有效的手术选择。它们可以单独使用，也可与上述方法联合使用，通常为OCD愈合提供一些更有利的生物力学条件。

踝关节融合术或关节置换被认为是最后的选择，如果以上所有方法都失败了，那么它是最终选择。

骨软骨缺损（OCD）和踝关节游离体

- 病因包括创伤和非创伤性因素。
- OCD的病因包括踝关节骨折、扭伤或慢性踝关节不稳定。
- 大的碎片应该尽可能被固定。
- 在大多数情况下，OCD能够通过关节镜治疗。
- 游离体可能是由踝关节扭伤或慢性踝关节不稳定所引起。
- 除了关节绞锁和疼痛的症状外，它们还会导致进一步的软骨损伤。

四、踝关节撞击综合征与CLAI

踝关节撞击综合征主要基于临床诊断，诊断的关键是：“体格检查时局部触诊出现疼痛”，通常被描述为浅表疼痛，而不是踝关节深部疼痛（OCD的症状）。患者可能会提到行走时持续的疼痛，爬楼梯会加剧疼痛。踝关节背屈或局部的撞击可能导致关节边缘的骨压缩、游离体形成，以及两个骨表面之间的软组织增生/滑膜炎（图38-8）。在踝关节前或前内侧撞击处可以观察到骨赘增生，然而这些并不是附着物。这些骨赘并不是关节囊的止点牵拉形成，因为它们位于关节囊内。

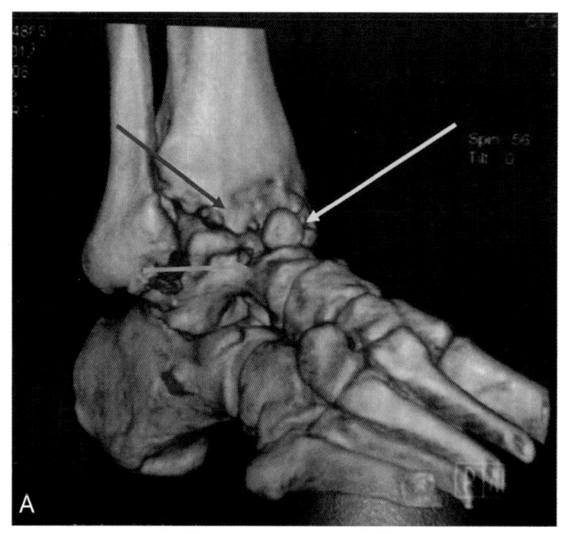

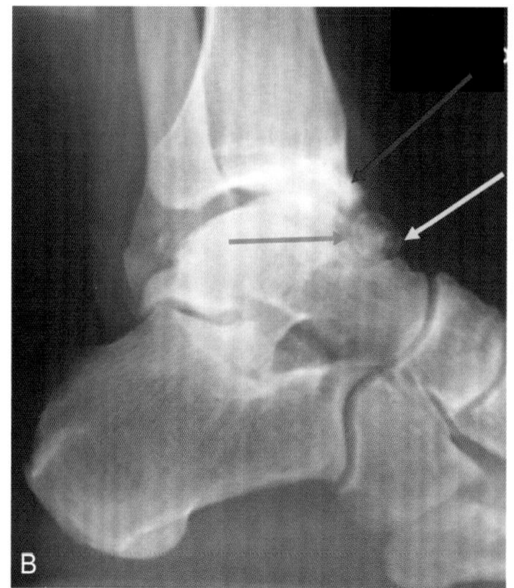

图38-8 A. 3D CT显示游离体（黄箭头）加重了胫骨（红箭头）和距骨骨刺（浅蓝箭头）引起的前踝撞击；B. 侧位X线上可见的相似特征

踝关节前方的反复轻微损伤可能会造成骨刺，进而导致前踝骨性撞击综合征。这些微损伤可能源于 CLAI 或多次直接冲击（如踢球）。约 30% 的 CLAI 患者存在踝关节撞击所引起的疼痛症状。距腓前下韧带的损伤可能与“所谓的”半月板样损伤有关，半月板样损伤可能导致前外侧软组织撞击，同时滑膜肥厚可能导致前方或后方撞击（图 38-9）。X 线片（包括 AMIC 像即前内斜位像）或 CT 可用于术前计划并识别可能存在的游离体或致痛性碎裂骨赘。通常不需要进行 MRI 检查，但在检查软组织情况时有意义。

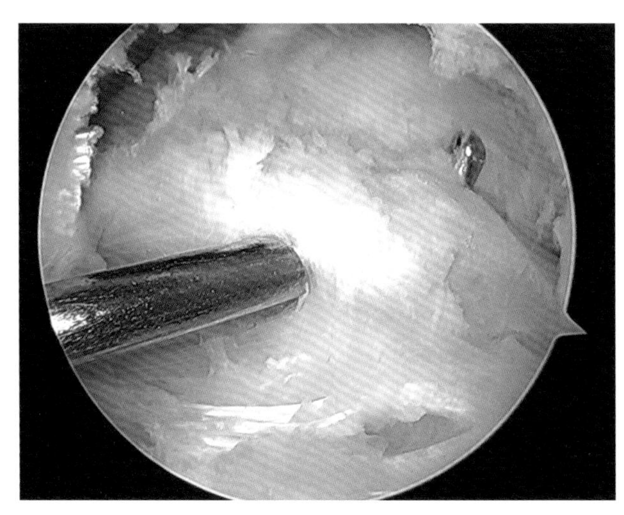

图 38-9 滑膜肥厚导致软组织撞击

后踝撞击综合征起源于反复的过度跖屈而导致的机械性撞击。它既可以表现出创伤后的急性症状（三角骨或距骨后突的骨折或脱位），也可能是慢性症状（反复的微创伤，在某些病例中也与 CLAI 有关）（图 38-10）。慢性病例可由肥大的三角骨或距骨后突引起，也可与骨折或软组织肿物（如囊肿）有关。足球运动员、自行车运动员、游泳运动员、体操运动员或芭蕾舞演员经常出现这种情况。踝关节撞击是一种临床综合征，后踝撞击试验常用于确定临床诊断，影像学检查主要用于术前计划。非手术治疗（物理治疗、注射、改变穿鞋习惯）失败后一般建议手术治疗。

（一）前踝撞击

前踝撞击的手术适应证：前内侧或前外侧的骨性或软组织撞击。目前的手术方式是关节镜下治疗。在踝关节背屈位建立内侧入路，它位于胫前肌腱和关节线交叉点的内侧。这种方法可以保证胫骨关节面下的软骨得到有效保护，操作区域也是“开阔的”。此外，踝关节镜无须持续牵引，这样可以降低并发症的发生率。侧方入路在内侧光源的透照下并再次背屈踝关节进行定位，这样可以避免神经损伤（背屈时腓浅神经从不向内侧移动）。胫骨骨赘自上向下切除，距骨赘从远端开始切除，以确保手术过程中更好地控制骨骼形态。去除引起症状的骨赘，避免去除正常解剖结构的骨质，以尽量减少损伤，因为去除过多骨质可能导致骨接触面减小进而引起继发不稳定。在手术过程中创伤越小，患者完全恢复到正常活动就越快。这种治疗方法可以作为门诊手术进行，只要患者耐受，就可以从术后第 1 天开始负重。从术后第 1 天开始主动进行背屈 - 跖屈活动也很重要，以避免关节僵硬。术后 2 周拆线，4 ～ 6 周完全恢复到正常活动是可能的。文献报

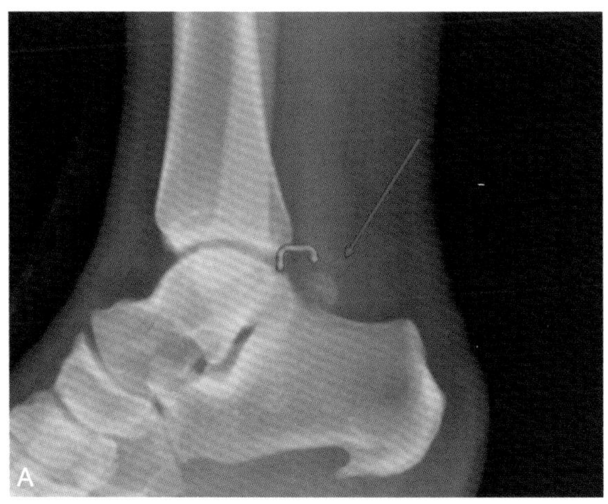

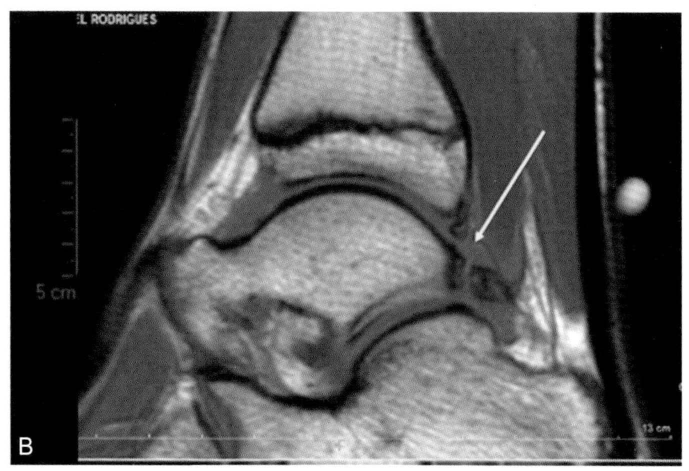

图 38-10 A. 侧位 X 线显示三角骨脱位（红色箭头和橙线）；B. 踝关节前外侧不稳定的儿童，踝关节内翻性扭伤后三角骨脱位

道 85% ～ 90% 的患者在 5 年随访中得到了令人满意的结果，约 80% 的患者在 8 年随访中仍无明显症状。然而患者应该被告知，该手术在治疗疼痛方面比改善活动范围更有效。此外，他们也应该被告知，即使活动范围保持不变，一旦疼痛症状消失，他们的感觉和表现也会更好。此外，即使一部分患者会出现骨赘的复发，但大多数病例在长期随访中仍无症状。

（二）后踝撞击

Van Dijk 等描述的双入路后踝关节镜技术，使这些后踝和后方周围其他病变的手术效果得到了显著改善。这种入路能够减少手术损伤，改善预后，并减少骨和（或）软组织撞击（包括合并蹈长屈肌继发性腱鞘炎）手术的并发症。如前所述，这是一种门诊手术，患者通常从第一天起就允许（应该鼓励）负重。再次强调，从第一天开始主动背屈 - 跖屈练习是"成功的关键"。2 周后拆线，单纯的后踝撞击手术在 4 ～ 6 周完全恢复活动是可能的。蹈长屈肌腱作为一个重要的解剖标志，以避免损伤内侧神经血管束（位于蹈长屈肌腱内侧），这样就界定了一个"安全"的手术区域。

每一步技术要点已经在其他资料上进行了详细的描述；然而，我们需要强调的是掌握关节镜解剖学知识尤为重要。

前、后踝撞击综合征

- 尽管影像学是有帮助的（主要用于术前计划），但前、后撞击综合征的诊断都是基于临床症状和体格检查。
- 骨性或软组织撞击非手术治疗失败后，关节镜手术是最常用的方法。
- 关节镜手术治疗通常是门诊手术，可立即活动和早期负重，通常在 4 ～ 6 周可以完全恢复活动。
- 为了避免僵硬，从术后第 1 天开始进行主动的背屈 - 跖屈锻炼是非常重要的。

五、CLAI 后的肌腱与周围韧带损伤

据估计，40% 的 CLAI 患者合并三角韧带部分损伤。

当 CLAI 患者三角韧带前束损伤时，会发生踝关节旋转不稳定。在一些踝关节外侧韧带损伤的病例中（无论是单独 ATFL 损伤还是 ATFL 和 CFL 联合损伤），三角韧带前部也可能撕裂。当胫距关节被动内旋时，一旦韧带从内踝分离，这种情况被称为"开书"样撕裂。关节镜下修复这些损伤的有效性已得到证实。

有人可能认为 CLAI 将增加一些结构的要求，而这些结构对外侧韧带复合体起到"激动剂"作用。通过认识到上述问题，我们可以理解 CLAI 与腓骨肌腱病之间可能存在联系。因此，腓骨肌腱的病变是 CLAI 重要的鉴别诊断，反之亦然。随着腓骨肌的反复损伤或收缩，腓骨短肌（图 38-11）和腓骨长肌可能发生退变或断裂。踝关节扭伤后胫骨后肌损伤的报道相对较少。

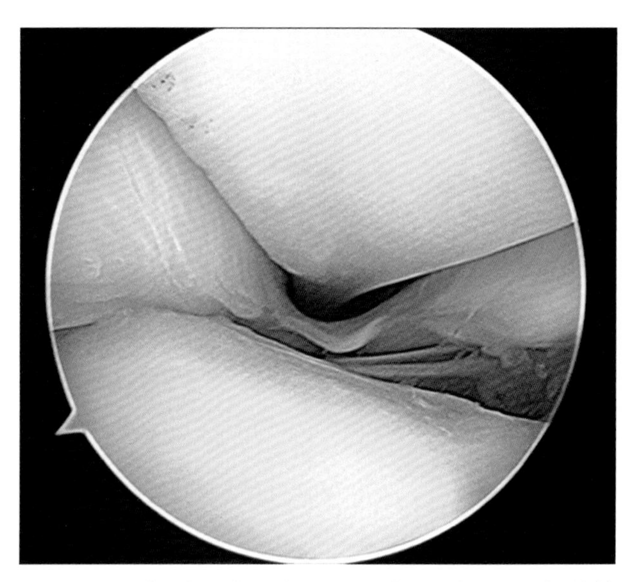

图 38-11 **腓骨短肌纵行撕裂。肌腱撕裂与 CLAI 相关并与 CLAI 相鉴别**

此外，如前所述，当出现踝关节扭伤或CLAI时，下胫腓前韧带远端束（anterior inferior tibiofibular ligament，AiTFL）和 ATFL 可能同时损伤。

踝关节外侧不稳与肌腱及其他韧带损伤

- 当存在踝关节不稳定的主诉时，必须排除腓骨肌腱的病变。
- 相反，当存在腓骨肌腱病变主诉时，必须排除踝关节不稳定。
- AiTFL 损伤由踝关节扭伤或 CLAI 引起，AiTFL 损伤能导致前外侧软组织撞击综合征。
- 当踝关节扭伤或慢性踝关节不稳定时，三角韧带尤其深层可能受伤。
- 约 40% 的慢性踝关节不稳定患者存在部分三角韧带损伤。
- 肌腱的病变，主要涉及的是腓骨肌腱，应考虑与踝关节慢性不稳定相鉴别。

六、要点

1. 即使在韧带断裂的情况下，大多数的踝关节内翻性扭伤，非手术治疗仍然是有效的。

2. 越来越多的人肯定了关节镜技术（修复或重建）治疗 CLAI 的效果。到目前为止，报道显示关节镜手术至少可以与切开技术相媲美。然而，还需要进一步的研究。

3. CLAI 是创伤性 OCD 的主要病因，然而骨软骨缺损有创伤性和非创伤性两种病因。

4. 最常见的治疗 OCD 的手术方式依旧是骨髓刺激技术（如清理和微骨折）。其原因是该技术具有较高的临床效果和较小的创伤，且迄今为止没有任何外科手术比骨髓刺激术更有优势。然而，为了保留生物学特征，应该尽可能固定原来的结构。

5. 骨科生物制剂、组织工程和再生医学有望在不久的将来提供更多的治疗选择。

6. 前、后踝撞击综合征是基于临床的诊断，影像学检查有助于术前计划。

7. 前、后踝撞击综合征的病因是创伤造成的，如严重的踝关节扭伤或由 CLAI 引起的反复微创伤。

8. 关节镜 / 内镜手术治疗这两种疾病能获得很好的临床效果，快速恢复到以前的活动，而且具有较少的并发症。

9. 踝关节外侧韧带损伤合并其他韧带损伤并不罕见（如三角韧带、AiTFL 甚至胫后肌腱）。

10. 此外，应考虑到肌腱的病变，主要受累的肌腱是腓骨肌腱，应与 CLAI 相鉴别。

11. 正如本文所述，CLAI 是主要的问题，它可以导致踝关节周围其他相关结构的进一步损伤。对 CLAI 的恰当治疗也是为了避免这些继发性损伤。

12. 当需要手术时，关节镜通常能够同时治疗伴随的其他病变。

（王晓猛　译　赵嘉国　张明珠　校）

第 39 章
非生物学踝关节稳定装置

Hélder Pereira，Manuel Resende Sousa，Daniel Mendes，Matt Solan，J. Acevedo，Ibrahim Fatih Cengiz，Rui L. Reis，Joaquim M. Oliveira

一、引言

踝关节扭伤是一种非常常见的损伤，可能会导致患者踝关节功能受限、无法参加工作或体育活动。通常踝关节损伤是由内翻造成，其发展为 CLAI 的风险极高。

50% 的 CLAI 患者会同时伴有或继发于不稳定后的其他损伤（内侧韧带损伤、撞击综合征、下胫腓联合损伤、游离体、骨软骨缺损、滑膜炎、踝关节炎等）。此外，CLAI 患者的关节运动力学也发生了改变，进一步增加了踝关节扭伤复发的风险。

一般来说，非手术治疗是首选的治疗方法，然而，一部分有持续性症状的患者需要手术治疗。多项研究表明 Broström 术及其几种改良手术都获得了良好的结果（超过 90%）。虽然 Broström 修复术被认为是一种成功的手术方法，但术后可能需要较长时间的固定和康复训练，同时可能存在功能障碍和社会经济影响。

为了减少 ATFL 修复后再次急性扭伤和慢性损伤，进而导致踝关节不稳定的再次出现和继发性损伤，同时为了追求更积极的康复和更快地恢复活动，推荐选择加强技术进行治疗。

本文将介绍一种加强技术，适用于切开、小切口或关节镜辅助 CLAI 修复。该技术采用高分子聚乙烯“缝合带增强”，也称“内支架”（联合锚钉或小界面钉），来加强韧带修复。

最常用的加强材料的极限抗阻力（250N）大于原生 ATFL（154N），约是 Broström 修复方式（68N）平均抗阻力的 3 倍。然而目前这种技术还不是一种生物学方法（非细胞），因此它在本体感觉和血管化方面没有优势。所谓的“生物材料”的生物相容性至关重要。

但是最近的研究报道，在 CLAI 重建和踝关节周围的其他损伤治疗中，该技术取得良好的结果且没有出现较严重的并发症。本文将描述这种手术技术的原理。

二、手术技术

如前所述，这种加强技术可用于大多数改良 Broström 修复术（切开、小切口或关节镜辅助技术）（图 39-1）。

为了详细地对其进行说明，本文将描述切开技术。

几位作者在腓骨远端使用两枚小锚钉，比用于加强 ATFL 修复的缝合带骨道略靠近近端。

切开的 Broström 技术，纵行切口起始于腓骨尖近端 1cm 左右，沿 ATFL 的方向。该切口可以很好地显露 ATFL 在腓骨和距骨的止点，也可以探查腓骨肌腱。

锐性分离皮肤和皮下组织，显露伸肌支持带和外侧韧带复合体。根据术野情况，酌情去除前外侧脂肪。如其他文章所述，确认 ATFL 后，将 ATFL 及其周围的骨膜、关节囊、IER 在腓骨远端的附着处切断。留取断端备用于后期的止点重建。使用咬骨钳或其他类似器械将腓骨远端止点处骨质新鲜化。向远端拉开 ATFL 和周围组织，显露其距骨侧止点。

距骨外侧嵴的非关节面处是骨道钻孔和固定缝合带 3.5mm 生物锚钉的位置（图 39-2）。带有导向功能的 2.7 mm 钻头被用于骨道钻孔，导向套筒对周围组织的保护至关重要，尤其是在微创或关节镜技术中更重要。

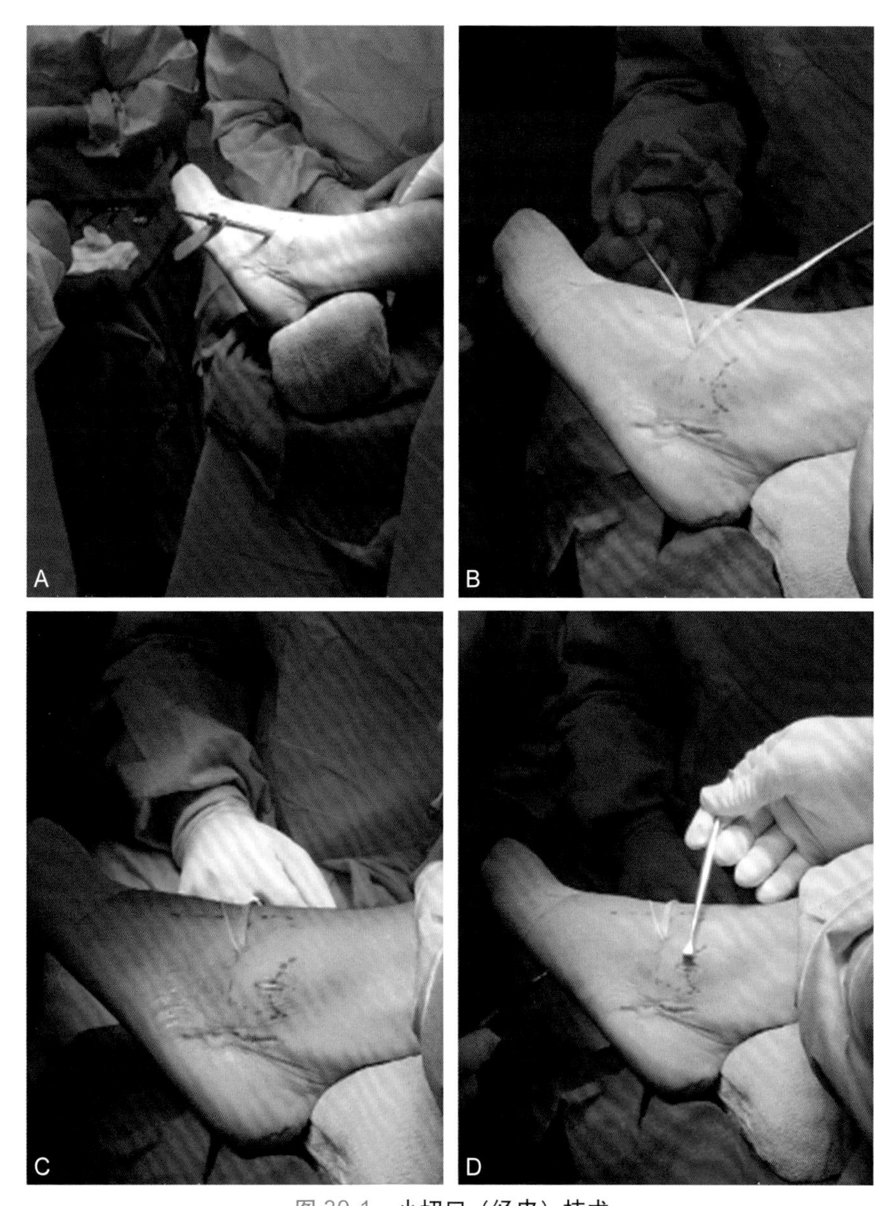

图 39-1　小切口（经皮）技术

A. 在适当的引导下钻取距骨隧道；B. 缝合带被植入距骨；C 和 D. 小切口钻取腓骨隧道，在关节外植入缝合带

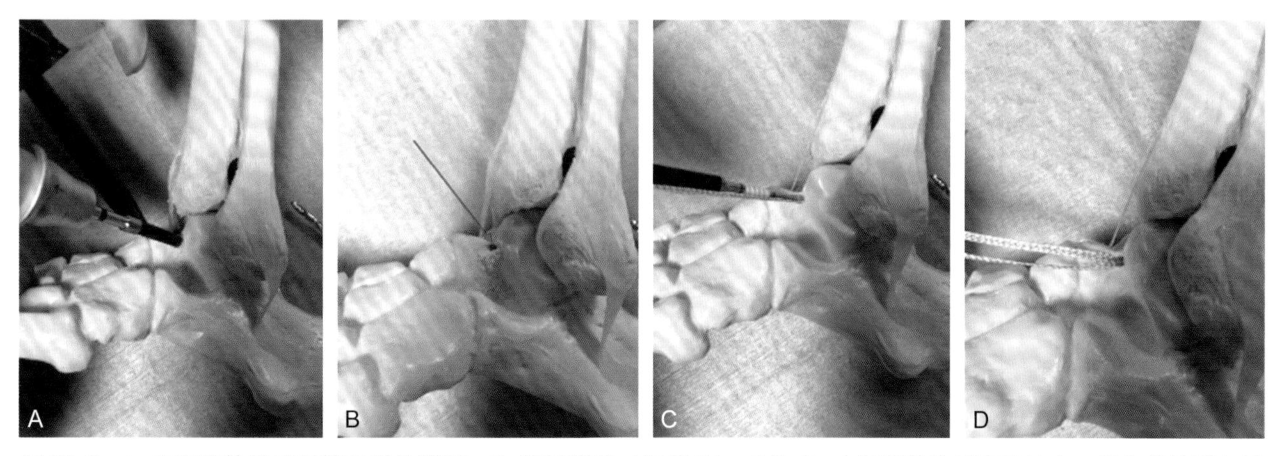

图 39-2　A. 在适当的引导下钻取距骨隧道；B. 距骨隧道（红箭头）；C 和 D. 由于距骨的骨密度特点，缝合带被引入后植入锚钉

该骨道通常向内侧和头侧倾斜 45°，便于在距骨体内放置 3.5mm 锚钉（图 39-1 和图 39-2）。同时一定要避免对胫距或距下关节造成损伤。考虑到距骨骨密度较大，建议在植入锚钉前引入缝合带。最后植入 3.5mm 锚钉固定 2 号缝合带（通过远端小切口）。在切开技术中，可以用一枚缝合针将缝合带穿过锚钉邻近的组织，包括伸肌支持带。这将确保加强带位于关节外，达到预期效果。但是，这并非必需步骤，因为术者可以通过触诊或直视下确认缝合带位于关节外。4.75mm 锚钉的腓骨隧道位于远端腓骨尖中心处（ATFL 正常解剖止点处），从远端向近端倾斜约 45°，从内侧到外侧倾斜 30° ～ 45°（避免骨折或关节损伤）（图 39-3）。

如果在缝合带近端使用两枚小锚钉，用锚钉缝线将 ATFL 和周围组织紧缩固定于腓骨远端。

2 号缝合带的适当张力至关重要。需要测量骨道的长度，并在缝合带上用记号笔标记。缝线上的一处标记点对应骨道的末端，另一处标记点准确定位骨道长度。外科医师根据标记来确定缝合带是否准确地匹配了骨道长度。聚乙烯缝合带没有弹性，可以使用蚊式钳来确保它不会过度紧张。将蚊式钳的尖端放在缝合带下方，确保维持所需的轻微松弛状态（图 39-4）。剪掉多余的缝合带，恰当地缝合伤口。术后第一周使用后侧夹板外固定。

术后康复：建议患者从第一天开始使用步行靴完全负重锻炼。1 周后换药并开始进行背屈 - 跖屈功能锻炼。4 周时去除步行靴，带软支具（图 39-5）并穿正常鞋。康复治疗的重点是增强肌肉力量和恢复本体感觉。6 周后可以开始进行有针对性的锻炼。完全恢复活动可能需要 8 ～ 12 周。

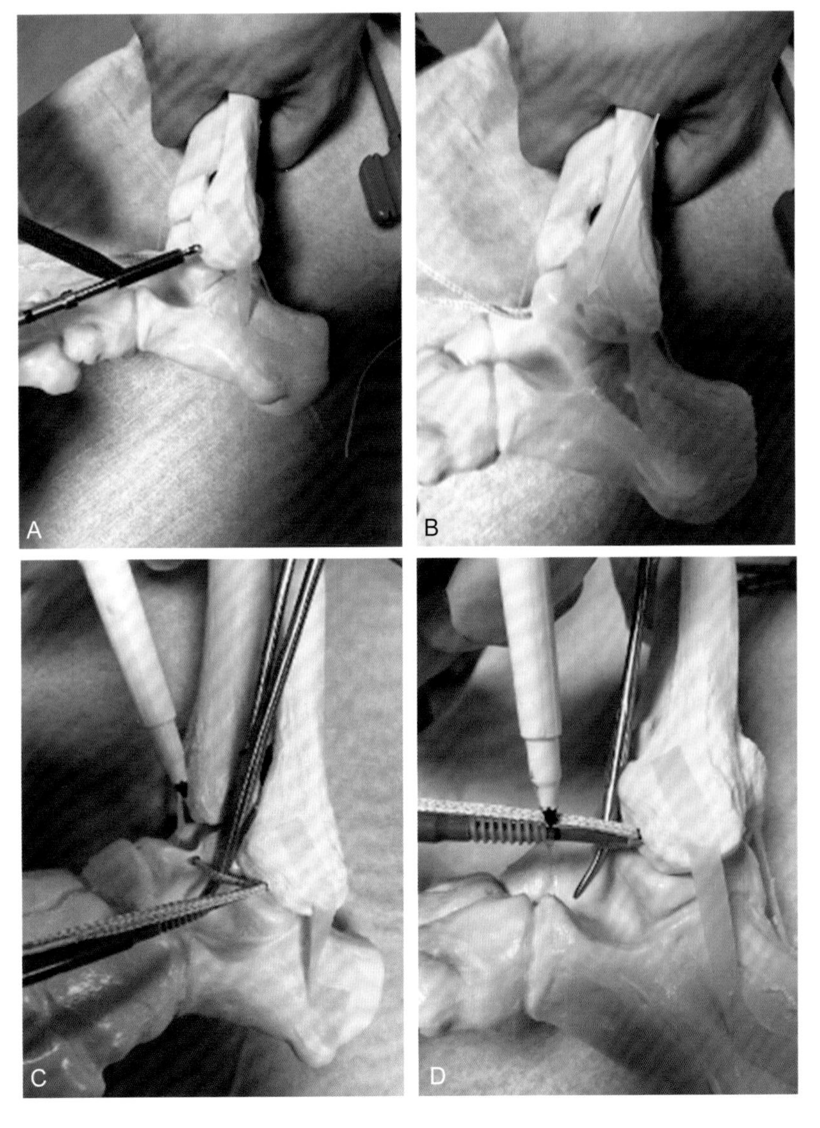

图 39-3 A. 腓骨远端骨道方向从远端到近端倾斜约 45°（模拟原生 ATFL 止点），从内侧到外侧倾斜 30° ～ 45°（避免骨折或关节损伤）；B. 腓骨隧道（浅蓝箭头）；C. 使用蚊式钳避免过度紧张；D. 准备最后固定

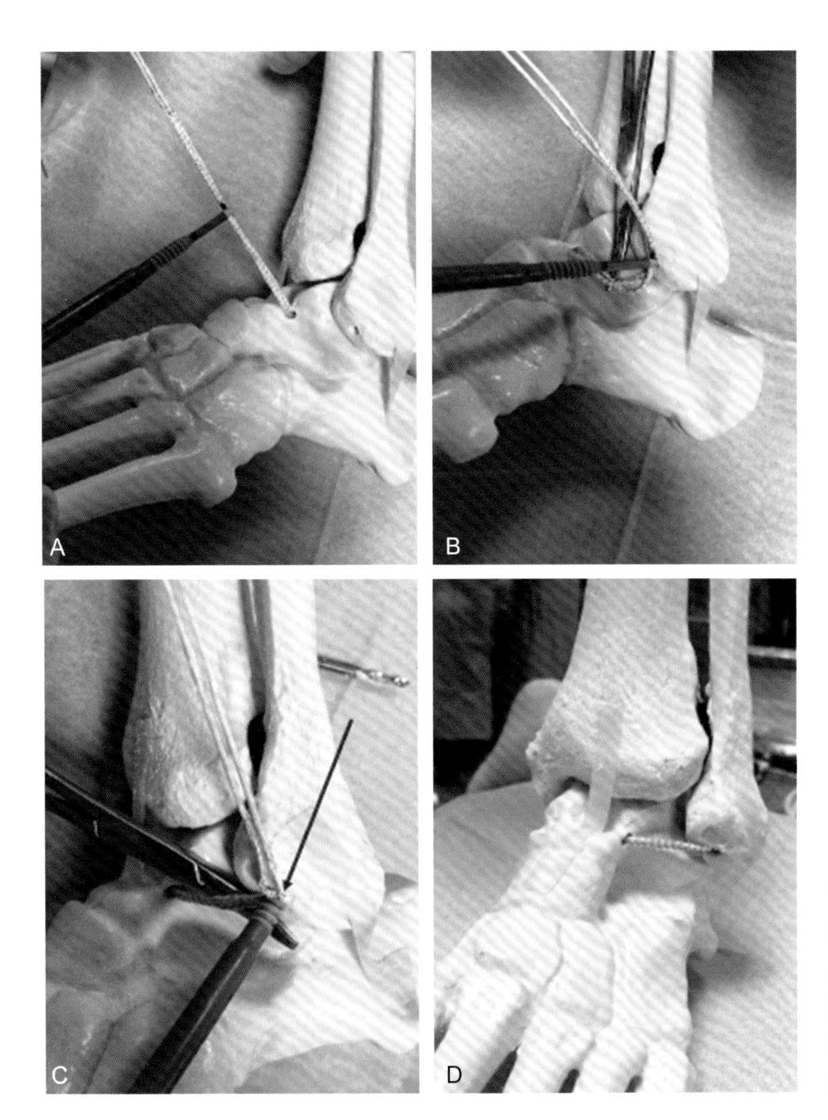

图 39-4　A. 在缝合带上做一道标记，表示 ATFL 长度；B. 测量骨道长度，并在缝合带上做第二道标记（两标记间的距离与骨道长度相等）；C. 锚钉完全植入后，可见第一道标记（深蓝箭头）；D. 缝合带加强术的最终外观

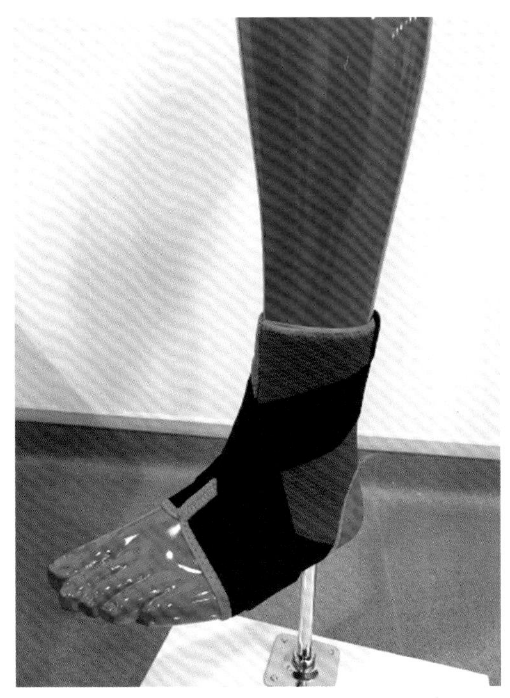

图 39-5　踝关节软性支具样式图

ATFL 修复的非生物加强 - 提示和技巧

- 为了更快地康复，踝关节韧带手术修复的加强技术是最新的趋势。
- 人工合成高分子聚乙烯“加强缝合带”，也称为“内支架”，日渐流行。
- 建议使用恰当的工具，包括合适的导向器。
- 在距骨体中植入 3.5mm 锚钉时，骨道向内侧和头侧倾斜 45°（避免损伤胫距或距下关节）。
- 考虑到距骨的骨密度，建议在植入锚钉前引入缝合带。
- 腓骨远端骨道（在原有的 ATFL 止点处）从远端向近端倾斜约 45°，从内侧向外侧倾斜 30°～45°（避免医源性骨折或关节损伤）。
- 2 号缝线带适当的张力至关重要。可以使用蚊式钳维持合适的张力。
- 传统韧带修复的合成材料在骨科领域引起了一些关注。组织工程学有望通过将生物植入物与生物力学相结合，找到新的解决方案。

三、结果

这种方法除了不能给手术修复带来生物性加强外，几位作者报道了其在加速康复和恢复日常活动中的优势。

一项报道显示，患者术后2周后开始骑车，8周后开始跑步。一项包含15名跑步运动员的小样本病例系列报道，所有运动员在12周内恢复了跑步运动。

目前研究已显示，非生物加强修复术的结果至少与任何改良Broström修复技术一样好。

更快地康复和恢复运动是我们追求的重要目标。

同样，降低已经很“低”的失败率，特别是对高水平运动员术后长期随访，也是努力的方向。

目前，大部分研究报告是小样本病例系列且随访时间短，大多数论文的作者都参与该器械或技术的研发。

在得出更明确的结论之前，需要更大样本的研究和更长期的随访。

但是，我们可以认为，缝合带加强术与“经典”治疗一样有效，而且有加速康复的趋势。我们也必须认识到是，几项研究显示没有采用加强缝合带的经典手术与加强缝合带的手术相比，恢复活动的时间非常相似。

正如骨科其他领域所报道的那样，我们需要等待更多关于这种材料自身的生物学反应结果。

同时必须要考虑到该技术增加了相关的花费。

四、要点

1. 为了加速康复并保护手术修复的踝关节韧带，我们当前迫切需要寻求新的加强工具。传统人工合成材料的使用在骨科领域引起了一些关注。未来，组织工程学有望通过将生物性植入物与生物力学加强相结合，找到新的再生解决方案。

2. 手术修复CLAI的缝合带加强术有望实现“更强”的修复，具有较低的失败风险，并提供更快的康复。

3. 高分子聚乙烯“加强缝合带”，也称为“内支架”（联合锚钉 / 小界面钉），被用于改良Broström修复术的加强。

4. 从技术上讲，这种技术不能改善生物学结构，也不能改善本体感觉，而且合成材料的顺应性很低，所以就必须避免过度紧张——“蚊式钳”非常有效。

5. 此外，必须小心骨道的定位，以避免损伤远端腓骨、距骨和踝关节。成本的增加也是必须要考虑的因素。

6. 在得到更明确的结论之前，需要进行更高质量的研究。但这项技术已经显示出了有前景的结果。

（王晓猛　译　赵嘉国　徐桂军　校）

第 40 章 精英运动员特有的治疗观点

C de V. Marais，J. D. F. Calder，G. A. McCollum

一、引言

据估计，所有肌肉骨骼损伤中有 25% 涉及踝关节内翻性损伤，占急诊就诊量的 7% ～ 10%。其中多达 50% 是 35 岁以下患者的运动相关损伤。Fong 等完成的系统评价纳入了 70 项运动，踝关节是其中 24 项运动中最常见的损伤部位。不同运动类型的踝关节损伤的发病率也不同，但是踝关节损伤更常见于从事篮球、足球、跑步、芭蕾或舞蹈的运动员。53% 的篮球运动损伤和 29% 的足球运动损伤是踝关节损伤。尽管踝关节周围多个结构都有损伤的风险，但 3/4 的踝关节损伤涉及外侧韧带复合体。

因此，运动员是踝关节损伤的高危人群，尤其是外侧韧带复合体的损伤。对于高水平运动员，缺席重要的体育赛事或比赛可能会产生巨大的经济影响，并对排名和未来的发展产生负面影响。与普通人群相比，运动员对踝关节的负荷和需求显著增加，踝关节损伤的后遗症可影响运动员参与高水平的比赛。

精英运动员踝关节外侧损伤的治疗是一项严峻的挑战。治疗的目标是准确地诊断和有效地治疗，以促进他们在尽可能短的时间内安全地返回运动，而不会增加未来再次损伤、慢性不稳定和骨关节炎的风险。

二、损伤机制

在中立位，骨性结构对踝关节的稳定性起到很大作用，尤其当它与负重的压力载荷相结合时，对维持踝关节稳定十分重要。当足处于跖屈位，这种固有的稳定性降低，韧带结构在维持踝关节稳定性方面发挥了更大的作用。因此，在跖屈时踝关节周围的韧带结构更容易损伤。

最常见的损伤机制是跖屈的足发生内旋或内翻。外侧韧带复合体的生物力学特点使得 ATFL 在跖屈位时张力最大，因此 ATFL 是最先损伤的韧带，其次是 CFL。导致 PTFL 损伤的最大负荷是 ATFL 损伤的 3 倍，并且 PTFL 在跖屈时处于松弛状态，因而 PTFL 通常不会在内翻中损伤。约 65% 的踝关节扭伤是单纯 ATFL 损伤，20% 的病例是 ATFL 和 CFL 同时断裂。

足球比赛中大部分踝关节扭伤发生在球员对抗期间。踝关节旋后损伤的视频分析显示了两种主要的损伤机制：①在足部触地前或触地时，对小腿内侧冲击引起的侧向力导致了球员在踝关节处于内翻位时着地；②当球员试图射门或传球时，撞到对方的足部迫使其踝关节跖屈。

三、评估

损伤后予以休息、固定、患肢抬高和加压治疗后 3 ～ 5 天再进行延迟体格检查，对运动员存在明显外侧韧带损伤的诊断效能优于应力影像和超声检查，其敏感度为 96%，特异度为 84%。

然而，初步评估仍然非常重要，对于大多数精英运动员来说，很可能会在损伤后立即由主治医师进行评估。初步评估的目标是排除可能需要更紧急处理的伴随损伤，并防止进一步损伤。

全面的病史采集对内翻损伤的诊断很重要，特别需要明确损伤的机制、既往损伤与治疗的病史，以及已经开始的治疗方案。运动员经常叙述他们在损伤时听到“啪”的一声。然而，撕裂感或听到“啪”的声音与损伤的严重程度无关。

损伤后数小时，广泛的疼痛和肿胀会使检查变得更加困难和不可靠。然而，在损伤后的初期，肿胀、瘀青和局部触痛等关键特征为潜在病理提供了重要信息。ATFL 区域的疼痛和肿胀可能表明 ATFL 损伤。但更重要的是，如果 ATFL 处没有疼痛，则很可能不存在 ATFL 损伤。

对整个下肢进行体格检查以确保没有遗漏其他损伤。应用渥太华准则有助于指导在急性期是否需要进一步行影像学检查以排除骨折。研究证实在受伤后的最初 48 小时内应用该准则，其敏感度为 99.6%。实际上，针对职业运动员存在过度检查的趋势。这是可以理解的，因为漏诊或延迟诊断会影响收入和团队表现。

如前所述，确定外侧韧带复合体完整性和评估踝关节稳定性的临床检查最好在损伤 3 ～ 5 天后疼痛和肿胀减轻时进行。前抽屉试验用于评估 ATFL 的完整性具有特异性，距骨倾斜试验用于检测 CFL 损伤更具特异性。

前抽屉试验通过在矢状面产生向前移动的幅度，可以评估 ATFL 的完整性。与健侧相比，距骨相对于胫骨的前移增加代表阳性体征，表明 ATFL 损伤。距骨相对于胫骨前移的正常生理范围是一个有争议的话题，据报道，范围为 2 ～ 9mm。

距骨倾斜试验指当后足受到内收外力时，测量胫骨远端关节面和距骨穹窿之间的夹角。同样地，正常的倾斜角度范围也较大，但是人们普遍认为，与健侧相差 10° 是 CFL 损伤的阳性表现。

局部触痛和淤血变色诊断急性外侧韧带损伤的可能性达到 90%。当前抽屉试验阳性、ATFL 触痛和淤血三者同时出现时，诊断 ATFL 损伤的敏感度为 98%，特异度为 84%。

外侧韧带损伤的患者中约 60% 存在内踝压痛，40% 存在下胫腓前联合处疼痛而没有前联合韧带断裂，可能是前方关节囊撕裂所致。

四、影像

虽然 X 线片不能显示韧带损伤的程度，但如果进行负重检查，可以进行动态观察。下胫腓分离或明显的不稳定可能被观察到。

应力 X 线片对急性外侧韧带损伤的诊断没有价值。这些技术更常用于区分慢性不稳定是机械性的还是功能性的。应力 X 线片对急性损伤的治疗方案没有影响。

尽管磁共振成像（MRI）诊断外侧韧带断裂的敏感度为 75% ～ 100%，但由于昂贵的费用和踝关节扭伤的高发病率，在普通人群中的适应证有限。应该将其应用于那些踝关节损伤后有持续性症状和主诉的患者，这些患者往往通过非手术治疗未能得到缓解。

然而，MRI 应该是运动员常规检查的一部分，以排除伴随损伤，如骨软骨损伤和隐匿性骨折，这些损伤可能会对他们的康复和重返比赛的时间产生不利影响。

五、分类

踝关节扭伤一词被用来描述一种宽泛的病理损伤，从韧带的拉伤到导致关节不稳定的完全断裂。Hamilton 和 Keikkonen 于 1982 年提出了Ⅰ～Ⅲ级的损伤分类系统。Ⅰ级损伤中 ATFL 和 CFL 完好无损的扭伤，临床表现没有提示不稳定。Ⅱ级损伤中 ATFL 断裂，但 CFL 完整，前抽屉试验呈阳性，距骨倾斜试验呈阴性。Ⅲ级损伤中 ATFL 和 CFL 均有断裂，前抽屉试验和距骨倾斜试验均为阳性。

在临床实践中，应区分扭伤（Ⅰ级）和真正的不稳定（Ⅱ级或Ⅲ级），这将影响治疗方案。如前所述，只有延迟查体才能对损伤进行准确地分类。

六、治疗

急性外侧韧带损伤的治疗取决于损伤的严重程度。研究发现非手术治疗可有效地治疗普通人群和高要求运动员的Ⅰ级和Ⅱ级损伤。然而，对于Ⅲ级损伤的治疗仍存在争议，尤其是运动员群体。

所有结缔组织损伤，包括踝关节外侧韧带在内，都经历相同的愈合过程。依次有 4 个阶段：①出血和炎症；②成纤维细胞增殖；③胶原蛋白形成；④胶原成熟。

非手术治疗基于对这些愈合阶段的个体化评估，旨在最大限度地减少渗出和出血，早期保护下活动关节、负重，进而恢复活动和运动，同时防止再次损伤。损伤越严重，每个阶段进展的时间就越长。

（一）急性期

损伤后立即治疗的目的是控制出血和炎症。最大限度地减少肿胀和血肿的形成，减少细胞外液的渗出量，在愈合过程中这些细胞外液会被重新吸收。

这一阶段的治疗方法可以用助记法 RICE（休息、冰敷、加压和抬高）来描述。虽然有些学者建议早期活动，但也有学者建议使用小腿石膏或可拆卸的靴子短时间固定 5 ～ 7 天。制动时，踝关节应尽可能保持最大背屈。这将使关节处于最匹配的位置，最大程度地减少关节囊扩张、使韧带断端相互靠拢、减小损伤韧带的张力。然而，延长制动时间不被推荐，因为这将导致较长的康复期和较差的结果。

固定的方法将根据损伤的严重程度而定。对于Ⅰ级损伤，弹性绷带或氯丁橡胶支具可以提供足够的支撑，而Ⅱ级损伤可能需要马镫形状的外固定支具或充气靴。Ⅲ级损伤需要更多的保护和支撑，应该考虑使用功能性步行矫形器。

只要是无痛并且可以忍受辅助支具，鼓励患者负重。

（二）亚急性期

在固定 5 ～ 7 天后的增殖阶段，在治疗方案中增加保护性的活动。这是为了减少肌肉萎缩，维持正常的活动范围，防止关节纤维化。

早期运动也有助于胶原束与力量方向保持一致。主动和被动的活动最好在运动员的无痛范围内进行。首先进行矢状面的活动，以改善跖屈和背屈，而不会使损伤的韧带承受不必要的应力。随着韧带逐渐愈合，可以增加轻柔的内外翻活动。在步行过程中，运动员应使用支具或功能性步行矫形器来保护关节，并使用拐杖直到他具有无痛无代偿的步态模式。

（三）康复阶段

当逐渐愈合的韧带在 4 ～ 6 周开始成熟时，运动员应进行更积极的康复锻炼，以恢复丢失的力量和活动范围。这应该针对特定某种运动类型，并由团队医务人员协调。目标是让运动员重新融入其损伤前在团队或个人运动中的角色。实际上，活动应该是负重和多方向的，并应该逐步模拟运动员在训练和比赛中所需的活动。所有活动都应该没有疼痛和症状。

（四）预防措施

一旦运动员重返体育活动，是否使用某种形式的保护性贴扎或支具，应该考虑每个运动员的具体情况。应告知运动员，他们需要留出 6 ～ 12 个月的时间使受损的韧带完全愈合和重建，在高风险活动中使用半刚性或系带支具可以减少再次损伤。

高水平运动员韧带Ⅲ级损伤的治疗需要讨论。据报道，各种程度的外侧踝关节韧带损伤经非手术治疗后，80% ～ 90% 的患者获得良好或优秀的结果。手术治疗应针对那些功能性康复后仍存在持续症状的患者。即使在最初损伤的数年后，延迟的韧带重建与受伤最初的手术修复达到相同的结果，也是有可能的。

一项 Cochrane 系统综述对外侧韧带损伤手术和非手术治疗进行了比较，没有证明哪种治疗方法比另外一种方法更好。由于较高的踝关节僵硬发生率、活动度丢失以及增加的手术相关并发症，该 Cochrane 系统综述得出结论：最佳的选择是非手术治疗，并进行功能性康复和密切随访，以确认运动员是否有慢性韧带松弛。

然而，该 Cochrane 综述也明确报道，手术修复获得了更多的踝关节客观稳定性和更快地恢复活动。残留的踝关节不稳定，即应力 X 线片上的倾斜试验阳性或前抽屉试验阳性，是再次损伤的预测因素。

高水平运动员在损伤后的治疗目标是在尽可能短的时间内恢复到与受伤前相同的活动水平，同时没有残留症状。反复损伤的风险应降至最低，因为经常缺席训练和赛事将对他们的运动生涯产生不利影响。因此，每名高水平运动员的治疗都应该考虑个人情况，但手术修复的门槛应该低于普通人群。反对手术的一个论点是，职业运动员最容易受到并发症的影响，如深度感染、神经损伤、复杂性局部疼痛综合征等。尽管这些情况很少见，但其中任何一种都可能会结束他们的职业生涯。

一项平均随访 10.6 年的研究报道，Broström 术修复外侧韧带复合体后，长期效果非常好。30 例患者中 24 名是高水平运动员，最终有 28 名恢复到受伤前的活动水平。

七、结论

外侧韧带损伤的临床诊断和分型应在损伤后 3 ～ 5 天延迟评估。在任何阶段如果怀疑有相关损伤，应进行放射学检查，也许对运动员更宽松一些。建议所有外侧韧带损伤的高水平运动员都进行 MRI 扫描，以排除伴随的软组织、软骨和骨骼损伤。

大部分外侧韧带复合体损伤的高水平运动员能够通过非手术方法治疗，并获得非常好的效果，尤其是Ⅰ级和Ⅱ级损伤。对于Ⅲ级韧带损伤的精英运动员，可能会考虑手术修复，尤其是CAI的急性损伤、有全身韧带松弛的特征或重返赛场的关键时刻，因为手术治疗可能会让他们提前几周恢复比赛，而且具有较小的长期客观不稳定的概率。

（李浩民　译　赵嘉国　徐桂军　校）

第41章
慢性踝关节不稳定治疗后的结局评价

Gwendolyn Vuurberg，A. Perera，G. M. M. J. Kerkhoffs，Jón Karlsson

一、慢性踝关节不稳定的评估

测量方面的挑战

CLAI可以被认为是一种复杂的疾病，因为这种常见的损伤目前还存在很多争议。除了持续存在的机械性不稳定和（或）功能性不稳定，CLAI还与肌肉骨骼、神经肌肉功能异常及心因性因素相关，如疼痛和对“打软腿”或反复扭伤的恐惧。

恰当地评估损伤的严重性和恢复的程度非常重要，原因有3点：①有利于患者的日常管理；②有利于恰当的疗效评估；③有助于分析和比较新治疗方法的效果。因此，我们需要有效、可靠的方法和工具评估基线和随访，来确定加重CLAI的相关危险因素。上述3种情况需要具有高敏感度和特异度的工具。例如，只需要简单地询问患者感觉如何，就能大致评估该患者是否需要干预，或治疗后患者的症状是否得到改善。

然而出于研究的目的，比较不同患者群的能力需要敏感度和特异度更高的准确评估，而不是踝关节是否无力或功能性不稳定等描述。目前的困难在于，踝关节不稳定的基本要素源于“打软腿”这一概念，而“打软腿”本身是一种非常主观的感觉，难以量化。大多数患者实际上并不会真正跌倒，而是会下意识避免那些使踝关节处于危险情况的动作，并在行走时仔细观察地面情况。

评估CLAI是一个非常复杂的过程，不同的患者对应不同的关节稳定性，而这与前抽屉试验所证明的不稳定程度并不完全一致。例如，患者能够耐受的稳定或不稳定程度可能随踝关节的需求（如运动或工作）、整体功能水平和其他机制代偿的能力而变化。不稳定的概念不仅仅是韧带是否存在松弛，它更是多因素共同作用的结果，并不总是“非此即彼”。

二、量化踝关节不稳定

CLAI的可测量特征

测量过程中涉及的主观参数很多，如何尽可能客观全面地对主诉进行量化是我们面临的挑战。为了构建这一过程，我们明确了6种不同的方法来评估踝关节功能。

评估方法

- 病史。
- 体格检查（包括危险因素的评估）。
- 体格测试（应用或不应用仪器的检查）。
- 辅助检查（如X线、CT或MRI）。
- 自我报告的功能结局评分，包括踝关节通用评分和针对踝关节不稳定的专用评分（特异性评分）。
- 活动水平评分

理想的评估方法能够在临床中快速识别并量化患者的重要临床特征，使用低成本的有效参数，并最好形成自填式测量工具（进行评价）。一直以来，我们依赖前三步进行日常决策，有时也参考在更专业的运动医学领域中使用的一些体格测试方法。疗效评分越来越多地应用于普通骨科，但在足踝外科的应用并不多见，主要用于质量审计和科学研究中。采用仪器进行的体格测试可以提高诊断水平或评估疗效，但通常也仅限于在研究领域中使用。

识别危险因素对每名患者日常治疗的决策至关重要。同时，了解待手术患者的不稳定类型也十分重要。通过对危险因素的识别，可以对患者的预期进行妥善处理。合理的疗效期望值在良好的康复过程中非常重要。应该牢记每名患者的期望和需求不尽相同，例如，年轻运动员与年老久坐的患者对疗效的期望显然不同。因此，使用上述提到的评估方法，来理解疾病的性质和患者期望回归的运动类型非常重要。

1. *病史*　目前，患者报告的结局测量（patient reported outcome measures，PROMs）并不总能涵盖患者主诉的所有方面或维度。因此，病史对于评估患者的功能水平至关重要。然而，获取这些以定性为主的信息，并以客观且可量化的形式呈现出来，这本身就是很大的挑战。

虽然患者真正跌倒的次数容易测量，但对于大多数患者来说，跌倒并不常见。他们会主动避免那些危险的地形或动作来防止自己跌倒。取而代之的是，他们会“打软腿”或在行走时产生不安全感，而这种“打软腿”或不安全感难以测量。基于上述原因，踝关节不稳定协作组制订了一些定义，并强调了记录这些症状的出现和频率的重要意义（表 41-1）。

其他需要记录的问题包括规避的活动（不平整的表面、斜坡、运动、在黑暗中行走）、穿高跟鞋的能力、运动 / 工作能力、支具 / 支撑 / 助行器的使用，以及踝关节在这些辅助工具帮助下是否仍然会“打软腿”。

2. *体格检查*　体格检查能起到多方面的作用，包括评估预后、评估损伤或复发的危险因素等。体格检查做到客观的量化比较困难。尽管年龄和性别因素很少被讨论，但是身高、体重和 BMI 这三个因素必须并且能够根据标准化方法进行测量，便于后续评估，因为他们是踝关节扭伤复发的潜在影响因素。其他与疗效评估相关的预后变量还包括肌力和关节活动范围。为了避免踝关节扭伤或可能导致关节僵硬的外科手术，患者会有意识地避免进行一些需要足着地的运动。随着时间的推移，踝关节周围肌肉的肌力就会减弱。为了可靠地记录这些变量，应该使用测力计和量角仪来测量肌力和关节活动范围，以便将来进行对比，而不是在没有充分记录的情况下获得一个主观印象。

除了这些统计学变量外，还应通过触诊评估疼痛的部位，以便估计恢复的程度。此外，其他可能发生损伤的部位，如腓骨长短肌的肌肉和腱性部分、跟骨前突、第五跖骨，在体格检查过程中不能遗漏。

由于功能性踝关节不稳定与机械性松弛程度相关性较低，因此首先应辨别的是以“打软腿”为主要特点的功能性不稳定，还是机械性松弛。前抽屉试验能够对两者进行区分，即固定胫骨后，将跟骨向前拉动（图 41-1）。ATFL 的松弛程度越大，距骨和跟骨相对于胫骨的半脱位程度越明显。目前将 ATFL 松弛的程度分为 4 级：0 级（0 ～ 2mm）；1 级（3 ～ 5mm）；2 级（6 ～ 10mm）和 3 级（11 ～ 15mm）。在临床检测中，使用动态前踝测试仪评估 ATFL 松弛的敏感度和可靠性均较低，因此前抽屉试验是首选。据报道，前抽屉试验的敏感度为 80%，特异度为 75%。

3. *专用的体格测试*　专用的体格测试是指在 CLAI 患者进行平衡性检查时，能够提供最准确的评估方法。平衡能力障碍往往是患者踝关节失能的主要原因。平衡障碍可能是多种病理的综合结果，如机械性松弛、功能性不稳定、本体感觉障碍和运动过度等。现实情况往往是多种病理因素共同起作用。因此，精确地评估患者的平衡障碍及其

表 41-1　踝关节不稳定协作组制订的定义

名称	定义
急性踝关节扭伤	扭伤导致踝关节外侧韧带复合体的创伤性损伤，引起疼痛、肿胀和瘀斑超过 1 天
踝关节不稳定	在活动中感觉踝关节容易受伤
打软腿	踝关节经常出现不受控制的内翻，不一定会导致踝关节扭伤
反复性踝关节扭伤	6 个月内同侧出现 2 次以上的踝关节急性扭伤
机械性踝关节不稳定	徒手应力检查时出现过度内翻或向前松弛
功能性踝关节不稳定	无机械性不稳定的情况下出现打软腿
慢性踝关节不稳定	在初次踝关节扭伤后出现打软腿或踝关节不稳定超过 1 年

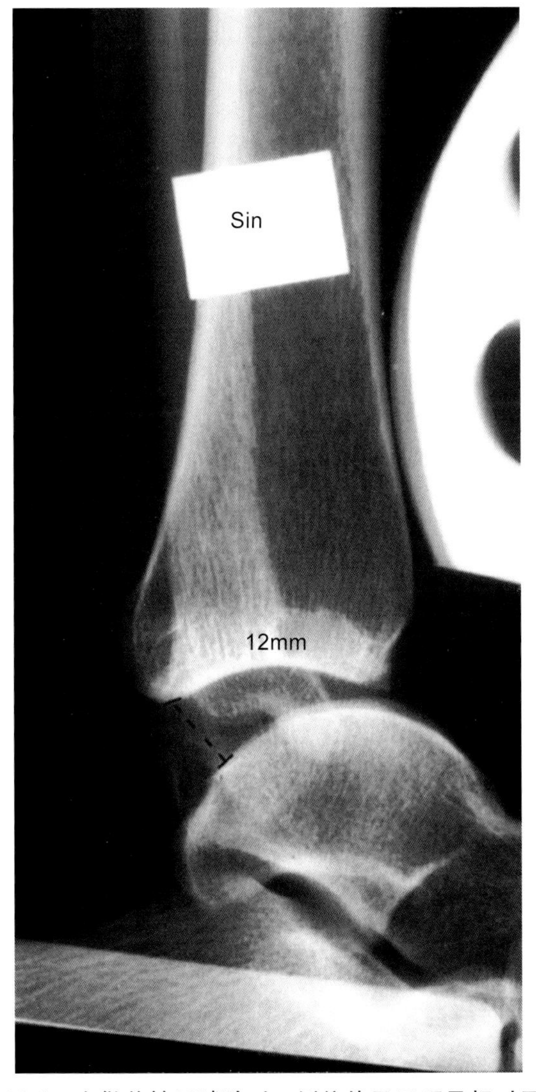

图 41-1　**在做前抽屉试验时，侧位片显示距骨相对于胫骨向前移位**

在运动和日常生活中应对困难的能力非常重要。

对于门诊患者，由于检查需要专用设备，这些设备的应用除了要花费大量时间外，还会使查体过程变得复杂。因此这些专用的设备主要局限于开展研究和运动医学领域。特别是对于专业运动员，这些检查被当作决定是否重返运动的标准，即运动员的踝关节是否稳定或恢复到正常功能，能够使他安全、有效地参加比赛。这些体格测试多由物理治疗师进行，他们在操作过程中拥有所需的设备和空间。尽管检查是由运动康复医师或物理治疗师完成，但临床医师要清楚这些测试和结果解释，这也是非常重要的。

体格测试分为静态测试和动态测试，可进一步分为应用仪器的测试和不应用仪器的测试（表 41-2）。在所有检测中，Y 形平衡测试兼具准确性、可重复性、易于操作性和可持续性等多种优势，是一种最佳的测试，也最为实用。

CLAI 患者的主要问题之一是平衡能力，除了平衡方面的评估，患者也可能主诉在平坦或不平的地面行走或跑步时“打软腿”。

由于 CLAI 患者的日常生活和运动能力受到明显影响，根据“步态周期”评估患者的步行模式也可能是有价值的。该周期用于分析从同侧下肢首次足跟着地到下一次足跟着地的整个步行模式，不仅提供整个下肢的负重信息，还有关节运动学和动力学信息（如运动的范围、关节推动力）（表 41-3，图 41-2）。为了提高报告的可靠性，应按阶段报告异常情况。

表 41-2　**体格测试**

	应用仪器	不应用仪器
静态	压力中心（COP） —面积 —速度	平衡失误评分系统（BESS） —双腿站姿 —单腿站姿 —串联站姿（将一只足的足尖置于另一只足的足跟，使两足形成一条线的双足站立）
	单腿站立于平衡表面上，肌电图记录肌肉活动	抬足试验
	星形偏移平衡测试（SEBT）	平衡测试时间
	摇摆 —前后方向和内外方向上压力中心的移位及 95% CI 的摇摆面积（椭圆形）	单 / 双腿平衡测试 —睁眼 —闭眼
	触边时间（TTB）	单腿站立 —睁眼 —闭眼

续表

	应用仪器	不应用仪器
动态	达到稳定的时间（TTS）	单腿跳跃试验 —时间 —距离 跳跃（距离） —交叉 —8 字 —侧向 —单次 —3 次 单腿垂直跳跃

注：仪器测试的使用，例如应用受力平台或其他评估偏差的软硬件设备进行测量。非仪器测试通过人工计时、测距离等进行评估，为测量偏移留有更大空间

表 41-3　步态周期

时期	亚期	活动
支撑期	震荡吸收期	足跟触地（HS）
		全足着地（FF）
	支撑中期	支撑中期（MS）
		足跟离地（HO）
		足趾离地（TO）
	推进期	
摆动期		摆动中期（MSW）
双肢支撑期		足跟触地（HS）

4. 辅助检查　踝关节不稳定的辅助检查主要包括X线、CT及MRI扫描。然而就结果评估而言，这些影像学检查的作用并不大。但是对于骨软骨缺损、骨髓水肿或其他类型的损伤，CT 或 MRI 则有助于评估缺损大小和确定恢复的预后(时间)。对于骨软骨缺损患者来说，CT 相对于 MRI 更有优势，CT 可以避免因 MRI 显示的骨髓水肿而高估缺损范围。另外超声和 MRI 也可用于量化软组织和踝关节受累情况，但由于超声特异度较低，实用性差，成本较高，通常不使用这些检查手段。除非只有这些检查工具才能检测到某些特定结构，如关节积液等。

非负重位的 X 线检查几乎没有任何作用。负重力线片可能发现由下肢机械轴偏移而导致的力线不良，这种力线不良往往是踝关节扭伤复发的潜在危险因素，进而导致 CLAI。此外，内翻应力 X 线片可以用来客观地量化持续存在的机械性不稳定。固定胫骨，将踝关节置于内翻应力位拍片，可以测量距骨的倾斜程度，即胫骨远端关节线与距骨近端关节线之间的夹角。然而这项检查并不是仅仅针对胫距关节，应力 X 线也有助于评估跟骰关节松弛，该关节的松弛也会引起不稳定的主诉（图 41-3）。

5. 功能结果评分　目前最常用且最流行的测量患者主观结果的方法是调查问卷，且该方法系统而有效。PROM 不仅能够对患者主诉进行有效评估，而且成本低，因此 PROM 越来越受欢迎。PROM 通常涵盖多个需要评估的领域，包括疼痛、功能障碍、总体生活质量，或详细询问特定的内

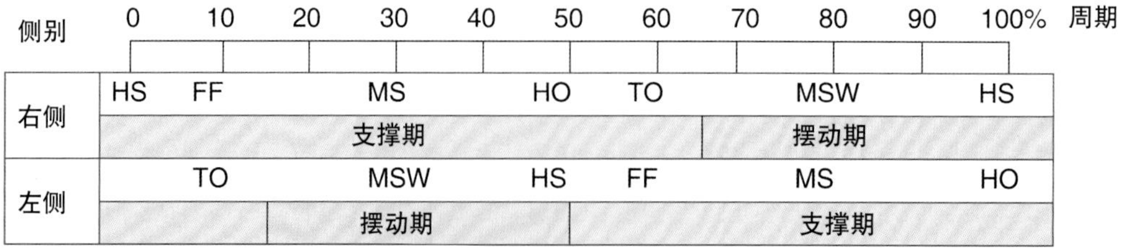

图 41-2　步态周期分布示意图。支撑期占步态周期的 60%。在 HS、FF、HO 和 TO 阶段可以看到双足行走阶段（双足均接触地面的阶段）

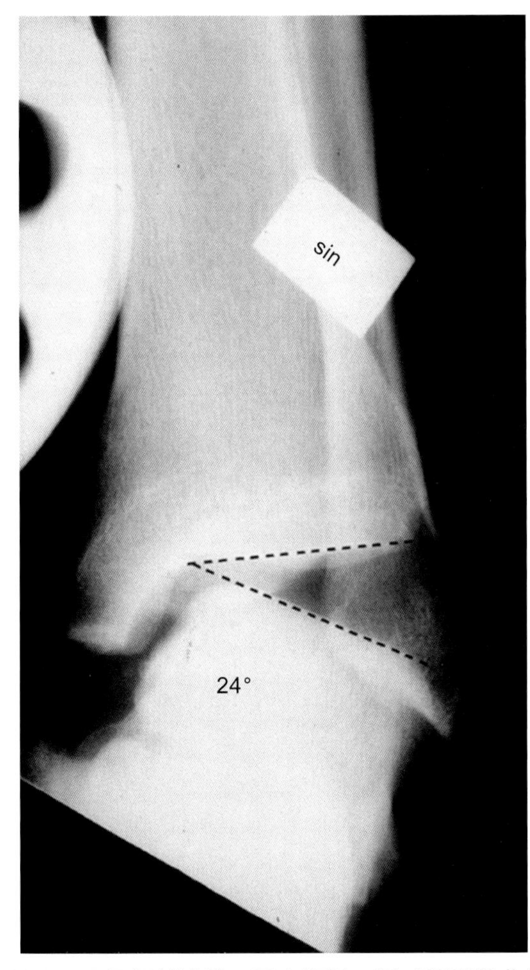

图 41-3　距骨倾斜试验：固定胫骨，通对胫距关节施加内翻应力来评估踝关节的机械不稳定性。胫骨远端与距骨近端关节线的夹角反映了胫距关节的不稳定程度

容，如踝关节扭伤后的不稳定感，或恢复时间。

理想的测量工具应该是患者可以自行完成测量，而不必依靠临床医师的判断。除了能避免解释偏倚以外，还能节省医师的日常管理时间和整个随访环节的时间。然而，对于 CLAI 患者，目前还没有公认的 PROM 评分方法。虽然目前有大量 PROM 可以应用，但都缺乏可以区分稳定或不稳定、功能性不稳定或机械性松弛的评分标准，因此限制了 PROM 的可用性和可比性（表 41-4）。

为了确保 PROM 适用于评估踝关节不稳定的严重程度，需要对特定的目标人群进行验证，并需要观察者之间具有较高的一致性，以最大程度减小解释和测量错误。一些 PROMs 量表已被证实能够满足 CLAI 疗效评估要求，包括踝关节功能评价工具（ankle joint functional assessment tool，AJFAT）、足踝能力测量（工具）（foot and ankle ability measure，FAAM）、足踝结局评分（foot and ankle outcome Score，FAOS）、足踝不稳定测量（工具）（foot and ankle instability measure，FADI）和 Karlsson 评分。尽管需要评价 FAAM 的临床测量质量，但是 FAAM 和 FAOS 量表（表 41-5，表 41-6）仍被认为是评估踝关节不稳定患者功能障碍的最合适方法。随后的研究表明，Cumberland 踝关节不稳定工具（Cumberland

表 41-4　踝关节评价问卷

领域	调查问卷名称
通用健康评分	简表 -36（Short-Form 36，SF-36）
	欧洲五维生存质量（量表）（EuroQualy of Life-5 Dimensions，EQ-5D）
通用足踝评分	美国骨科足踝学会评分（American orthopedic foot and ankle society score，AOFAS）
	足踝能力测量（工具）（foot and ankle ability measure，FAAM）
	足踝伤残指数（foot and ankle disability index，FADI）
	足踝结局评分（foot and ankle outcome score，FAOS）
	足功能指数（foot function index，FFI）
	Karlsson 评分 （Karlsson score）
	自我报告足踝评分（self-reported foot and ankle score，SEFAS）
踝关节不稳定 - 专用评分	踝关节不稳定工具（ankle instability instrument，AII）
	慢性踝关节不稳定量表（chronic ankle instability scale，CAIS）
	Cumberland 踝关节不稳定工具（cumberland ankle instability tool，CAIT）
	功能性踝关节不稳定鉴别（工具）（identification of functional ankle instability，IdFAI）

注：上述量表只是众多足踝外科问卷调查的一部分，涉及患者的主诉和感知等多个领域，可用于评估症状和治疗效果

ankle instability tool，CLAIT）也是评估踝关节不稳定严重程度的有效且可靠的工具。基于 CAIT 确定的界值可评估患者是否存在 CLAI。不同的研究确定的界值不同，如 11.5、25 和 27.5。尽管三个界值的计算都正确，但存在差别，原因在于不同研究中建立界值所基于的结局指标不同（不稳定感或踝关节扭伤），以及研究人群不同（门诊或健康志愿者）。因此即使评价工具已经得到验

表 41-5 **足踝能力测量（工具）**

FAAM 调查问卷[a]	
日常活动分量表	站立
	在平坦路面上行走
	赤足在平坦路面上行走
	上坡行走
	下坡行走
	上楼梯
	下楼梯
	在不平路面上行走
	路边石上下踏步
	下蹲
	踮脚尖
	起步
	步行 5 分钟或更短时间
	步行约 10 分钟
	步行 15 分钟或更长时间
	家务劳动
	日常生活活动量
	个人照护
	轻中度体力工作 （站立，行走）
	重体力工作（推 / 拉、攀爬、提、搬、扛、背、抱等）
	娱乐活动
	如何评价您目前在日常生活活动中的功能水平？从 0 到 100，100 是足或踝关节出现问题之前的功能水平，0 是不能进行任何日常生活
运动分量表	跑
	跳
	落地
	急加速与急停
	侧切 / 侧向移动
	以正常水平进行活动的能力
	只要喜欢，有能力参加自己想参加的运动
	如何评价您目前在运动活动中的功能水平？从 0 到 100，100 是足或踝关节出现问题之前的功能水平，0 是不能进行任何运动

注：[a] 每个问题都需要在李克特量表上打“√”来回答，该量表以 5 分制为标准，勾选在过去一周最符合患者病情的选项，范围从“无难度”到“不能做”或“不适用”。分数计算：“无难度”为 4 分；“轻微难度”为 3 分；“中等难度”为 2 分；“很困难”为 1 分；“不能做”0 分。总分的计算方法是把所有的得分加起来，然后除以可能的最高分数（如果所有问题均没有回答为“不适用”时，最高得分为 116 分）（总分 = 分数之和 / 最高分数）

表 41-6　**足踝结局评分**

FAOS[a] 调查问卷	
症状分量表 在过去的一周，您的足 / 踝症状的严重程度?	您的足 / 踝是否存在肿胀?
	当踝关节活动时，您是否有碾磨感；能否听到咔嗒声或任何其他类型的声音?
	当活动足 / 踝时，您有没有被卡住 / 锁住的感觉?
	您能完全伸直自己的足 / 踝吗？
	您能完全屈曲自己的足 / 踝吗？
	晨起后，您的足 / 踝僵硬有多严重?
	在一天中晚些时候，坐着、躺着或休息后，您的足 / 踝僵硬有多严重?
疼痛分量表 在过去的一周，下列活动中，诱发足 / 踝疼痛的严重程度?	您多长时间经历一次足 / 踝疼痛?
	扭动 / 旋转足 / 踝
	完全伸直足 / 踝
	完全屈曲足 / 踝
	在平地上行走
	上下楼梯
	晚上躺在床上
	坐或躺着
	站起
功能分量表（日常活动）(*ADL*) 请注明在过去的一周由于足 / 踝的原因所经历的困难程度	下楼梯
	上楼梯
	从坐姿站起来
	站立
	弯下腰 / 拾起物体
	在平地上行走
	上下车
	购物
	穿袜子 / 长筒袜
	从床上起身
	脱袜子 / 长筒袜
	躺在床上（翻身，保持足 / 踝的恰当位置）
	进出浴缸
	坐
	上下班
	重体力家务劳动（搬重箱子、擦地板等）
	轻体力家务劳动（烹饪、扫除等）
功能分量表（运动和娱乐活动） 在过去的一周，由于足 / 踝问题所经历的困难程度	蹲
	跑
	跳
	扭动 / 旋转受伤的足 / 踝
	跪

续表

生活质量分量表（*QoL*）	您意识到足 / 踝不适的频率是多少?
	您是否通过改变生活方式来避免有可能损伤足 / 踝的活动?
	由于对足 / 踝功能缺乏信心，给您带来了多少困扰?
	总体而言，足 / 踝问题让您的日常生活面临多大困难?

注：[a] 量表中问题的设计是针对被调查对象在过去一周中所有的相关症状，患者根据5分标准（0～4分），从“从不 / 没有 / 一点也不”到“总是 / 极端 / 持续 / 完全”。计算每一个分量表的得分：疼痛 =100 －（当前评分 ×100）/36；症状 =100 －（当前评分 ×100）/28；ADL=100 －（当前分数 ×100）/68；运动 =100 －（当前得分 ×100）/20；QoL=100 －（当前评分 ×100）/16

证，医师也需要审慎地考虑该工具是否适用于他们的医疗机构和患者，这一点至关重要。

最近，针对踝关节不稳定的专用量表越来越受到关注。尽管专家们在此领域做了很多工作，但仍然没有一个被广泛接受的专用量表。功能性踝关节不稳定鉴别（工具）（identification of functional ankle instability，IdFAI）在鉴别功能性不稳定方面提供了一定参考，但在文献中尚未被广泛使用。将三个领域的调查问卷（每个领域各一份，见表 41-4）结合起来可能为患者提供最完整的评估。然而，要求患者完成三份调查问卷又增加了时间成本。

由于所测量的研究变量是基于患者对功能障碍等相关问题的主观感受，其客观程度有待讨论，因此，PROM 评分应与客观（体格检查）评估工具联合使用。

6. *踝关节活动水平评分* 踝关节不稳定的患者通常会试图避免可能导致踝关节扭伤或跌倒的动作（有时不易被察觉），并因此降低他们的活动量和运动水平。如果运动能力与工作相关，他们可能会寻找替代方案。这些调整可能会导致工作能力下降，从而增加社会经济负担。患者踝关节功能下降前的运动和参与水平应先被记录下来，然后再询问患者对恢复运动量和参与水平的预期，并进行预期管理。在这个步骤中，踝关节活动评分（ankle activity score，AAS）作为踝关节失能的有效评估工具可能是非常有帮助的。Tegner 评分，尽管最初是被用来评估膝关节问题，但已有研究证实它对评估踝关节疾病患者的活动能力有很大价值。如果主诉主要与运动水平相关，可以使用 11-Likert 量表来询问患者在从事某些具体运动 / 工作时的困难。对于体育运动来说，也可以用四个等级来定义体育运动的水平：没有体育运动、业余水平、有一定竞争力和专业水平。另外，还要询问每周练习的小时数。

三、并发症和复发

对于外科治疗，手术并发症和不稳定的复发是评估手术安全性和有效性的重要指标，并应始终包含在疗效评估中。并发症的范围和种类应始终根据患者自身的特点进行评估，以确保具有较大并发症风险的患者在接受手术之前得到合理的利弊分析。此外，一些患者可能容易复发，可能会治疗失败，或某种固定的方法不足以解决患者所有不稳定方面的主诉。需要对复发性扭伤进行登记，以表明治疗效果的持续时间，并可能有助于表明是否需要再次手术。尤其是关于不稳定复发的报道较少，再加上缺乏对踝关节稳定手术的长期随访，手术的远期疗效尚不明确。

四、测量工具的属性

测量工具的开发或使用常基于测量需要。当选择一种测量工具进行体格检查、结局测量、疗效评价或其他目的时，所选测量工具应能测量到预期结果。一种测量工具能否达到预期目的，可以从它的属性来判断，这些特性包括：效度、信度、可重复性、随时间的反应性和内部一致性。

（一）可解释性

即使一种测量工具被证明是有效且可靠的，它的可解释性仍然可能有争议。尤其当测量工具是调查问卷时，必须要了解其可解释性的优劣，可通过评估地板和天花板效应来判断。当某患者的问卷评分为最大值时，临床医师希望能确定该患者确实没有任何主诉，而不是由于问卷结构存在问题（导致问卷高分）。评价（是否存在地板和天花板效应的）方法很简单，即在一个异质性人群中（包括所选择的患者），问卷得分达到最高分或最低分的人数比例不超过 15%，则证明该问卷具有良好的可解释性。

（二）信度

应区分两种不同的信度，即观察者间信度和观察者内信度。观察者间信度指针对同一项测量结果不同观察者之间的差异。该类型的信度非常重要，因为一种工具或试验应该能够被不同的专业人员使用，并得出相同的测量结果。而观察者内信度是指同一观察者在两次测量同一事物时，应该得到相同的结果，没有任何差异。在信度评估方面，组内相关系数（intraclass correlation coefficient，ICC）被用于正态分布的数据：当 ICC ≤ 0.4 时，信度较差；ICC 介于 0.40 ～ 0.75，信度中等，ICC 介于 0.75 ～ 0.90，信度良好，ICC > 0.90，信度极佳。在偏态分布的数据中，应使用 Cronbach's α 信度系数来评价，该系数值介于 0.70 ～ 0.95 表示良好的信度，> 0.95 表示极好的信度。

第三种信度是重测信度，经常被用于检验调查问卷的有效性。重测信度是指用同样的问卷针对同一组被调查者，间隔一定时间重复施测。如果得到相同的结果表明患者的症状和感受没有变化。

内部一致性也可以被视为对信度的测量，因为它涉及对测量工具内部一致性的评价。这项测量也主要针对问卷调查，用来衡量问卷所涉及的主题是否变化太多而导致患者的反应不一致。内部一致性使用 Cronbach' s α 进行测量，它是通过对一个问卷中所有问题之间的比较而获得。同样，Cronbach's α 在 0.70 ～ 0.95 区间内被认为一致性是中等的，如果超过 0.95 则为一致性良好。在 α 值较低的情况下，可能会需要额外的分析，即删除一些题目，进而检测内部一致性是否得到改善。

最后，测量误差大可能会降低信度，因此也应该进行评估。评估可通过计算测量标准误（standard error of measurement，SEM）[$SEM = SD \times \sqrt{(1 - ICC)}$]。这里的标准差（standard deviation，SD）是由 ICC 的计算得来的（例如观察者间或观察者内的信度或重测信度）。此外，最小可检测变化（minimal detectable change，MDC）（$MDC=1.96 \times \sqrt{(2 - SEM)}$）可以表明什么样的变化才是能够被观察者测量和识别的“真正的”变化（基于使用的 SEM）。

（三）重复性和再现性

重复性是指在观察者、地点、测量程序不变的情况下，利用完全相同的测量工具（例如问卷的形式），在相同的条件和短时间内重复测量时，得到相同或相似的测量结果。

再现性是指不同的个体在不同的地点使用不同的工具进行测量时，得到相似或相同的结果的能力。

对于这两个概念，一致性程度可以使用诸如 ICC 或其他评估相关性的方法来检验。

（四）随时间反应性

反应性是指如果发生了真实的变化，量表能够发现这种变化的能力。最简单的测量方法是让患者在接受某种形式的治疗后填写问卷，问卷中应额外询问患者是否发生了某些改变。

（五）敏感度和特异度

敏感度，也称真阳性率，是对阳性结果比例的测量。例如，在金标准（如前抽屉试验）确定的机械不稳定患者中，通过问卷调查确定为患病的比例。

特异度，也称真阴性率，是指测量工具发现真阴性的能力（以百分比表示），即在未患有机械性踝关节不稳定的人群中，测量工具评分为阴性者所占比例。

（六）效度

为了确保测量工具的效度，仅将其翻译成使用国家的母语是不够的。为确保问卷能够被很好地理解，需要重新设计问题（跨文化适应）。为了更好地使用测量工具或问卷，应该针对特定的目标人群进行翻译和测试。一种工具应该与另外一种已经被验证（翻译）过的参考工具进行对比，以评估结构效度。例如，当 FAOS 和 FAAM 两种工具的其中的一种已经被验证过了，可以将另外一种工具和它进行比较。使用 Spearman 相关系数评估结构效度。Spearman 相关系数≤ 0.30 表明相关性较差，介于 0.30 ～ 0.60 为中等相关，> 0.60 为强相关。

五、结论

CLAI 治疗后的效果可以通过多种方式来定义和衡量。客观的方法应该被用于评价治疗效果，如体格检查和影像学检查来进行评估，尤其是怀疑伴有骨与关节损伤的患者。此外，为了评估患者的预期结局，PROMs根据患者情况提供了一种评估症状和恢复情况的经济而有效的工具。在当地医疗机构使用之前，所有这些工具都需要进行翻译、验证和可靠性评估。在进行外科治疗的病例中，应准确报告并发症和复发情况，并将其纳入主要结局指标，以确保手术的安全性和有效性。

六、要点

根据预期的结局，多种不同的评价方法可以被选择。结局指标的选择应以患者为基础。尽管在骨科实践中，有针对性的体格测试的实施和恰当的测量存在很多困难，但它们可能在康复过程中具有很大的价值，有助于决定患者是否能够重返运动。

（李瑞君 译 赵嘉国 徐桂军
朱 红 孙 悦 校）

第 42 章

慢性踝关节外侧不稳定治疗共识与流程

Frederick Michels，Hélder Pereira，Giovanni Matricali

一、引言

近年来，微创和关节镜技术开始被用于治疗CLAI。这些新技术提供了机遇，但部分问题仍然存在争议。争议较多的热点问题包括：哪些患者适合行手术治疗？非手术治疗多长时间无效才考虑手术治疗？我们是否可以考虑对踝关节功能性不稳定的患者进行外科治疗？哪些术前检查是有价值的？韧带修复与韧带重建如何抉择？哪些技术可以用来评估距下关节的稳定性？我们何时需要同时重建 ATFL 和 CFL？

以现有的循证医学证据很难回答上述问题。因此，在等待循证医学结果的过程中，我们非常想明确，外科专家之间对于 CLAI 是否存在共识。这些共识可以作为缺乏经验的外科医师的治疗指南。

不能达成共识的问题同样也很重要，因为这项问题是讨论的热点。

本章的目的是，通过目前的文献和向 32 位骨科医师发出的问卷调查（表 42-1）制定与这些问题相关的共识。所有参与的外科医师均接受过足踝外科或运动医学的专门培训。他们在外科治疗 CLAI 方面有丰富的临床经验，并发表过相关文章。

表 42-1　问卷

影像学检查

- 当 CLAI 患者拟行手术治疗时，你是否需要术前应力 X 线？是 / 否
- 当 CLAI 患者拟行手术治疗时，你是否需要术前 MRI ？是 / 否

功能性踝关节不稳定

患者仅涉及单纯功能性不稳定（主观感觉踝关节不稳定；反复的、有症状踝关节扭伤；或两者都有），无机械性不稳定（体格检查没有不稳定，应力 X 线检查阴性），无其他异常。

- 需要手术治疗吗？是 / 否
- 在考虑手术治疗之前，非手术治疗应该尝试多长时间？
- 首选哪种手术方式？切开还是关节镜？清理、修复、重建还是其他？

机械性不稳定

患者存在有症状的机械性不稳定（查体发现明显不稳定或应力 X 线阳性），无其他异常。

- 在考虑手术治疗之前，非手术治疗应该尝试多长时间？
- 首选哪种手术方式？切开还是关节镜？清理、修复、重建还是其他？

患者相关问题

在下列哪些患者中，您更倾向于韧带重建而非修复？

- 肥胖：修复 / 重建

续表

● 小骨片直径＞1cm：修复 / 重建
● 高水平运动员：修复 / 重建
● 全身韧带松弛征：修复 / 重建
● 应力 X 线阳性：修复 / 重建
● MRI 证实 CFL 损伤：修复 / 重建
● 术中发现韧带质量差：修复 / 重建
● 怀疑存在距下关节不稳定：修复 / 重建
距下关节不稳定
● 您如何评估距下关节不稳定？体格检查？您会采用哪种影像学检查？
重建 ATFL 和 CFL?
如果您考虑重建 ATFL，您是否也会重建 CFL？几乎总是，几乎从不，这取决于……？

我们收回了 94%（30/32）的调查问卷。他们大多数是欧洲运动创伤、膝关节外科和关节镜学会 - 足踝学会（ESSKA- AFAS）踝关节不稳定协作组成员，这些专家参与发表了 123 篇经同行评议的关于踝关节不稳定的文章。

本章以近期 KSSTA 上发表的一项研究为蓝本，对韧带修复和重建进行了区分。我们使用了以下定义：韧带修复是指缝合撕裂的外侧韧带，如 Broström 术；重建是指用局部组织或自体组织、同种异体移植组织替换慢性损伤的外侧韧带。重建可以是解剖重建，也可以是非解剖重建。

二、术前计划

标准 X 线片应包括站立正位、侧位、踝穴位和双侧 Saltzmann 位。

目前，术前应力 X 线片的使用不够规范。60% 参与问卷调查的外科医师没有使用术前应力 X 线，因为他们对自己的体格检查更有信心（图 42-1）。应力 X 线片特异度高，但敏感度低。

MRI 也具有较高的特异度，具有积极的预测价值；但其敏感度低，韧带损伤可能被低估。MRI 对评估韧带不稳定相关的病理学改变很有价值。几乎所有（86.7%）参与者均常规应用 MRI 检查（图 42-2）。

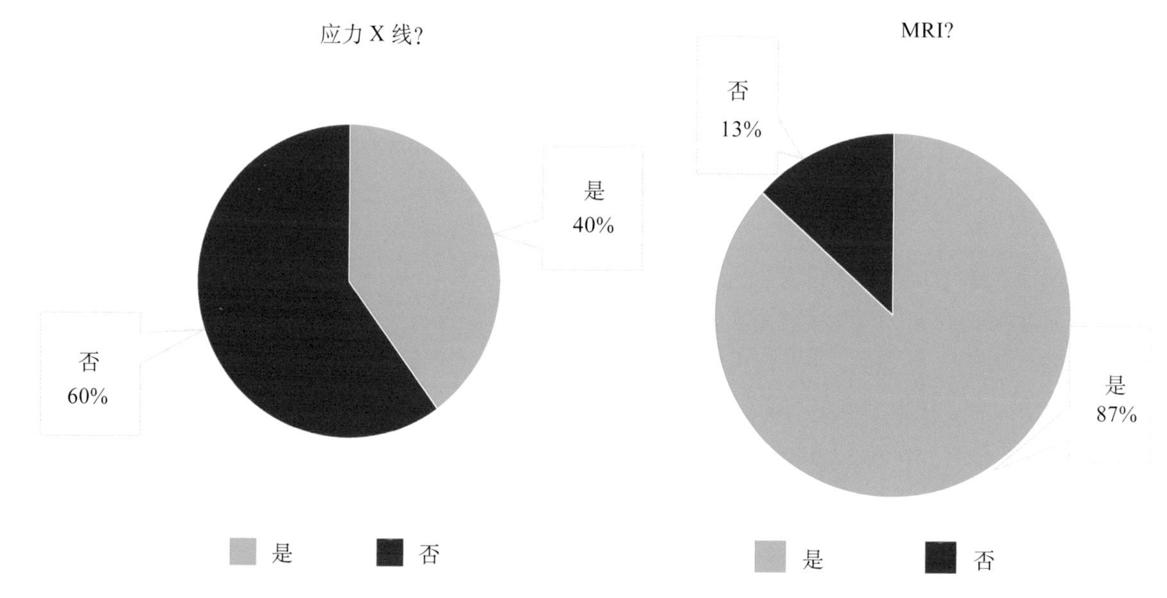

图 42-1 和图 42-2　术前应力 X 线和 MRI

三、踝关节功能性不稳定

踝关节功能性不稳定是指在没有超过距骨正常生理活动范围的情况下，发生的一种惧怕走路、“打软腿”的主观感觉。导致功能性不稳定的确切原因目前仍有争议，包括本体感觉和神经肌肉功能障碍、瘢痕、韧带损伤、未被识别的距下关节不稳定和微不稳定。后两种（甚至 3 种）也可能是未被甄别出来的机械性不稳定。

大多数参与问卷调查的外科医师（86.7%）同意踝关节功能性不稳定患者可以考虑手术治疗。但是建议进行至少 3 周～6 个月的非手术治疗（物理治疗师监督下的康复，包括使用平衡器进行踝关节力量训练和本体感觉训练）（图 42-3）。在考虑手术治疗前，建议重新评估病因，以确保所有可能导致踝关节问题的原因都已排除，例如腓肠肌紧张、软组织撞击、腓骨肌腱病变、漏诊的骨软骨损伤和跗骨联合。

关于应用何种手术技术目前尚未达成共识（图 42-4）。关节镜评估韧带及其合并的病理改变似乎很有价值。

四、踝关节机械性不稳定

踝关节机械性不稳定是指胫距关节病理性松弛（活动范围病理性增加）并伴有“打软腿”的主诉。与功能性不稳定相比，大多数外科医师考虑有临床不稳定症状的患者应尽早手术。36.7% 的参与者考虑在 3 个月内进行手术，40.0% 选择在 3 ～ 6 个月进行手术（图 42-5）。虽然文献对从急性踝关节外侧不稳定发展到慢性不稳定的时

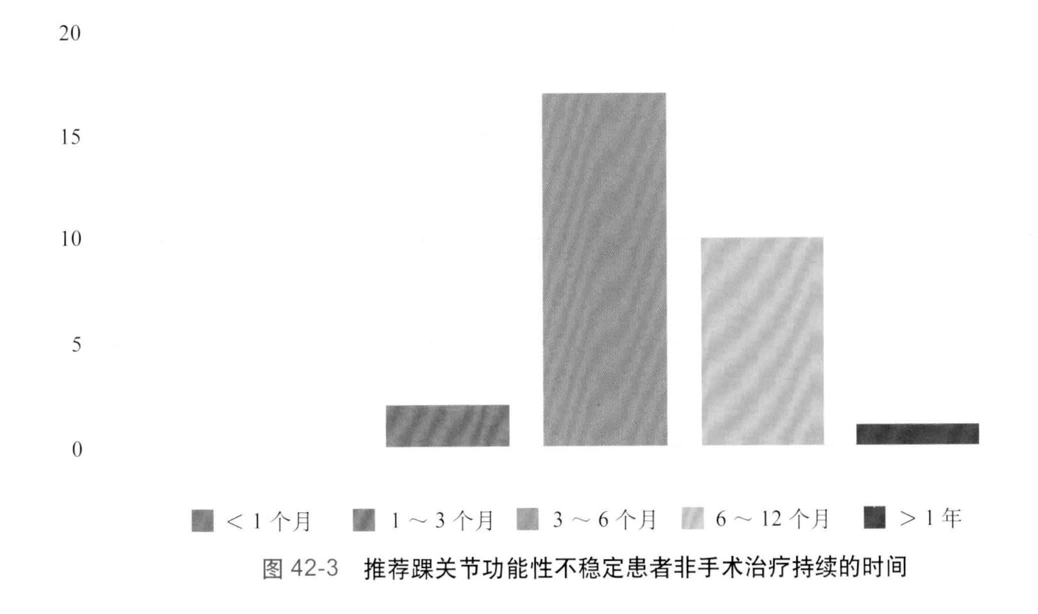

图 42-3　推荐踝关节功能性不稳定患者非手术治疗持续的时间

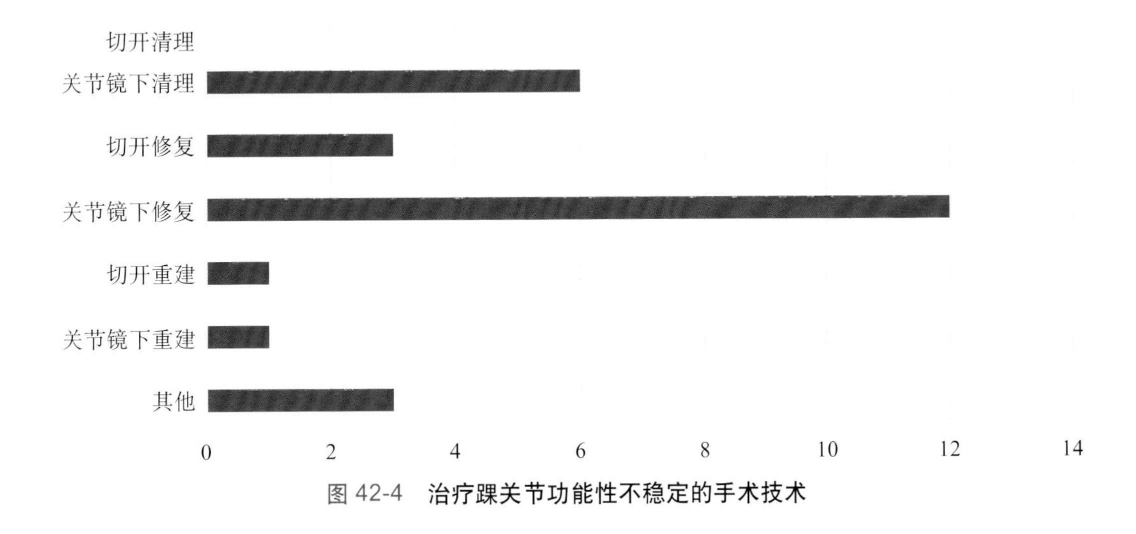

图 42-4　治疗踝关节功能性不稳定的手术技术

间没有明确的定义，但本研究给出了治疗时间方面的建议。

根据 CLAI 的不同手术技术，我们对韧带修复和韧带重建进行了区分。由于非解剖重建可能改变关节的生物力学，导致关节负荷改变，随着时间的推移最终可能导致关节退变，因此只考虑解剖重建。

在这项问卷调查的研究中，韧带修复仍然被认为是金标准的一线治疗（76.7% 的参与者同意）（图 42-6）。事实上，大多数参与调查的外科医师都在做微创技术方面的研究，这就解释了为什么选择关节镜技术治疗机械性不稳定的回答比较多。

五、影响治疗方案的患者相关因素

在文献中，几个重要的因素已被描述为很好的韧带重建适应证，而不是将韧带修复作为首选。这些患者相关的因素包括肥胖、撕脱小骨尺寸 > 1cm、高水平运动员、全身韧带松弛征、应力 X 线阳性、MRI 提示韧带损伤、术中发现韧带质量差和距下关节可疑不稳定。然而，调查问卷结果显示，仅在全身韧带松弛征和术中探查发现韧带质量差的患者中，重建才是首选的技术（图 42-7）。在进行重建手术时，大多数外科医师建议同时重建 ATFL 和 CFL。

六、距下关节不稳定

距下关节不稳定通常与胫距关节不稳定有关，很难被评估，且经常被忽视。在参与调查问卷的外科医师中，关于推荐哪种诊断性试验用来评估距下关节不稳定，并没有达成共识。通过体格检查很难区分患者是单纯胫距关节不稳定还是胫距关节不稳定同时合并距下关节不稳定。历史上，Brodén 应力 X 线片被广泛用于测量内侧位移和距下倾斜。Kato 使用前应力片测量跟骨相对于距骨的前移位。其他学者的研究没有发现任何所

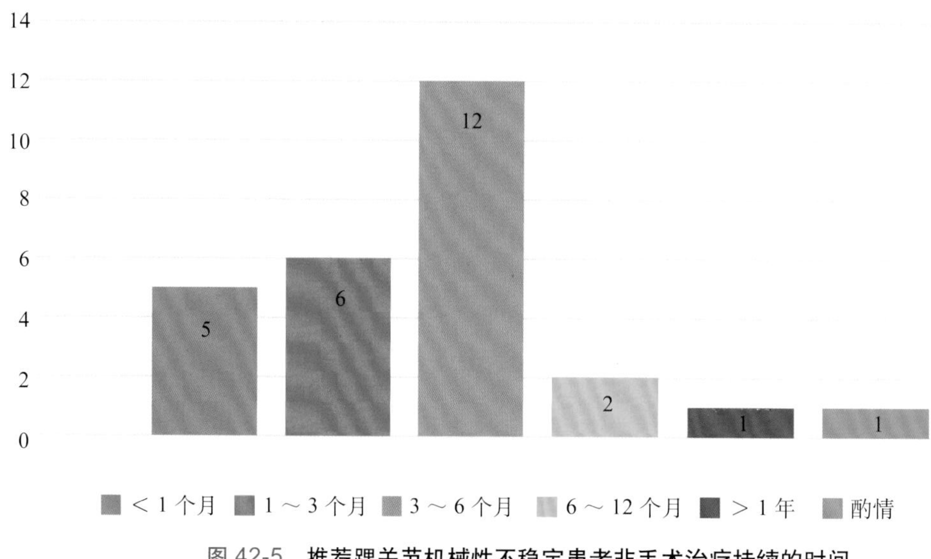

图 42-5 推荐踝关节机械性不稳定患者非手术治疗持续的时间

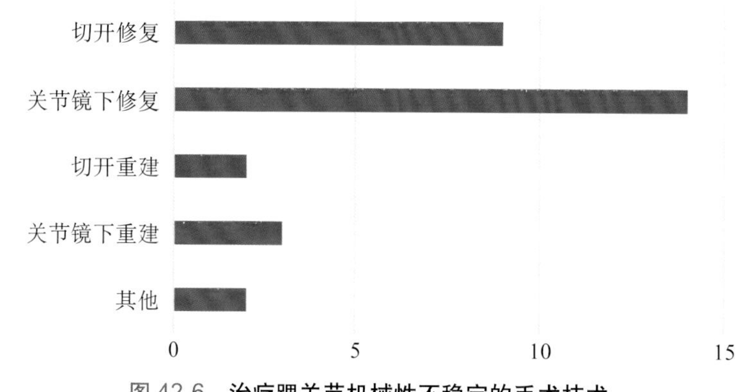

图 42-6 治疗踝关节机械性不稳定的手术技术

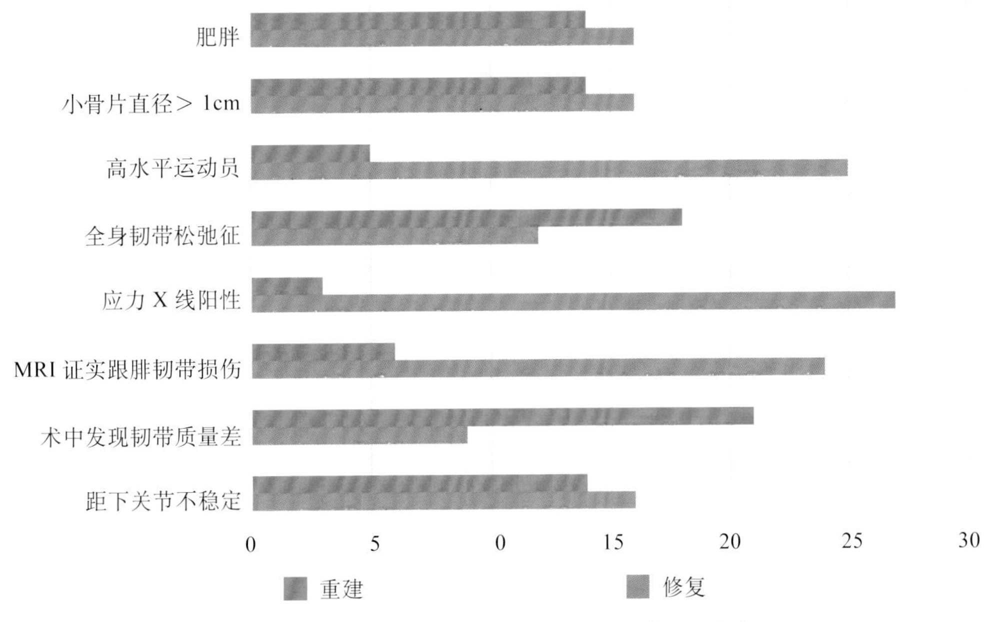

图 42-7　**基于患者因素的手术技术（重建还是修复）**

谓“距下倾斜”的证据，并对应力 X 线片的可靠性提出质疑。关节造影用于诊断 CFL 损伤；MRI 和 MRI 关节造影有助于显示距下韧带的走行；最近，MRI 应力检查被认为是一种有价值的诊断工具。总之，不同检查的诊断价值需要进一步深入研究。最近，学者们提出了距下关节不稳定的 5 条诊断标准：①反复的踝关节扭伤；②跗骨窦疼痛和压痛；③后足松弛或“打软腿”；④临床查体提示后足不稳定；⑤前抽屉 - 旋后位 X 线异常或 MRI 异常。

七、治疗流程

根据调查问卷结果和近期文献，CLAI 的一些相关问题已经取得了一致意见。据此，我们对 CLAI 提出了以下治疗流程（图 42-8）。该流程已得到参与本研究的外科医师的同意，并可能在治疗 CLAI 的临床实践中起到指导作用。

我们强调这个流程的制定在很大程度上是基于专家意见。未来研究仍需要提供更多循证医学证据。

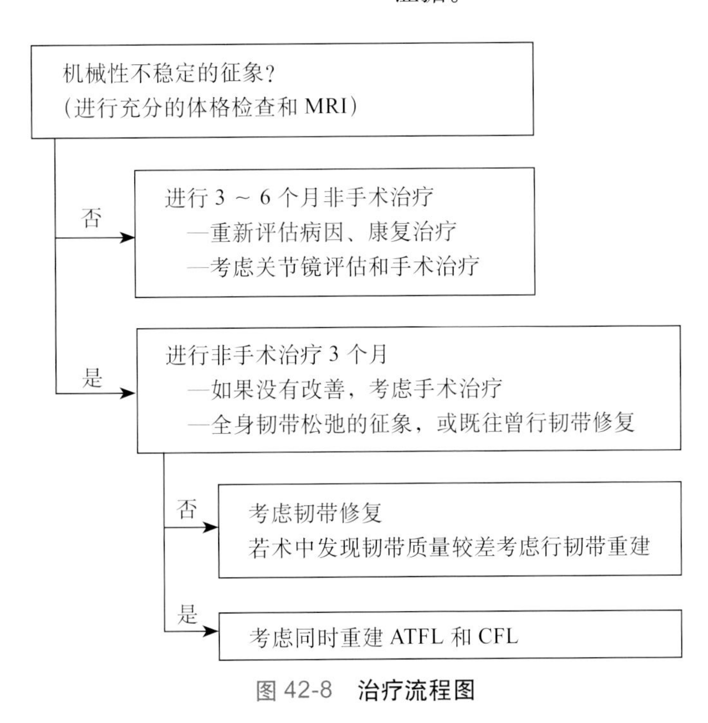

图 42-8　**治疗流程图**

八、结论

关于 CLAI 的治疗，我们对 32 位专家进行了问卷调查。反馈的结果表明，专家们在几个尚无科学答案的问题上达成了明确共识。这些共识允许我们去制定诊疗流程并将其作为指南使用。韧带修复仍然被认为是金标准的治疗。然而，对于之前进行过韧带修复、全身韧带松弛征或手术中发现韧带质量差的患者，建议进行韧带重建。

致谢

我们感谢下列参与这项调查问卷的外科医师们：Jorge Acevedo，Jorge Batista，Thomas Bauer，James Calder，Dominic Carreira，Woojin Choi，Nuno Corte-Real，Mark Glazebrook，Ali Ghorbani，Eric Giza，Stéphane Guillo，Kenneth Hunt，Jón Karlsson，SW Kong，Jin Woo Lee，Frederick Michels，Andy Molloy，Peter Mangone，Kentaro Matsui，Caio Nery，Saturo Ozeki，Chris Pearce，Hélder Pereira，Anthony Perera，Bas Pijnenburg，Fernando Raduan，James Stone，Masato Takao，Yves Tourné 和 Jordi Vega。

（李瑞君 译 赵嘉国 校）

主要参考文献

二维码